CORPVS
MEDICORVM GRAECORVM

EDIDIT

ACADEMIA BEROLINENSIS ET BRANDENBVRGENSIS

V 7,1,3

GALENI

METHODI MEDENDI

LIBROS V–VI

EDIDIT, IN LINGVAM GERMANICAM VERTIT,
ADNOTATIONIBVS INSTRVXIT

LUIGI ORLANDI

DE GRUYTER
AKADEMIE FORSCHUNG

BEROLINI IN AEDIBVS WALTER DE GRUYTER MMXXV

GALEN

DIE THERAPEUTISCHE METHODE
BUCH V–VI

HERAUSGEGEBEN, ÜBERSETZT UND MIT ANMERKUNGEN VERSEHEN
VON

LUIGI ORLANDI

DE GRUYTER
AKADEMIE FORSCHUNG

WALTER DE GRUYTER, BERLIN 2025

Dieser Band wurde im Rahmen der gemeinsamen Forschungsförderung von Bund und Ländern im Akademienprogramm mit Mitteln des Bundesministeriums für Forschung, Technologie und Raumfahrt und der Senatsverwaltung für Wissenschaft, Gesundheit und Pflege des Landes Berlin erarbeitet.

Akademien union

Berlin-Brandenburgische
AKADEMIE DER WISSENSCHAFTEN

ISBN 978-3-11-163048-9
E-ISBN (PDF) 978-3-11-163154-7
ISSN 0070-0347

Library of Congress Control Number: 2025944197

Bibliografische Information der Deutschen Nationalbibliothek
Die Deutsche Nationalbibliothek verzeichnet diese Publikation in der Deutschen Nationalbibliografie; detaillierte bibliografische Daten sind im Internet über http://dnb.de abrufbar.

Druck und Bindung: CPI books GmbH, Leck

www.degruyterbrill.com

Fragen zur allgemeinen Produktsicherheit:
productsafety@degruyterbrill.com

INHALTSVERZEICHNIS

LITERATURVERZEICHNIS

Abkürzungen

CMG = Corpus Medicorum Graecorum
CPG = Corpus Paroemiographorum Graecorum, 2 Bde. (I. hrsg. v. E. L. Leutsch u. F. G. Schneidewin; II. hrsg. v. E. L. Leutsch), Göttingen 1839 u. 1851
CUF = Collection des Universités de France
K. = Claudii Galeni Opera omnia, griech. u. lat. hrsg. v. C. G. Kühn, 20 Bde., Leipzig 1821–1833
L. = Œuvres complètes d'Hippocrate, hrsg. u. übers. v. E. Littré, 10 Bde., Paris 1839–1861
PLP = Prosopographisches Lexikon der Palaiologenzeit, erst. v. E. Trapp unter Mitarb. von H.-V. Beyer u. a., 1.–12. Fasz., Addenda zu Fasz. 1.–8., Addenda zu Fasz. 1.–12., Abkürzungsverzeichnis und Gesamtregister, Wien 1976–1996
RGK = Repertorium der griechischen Kopisten 800–1600, 3 Bde. (I. Handschriften aus Bibliotheken Großbritanniens, A. Verzeichnis der Kopisten, erst. v. E. Gamillscheg u. D. Harlfinger, B. Paläographische Charakteristika, erst. v. H. Hunger, C. Tafeln; II. Handschriften aus Bibliotheken Frankreichs und Nachträge zu den Bibliotheken Großbritanniens, A. Verzeichnis der Kopisten, erst. v. E. Gamillscheg u. D. Harlfinger, B. Paläographische Charakteristika, erst. v. H. Hunger, C. Tafeln; III. Handschriften aus Bibliotheken Roms mit dem Vatikan, A. Verzeichnis der Kopisten, erst. v. E. Gamillscheg unter Mitarb. v. D. Harlfinger u. P. Eleuteri, B. Paläographische Charakteristika, erst. v. H. Hunger, C. Tafeln), Wien 1981–1997

Kritische Ausgaben und Drucke

Anonymus Londiniensis, De medicina, hrsg. v. D. Manetti, 2. Aufl., Berlin u. Boston 2022
Claudii Galeni Opera omnia, griech. u. lat. hrsg. v. C. G. Kühn, 20 Bde., Leipzig 1821–1833
CMG I 3,1 = Hippocratis De humoribus, hrsg., übers. u. komm. v. O. Overwien, Berlin 2014
CMG V 1,3 = Galeni De constitutione artis medicae ad Patrophilum, hrsg. u. übers. v. St. Fortuna, Berlin 1997
CMG V 4,1,2 = Galeni De placitis Hippocratis et Platonis, hrsg., übers. u. erl. v. Ph. De Lacy, 3 Bde. (1. Teil, 3. Aufl.; 2. Teil, 2. Aufl.; 3. Teil, 2. verb. Aufl.), Berlin 2005
CMG V 4,2 = Galeni De sanitate tuenda libri VI, hrsg. v. K. Koch; De alimentorum facultatibus libri III, De bonis malisque sucis liber, hrsg. v. G. Helmreich; De victu attenuante liber, hrsg. v. K. Kalbfleisch; De ptisana liber, hrsg. v. O. Hartlich, Leipzig u. Berlin 1923
CMG V 9,1 = Galeni In Hippocratis De natura hominis comm. III, hrsg. v. I. Mewaldt; In Hippocratis De victu acutorum comm. IV, hrsg. v. G. Helmreich; De diaeta Hippocratis in morbis acutis, hrsg. v. I. Westenberger, Leizig u. Berlin 1914
CMG V 6,1,1 = Galeni De locis affectis I–II, hrsg., übers. u. erl. v. F. Gärtner, Berlin 2015
CMG V 6,1,2 = Galeni De locis affectis III–IV, hrsg. u. übers. v. R. U. Wittwer, Berlin 2024
CMG V 6,1,3 = Galeni De locis affectis V–VI, hrsg. u. übers. v. C. W. Brunschön, Berlin 2021

CMG V 10,2,2 = Galeni In Hippocratis Epidemiarum librum VI commentaria I–VI, hrsg. v. E. Wenkebach; commentaria VI–VIII, übers. v. F. Pfaff, 2. Aufl., Berlin 1956
CMG V 10,3 = Galeni Adversus Lycum et Adversus Iulianum libelli, hrsg. v. E. Wenkebach, Berlin 1951
CMG V 13,1 = Galeni Vocum Hippocratis glossarium, hrsg., übers. u. erl. v. L. Perilli, Berlin 2017
CMG VI 1,1 = Oribasii Collectionum medicarum reliquiae, Libri I–VIII, hrsg. v. J. Raeder, Leipzig u. Berlin 1928
CMG VI 2,1 = Oribasii Collectionum medicarum reliquiae, Libri XXIV–XXV; XLIII–XLVIII, hrsg. v. J. Raeder, Leipzig u. Berlin 1931
CMG VI 3 = Oribasii Synopsis ad Eusthatium, Libri ad Eunapium, hrsg. v. J. Raeder, Leipzig u. Berlin 1926
CMG VIII 2 = Aetii Amideni Libri medicinales V–VIII, hrsg. v. A. Olivieri, Berlin 1950
CMG IX 1 = Paulus Aegineta, Libri I–IV, hrsg. v. J. L. Heiberg, Leipzig u. Berlin 1921
CMG IX 2 = Paulus Aegineta, Libri V–VII, hrsg. v. J. L. Heiberg, Leipzig u. Berlin 1924
CMG X 1,1 = Philumeni De venenatis animalibus eorumque remediis, hrsg. v. M. Wellmann, Leipzig u. Berlin 1908
CMG Suppl. Or. V 3 = Galeni In Hippocratis Epidemiarum librum VI commentariorum I–VIII versio Arabica, hrsg. u. übers. v. U. Vagelpohl, Berlin 2022
Collectanea Alexandrina, hrsg. v. J. U. Powell, Oxford 1925
K. Deichgräber, Die griechische Empirikerschule. Sammlung der Fragmente und Darstellung der Lehre, um Zusätze vermehrter anastatischer Neudr. d. Ausg. v. 1930, Berlin u. Zürich 1965
Pedanii Dioscuridis Anazarbei De materia medica libri quinque, Crateuae Sextii Nigri fragmenta, Dioscuridis liber De simplicibus, hrsg. v. M. Wellmann, 3 Bde., 2. Aufl., Berlin 1958
Erasistrati fragmenta, hrsg. v. I. Garofalo, Pisa 1988 (Biblioteca di Studi Antichi 62)
Galeni De anat. administr. = Galeni anatomicarum administrationum libri qui supersunt novem. Earundem interpretatio arabica Hunaino Isaaci filio ascripta, Bd. I (Libri 1–4), Neapel u. Leiden 1986
– De crisibus = Galenos, Περὶ κρίσεων. Überlieferung und Text, hrsg. v. B. Alexanderson, Göteborg 1967 (Studia Graeca et Latina Gothoburgensia XXIII)
– De motu musculorum = Galeni De motu musculorum, hrsg., übers. u. erl. v. P. Rosa, Pisa u. Rom 2009 (Biblioteca di Galenos 1)
– De plenitudine = Galen. De plenitudine, hrsg., übers. u. erl. v. Chr. Otte, Wiesbaden 2001 (Serta Graeca 9)
– De usu partium = Galeni De usu partium libri XVII, Bd. I (Libri I–VIII) u. Bd. II (Libri IX–XVII), hrsg. v. G. Helmreich, Leipzig 1907 u. 1909
– De facultatibus naturalibus = Claudi Galeni Pergameni Scripta minora, Bd. III, hrsg. v. G. Helmreich, Leipzig 1903
Galien, CUF I: Introduction générale, Sur l'ordre de ses propres livres, Sur ses propres livres, Que l'excellent médecin est aussi philosophe, hrsg., übers. u. erl. v. V. Boudon, Paris 2007
–, CUF II: Exhortation à l'étude de la médecine, Art médical, hrsg., übers. u. erl. v. V. Boudon, Paris 2000
Œuvres complètes d'Hippocrate, hrsg. u. übers. v. E. Littré, 10 Bde., Paris 1839–1861
Hippocrate, CUF VII 1: Sur les fractures, hrsg., übers. u. erl. v. J. Jouanna unter Mitarb. v. A. Anastassiou u. A. Roselli, Paris 2022
–, CUF VII 3: L'officine du médecin, hrsg., übers. u. erl. v. J. Jouanna unter Mitarb. v. A. Anastassiou u. A. Ricciardetto, Paris 2024
Hippocratis Opera quae feruntur omnia, hrsg. v. H. Kühlewein, 2 Bde., Leipzig 1894 u. 1902
– Aphorismi = C. Magdelaine, Histoire du texte et édition critique, traduite et commentée, des Aphorismes d'Hippocrate, 3 Bde., Diss. Paris 1994

– Epidemiarum liber VI = Ippocrate, Epidemie. Libro sesto, hrsg., übers. u. erl. v. D. Manetti u. A. Roselli, Florenz 1982 (Biblioteca di Studi Superiori 66)
Homeri Opera. Tomus I, Iliadis libros I–XII continens; Tomus II, Iliadis libros XIII–XXIV continens, hrsg. v. D. B. Monro u. Th. W. Allen, Oxford 1902 u. ö.

Sekundärliteratur

A. M. Bandini, Catalogus codicum Graecorum Bibliothecae Laurentianae, Bd. II, Florenz 1742
S. Berlier, John Caius et le De usu partium. Contribution à l'histoire du texte de Galien, in: Revue d'Histoire des Textes 6, 2011, S. 1–14
M. Bernabò (hrsg.), La collezione di testi chirurgici di Niceta. Firenze, Biblioteca Medicea Laurenziana, Plut. 74.7. Tradizione medica classica a Bisanzio, Rom 2010 (Folia Picta 2)
L. J. Bliquez, The Tools of Asclepius: Surgical Instruments in Greek and Roman Times, Leiden u. Boston 2014 (Studies in Ancient Medicine 43)
V. Boudon-Millot, G. Cobolet, J. Jouanna (hrsg.), René Chartier (1572–1654) éditeur et traducteur d'Hippocrate et Galien. Actes du colloque international de Paris (7 et 8 octobre 2010), Paris 2012 (Collection Medic@)
P. Canart, Catalogue des manuscrits grecs de l'Archivio di San Pietro, Vatikanstadt 1966
M. Cariou, À propos d'un manuscrit de Nicolò Leonico Tomeo, le modèle de l'edition princeps du Lapidaire orphique, in: Scriptorium 68, 2014, S. 49–78
A. Debru, Philosophie et pharmacologie: la dynamique des substances leptomères chez Galien, in: Galen on Pharmacology: Philosophy, History and Medicine. Proceedings of the Fifth International Galen Colloquium (Lille, 16–18 March 1995), hrsg. v. A. Debru, Leiden 1997 (Studies in Ancient Medicine 16), S. 85–102
P. Degni, Tra Gioannicio e Francesco Zanetti. Manoscritti restaurati presso la Biblioteca Medicea Laurenziana, in: D. Bianconi u. L. Del Corso, Oltre la scrittura. Variazioni sul tema per Guglielmo Cavallo, Paris 2008, S. 289–302
H. Diels, Die Handschriften der antiken Ärzte, I. Teil, Hippokrates und Galen, Abhandlungen der Königlichen Preußischen Akademie der Wissenschaften zu Berlin 1905, Berlin 1905
–, Bericht über den Stand des interakademischen Corpus medicorum antiquorum und Erster Nachtrag zu den in den Abhandlungen 1905 und 1906 veröffentlichten Katalogen: Die Handschriften der antiken Ärzte, I. und II. Teil, Abhandlungen der Königlichen Preußischen Akademie der Wissenschaften zu Berlin 1907, Berlin 1908
R. Durling, A Dictionary of Medical Terms in Galen, Leiden, New York u. Boston 1993 (Studies in Ancient Medicine 5)
G. Ecca, L' opera (pseudo)galenica De hirudinibus, revulsione, cucurbitula, incisione et scarificatione, in: AION. Annali dell'Università degli Studi di Napoli „L'Orientale" 43, 2021, S. 155–179
S. Fortuna, Galeno latino, 1490–1533, in: Medicina nei Secoli 17, 2005, S. 469–506
I. Garofalo, Una nuova opera di Galeno: la Synopsis del De methodo medendi in versione araba, in: Studi Classici e Orientali 47, 1999, S. 9–19
–, Agostino Gadaldini (1515–1575) et le Galien latin, in: V. Boudon-Millot u. G. Cobolet (hrsg.), Lire les médecins grecs à la Renaissance. Aux origines de l'édition médicale. Actes du colloque international de Paris (19 et 20 septembre 2003), Paris 2004, S. 283–321
–, La traduzione latina di Burgundio da Pisa dei libri VII–XIV della Methodus medendi, in: Galenos 8, 2014, S. 35–52
–, La traduzione araba dei libri I–VI della Methodus medendi, in: Galenos 10, 2016, S. 73–194
–, La traduction arabo-latine de la Méthode thérapeutique attribuée a Gérard de Crémone, in: Galenos 11, 2017, S. 51–72

E. Gamba, Un nuovo manoscritto copiato da Niccolò Leonico Tomeo (Par. gr. 1833). Appunti per la ricostruzione della sua biblioteca, in: Eikasmos 25, 2014, S. 329–360
C. Giacomelli, Giovanni Battista da Lion (c. 1480–1528) e la sua biblioteca greca, in: Quaderni per la storia dell'Università di Padova 49, 2016, S. 35–159
–, Medica Patavina. Codici greci di medicina a Padova fra Bessarione, Niccolò Leonico Tomeo e Marco Antonio Della Torre (?), in: Revue d'Histoire des Textes 16, 2021, S. 75–113
–, The Manuscripts of Galen in the Library of Cardinal Bessarion: A Reappraisal, in: Arts et Savoirs 15, 2021 (online)
R.J. Hankinson, Discovery, Method, and Justification. Galen and the Determination of Therapy, in: R. J. Hankinson u. M. Havrda (hrsg.), Galen's Epistemology. Experience, Reason, and Method in Ancient Medicine, Cambridge 2022, S. 79–115
–, Epistemology, in: R. J. Hankinson (hrsg.), The Cambridge Companion to Galen, Cambridge 2008, S. 157–183
P. Keyser u. G. Irby-Massie (hrsg.), Encyclopedia of Ancient Natural Scientists, London u. New York 2008
F. Köhler, Die griechischen Handschriften, in: Die Handschriften der Herzoglichen Bibliothek zu Wolfenbüttel, beschrieben v. O. von Heinemann, 4. Abt.: Die Gudischen Handschriften, Wolfenbüttel 1913, S. 1–76
F. Kudlien u. R. J. Durling (hrsg.), Galen's Method of Healing. Proceedings of the 1982 Galen Symposium, Leiden, New York, København u. Köln 1991 (Studies in Ancient Medicine 1)
J.C. Lamoreux (hrsg.), Ḥunain ibn Isḥāq on His Galen Translations. A parallel English-Arabic text, Provo 2016
S. Lampros, Catalogue of the Greek Manuscripts on Mount Athos, Bd. II, Cambridge 1900
V. Lorusso, Galeno. Metodo terapeutico, I–II, Rom 2018 (Pleiadi 23)
–, Galeno. Metodo terapeutico, III–IV, Rom 2021 (Pleiadi 27)
N. Mani, Die wissenschaftlichne Grundlagen der Chirurgie bei Galen (mit besonderer Berücksichtigung der MM), in: Kudlien u. Durling (hrsg.), Galen's Method of Healing, S. 26–49
K.A. de Meyïer, Bibliotheca Universitatis Leidensis. Codices Manuscripti VI (Codices Vossiani Graeci et Miscellanei), Leiden 1955
E. Mioni (hrsg.), Bibliothecae Divi Marci Venetiarum Codices Graeci Manuscripti, Bd. I, Pars altera: Classis II (Codd. 121–198), Classes III, IV, V, Indices, Rom 1972
– (hrsg.), Bibliothecae Divi Marci Venetiarum Codices Graeci Manuscripti, I: Thesaurus antiquus. Codices 1–299, Rom 1981
B. Mondrain, Démétrios Angelos et la médecine: contribution nouvelle au dossier, in: V. Boudon-Millot, A. Garzya, J. Jouanna, A. Roselli (hrsg.), Storia della tradizione e edizione dei medici greci. Atti del VI Colloquio internazionale (Paris 12–14 aprile 2008), Neapel 2010, S. 293–322
–, Les écritures dans les manuscrits byzantins du XIVe siècle. Quelques problématiques, in: Rivista di Studi Bizantini e Neoellenici 44, 2007, S. 157–196
V. Nutton, John Caius and the Manuscripts of Galen, Cambridge 1987 (Proceedings of the Cambridge Philological Society, Supplementary Volume 13)
H. Omont, Inventaire sommaire des manuscrits grecs de la Bibliothèque nationale et des autres bibliothèques de Paris et des Départements, Bde. II–III, Paris 1888
L. Orlandi, Escerti galenici nella biblioteca di Teodoro Gaza, in: Studi medievali e umanistici 13, 2015, S. 267–273
–, Due nuovi frammenti del commento di Galeno a Epidemie VI dal Par. Suppl. gr. 634, in: Galenos 12, 2018, S. 29–36
–, Dall'Italia all'Athos. Ancora sui libri greci di Baldassar Migliavacca, in: Libri e biblioteche di umanisti tra Oriente e Occidente, hrsg. v. S. Martinelli Tempesta, D. Speranzi, F. Gallo, Mailand 2019, S. 123–139

–, Sulle tracce del Galeno di Teodoro Gaza, in: AION. Annali dell'Università degli Studi di Napoli „L'Orientale" 43, 2021, S. 180–203
–, Al fianco di Aldo, per Galeno e Aristotele. L'identità dell'Anonymus Harvardinanus, in: Italia medioevale e umanistica 63, 2022, S. 281–315
–, Tradizione indigena e contaminazione orizzontale nella trasmissione di Galeno in Italia meridionale: un esempio dalla Methodus Medendi, in: Ch. Brockmann, A. Musino, S. Valente, E. Wöckener-Gade (hrsg.), Die griechische Gelehrsamkeit in Süditalien. Manuskripte, Texte und Wissenstransfer im 10.–13. Jahrhundert, Göttingen 2025, S. 299–309
–, ‚Anatomia' degli errori e ricadute ecdotiche. Una nota su due recenziori negletti della Methodus medendi, in: Histoire de la tradition et de l'édition des textes médicaux, hrsg. v. J. Jouanna, V. Boudon-Millot, A. Guardasole u. N. Grimal, Paris 2025, S. 125–139
C. Petit, Galien de Pergame ou la rhétorique de la Providence: médecine, littérature et pouvoir à Rome, Leiden 2018 (Mnemosyne. Supplements 420)
J. Pigeaud, Les fondements du méthodisme, in: Les écoles médicales à Rome. Actes du 2e colloque international sur les textes médicaux latins antiques (Lausanne, septembre 1986), hrsg. v. Ph. Mudry u. J. Pigeaud, Genf u. Nantes, S. 8–50
A. Pietrobelli, Les manuscrits grecs de Pietro d'Abano, in: Quaderni per la storia dell'Università di Padova 50, 2017, S. 23–53
J.U. Powell, Collectanea Alexandrina, Oxford 1925
T. Raiola u. A. Mascolo, Galeno e la Campania (De meth. med. V 12), in: AION. Annali dell'Università degli Studi di Napoli „L'Orientale" 35, 2013, S. 125–136
M. Richard, Inventaire des manuscrits grecs du British Museum, I. Fonds Sloane, Additional, Egerton, Cottonian et Stowe, Paris 1952
S. Rudolf, Syrische Astrologie und das syrische Medizinbuch, Berlin u. Boston 2018 (Science, Technology, and Medicine in Ancient Cultures 7)
H. v. Staden, Herophilus. The Art of Medicine in Early Alexandria. Edition, translation and essays, Cambridge u. a. 1989
M. Stein, La thériaque chez Galien: sa préparation et son usage thérapeutique, in: Galen on Pharmacology: Philosophy, History and Medicine. Proceedings of the Fifth International Galen Colloquium (Lille, 16–18 March 1995), hrsg. v. A. Debru, Leiden 1997 (Studies in Ancient Medicine 16), S. 199–209
H. Stevenson, (hrsg.), Codices Manuscripti Graeci Reginae Svecorum et Pii Pp. II. Bibliothecae Vaticanae, Rom 1888
M. Tecusan, The Fragments of the Methodists, Bd. 1: Methodism outside Soranus, Leiden u. Boston 2004 (Studies in Ancient Medicine 24/1)
A. Touwaide, Greek Medical Manuscripts Diels' Catalogue, Berlin u. Boston 2021 (Medical Traditions 2)
Archimandrit Vladimir, Систематическое описание рукописей Московской Синодальной (Патриаршей) библиотеки / Sistematičeskoe opisanie rukopisej Moskovskoj Sinodal'noj (Patriaršej) biblioteki Moscou, Moskau 1894
U. Weisser, Zur Rezeption der „Methodus medendi" im „Continens" des Rhazes, in: Kudlien u. Durling (hrsg.), Galen's Method of Healing, S. 123–146
N.G. Wilson, Aspects of the Transmission of Galen, in: Le strade del testo, hrsg. v. G. Cavallo, Bari 1987, S. 45–64
M. Witt, Weichteil- und Viszeralchirurgie bei Hippokrates, Berlin 2009 (Beiträge zur Altertumskunde 270)

EINLEITUNG

Vorbemerkung

Der vorliegende Band bildet den Auftakt der kritischen Edition der Schrift Methodus medendi für die Reihe Corpus Medicorum Graecorum. Die Entscheidung, mit den Büchern V–VI zu beginnen, beruht auf den Arbeitsplänen der Arbeitsstelle „Galen als Vermittler, Interpret und Vollender der antiken Medizin".

Diese Einleitung ist bewusst kompakt gehalten und beschränkt sich auf die Bereitstellung von grundlegenden Informationen zu den Handschriften und der Überlieferung des Textes mit essenziellen bibliographischen Hinweisen. Für eine weiterführende und vertiefende kodikologisch-paläographische Darstellung auf der Grundlage von ausführlichen Analysen und Kollationen des gesamten Werkes sei auf eine umfangreiche monographische Studie des Herausgebers verwiesen, deren Erscheinung für die nächsten Jahre vorgesehen ist.

A. Textquellen

I. Die griechischen Handschriften

Der griechische Text der Bücher V–VI der Schrift Methodus medendi, der 200 Jahre nach dem Erscheinen der bis heute maßgeblichen Ausgabe von C. G. Kühn[1] im vorliegenden Band präsentiert wird, ist in 22 Handschriften überliefert[2]. 16 Textzeugen aus dem 12. bis 16. Jahrhundert enthalten den vollständigen Text. Es handelt sich um folgende Handschriften[3]:

Athonita Iviron 164; Bombyzin*/Papier, s. XII*/XV$^{4/4}$, fol. 59v–85v I (I_a*/I_b)
Laurentianus Plut. 74.6; Bombyzin/Papier, s. XIII/XVI$^{2/2}$, fol. 71r–108r F (F_a/F_b)

1 Claudii Galeni Opera omnia, Band X, S. 305–455.

2 Die maßgebliche Aufstellung der Textzeugen unserer Schrift, die sich in Diels, Die Handschriften, S. 91f. (nachgedruckt in Touwaide, Greek Medical Manuscripts, I, S. 133f.) findet, wurde jüngst in Lorusso, Galeno. Metodo terapeutico I–II, S. XXI–XXIII korrigiert und erweitert.

3 Angaben zu Datierung und Beschreibstoff der Handschriften beziehen sich hier ausschließlich auf die kodikologischen Einheiten von Meth. med. Kann der Text einer Handschrift aufgrund ihrer kodikologischer Eigenschaften auf mehr als eine Vorlage zurückgeführt werden, wird dem Handschriftensiglum ein tiefgestellter kleiner lateinischer Einzelbuchstabe, beginnend mit „a", nachgestellt. Die in der vorliegenden Edition erwähnten Handschriften I, V, R, F, P bestehen aus je zwei kodikologischen Einheiten. Relevant für die Edition der Bücher V–VI unserer Schrift sind die entsprechenden Einheiten I_a, I_b, V_b, R_b, F_a , F_b und P_a.

Londiniensis Additional 6898; Bombyzin, s. XII, fol. 44r–64v	L	
Mosquensis Synod. gr. 51 (Vlad. 464); Papier, s. XIV, fol. 177r–202v	M	
Oxoniensis Laud. gr. 56; Pergament, s. XV$^{4/4}$, fol. 86r–127v	O	
Parisinus Suppl. gr. 634; Bombyzin, s. XII, fol. 351r–391r	A	
Parisinus gr. 2160; Pergament, s. XV$^{3/4}$, fol. 64v–95r	E	
Parisinus gr. 2162; Papier, s. XV$^{1/2}$, fol. 65r–97v	N	
Parisinus gr. 2171; Papier, s. XV$^{4/4}$, fol. 61v–90v	Z	
Parisinus gr. 2274; Papier, s. XV$^{2/2}$, pag. 180–288	P	(P_a)
Parisinus gr. 2280; Papier, s. XV$^{2/2}$, fol. 120r–176v	D	
Vaticanus Arch. Cap. S. Petri H 45; Pergament, s. XIII, fol. 11r–70r	S	(S*)
Vaticanus Reginensis gr. 174 + Leidensis Voss. Misc. 11; Bombyzin, s. XIV$^{1/4}$, fol. 81v–108v + 36rv, 29r–34v, 41rv[1]	R	(R_b)
Marcianus gr. V 4; Pergament, s. XV$^{4/4}$, fol. 38v–56r	H	
Marcianus gr. Z. 276; Bombyzin, s. XII–XIII, fol. 124r–148v	V	(V_b)
Marcianus gr. Z. 284; Pergament, s. XV$^{3/4}$, fol. 124r–144r	B	

Zwei Kodizes, von denen der zweite die spätere Ergänzung des ersten darstellt[2], sind in derselben Bibliothek aufbewahrt und mit einer durchlaufenden Paginierung versehen. Zusammen enthalten sie den vollständigen Text von Meth. med. Der Text der Bücher V–VI verteilt sich wie folgt:

Cantabr. Gonv. & Caius Coll. 47 (24); Papier, s. XV$^{4/4}$, pag. 107–160	C
Cantabr. Gonv. & Caius Coll. 360 (587); Papier, s. XVI$^{1/4}$, pag. 161–173	Cant

Ein weiterer vollständiger Textzeuge, der Guelferbytanus Gud. gr. 69 (Papier, s. XVII; Siglum W)[3], wurde bereits als Abschrift der *editio princeps* (Venedig, 1500) identifiziert[4].

Der berühmte Kodex Laurentianus Plut. 74.7 (Pergament, s. X; Siglum Nic) mit der „chirurgischen Sammlung" des Niketas überliefert auf den fol. 82r–90v einen Auszug über Knochenbrüche aus dem zweiten Teil des sechsten Buchs[5].

Der Parisinus gr. 2283 (Papier, s. XV$^{3/4}$; Siglum G), ein Notizheft aus der Feder des byzantinischen Gelehrten Theodoros Gazes (um 1410–1476), überliefert Auszüge unterschiedlichen Umfangs aus diversen galenischen Schriften, darunter auch Methodus medendi[6]. Exzerpte aus den Büchern V–VI, für die der Kodex B sehr wahrscheinlich die direkte Vorlage ist[7], finden sich auf den fol. 123r–125v.

1 Für die Rekonstruktion der Reihenfolge der Lagen siehe unten, S. xxxvi.

2 Siehe unten, S. lif.

3 Siehe Köhler, Die griechischen Handschriften, S. 43f.

4 Siehe Lorusso, Galeno. Metodo terapeutico I–II, S. LVIIIf.

5 Dieser Auszug (S. 142,25–180,23 = K. 423,13–455,12) ist seinerseits in vier Abschnitte geteilt: Περὶ καταγμάτων, Περὶ παραμήκων καταγμάτων, Περὶ τῶν ἐν τῇ κεφαλῇ καταγμάτων, Τίς ἡ μετὰ τὴν ἀνάτρησιν ἐπιμέλεια.

6 Siehe Orlandi, Escerti galenici.

7 Dass der in der Bibliothek Bessarions aufbewahrte Kodex B (siehe unten, S. xxii) von Gazes benutzt wurde, wird durch Randmerkungen in B, die von seiner Hand stammen, bestätigt; siehe Giacomelli, Medica Patavina, S. 112f.

Eine bewusst gekürzte Fassung aller Bücher der Schrift Methodus medendi enthält der Mosquensis Synod. gr. 283 (Vlad. 466) (Papier, s. XIV; Siglum T); die Bücher V und VI finden sich auf den fol. 300r–338v.

II. Die Überlieferungsverhältnisse der griechischen Handschriften

a) Die Gruppe α

1. Die Textzeugen A und L

Unter dem Gruppensiglum α wird die Übereinstimmung im Richtigen und α
Falschen der Handschriften Par. Suppl. gr. 634 (A)[1] und Lond. Add. 6898 (L)[2] zusammengefasst, welche ins 12. Jhdt. datiert[3] werden und deshalb zu den ältesten Textzeugen von Meth. med. zählen. Konstitutiv für α sind die folgenden ausgewählten Bindefehler bzw. Adiaphora.

1. Auslassungen, z.B.:

S. 32,21 καὶ ψῦξιν *om.* α (homoioteleuton)
S. 66,6 ἄλλων *om.* α
S. 82,25 ἀκμαίου – φαρμάκου *om.* α (saut du même au même)
S. 92,25sq. καὶ στόματος *om.* α
S. 102,19 οὐδὲν *om.* α
S. 138,5 ἔξω *om.* α
S. 180,19 ἐξ *om.* α

2. Umstellungen, z.B.:

S. 66,13 εἶναι χρὴ] χρὴ εἶναι α
S. 102,11 πήξασθαι καλῶς, ἴσμεν] πήξασθαι, καλῶς ἴσμεν *interpunxit* α
S. 104,9 χρηστέον αὐτοῖς] αὐτοῖς χρηστέον α
S. 148,12 τινὶ *post* εἰρημένων *trsp.* α

3. Falsche Lesarten, z.B.:

S. 6,5 μόνων] μόνην α
S. 44,22 τοιγαροῦν] τοίνυν α
S. 62,8 περὶ] ὑπὲρ α
S. 110,9 πολλοῦ] πολλῶν α
S. 114,12 τῇ] τοῖς α
S. 116,14sq. ἐκέλευσα ... δὲ λειῶσαι] ἐποίησα ... δ’ ἐλείωσα α

1 Siehe Omont, Inventaire, III, S. 287. Bibliographische Hinweise zu diesem bekannten Parisinus, der sich für einige galenische Werke als *codex unicus* erweist, finden sich in Orlandi, Due nuovi frammenti, S. 29 und Lorusso, Galeno. Metodo terapeutico III, S. XXVIf.

2 Siehe Richard, Inventaire, I, 6. Weitere Informationen zum Londiniensis finden sich in Lorusso, Galeno. Metodo terapeutico III, S. XXVIf. und Orlandi, Dall'Italia all'Athos, S. 132–135.

3 Siehe dazu den Beitrag von Wilson, Aspect of the Transmission, S. 56.

S. 132,13 τοίνυν] οὖν α
S. 132,14 ἀποτίθεσθαι] ἀποθέσθαι α
S. 138,1 τόνδε] τοῦτον α
S. 146,11 ἀπόκειται] ὑπόκειται α
S. 150,2 κατεαγότος] καταγέντος α
S. 152,15 αὐτῷ] τούτῳ α
S. 152,18 ἐκθλίβειν] ἐπιθλίβειν α
S. 158,6 ἀντίτασίν] διάτασίν α

Weitere charakteristische Lesarten der Handschriften dieser Gruppe finden sich infolge von Kontaminationprozessen auch vielfach in den Vertretern der Gruppe γ[1] und den Deszendenten der verschollenen Quelle ζ[2]. Gemeinsame sowie singuläre Verlesungen von A und L weisen auf Majuskelformen hin, wie z.B.:

S. 16,18 -τος στεγνωθήσεται] -τος γεγνωθήσεται L
S. 76,19 *inter* ἐστίν *et* ἄμεινον *add.* δ' L
S. 82,9 ἐχιδνῶν ἔδωκα] ἐχιδνῶν δέδωκα A L
S. 102,12 πηδάλια *e* πηλάλια *corr.* L
S. 104,14 νυχθῆναι] διχθῆναι A
S. 110,15 ἐκ γειτόνων] ἐν γείτωνι A: ἐγγειτόνων L
S. 114,5 *post* καὶ *add.* δι' A L, *postea deletum in* L
S. 132,11 παράγγελμα] παράλγελμα A

Dies spricht für eine Datierung der rekonstruierbaren Vorlage α vor der Zeit der Umschrift.

A Als Beispiele für singuläre Abweichungen von A seien hier aufgeführt:

S. 16,12 ἑξῆς ἰᾶσθαι] ἐξιᾶσθαι A
S. 22,14 *post* τε *add.* καὶ περιτεινέτω A
S. 22,20 περιτιθέναι φλεψὶν] φλεψὶν περιτιθέναι A
S. 30,20 σύμφυτον] φυσικὴν A
S. 32,1 θᾶττον *om.* A
S. 42,5 ἰατροῦ] ἰατρὸν A
S. 72,3 ἀνηνέχθη] ἀνήχθη A
S. 80,23 ἰσχυρᾶς *om.* A
S. 82,1 τεμεῖν αὐτῆς] αὐτῆς τεμεῖν A
S. 84,28 διεξῆλθον] ἐξῆλθον A
S. 88,7 τῆς χρήσεως *om.* A
S. 106,2 *ante* ἀναγκαῖον *add.* οὐκ A
S. 130,17 καταφερομένους] φερομένους A
S. 136,26 ἔνιοι] ἐνίοις A
S. 146,19 ἰδίαν] οἰκείαν A
S. 156,4 ἐπιρρέον] ἀπορρέον A
S. 160,2 πάντ' ἀφλέγμαντα] ἀφλέγμαντα πάντα A

1 Siehe unten, S. xl–xlviii.
2 Siehe unten, S. xxviiif.

S. 170,14 κατατιτρῶντα] διατιτρῶντα A
S. 172,26 ἐνεργῇ *om.* A
S. 178,25 τοῦϑ' ἡμῖν] ἡμῖν τοῦτο A

Im Kodex L, der im Durchschnitt einen qualitativ hochwertigen Text bietet, L
findet sich ebenfalls eine Reihe von singulären Auslassungen, Umstellungen und Innovationen, wie z.B.:

S. 14,13sq. ἅπαντα τῆς τάσεως] τῆς στάσεως ἅπαντα L
S. 26,12sq. μέχρι ... ἄχρι] ἄχρι ... μέχρι L
S. 28,24 προσπαγῇ] προσπαγεῖν L
S. 30,23 ἀκαύστοις] ἀκαύτοις L
S. 76,19 *post* ἐστίν *add.* δ' L
S. 86,25 *post* ὂν *add.* ἂν L
S. 88,6 κέκριται] κρίνεται L
S. 100,2 σπουδῇ] σπουδῆς L
S. 100,4 ϑέσεως] διαϑέσεως L
S. 122,16 ὀλιγοφόροι] ὀλιγορόφοι L (*vox nihili*)

2. Die abhängige Texteinheit I_b des Kodex I

Ein direktes Apographon vom Kodex L ist die Handschrift I_b. Mit diesem Siglum wird auf die jüngere, circa 1488 durch Restaurierung entstandene kodikologische Einheit des Kodex Iviron 164 (12. Jhdt., Siglum I)[1] verwiesen, dessen älterer, I
ursprünglicher Teil (I_a) im Fall anderer Bücher von Meth. med. noch erhalten ist[2].

Folgende ausgewählte Fehler zeigen die Filiation[3] L > I_b eindeutig auf:

S. 4,12 ὅτῳπερ] ᾧπερ L I_b
S. 22,6 οὐ παύσει] αὐξήσει L I_b
S. 26,14 *post* ὀδύνην *add.* μᾶλλον L I_b
S. 30,12 πειράσϑω *in* πεῖρά τε *mut.* L^2: πεῖρά τε I_b
S. 38,14 ἀδιορίστως] ἀορίστως L I_b
S. 46,11 γὰρ *om.* L I_b
S. 62,26 ἔτι] ὅτι L I_b
S. 64,22 χρήσομαι] χρῶμαι L I_b
S. 80,7 ἀπέπιπτε] ἀνέπιπτε L I_b

1 Siehe Lampros, Catalogue, II, S. 43. Für die Datierung ins späte 12. bzw. frühe 13. Jhdt. siehe Orlandi, Dall'Italia all'Athos, S. 132, 138f.

2 Die Abhängigkeit des jüngeren Teils des Kodex I von L wurde von Lorusso, Galeno. Metodo terapeutico I–II, S. XXIXf. festgestellt. Zur Identifikation des Kopisten, bei dem es sich um den italienischen Humanisten Baldassar Migliavacca handelt, und zur Datierung und Lokalisierung der Restaurierung von I sowie der Bestimmung seiner direkten Abhängigkeit von L siehe Orlandi, Dall'Italia all'Athos, S. 134f. Die ursprünglichen I_a-Lesarten, welche im Laufe der Restaurierung in den Text bzw. Rand von I_b eingeführt wurden, werden unten S. xxxivf. aufgeführt.

3 Eine Reihe von falschen Lesarten ist durch die Verlesung des Buchstabenbestands in der Vorlage L bedingt, wie z.B. durch die Vertauschung ζ/ξ: S. 22,10 πιέζων L: πιέξων I_b; S. 26,10 πιέζοντα L: πιέξοντα I_b; S. 48,3 ἐζητημένην L: ἐξητημένην I_b; S. 166,9 ἄξονι L: ἄζονι I_b.

S. 102,23	οὔπω] οὔπου L I_b
S. 110,5	ἐξ ἰδίας σοφίας *punctis del.* L: *om.* I_b
S. 118,17	ἄναλον] ἄναλκες L I_b
S. 114,19	καὶ τενόντων καὶ συνδέσμων *punctis del.* L: *om.* I_b
S. 132,12	αὐτάς] αὐτὰ L I_b
S. 136,15	ἑκατέρου] ἑκατέρων L I_b
S. 138,12	ἐπεδείξαμεν] ἐδείξαμεν L I_b
S. 150,9	ἁρμοζομένων] ἁρμοττομένων L I_b

I_b Zahlreich sind die Sonderfehler[1] von I_b, welche im Apparat grundsätzlich nicht abgebildet sind, wie z.B.:

S. 16,9	ποιούσης] τοιαύτης I_b
S. 42,18	αὖϑις] αὖ I_b
S. 42,24	ἁπάντων *om.* I_b
S. 50,12	προστάξαι] προτάξαι I_b
S. 64,14	ὄντως] οὕτως I_b
S. 76,18	ἀπεστραμμένος εἴη] εἴη ἀπεστραμμένος I_b
S. 80,12	τραχέα] παχέα I_b
S. 86,9	προνοίας *om.* I_b
S. 100,14	μεϑόδῳ *om.* I_b
S. 100,27	ἐπιϑήσομεν] ἐπιϑήσομαι I_b
S. 118,26	καὶ] κατὰ I_b
S. 122,25	προείρηται] εἴρηται I_b
S. 134,22	ἐπιγάστριον] περιγάστριον I_b
S. 146,17	τε καὶ δεϑῆναι *om.* I_b (saut du même au même)
S. 160,4	ἐπεκράτει] ἐκρατεῖ I_b
S. 178,10	προσαψάμενοι] προσαψάμενος I_b
S. 180,4	ἰσχυρότατα] ἰσχυρότητα I_b

b) Die Gruppe β

Die Handschriften V_b, F_a, M, D, N, P_a, sowie R_b, I_a* und Nic, sofern sie vorhanden bzw. rekonstruierbar sind[2], zusammen mit deren Apographa sind durch eine Reihe gemeinsamer Abweichungen verwandtschaftlich verbunden. Daraus
β lässt sich die Existenz einer gemeinsamen Vorlage (= β) erschließen. Konstitutiv für β sind die folgenden Abweichungen in Auswahl.

1 Trivialfehler treten in großer Zahl auf, wie etwa die falsche Akzentuierung, das Fehlen der Aspiration bei Dental- und Gutturallaut, was für einen Kopisten westlichen (und nicht griechischen) Ursprungs kennzeichnend ist. Siehe z.B.: S. 16,24 ϑρόμβου] τρόμβου I_b; S. 30,9 ἐσχαρῶν] ἐσχάρων I_b; S. 40,2 ὑπομνήμασι] ὑπόμνημασι I_b; S. 60,14 χλωρὸν] κλωρὸν I_b; S. 70,14 χρηστὸν] κρηστὸν I_b; S. 80,21 ἐποιησάμεϑα] ἐποιήσαμεϑα I_b; S. 106,13 παραμυϑούμενον] παραμυτούμενον I_b; S. 108,1 βάϑους] βάτους I_b; S. 120,23 προμηϑέστερον] προμηϑέσϑερον I_b; S. 132,20 ἐμφυσηϑὲν] ἐμφύσηϑεν I_b; S. 142,5 ἀχρήστου] ἀκρίστου I_b; S. 162,7 χρηστὸς] κρηστὸς I_b; S. 180,5 ἐπαινεῖ] ἐπαίνει I_b.

2 Siehe unten, S. xxxiv–xxxviii, S. xxxviii–xl.

1. Auslassungen, Zufügungen und Umstellungen, z.B.:

S. 32,16	τῆσδε *om.* β
S. 32,21	ἢ *om.* β
S. 58,4	*post* χρόνῳ *add.* τε β
S. 58,5	ἢ *om.* β
S. 94,20	*ante* τοσοῦτον *add.* οὐ β (*cum* R_b)
S. 102,14	πρόσεστιν *om.* β (*cum* R_b)
S. 112,15	γε *om.* β (*cum* R_b)
S. 112,15	γίνεσθαι *ante* τὸ ἐξ ἀμφοῖν *trsp.* β (*cum* R_b)
S. 124,23	*ante* καὶ *add.* τε β (*cum* R_b)
S. 146,4	μὲν *om.* β (*cum* R_b Nic)
S. 148,19	ἡμῖν *om.* β (*cum* R_b Nic)

2. Falsche Lesarten bzw. Adiaphora, z.B.:

S. 30,9	ἐπηκολούθησεν] ἠκολούθησεν (ἀκο- I_a^*) β (*cum* R_b I_a^*)
S. 36,9	ταῦτ' ἐπιτήδεια] τοῦτ' ἐπιτήδειον β (*cum* R_b)
S. 38,5	προειρημένων] εἰρημένων β (*cum* R_b)
S. 38,8	ἀλλά μοι] ἀλλ' ἐμοὶ β
S. 60,2	ἀποκρινέσθωσαν] ἀποκρινάσθωσαν β (*cum* R_b I_a^*)
S. 60,10	δ' οὖν] γοῦν β (*cum* R_b)
S. 62,14	ὁμοίως] ὅμως β (*cum* R_b)
S. 62,20	ἐπολλαπλασιάσθη] ἐπολυπλασιάσθη β (*praeter* V_b, *cum* R_b)
S. 70,16	περιρρήγνυται] ἐπι(ρ)ρήγνυται β (*cum* R_b I_a^*)
S. 72,8	ἐπισκοπουμένοις] σκοπουμένοις (-μενος R_b) β (*cum* R_b)
S. 72,20	προσταττόντων] πραττόντων β (*cum* T R_b)
S. 76,17	τετράφθαι] ἐστράφθαι (-φαι R_b) β (*cum* T R_b I_a^*)
S. 90,22	μαχεῖται] μάχεται β (*cum* R_b)
S. 108,5	εἴπερ] εἴποτ' β (*cum* T R_b)
S. 114,19	χρῆσθαι] χρήσασθαι β
S. 116,24	δύναται] δύναιτο β
S. 120,5	χρῆσθαι] χρήσασθαι β (*cum* T R_b)
S. 142,29	γλῶτταν] γλῶσσαν β (*cum* R_b Nic)
S. 146,16	παιδίων] παίδων β (*cum* R_b Nic)
S. 152,12	πλατύν] πλατύτατον β (*cum* S R_b Nic)
S. 176,26	γυμνῶσαί] γυμνώσασί(ν) β (*cum* R_b)

Abgesehen von wenigen Fehlern *stricto sensu* können viele Abweichungen als gleichwertige Lesarten zu den im kritischen Text aufgenommenen betrachtet werden. Es handelt sich in diesen Fällen um Varianten, die gerade wegen ihres Charakters als „Adiaphora" die vielfältigen Korrektur- bzw. Kontaminationsprozesse des Textes, welche die einzelnen Zeugen der β-Gruppe durchliefen, relativ unbeschadet überstanden haben[1]. Obwohl sie den Sinn des Textes nicht wesentlich verändern, erweisen sie sich dadurch als gruppenbildend, dass nicht anzunehmen ist, dass sie unabhängig voneinander entstanden sind.

1. Der Kodex V und seine Deszendenz

V Der Marcianus gr. Z. 276 (= V), der aus der Sammlung des Kardinals Bessarion stammt, besteht aus mehreren kodikologischen Einheiten, die sich unterschiedlich datieren lassen[2] und verschiedene Werke Galens tradieren. Ins späte 12. bzw. frühe 13. Jhdt. lässt sich der Teil der Handschrift datieren, in dem der Text der Bücher V–VI von Meth. med. überliefert ist[3]. Dies wird in der vorliegenden
V_b Arbeit mit dem Siglum V_b gekennzeichnet. Für die verschiedenen Arten von Korruptelen seien folgende Belege in Auswahl angeführt:

S. 6,14	τῶνδε μᾶλλον] μᾶλλον τῶνδε V_b
S. 8,12	αἱρεῖσθαι] εἰρῆσθαι V_b
S. 12,12	*post* κολληθῆναι *add.* μὲν V_b
S. 22,16	*post* αἷμα *add.* διὰ V_b
S. 24,5sq.	τῇ ῥίζῃ περιτιθέναι] περιτιθέναι τῇ ῥίζῃ V_b
S. 24,17	*post* ἄλλων *add.* τῶν καυστικῶν V_b
S. 36,9	καὶ κυνοσβάτου *om.* V_b
S. 42,7	καὶ θερμὸν *post* εὐθέως *trsp.* V_b
S. 62,11	εὗρόν ποτε] ποτὲ εὗρον V_b
S. 66,2	*post* ξηραντικωτέρων *add.* φαρμάκων V_b
S. 74,2	περ ἐλοίμωξεν] περιελοίμωξεν V_b
S. 80,14	τῆς ἰάσεως *om.* V_b
S. 100,23	*post* εὐχύμου *add.* τε V_b
S. 102,2	παρηγορικὸν] παρηγορητικὸν V_b
S. 106,5sq.	ἐκρέοιεν ... οἱ ... ἰχῶρες] ἐκρέοι ... ὁ ... ἰχὼρ V_b
S. 106,6	τὸ σύμπαν] τὸ πᾶν V_b
S. 108,20	ὁμοίως μιγνύντες] μιγνύντες ὁμοίως V_b
S. 114,24	ἐξ ἀρχῆς] ἑξῆς V_b
S. 116,6	αὐτοῦ] αὐτῷ τοῦ φαρμάκου V_b
S. 116,16	ἔλαιον σαβῖνον] σαβῖνον ἔλαιον V_b
S. 118,1	ἤδη] δὴ V_b
S. 120,1	*ante* μᾶλλον *add.* δὴ V_b
S. 120,17	ἐπιθεὶς] ἐπιτιθεὶς V_b

1 Es ist in der Tat sehr unwahrscheinlich, dass in den oben genannten Fällen ein Leser des Textes von Meth. med., der ihn durch Kollation verbessern wollte, die Notwendigkeit verspürt hätte, eine Lesart der Gruppe α durch eine äquivalente Variante aus einem Zeugen der Gruppe β zu ersetzen, und vice versa.

2 Eine Beschreibung findet sich in Mioni, Bibliothecae Divi Marci. Thesaurus, S. 399f. Für eine aktuelle Darstellung der relevantesten kodikologischen Eigenschaften dieser Handschrift siehe Giacomelli, The Manuscripts of Galen, S. 4f.

3 Eine Datierung ins späte 12. Jhdt. wurde jüngst von Giacomelli, The Manuscripts of Galen, S. 4 vorgeschlagen.

S. 122,16 ἄνοσμοι] ἄοσμοι V_b
S. 122,19 καὶ τοῦτο χρή] χρὴ καὶ τοῦτο V_b
S. 124,24 σκοπὸν ἐχόντων] ἐχόντων σκοπὸν V_b
S. 132,6 ἢν γὰρ μή] εἰ μὴ γὰρ V_b
S. 132,10 ἄριστα μεταχειρίζοιτο] μεταχειρίζοιτο ἄριστα V_b
S. 152,3 πρὸς ἄλληλα τὰ μέρη] τὰ μέρη πρὸς ἄλληλα V_b
S. 154,3 *post* φλεγμονὴν *add.* μὲν V_b
S. 158,9 ποιεῖσθαι προσήκει] προσήκει ποιεῖσθαι V_b
S. 162,18 διαίτης προείρηται] διατί, προείρηται V_b
S. 166,11 ἀπαχθέντων] ἐπαχθέντων V_b
S. 170,20 σείει] κινεῖ V_b
S. 178,3 *post* οἷον *add.* λόγον V_b

Einer zeitgenössischen Hand, die im Kodex V_b gewirkt hat und in der vorliegenden Edition mit dem Siglum V_b^2 gekennzeichnet wird, lassen sich eine Reihe **V_b^2** von Eingriffen zuschreiben, die in den meisten Fällen den durch Auslassung verdorbenen Text wiederherstellen, z.B.:

S. 28,3 τὸ *ante* μὲν ἕτερον *om.* V_b, *supra lin. suppl.* V_b^2
S. 60,22 θεραπεύειν *om.* V_b, *in marg. suppl.* V_b^2
S. 68,27 δέονται *om.* V_b, *in marg. suppl.* V_b^2
S. 76,2 τὸν κόλπον *om.* V_b, *supra lin. suppl.* V_b^2
S. 100,13–15 ὁ – ἔμπροσθεν *om.* V_b, *in marg. suppl.* V_b^2 (saut du même au même)
S. 104,24 εἰς τοσοῦτον ἀμέθοδός *om.* V_b, *in marg. suppl.* V_b^2 (homoioteleuton)
S. 112,14–16 δύναιτο – κηρῷ *om.* V_b, *in marg. suppl.* V_b^2 (saut du même au même)
S. 118,25 τά τε ἄλλα *om.* V_b, *supra lin. suppl.* V_b^2
S. 120,2 γὰρ *om.* V_b, *supra lin. suppl.* V_b^2
S. 122,14 θερμοί *om.* V_b, *supra lin. suppl.* V_b^2
S. 140,14 ἰᾶσθαι *om.* V_b, *in marg. suppl.* V_b^2
S. 146,5 ἰάσεως *om.* V_b, *in marg. suppl.* V_b^2
S. 146,16 ἐστί *om.* V_b, *supra lin. suppl.* V_b^2
S. 146,21 ἔσται *om.* V_b, *supra lin. suppl.* V_b^2
S. 148,1 τὸ^{II} *om.* V_b, *supra lin. suppl.* V_b^2
S. 166,16 ἢ γλωττοκόμιον μηχανικόν *om.* V_b, *in marg. suppl.* V_b^2 (saut du même au même)
S. 168,14 χρὴ *om.* V_b, *supra lin. suppl.* V_b^2

Einer anderen, ins späte 13. bzw. frühe 14. Jhdt. zu datierenden Hand (= V_b^3) **V_b^3** lassen sich einige, häufig durch die Abkürzung γρ. gekennzeichnete Korrekturen zuweisen, wie z.B.:

S. 94,25 ὅσα δ' ἄνικμα] ὅσα δ' ἔνικμα V_b, γρ ὅσα δ' ἄνικμα *in marg. scr.* V_b^3
S. 102,11 πήγνυσθαι *in ras.* V_b, γρ πήξασθαι *supra lin. scr.* V_b^3
S. 102,22 ποιεῖν *in ras.* V_b, γρ ποιῆσαι *in marg. scr.* V_b^3
S. 160,8 εἴρηται *om.* V_b, *in marg. suppl.* V_b^3

B Der Marcianus gr. Z. 284 (= B) aus dem dritten Viertel des 15. Jahrhunderts.[1] ist ein direktes Apographon von V_b. Ein anschaulicher Beweis dafür ist die Textwiederholung von S. 84,18, die dadurch bedingt ist, dass der Kopist von B auf die erste Zeile des vorherigen Folios von V_b zurückgesprungen ist:

post ὁμοίως (= letztes Wort auf fol. 135r in V_b) *iter.* S. 78,19–80,7 οὗτος – πάντες (= erste Zeilen auf fol. 134v in V_b) *et postea del.* B

Als reine Abschrift von V_b teilt Kodex B alle Sonderlesarten, die V_b eigentümlich sind. Außerdem integriert B in den Text alle Eingriffe von den anderen Lesern der Handschrift V_b (= V_b^2 und V_b^3), seien sie Korrekturen *in textu* oder Interlinear- bzw. Marginaleinträge. B weist seinerseits Sonderfehler auf, wie z.B.:

S. 4,7 ἅπτονται] ἅπτοντες B
S. 12,12–14 μὲν – ὥς *om.* B (der Textverlust entspricht einer Zeile in V_b)
S. 24,1 τις *om.* B
S. 24,17 πρότερον] πότερον B
S. 26,7 ἀσφαλῶς] ἀσφαλεῖ B
S. 28,19 σφαγιτίδων] σφραγίδων B
S. 40,7 *post* ἰσχαίμοις *add.* καὶ B
S. 44,14 ξηροτέρα] ξηρότατον B
S. 48,7 θώρακα – ἐκ *om.* B
S. 58,9 παρὸν ἐγνῶσθαι] παρεγνῶσθαι B
S. 58,10 πνεύμονι] πνεύμος B (falsche Auflösung der nicht eindeutigen Abkürzung in V_b)
S. 64,17 μὲν οὖν] οὖν μὲν B
S. 76,22 καὶ κισσὸς *om.* B
S. 78,5 ἐφίστων τοῖς] τοῖς ἐφίστων B
S. 86,21 ἐδέσμασι] ἐδέσματα B (falsche Auflösung der nicht eindeutigen Abkürzung in V_b)
S. 94,18 χρήσασθαι] χρῆσθαι B

2. Die Texteinheit F_a des Kodex F

Von beachtlichem textkritischen Wert sind die Lesarten aus dem ins 13. Jhdt. F datierten Teil[2] der Handschrift F, die aus zwei kodikologischen Einheiten besteht[3]. Die Bücher V–VI von Meth. med. sind mit Ausnahme von einer kleineren Textportion am Ende von Buch VI (S. 178,12–180,23 ὑποκειμένη – ὑπάρχουσα = F_a K. 453,4–455,11)[4] im ursprünglichen Teil des Kodex (F_a) überliefert.

1 Eine Beschreibung findet sich in Mioni, Bibliothecae Divi Marci. Thesaurus, S. 407f. Siehe auch Lorusso, Galeno. Metodo terapeutico I–II, S. XLV.

2 Siehe Wilson, Aspects of the Transmission, S. 57. Eine Beschreibung findet sich in Bandini, Catalogus, col. 53.

3 Bemerkungen zu den kodikologischen Eigenschaften und der Geschichte des Kodex in Lorusso, Galeno. Metodo terapeutico I–II, S. XXX–XXXII.

4 Siehe unten, S. liiif.

Beispiele der in F_a vorkommenden Abweichungen sind:

S. 4,11 δεῖσθαι θεραπείας] θεραπείας δεῖσθαι F_a
S. 18,5 ἕλκεσιν *om.* F_a
S. 38,13 ψύξεσιν] καταψύξεσιν F_a
S. 40,21 τῆς ἡμετέρας πείρας] πείρας τῆς ἡμετέρας F_a
S. 50,26sq. χρήσασθαι βούλοιο] βούλοιο χρήσασθαι F_a
S. 58,18 *ante* οὐκ *add.* οὖν F_a
S. 64,2 πολλαπλάσιος] πολυπλάσιος F_a
S. 64,28 φαρμάκων *om.* F_a
S. 76,1 οὗτος^{I} – λόφος *om.* F_a (saut du même au même)
S. 82,27 θρέψας] τρίψας F_a
S. 86,3 πάντως δεῖν *post* μακροῦ *trsp.* F_a
S. 86,23 *post* δὲ *add.* μᾶλλον F_a
S. 92,26 θώρακος καὶ πνεύμονος] πνεύμονος καὶ θώρακος F_a
S. 98,7 καλῶς] δεόντως F_a
S. 100,16 ἥκων πρὸς ἡμᾶς] πρὸς ἡμᾶς ἥκων F_a
S. 102,12 ἅπαντες *om.* F_a
S. 104,12 *post* ἀμεθόδοις *add.* τούτοις F_a
S. 106,25 ἐθέμην σκοπόν] σκοπὸν ἐθέμην F_a
S. 108,15 ἠλπίσαμεν] ἠλπισάμην F_a
S. 116,3 ἅμα *post* φλεγμαῖνον *trsp.* F_a
S. 116,21 *post* ἀφλέγμαντον *add.* ἅπαν F_a
S. 122,26 προσφέρειν χρή] προσφέρεσθαι δεῖ F_a
S. 124,18 *post* μασχαλῶν *add.* καὶ σκελῶν F_a
S. 128,9 Περὶ – προείρηται *om.* F_a
S. 136,8–10 κἄπειτα – περιτοναίῳ *om.* F_a
S. 144,22 γραφέντων] γεγραμμένων F_a
S. 154,2 εἰς ἅπερ εἴπομεν *om.* F_a
S. 160,1 γενομένου] γινομένου F_a
S. 160,7 *ante* ἰχῶρας *add.* τοὺς F_a
S. 162,21 ἀνατρέφειν] ἀνατρέψειν F_a
S. 166,22 ἐπαινέσαι] ἐπαινείσθω F_a
S. 172,22 σοι δίειμι] δίειμί σοι F_a

Mehrfach ist in F_a der Text nachträglich durch Eingriffe korrigiert bzw. verändert worden, die von der Hand des Schreibers selbst stammen. Einige von diesen Texteingriffen scheinen nicht nur die Überprüfung der für die Abschrift verwendeten Vorlage, sondern auch die Kollation von mindestens einem weiteren, nicht mehr erhaltenen Textzeugen vorauszusetzten und sind durch den Gebrauch der Abkürzung γρ(άφεται) gekennzeichnet:

S. 32,23 τὸ ψυχρὸν] τὸ ψυχρὸν *in textu*, γρ καὶ τὸ ψυχρότερον *in marg. scr.* F_a
S. 42,13 τὸν λόγον τῆς ἐπελθούσης] τὸν τρόπον τῆς ἀήθους *in textu*, γρ τῆς ἐπελθούσης *in marg. scr.* F_a
S. 76,16 ἐμβολαῖς] εἰσβολαῖς *in textu*, γρ ἐμβολαῖς *in marg. scr.* F_a

S. 86,25 εἴρηκα] εἴρηται *in textu*, γρ εἴρηκα *in marg. scr.* F_a
S. 88,13 παρῃνημένα] παρηγμένα *in textu*, γρ παρῃνημένα *in marg. scr.* F_a
S. 90,12 τὸ πλοῖον] τὸ σκάφος *in textu*, γρ τὸ πλοῖον *in marg. scr.* F_a
S. 92,11 τῶν τηλικούτων] τῶν τοιούτων *in textu*, γρ τῶν τηλικούτων *in marg. scr.* F_a
S. 98,7 ἰᾶσθαι] ἰάσασθαι *in textu*, γρ ἰᾶσθαι *in marg. scr.* F_a
S. 106,7sq. μεγάλην ... φροντίδα] μεγάλας ... φροντίδας *in textu*, γρ μεγάλην φροντίδα *in marg. scr.* F_a
S. 108,1 τοῦ συντείνειν] τοῦ συντήκειν *in textu*, γρ τοῦ συντείνειν *in marg. scr.* F_a
S. 112,5 τῶν εὑρημένων] τῶν εἰρημένων *in textu*, γρ τῶν εὑρημένων *in marg. scr.* F_a
S. 114,24 χρῆσιν] χρῆσιν *in textu*, γρ κρᾶσιν *in marg. scr.* F_a
S. 116,26 εὔδηλον] ἔστι δῆλον *in textu*, γρ εὔδηλον *in marg. scr.* F_a
S. 152,22 ἐκθλίβει] ἐκδίδοι *in textu*, γρ ἐκθλίβει *in marg. scr.* F_a
S. 158,20 ἐπὶ τοῖς κατεάγοσιν] ἐπὶ τοῖς κατάγμασιν *in textu*, γρ ἐν τοῖς κατεάγοσιν *in marg. scr.* F_a
S. 164,8 κελεύει] κελεύει *in textu*, γρ συμβουλεύει *in marg. scr.* F_a

F_a^2 Einer zweiten Hand (F_a^2) lässt sich eine geringfügige Reihe von Korrekturen zuweisen, von denen sich die Supplementierung einer großen Auslassung in Buch V als signifikantester Texteingriff erweist[1]. Eine durchlaufende, anhand der Kollation von anderen Textzeugen unternommene Revision des Textes lässt sich F_a^3 einem dritten Leser (F_a^3) zuordnen, der in einer späteren Zeit gewirkt haben muss. Denn einige Korrekturen aus seiner Feder finden sich auch in der von F_a^2 restaurierten Textportion.

Eine Quelle der Korrekturen und Textvorschläge der dritten Hand in F_a dürfte eine (heute verschollene) Handschrift der Gruppe β gewesen sein:

S. 14,19 ῥηγνύειν] ῥήγνυσθαι F_a, *del. et* ῥηγνύον *in marg. scr.* F_a^3: ῥηγνύον I_a*NP_a: ῥηγνῦον V_b
S. 50,18 τρισὶν] τρισὶν F_a, *in* τισὶν *mut.* F_a^3: τισὶν MD
S. 106,20 δὲ] δὲ F_a, *in* μὲν *mut.* F_a^3: μὲν οὖν R_bI_a*$MDNP_a$
S. 146,14 *post* μειρακίων *add.* καὶ παίδων F_a (*cum* N), *postea lin. del.* F_a^3: καὶ παίδων *in textu non habent* R_bI_a*V_bMDP_a, *in marg. add.* V_b^2Nic
S. 154,16 ἀπείργει τὴν] ἀπείργειταί τε F_a, *in* ἀπείργει τὲ τὴν *mut.* F_a^3: ἀπείργει τὲ τὴν V_bNP_a

3. Die Familie φ

Unter dem Siglum φ wird die Übereinstimmung im Richtigen und Falschen φ der Handschriften M, D, N, P_a erfasst. Konstitutiv für φ sind die folgenden Abweichungen in Auswahl:

[1] Siehe S. 24,20–28,1 κἄπειτα – ἐμπλαστικώτερος (fol. 74v–75r, *in margine*).

1. Auslassungen

S. 86,3 πάντως *om.* φ
S. 92,1 μήτε βήξῃ *om.* φ (homoioteleuton)
S. 102,19 πλέον *om.* φ
S. 114,20 κατὰ *om.* φ
S. 142,20sq. συμπάθειαν – φοβηθησόμεθα *om.* φ (homoioteleuton)

2. Zufügungen

S. 96,2 *post* ἔχει *add.* καὶ φ
S. 100,2 *post* ὅτῳ *add.* περ φ
S. 104,4 *post* τεκταίνεσθαι *add.* καὶ φ

3. Umstellungen

S. 116,8sq. τοὺς θεραπευθέντας δ'] τοὺς δὲ θεραπευθέντας φ
S. 126,27sq. σύνδεσμοι καὶ τένοντες] τένοντες καὶ σύνδεσμοι φ
S. 128,7 ποτε τύχῃ] τύχῃ ποτὲ φ
S. 168,7 ἡμῖν ἐστι] ἐστι ἡμῖν φ

4. Falsche Lesarten / Adiaphora

S. 44,19 παραπεμψόντων] παραπεμπόντων φ
S. 78,8 τῷ ζῴῳ] τῶν ζῴων φ
S. 86,8 ἠθροικότων] ἐσχηκότων φ
S. 94,20 τεθεραπεῦσθαι] θεραπεῦσαι φ
S. 102,18 διατάξαι] τάξαι φ
S. 104,2 καθ' ἑκάστην] κατὰ πᾶσαν φ
S. 108,14 αὐτῆς] τοιαύτης φ
S. 118,11 προειρημένων] εἰρημένων φ
S. 152,5 ἐργάζεται] ἀπεργάζεται φ

3.1. Die rekonstruierbare Vorlage ζ und ihre Deszendenz

Die Handschriften Synod. gr. 51 (M)[1] aus der Mitte des 14. Jahrhunderts und Par. gr. 2280 (D)[2] aus der Mitte des 15. Jahrhunderts stammen aus einer gemeinsamen, nicht mehr erhaltenen Vorlage (= ζ). Beispiele der in ζ vorkommenden Abweichungen sind: ζ

1. Auslassungen

S. 16,19 ἡμετέρων *om.* ζ
S. 18,12sq. ὥσπερ – ἀντίσπασις *om.* ζ (saut du même au même)
S. 36,15 αὐτοῖς *om.* ζ
S. 48,6 αὐτῶν *om.* ζ

1 Siehe Vladimir, Sistematičeskoe opisanie, S. 701–703.
2 Siehe Omont, Inventaire, II, S. 229.

S. 94,25 ἰσχυρῶς *om.* ζ
S. 98,14 μὲν^I *om.* ζ
S. 132,15 τρίτον *om.* ζ
S. 148,4 κατὰ^II *om.* ζ

2. Zufügungen

S. 50,23 *ante* φλεβός *add.* χειρὸς ἤτοι ζ
S. 62,20 *ante* ἡμέραν *add.* ἢ δευτέραν ζ
S. 68,17 *post* κατὰ *add.* τὴν ζ
S. 84,20 *post* σώματος *add.* ἤδη ζ
S. 102,3 *post* ἀνώδυνον *add.* καὶ ἀκίνδυνον ζ
S. 110,1 *ante* τοσοῦτον *add.* τό γε ζ
S. 128,11 *post* ὁποίοις *add.* ἂν ζ
S. 158,7 *post* εὐθυτάτῳ *add.* τε ζ

3. Umstellungen

S. 14,1 εἶναι νοσημάτων] νοσημάτων εἶναι ζ
S. 14,11 τρώσεως καὶ θλάσεως] θλάσεως καὶ τρώσεως ζ
S. 24,14 χώρα κενή] κενὴ χώρα ζ
S. 46,16 ἀνώδυνοι παντάπασιν] παντάπασιν ἀνώδυνοι ζ
S. 58,22 ἐκ τῆς οὐσίας *ante* τοῦ μορίου *trsp.* ζ
S. 88,4 οὐδὲν *post* εἶπον *trsp.* ζ
S. 96,7 τῶν εἰρημένων τινί] τινὶ τῶν εἰρημένων ζ
S. 102,13 ἕκαστόν τε τῶν ἄλλων] καὶ τῶν ἄλλων ἕκαστον ζ
S. 106,6 τὸ σύμπαν] σύμπαν τὸ ζ
S. 116,12 νεανίσκου κρᾶσιν] κρᾶσιν νεανίσκου ζ
S. 130,3 ἐπίστανται *ante* οἱ πολλοὶ *trsp.* ζ
S. 144,24 μακρολογίαν *post* ἡμῖν *trsp.* ζ
S. 148,27 ὁδὸν ἄγειν] ἄγειν ὁδὸν ζ
S. 156,10 φυλάττει τὰ πρῶτα] τὰ πρῶτα φυλάττει ζ
S. 156,19 συμβουλεύει σχῆμα] σχῆμα συμβουλεύει ζ
S. 160,18 τὸν ἐκ τῆς αἰονήσεως ὄγκον] τὸν ὄγκον τὸν ἐκ τῆς αἰονήσεως ζ

4. Falsche Lesarten

S. 4,13 χρῄζειν] δεῖσθαι ζ
S. 28,15 ὅπερ] ἅπερ ζ
S. 32,23 ποθὲν] καταποθὲν ζ
S. 42,12 ἐπέδησα] ἐπέθηκα ζ
S. 64,21 μερῶν] ἡμερῶν ζ
S. 68,14 προεπεσκέφθαι] προεσκέφθαι ζ
S. 82,4 ξυρήσας] κείρας ζ
S. 102,15 θέσθαι] τίθεσθαι ζ
S. 102,20 οἰκοδομικῆς] δημιουργικῆς ζ
S. 104,18 ἐπιγενομένης] ἐπιγιγνομένης ζ
S. 112,8 ὑπ'] παρ' ζ

S. 116,18 προστάξας] κελεύσας ζ
S. 122,15 ἀκριβῶς] ἀκριβεῖς ζ
S. 132,7 προπεπτωκός] πεπτωκὸς ζ
S. 150,11 διαφθεῖραι] διαφθαρῆναι ζ
S. 150,21 ἀκριβῶς] ἱκανῶς ζ
S. 164,12 ἀποπρίσεως] ἀποκρίσεως ζ
S. 178,3 συνουλῶσαι] οὐλῶσαι ζ
S. 180,4 Σιδώνιος] ποσειδώνιος ζ

Dass der jüngere Textzeuge D nicht aus dem um ein Jahrhundert älteren und von der Hand des Konstantinos Sophos[1] geschriebenen Kodex M abgeleitet werden kann[2], zeigt die Präsenz von signifikanten Auslassungen und Sonderfehlern in M, welche von D nicht geteilt werden und auch nicht *ope ingenii* geheilt werden konnten, wie z.B.: **M**

S. 8,18 γινομένης] εἰρημένης M
S. 12,8 *ante* καιρὸς *add.* μοι M
S. 14,24 πνεύμονι] πνεύμοσι M (idem 58,7; 70,22; 86,1; 90,20)
S. 28,23 τῇ τρώσει *om.* M
S. 50,21 ὁμοίως διδόναι] διδόναι ὁμοίως M
S. 54,9 καταπλήττοντα] καταπίπτοντα M
S. 80,6 ἐπουλοῦτο] ἐπουλοῦντο M
S. 84,12 ἄρας] ἄξας M
S. 106,10 ἀναστομοῦν] ἀναστομοῦντες M
S. 106,15 πῆξιν] πτῆσιν M
S. 108,24 σκευάζειν] κατασκευάζειν M
S. 110,3 γεγραμμένα] γράμμα M
S. 116,15 δὲ λειῶσαι] δὲ τελειῶσαι M
S. 136,17 γὰρ *om.* M
S. 152,9 ἐπίδεσμος] σύνδεσμος M
S. 152,19 οἷς *om.* M
S. 164,14 *ante* συμπράττειν *add.* καὶ M
S. 166,16 προσθήκης] προσθήκας M
S. 180,17 ἡμετέρας *om.* M

1 Identifikation in Mondrain, Les écritures dans les manuscrits byzantins, S. 181, 183. Für den Schreiber siehe RGK I 232 = III 374 und PLP 26431.

2 Ein Abhängigkeitsverhältnis wurde von Lorusso, Galeno. Metodo terapeutico I–II, S. XLVII postuliert. Allerdings lassen sich die vier dort aufgeführten Belege widerlegen. Es handelt sich in drei Fällen (Nr. 1, 2, 4) um Lesarten im Text von D, welche sich in M am Rand befinden. Daraus kann aber keineswegs ein Abhängigkeitsverhältnis abgeleitet werden, denn der Schreiber von D hätte diese Varianten ebenfalls von der gemeinsamen Vorlage ζ ableiten können; der darüber hinaus präsentierte Augensprung (Nr. 3) ist an sich alleine nicht aussagekräftig. Dagegen stehen die zahlreichen, unten in Auswahl präsentierten Trennfehler.

D In der Handschrift D, die aus der Feder des bekannten Arztes und Kopisten Demetrios Angelos[1] stammt, finden sich zahlreiche Abweichungen gegen M[2], wie z.B.:

S. 10,16	τῶν μορίων *om.* D
S. 26,14	αἱμορραγῆσαι] αἱμορραγῆναι D
S. 48,1	ἀνεβήττετο] ἀνερύπτετο D
S. 54,19	πινομένων] ἐπικειμένων D
S. 56,10	ἀμεθοδώτατοι] μεθοδώτατοι D
S. 58,16	ἰχῶράς *om.* D
S. 70,9	ὡς ἔμπροσθεν *om.* D
S. 74,7	δοκεῖ *om.* D
S. 74,14	ὀλίγον *om.* D
S. 90,26	καὶ πάντως πυρέξει *bis scr.* D
S. 108,16	ἐργάσασθαι] ἐργάζεσθαι D
S. 114,10	προστιθέναι] προτιθέντας ἡμᾶς D
S. 118,23	πεπλύσθαι] πεπλᾶσθαι D
S. 124,24	ξηραίνειν] ξηροῦ D
S. 126,5	μέντοι *om.* D
S. 136,7	ἅπαν] ἅμα D
S. 136,11	ὅλον ὁμοίως] ὁμοίως ὅλον D
S. 138,7	ἐπιβολῇ μιᾷ] ἐπιβολῆς μιᾶς D
S. 148,4	ποιὸν ... ποσὸν] ποιὸν ... ποιὸν D
S. 152,14	ὀλίγαις] ὀλιγάκις D
S. 160,8	ἔμπροσθεν εἴρηται] εἴρηται ἔμπροσθεν D
S. 166,20	δὲ μᾶλλον ἐπειδὰν] δ' ἂν μᾶλλον ἐπεὶ D

Der ursprüngliche Text der verlorenen Vorlage ζ wurde durch die Kollation eines Textzeugen, der der α-Gruppe zuzuordnen ist, systematisch korrigiert. Dies hat dazu geführt, dass in der überarbeiteten Fassung von ζ eine große Anzahl von Varianten und Fehlern nicht vorkommt, welche für alle anderen Kodizes der Gruppe β (V_b F_a NP_a und, sofern vorhanden, R_b und I_a*) charakteristisch ist. Es handelt sich also um Abweichungen, die im Gruppenvorfahren β standen und infolgedessen auch in φ, d.h. dem unmittelbaren Vorfahren von ζ, gestanden haben müssen. Ausgewählte Beispiele für die Übereinstimmung im Richtigen von ζ mit α sind:

1 Siehe Mondrain, Démétrios Angelos et la médecine, S. 298 Anm. 15, und S. 301.

2 Häufig lassen sich Zufügungen, Erläuterungen und Alternativen identifizieren, die man dem durch die Präsenz von Marginaleinträgen geprägten Textbestand der Vorlage ζ bzw. dem Textverständnis des gelehrten Kopisten Angelos zuweisen kann: S. 18,5 οἱ πρόσθεν] οἱ πλεῖστοι τῶν ἰατρῶν D; S. 30,14 φαρμάκοις] τοῖς δ' D; S. 32,25 *ante* στρυφνός *add.* ψυχρὸς καὶ D; S. 62,11 σοφωτάτων *secl.* D; S. 72,24sq. τις τῶν ... ἰατρευόντων] τις ... ἰατρεύων D; S. 78,12 καὶ – ὁμοίως *secl.* D; S. 88,4sq. τὴν Ἱπποκράτους ὁδὸν] τὸν Ἱπποκράτην τῇ ὁδῷ αὐτοῦ D; S. 118,22 πεπλυμένα δεχόμενον] πεπλυμμένον D; S. 144,23sq. ὑπομνημάτων ἐξηγητικῶν] ἐξηγημάτων ὑπομνηστικῶν ἢ ἐξηγητικῶν D; S. 178,8 κροτάφου] κρανίου D.

S. 10,2 ὑπάρχουσαι α ζ: οὖσαι V_b F_a NP_a (*cum* R_b)
S. 34,9 πομάτων α ζ: ποτῶν V_b F_a NP_a
S. 42,8 τῶν ἔργων τῆς τέχνης α ζ: τῆς τέχνης τῶν ἔργων V_b F_a NP_a
S. 46,18 ἦν α ζ: *om.* V_b F_a NP_a (*cum* T R_b)
S. 52,12 *post* γὰρ *add.* οἶμαι V_b F_a NP_a (*cum* R_b)
S. 74,20sq. Νέας Πόλεως α ζ: Νεαπόλεως V_b F_a NP_a
S. 90,1 παθημάτων α ζ: παθῶν V_b F_a NP_a (*cum* S T R_b I_a*)
S. 94,14 ἰατρῶν τις α ζ: τις ἰατρῶν V_b F_a NP_a (*cum* R_b)
S. 122,5 πρῶτον α ζ: *om.* V_b F_a NP_a (*cum* I_a*)
S. 140,25 ἀποτεμοῦσιν α ζ: ἀποτέμνουσιν V_b F_a NP_a (*cum* R_b)
S. 170,11 ἄρξηται α ζ: ἄρχηται V_b F_a NP_a
S. 176,23 *post* ἐργάσασθαί *add.* παντάπασιν V_b F_a NP_a (*post* τινας R_b)

Im Zuge dieser διόρθοσις haben sich in einigen Fällen auch charakteristische Abweichungen aus der α-Gruppe in den Text von ζ eingeschlichen, welche hier als falsch bzw. *deteriores* betrachtet werden können. Einige Beispiele dafür sind:

S. 62,18 σήψειν] σῆψαι α ζ
S. 76,14 ἂν οὖν] οὖν ἂν α ζ
S. 82,20 προτεραίαν] προτέραν α ζ (*cum* S)
S. 86,17 περιττωμάτων] περιττῶν α ζ (*cum* S T)
S. 88,18 ἐκεῖνοι] ἔνιοι α ζ
S. 108,22 καὶ *om.* α ζ
S. 122,9 δὲ] οὖν α ζ (*cum* S)
S. 142,28 ἴδιον αὐτῷ] αὐτῷ ἴδιον α ζ (*cum* S)
S. 144,18 οὐδὲ ταῦθ'] οὐδ' ἐνταῦθα α ζ (*cum* S)
S. 152,3 *ante* τὸ κάταγμα *add.* χρὴ α ζ
S. 154,17 ὑγιῶν] ὑγιεινῶν α ζ
S. 160,22sq. διαχεῖ μετρίως] μετρίως διαχεῖ α ζ
S. 162,13 ὀστοῖς] ὀστέοις α ζ (*cum* R_b)
S. 170,4 ἁπάντων *om.* α ζ (*cum* Nic)
S. 172,3 μηδέποτε] μηδὲ(ν) α ζ (*cum* S)
S. 172,20 παθόντων] πεπονθότων α ζ
S. 176,13 περιεχομένους] περιγενομένους α ζ
S. 178,12 τοῦθ'] ταῦθ' α ζ

3.2. Die rekonstruierbare Vorlage δ und ihre Deszendenz

Für die Handschrift Par. gr. 2162 (N)[1] und den ursprünglichen Teil des Kodex Par. gr. 2274 (P_a)[2], die beide ins 15. Jhdt. datiert werden können, ist die Existenz eines gemeinsamen Vorfahren (= δ) anzunehmen, wie die folgenden Beispiele in δ
Auswahl zeigen:

1 Siehe Omont, Inventaire, II, S. 207.
2 Siehe Omont, Inventaire, II, S. 228.

1. Auslassungen

S. 14,21 λίθον – ἐπιρρίψαις *om.* δ (homoioteleuton)
S. 36,17 κατὰ γένος *om.* δ
S. 42,20 μόνος *om.* δ
S. 48,25 οὕτω *om.* δ
S. 64,15 σὸν *om.* δ
S. 92,8 πάντα *om.* δ
S. 106,19 μοι *om.* δ
S. 124,14sq. διαδιδομένης – ἀτμήτους *om.* δ (saut du même au même)
S. 130,15 τέτταρας *om.* δ
S. 138,12 τὰ τραύματα *om.* δ
S. 162,12sq. καὶ – ὀστοῖς *om.* δ (saut du même au même)
S. 176,12sq. ἀλλὰ – περιεχομένους *om.* δ (homoioteleuton)

2. Zufügungen

S. 38,5 *post* ἢ *add.* καὶ δ
S. 38,14 *ante* κύκλῳ *add.* ἐν δ
S. 48,13 *ante* πνεύμονος *add.* τοῦ δ
S. 74,1 *ante* πολλὰ *add.* κατὰ δ
S. 106,13 *post* θερμὸν *add.* δὲ δ
S. 126,1 *post* εἰ *add.* μὴ δ
S. 136,20 *ante* λοιπὸν *add.* δὲ δ
S. 168,1 *post* κεφαλῇ *add.* καταγμάτων δ

3. Umstellungen

S. 10,9 τοῦ γένους θεραπείας] θεραπείας τοῦ γένους δ
S. 14,17 οὐσίαν περιέχουσιν] περιέχουσιν οὐσίαν δ
S. 52,26 γε *post* ἐκ *trsp.* δ
S. 56,14 οὐδενὸς ὄντος] ὄντος οὐδενὸς δ
S. 118,2 ξηρὸν καὶ ὑγρὸν] ὑγρὸν καὶ ξηρὸν δ
S. 170,12 δέ μοι] μοι δὲ δ
S. 180,3 ταύτης ἡ ἐναντιωτάτη] ἡ ταύτης ἐναντιωτάτη δ

4. Falsche Lesarten

S. 10,6 ψύχεσθαι] ψυχραίνεσθαι δ
S. 28,19 σφαγιτίδων] σφραγιτίδων δ
S. 44,16 κοίλοις] ποικίλοις δ
S. 50,13 ἐπαφαιρεῖν] ἐπαφελεῖν δ
S. 54,7 τοῖς τοιούτοις] τούτοις δ
S. 56,13 ἐγνῶσθαι] εὑρῆσθαι δ
S. 66,10 διαττωμένη] διηθουμένη δ
S. 80,13 τῷ λόγῳ] τῶν λόγων δ
S. 92,20 παρέντες] παρόντες δ
S. 102,3 ποιεῖσθαι] πεποιῆσθαι δ

S. 102,20 οἰκοδομικῆς] οἰκοδομικῶς δ
S. 108,2 πρῶτον] ἀεὶ δ (Verlesung der Abkürzung)
S. 110,14 ᾔτησα] ᾐτησάμην δ
S. 114,19sq. τὸν ... μεταχειριζόμενον] τῶν ... μεταχειριζομένων δ
S. 124,6 ἐξευρίσκει] ἐξευρήκει δ
S. 136,9 διείρειν] διαιρεῖν δ
S. 136,25 ἐπιγάστριον] ὑπογάστριον δ
S. 156,4 τῷ δὲ ὑπολοίπῳ] τῶν δὲ ὑπολοίπων δ
S. 160,20 ἐπιδέσεως] ἐπιθέσεως δ

Einige Verlesungen weisen auf die Majuskelschrift, wie z.B.:

S. 40,9 κοίλων] κοινῶν δ
S. 80,17 μέγα βοήσασιν] μεταβοήσασιν δ
S. 156,12 ἅμα] ἀλλὰ δ
S. 158,22 ἀήθως] ἀληθῶς δ
S. 168,6 προστίθεμεν ὅσα] προστιθέμενος ἃ δ (falsche Worttrennung)
S. 178,12 -τος εἰάσαμεν] -τος ἰάσαμεν δ

Kodex N wurde von dem in der ersten Hälfte des 15. Jahrhunderts tätigen Schreiber Nikolaos Mellachrenos[1] angefertigt. N kann nicht eine Kopie von P_a sein[2], da letzterer, welcher aus der Feder des Gelehrten Iohannes Moschos[3] stammt, um mindestens 30 Jahre jünger ist als ersterer. In der Handschrift N ist eine exorbitante Anzahl von Fehlern festzustellen, die durch die Nachlässigkeit des Kopisten sowie dessen mangelnden orthographischen Kenntnisse bedingt sind[4]. Als Beispiele für singuläre Abweichungen von N, die den jüngeren P_a als von diesem unabhängig erweisen, seien hier folgende Fälle aufgeführt: **N**

S. 16,14sq. μὲν – ἑτέρωσε *om.* N
S. 26,1 ἀναλαμβανέσθω] ἀναλαμβάνειν N
S. 28,11 *post* ἀρκεῖσθαι *iter.* lin. 10 τῶν – μόναις N
S. 42,13sq. τὴν – ἐξελθόντες *om.* N
S. 44,12 διαφέρουσα *om.* N
S. 46,2 *post* φάρμακα *add.* ξηραινόντων N
S. 46,5sq. σφραγὶς – συνιστάμενα *om.* N

1 Identifikation in RGK II 433.

2 Dieses Abhängigkeitsverhältnis wurde in Lorusso, Galeno. Metodo terapeutico I–II, S. XLVII–XL postuliert.

3 Siehe RGK II 279.

4 Bedingt durch saut du même au même sind die folgenden Auslassungen: S. 18,12sq. κάτω – παροχέτευσις *om.* N; S. 38,25–27 ὁποία – διαίτης *om.* N; S. 116,15–18 ἀκριβῶς – φάρμακον *om.* N; S. 142,25 μὲν – περί^{II} *om.* N; S. 148,16 δῆλον – εὐθύ^{II} *om.* N; S. 156,1–3 οὔτε – πεπονθόσιν *om.* N. Andere Lücken lassen sich ebenso als durch homoioteleuton bedingte Augensprünge erklären, wie z.B.: S. 42,16 τοῦτο – φυλάξαι *om.* N; S. 42,19 πλειόνων *om.* N; S. 72,5 κατὰ – σφαγῆς *om.* N; S. 80,20–24 προχειρισαμένων – αὐτίκα *om.* N; S. 98,6sq. ἀλλὰ – διαβάλλειν *om.* N; S. 98,14 σκοπὸν *om.* N; S. 110,5 αὐτοῖς δυναμερῶν *om.* N; S. 148,14sq. ὀνομαζομένης – ἀλλήλων *om.* N.

S. 66,13 ὄξος] ὄρος N
S. 70,5 ἐμέτων] ἡμετέρων N
S. 70,23 πρὶν] πρὸς N
S. 76,1 μεσημβρίαν] μεσημέραν N
S. 78,17 τοῦ κάμνοντος] τῶν καμνόντων N
S. 84,22 ἐχιδνῶν] σχιδῶν N
S. 86,14 καθαῖρον] καθαίροντας N
S. 88,24 αἱ ἔσχαται] κατὰ ἔσχανται N
S. 100,24sq. πληθωρικῆς – μὲν *om.* N
S. 102,12 τάξαι] τέξαι N
S. 104,23 *ante* ὄντως *add.* ἢ N
S. 106,8 τοῦ τραύματος] τὸ τραῦμα N
S. 106,17 ἀπέσχον] ἀπέχον N
S. 114,3 δεήσεται] δρήσεται N
S. 116,9 δύο μὲν] δῶμεν N
S. 116,11 ἐλλείπειν] ἀλλ' εἰπεῖν N
S. 118,10 ἀνεπτύχθαι] ἀνεπτύχεσθαι N
S. 126,4 ἅπαξ εἶδον] ἅπερ ἴδον N
S. 136,10 περιτοναίῳ *om.* N
S. 148,16 αὐτὰ] αὐτοῦ N
S. 152,4 *post* ἐπεὶ *add.* μὲν N
S. 164,15 εἴτε ... εἴτε] ἢ ... ἢ N
S. 166,6 δ' ἀμφότεραι – τοῦτο *om.* N
S. 166,11 αὐτοῦ *om.* N
S. 168,14 ἀνίσους] ἀνίσαι N
S. 170,2 διὰ *om.* N
S. 170,22 κεκινημένων] κινομένων N
S. 178,6 οὐκ ὄντων] ὀρκόντων N

P_a Die Handschrift P_a weist ihrerseits Sonderfehler auf, die nicht aus der Lektüre von N stammen:

S. 4,9 θεραπεύειν *om.* P_a
S. 16,14 ἑτέρωσε] ἑτέρωθι P_a
S. 22,3 τετρωμένου] τετραγώνου P_a
S. 26,2 καὶ τῷ ἕλκει *post* παντὶ *trsp.* P_a
S. 34,4sq. σωμάτων προσ<σ>ταλέντων] σταλέντων σωμάτων P_a
S. 48,2 καὶ ἄλλην *om.* P_a
S. 48,5 *ante* παραχρῆμα *add.* ἑαυτοῦ P_a
S. 62,11 σοφωτάτων τινὰ *om.* P_a
S. 62,22sq. ἀναισχυντίας ... ἀναισθησίας] ἀναισθησίας ... ἀναισχυντίας P_a
S. 70,22 ἐν πνεύμονι] ἐκ πνεύματος P_a
S. 78,25 αἵματος *om.* P_a
S. 90,25 κολληθῆναι] κωλυθῆναι P_a
S. 96,6 ὀνομαζόμενος] καλούμενος P_a

S. 100,2 χρὴ φροντίζειν] χρήζειν P_a
S. 104,25 οὐ μόνον *om.* P_a
S. 110,12 ἀμεθόδων *om.* P_a
S. 120,6 ἐν καρπῷ *om.* P_a
S. 104,10 φεύγουσι] φεύγοντες P_a
S. 126,9 μιγνύειν *om.* P_a
S. 138,6 τοῦ κοινοῦ] τῆς κοινῆς P_a
S. 140,18 ἁπλῶν] ἁπάντων P_a
S. 142,2 γνῶσιν] τρῶσιν P_a
S. 146,8 τὰ τοῦ κατεαγότος ὀστοῦ μόρια] τὸ κατεαγότος ὀστοῦ μέρος P_a
S. 152,22 ἐπιδῶν] ἀπιδὼν P_a
S. 160,8 πώρωσις] πλήρωσις P_a
S. 166,1 ὀργάνων] ἔργων P_a
S. 172,25 ἐνεργείαις *om.* P_a
S. 178,13 ἐντὸς] ἐκτὸς P_a

Einige Textlücken unterschiedlichen Umfangs wurden von einem Korrektor (= P_a^2) ergänzt, der zu einem späteren Zeitpunkt (Ende 15. / Anfang 16. Jhdt.) die Handschrift überarbeitete: **P_a^2**

S. 128,14 ἰατρῶν] ἰα- (*spatio 3 fere litt. relicto*) P_a, -τρῶν *suppl.* P_a^2
S. 140,17 ἀπὸ τῶν ὀργανικῶν *om. spatio relicto* P_a, *suppl.* P_a^2
S. 148,18 ἐπὶ τἀναντία *om. spatio relicto* P_a, *suppl.* P_a^2
S. 148,18 τὰ ἐξεστῶτα παραδείγματι] τὰ ἐξ- (*spatio 5 fere litt. relicto*) -δείγματι P_a, *suppl.* P_a^2

Einer dritten Hand (P_a^3), die paläographisch ins späte 16. bzw. 17. Jahrhundert zu datieren ist, lassen sich schließlich zahlreiche Texteingriffe zuordnen, welche die Kollation von einer zur Zeit der Revision verfügbaren gedruckten Quelle[1] voraussetzten. Dies zeigen einige Fälle, wie z.B.: **P_a^3**

S. 78,23 κεκενωμένων] κεκενωμένων τοῖς P_a, *in* κεκενωμένοις *mut.* P_a^3: κεκενωμένοις *princ. Ald. Bas.*
S. 114,11 *post* ἁπάντων *add.* τὴν *princ. Ald. Bas.* P_a^3
S. 122,20 ἐλαίῳ *om. princ. Ald. Bas.*, *punctis del.* P_a^3
S. 140,2 ἔξεστιν *om.* P_a: ἄμεινον *princ. Ald. Bas.* P_a^3
S. 140,3 *post* Ἱπποκράτους *add.* συγγράμμασιν *princ. Ald. Bas. Chart.* P_a^3
S. 156,13 *ante* τοῖς *add.* καὶ *princ. Ald. Bas.* P_a^3

Es liegt eine Reihe von Hinweisen darauf vor, dass N und P_a aus einem Exemplar abstammen, das sehr wahrscheinlich um einige Jahrhunderte älter war und sich im 15. Jahrhundert in einem schlechten Erhaltungszustand befand. An zahlreichen Stellen ist die Lektüre des gemeinsamen Antigraphon δ sowohl für den

1 In Frage kommen die Erstausgabe (1500; Siglum *princ.*), die Aldina (1525/26; Siglum *Ald.*) und die Basileensis (1538; Siglum *Bas.*).

Schreiber von N als auch für denjenigen von P_a schwierig bzw. unmöglich gewesen. N entschied sich in solchen Fällen tendenziell für die Auslassung der durch mechanische Beschädigung beeinträchtigten Textportion[1]. Der gelehrte Schreiber von P_a hat sich an vielen Stellen bemüht, die noch lesbaren Buchstaben zu entziffern und daraus eine plausible Lesart zu erschließen, wie z.B.[2]:

S. 20,3sq. ἐρείδειν (*scil.* τὴν σικύαν), ὅταν δ' ἐξ ἀριστεροῦ κατὰ σπληνός, ὅταν δ' ἐκ ἀμφοτέρων, ἀμφοτέροις *om. spatio relicto* N: ἐρείδειν τὴν σικύιαν, ἐξ ἀριστεροῦ δὲ κατὰ σπλῆνα κτλ. P_a
S. 124,10sq. ἁλίσκοιντο διάφορον ἐκ τῶν διαφερόντων μορίων] κοιντο (*sic*) διαφερόντων τῶν μορίων N: εὑρίσκοιντο διάφορον τῶν μορίων P_a
S. 138,28 καὶ στομάχῳ] στόχ (*sic*) N: στόμαχος P_a
S. 140,17sq. ἐπὶ τῶν ἁπλῶν – ὀργανικῶν *om. spat. rel.* N : ἐπὶ τῶν ἁπάντων κτλ. P_a
S. 170,20 ἡσυχάζειν] ἡσυχά (*sic*) N: *habet* P_a
S. 180,19 εἰς αὐτὸν ἐξ ἐγκεφάλου] εἰς αὐτὸν ἐξανεφάλου (*sic*) N: εἰς αὐτὸν τὸν ἐγκέφαλον P_a

4. Die rekonstruierten, ursprünglichen Lesarten des Kodex I

Der jüngere kodikologische Teil von I (= I_b) ist das Ergebnis der restauratorischen Arbeiten des Humanisten Baldassar Migliavacca[3]. Er hat neue Lagen in die Handschrift eingefügt und den Textbestand teils aus seiner Vorlage L kopiert[4],
I teils aus den zu seiner Zeit noch lesbaren Blättern von I restituiert. Aus dieser kodikologisch-philologischen Bemühung resultieren „doppelte Lesarten“, welche den ursprünglichen Wortlaut der originalen Partie des Kodex (= I_a) und
I_a* zugleich denjenigen von Kodex L wiedergeben. Mit dem Siglum I_a* werden daher die rekonstruierbaren, ursprünglichen Lesarten von I gekennzeichnet. Aus dieser Arbeitsweise des Kopisten ergeben sich diese zwei Konstellationen:

a) ursprüngliche I_a-Lesart *in textu*, L-Lesart *in marg. vel supra lin.*

S. 10,3 κατὰ] παρὰ *in textu*, γρ κατὰ *in marg. scr.* I_b
S. 22,6 μήτι γε] μή τοί γε *in textu*, γρ μήτι γε *in marg. scr.* I_b
S. 26,18 ἐξίσης *in textu*, ἢ ἐπίσης *in marg. scr.* I_b

1 Auslassungen dieser Art in Form von *fenestrae* finden sich z.B. an den folgenden Stellen: S. 26,1sq. τοῦτο – ἀγγείῳ *om. spat. rel.* N; S. 30,15sq. ἐξ ἀναβρώσεως – κἀπειδὰν *om. spat. rel.* N; S. 102,14 αὐτὰ δημιουργήσομεν *om. spat. rel.* N; S. 130,2sq. ἀπονευρώσεις – ἃς *om. spat. rel.* N; S. 140,17sq. ἐπὶ – ὀργανικῶν *om. spat. rel.* N; 148,13 ἴδωμεν – διαφορῶν] *tantum* ἴδω- *spat. rel. scr.* N; S. 160,12 πολλάκις – ὀστῶν *om. spat. rel.* N.

2 Bei zahreichen Abkürzungen bzw. tachygraphischen Zeichen konnte der Schreiber von N die Lesart nicht auflösen: S. 110,1 καὶ] ὸς (*sic*) N; S. 132,24 ἐστιν] ἐ (*sic*) N; 140,18 μόνων] μὸν (*sic*) N; S. 166,26 ὑφ' Ἱπποκράτους] ὑφίππους (*sic*) N; S. 174,24 μέχρι] μ (*sic*) N. Für die Frage nach dem systematischen Charakter bestimmter Fehler in N und P_a, die nähere Hypothesen über das Alter der gemeinsamen Vorlage δ zulassen, siehe Orlandi, ‚Anatomia‘ degli errori.

3 Siehe Orlandi, Dall'Italia all'Athos, S. 132–135.

4 Siehe oben, S. xviif.

S. 50,7 ὅπερ οὖν] ὃ μὲν οὖν *in textu*, ἢ ὅπερ οὖν *in marg. scr.* I_b
S. 66,25 ἀνθηρᾶς *in textu*, γρ ἀθηρᾶς (ἀθή- L) *supra lin. scr.* I_b
S. 70,16 περιρρήγνυται] ἐπιρήγνυται *in textu*, γρ περιρήγνυται *in marg. scr.* I_b
S. 70,17 σπαραχθέντα] σπλάγχνα *in textu*, σπαραχθέντα *in marg. scr.* I_b
S. 74,19 ἐπὶ τῇ θαλάττῃ] ἐπὶ τῆς θαλάττης *in textu*, ἐπὶ τῇ θαλάττῃ *in marg. scr.* I_b
S. 100,20 φλεγμανεῖ] φλεγμανῆ *in textu*, φλεγμήνη *in marg. scr.* I_b
S. 106,18 καταιονᾶν] αἰονᾶν *in textu*, καταιονᾶν *in marg. scr.* I_b
S. 108,9 κυρηναικὸς] κυρηναῖος *in textu*, κυρηναικὸς *in marg. scr.* I_b
S. 126,21 ἐπεδείκνυμεν] ἀποδείκνυμεν *in textu*, γρ ἐπεδείκνυμεν *in marg. scr.* I_b
S. 128,11 βούλοιο] βούλει *in textu*, γρ βούλοιο *in marg. scr.* I_b

b) L-Lesart *in textu*, ursprüngliche I_a-Lesart *in marg. vel supra lin.*

S. 12,11 τρωθείη *in textu*, τμηθείη *supra lin scr.* I_b
S. 18,7sq. ἀποτρέπεται δὲ καὶ ἀποστρέφεται] ἀποστρέφεται δὲ καὶ ἀποτρέπεται *in textu*, γρ καὶ ὑποτρέπεται δὲ καὶ ἀποστρέφεται *in marg. scr.* I_b
S. 30,5 παρασκευάζομεν *in textu*, -ονται *supra lin. scr.* I_b
S. 36,7 χρήσιμα] χρηστὰ φάρμακα *in textu*, ἢ χρήσιμα *in marg. scr.* I_b
S. 54,5 ἐν ταῖς τοιαύταις *e corr. in textu*, ἐν ἄλλαις πάσαισι *in marg. scr.* I_b
S. 54,5 πτώσεσι *in textu*, γρ πτύσεσι *supra lin. scr.* I_b
S. 58,15 καθῆραι] καθάραι *in textu*, γρ καθῆραι *in marg. scr.* I_b (idem 86,26)
S. 66,15 ἔσται *in textu*, ἔξεσται *in marg. scr.* I_b
S. 68,22 ἀκραιφνὴς *in textu*, ἀκριβὴς *in marg. scr.* I_b
S. 76,6 Βέσβιον] λέσβον *in textu*, βέσβον *supra lin. scr.* I_b
S. 88,14 οἱ *in textu*, ὅσοι *in marg. scr.* I_b
S. 99,1 ῥάπτειν] θεραπεύειν *in textu*, ῥάπτειν *in marg. scr.* I_b
S. 106,7 ἐγγίνεσθαι *in textu*, ἐπιγίνεσθαι *in marg. scr.* I_b
S. 118,6 ἄλλ' ἄττα] ἄλλά τα *in textu*, ἄλλ' ἄττα *in marg. scr.* I_b
S. 146,16 οἷα *in textu*, γρ οἷον *in marg. scr.* I_b
S. 152,15 λαβαῖς *in textu*, γρ συλλαβαῖς *supra lin. scr.* I_b
S. 166,7 διανταίων] διαντέων *in textu*, γρ ἐν ἄλλῳ διαρτέων *in marg. scr.* I_b

5. Der kontaminierte Kodex R und seine Deszendenz

Unter dem Siglum R wird der Kodex Vat. Reg. gr. 174[1] verzeichnet, der im R
frühen 14. Jahrhundert von Konstantinos Theognostos Selagites[2] erstellt wurde. Der Text von Meth. med. im Reginensis ist durch den Ausfall einiger Blätter verstümmelt, die bisher als verloren galten. Tatsächlich entsprechen die in R fehlenden Abschnitte aber dem Inhalt von einigen wenigen Blättern (fol. 29r–44v) der

1 Siehe Stevenson, Codices Manuscripti, S. 117.

2 Zwei Subskriptionen finden sich auf fol. 62v und 251v; siehe RGK III 366. Für die Identifikation dieses Schreibers mit einem gleichnamigen Briefempfänger des Konstantinos Akropolites († um 1324) siehe Lorusso, Galeno. Metodo terapeutico I–II, S. XXXIII.

in Leiden[1] aufbewahrten Miszellanhandschrift Voss. Misc. 11. Davon sind die Bücher II, V–VI, X–XI unserer Schrift betroffen. Für die Bücher V–VI kann die folgende Reihenfolge rekonstruiert werden: fol. 81v–108v (Reg) + 36rv, 29r–34v, 41rv (Voss). Die Auswirkungen einer Textkontamination[2], die bereits vor der Herstellung von R in einer verlorenen Vorlage eingetreten ist und die Zugehörigkeit von R zur Gruppe β zum Teil verschleiert, werden im Rahmen der Diskussion über die Gruppe γ dargelegt.

Kodex R verteilt sich auf zwei kodikologisch unabhängige Einheiten, die auf je eine unterschiedliche Vorlage zurückgehen und deren Abschluss jeweils von Selagites durch eine Subskription kenntlich gemacht wurde. Die Bücher I–III
R_b (fol. 2–62) bilden die Einheit R_a, die Bücher IV–XIV (fol. 63–251) die Einheit R_b.

R_b weist zahlreiche Sonderfehler[3] auf, wie z.B:

S. 4,5	μὲν ἅπαντας *om.* R_b
S. 16,2	ἰσχυρῶς τείναντές] τείναντες ἰσχυρῶς R_b
S. 20,25	συνάγειν] συνάπτειν R_b
S. 28,10	ἐχρῆν ... μεμνῆσθαι] χρῆν ... μέμνηται R_b
S. 30,7	τοῦτ' οὖν ἅπαν λείπει] ταῦτ' οὖν ἀπολείπει R_b
S. 32,19	διαίρεσιν] διάθεσιν R_b
S. 34,29	ἔρρωγεν] ἔρρηκται R_b
S. 42,17	τὴν σπογγιάν] τὸν σπόγγον R_b
S. 58,14	διδόναι *om.* R_b
S. 64,28	ξηραντικωτάτων] ξηραινόντων R_b
S. 66,1	ἰτεῶν] ἰατρῶν R_b
S. 78,18	ὑπάρχειν] ὑπὸ R_b (Verlesung der Abkürzung)
S. 86,8	αὐτῆς] ἀρχῆς R_b
S. 94,11	αὐτοῦ *post* πέρας *trsp.* R_b
S. 100,2	ὅτῳ σπουδὴ] ὅτῳ που δεῖ R_b
S. 102,16	ἐγεῖραι] ἀγεῖραι R_b
S. 104,4sq.	ὑποδήματά – οἰκίας *om.* R_b (homoioteleuton)
S. 110,15	ἑωρακὼς] ἑώρων γὰρ R_b
S. 114,5	τακῆναι ξύσας] κἀκεῖνο ψύξαι R_b
S. 124,12sq.	τῶν νεύρων μνησθῶμεν] ἀναμνησθῶμεν τῶν νεύρων R_b
S. 136,14	τῶν ῥαφῶν δέρμα] δέρμα τῶν ῥαφῶν R_b
S. 140,13	ὀνόματι μὲν σεμνῷ] ὀνόματος μὲν ἐμνήσθη R_b
S. 146,3	γράμμα] πρᾶγμα R_b
S. 146,17	κόλλης] κολλήσεως R_b

1 Siehe de Meyïer, Bibliotheca Universitatis, S. 245f. und Lorusso, Galeno. Metodo terapeutico I–II, S. LIII.

2 Siehe unten, S. xli–xliii.

3 Einige Verlesungen weisen auf die Majuskel hin: S. 24,4 ἑκατέρωσε] ἑκατέρω γε R_b; S. 28,8 πραγματείας ἐστίν] πραγματεία ἐστίν R_b; S. 110,2 ὅτῳ σπουδὴ] ὅτῳ που δεῖ R_b; S. 106,9 θαυμαστῶς] θαυμασίως R_b; S. 108,21 θαλάττῃ] θλάττη R_b; S. 112,17 ἂν μιχθεῖεν] ἀναμιχθεῖεν R_b; S. 116,17 κατήντλησα] κατήλτλησα R_b; S. 128,5 γε] τε R_b (idem 140,26); S. 176,13 σῆψαι] σήψας R_b.

S. 150,8 ἅπαξ *om.* R_b

S. 152,15 εἰς ἀσφάλειαν αὐτῷ] αὐτῷ εἰς ἀσφάλειαν R_b

S. 162,22 ὡς ... ὡρμήθη] ἅς ... ἁρμοθῇ R_b

S. 170,7 ῥύπον] ῥύπτον R_b

S. 178,20 πλάγια] πλάγη R_b

An mehreren Stellen scheint R_b einen überarbeiteten Text vorgefunden zu haben, der bisweilen mit Zufügungen im Sinne von Erläuterungen oder Alternativen versehen war, wie z.B.:

S. 8,20 *ante* ἑλκῶν *add.* καμπύλων R_b (Glosse)

S. 10,5 *ante* κατὰ δὲ τὸν αὐτὸν *add.* τὸ αἰσθητικὸν μόριον ἀνωδύνως θεραπεύειν, τὸ δὲ μὴ τοιοῦτον καὶ διὰ τῶν σφοδροτέρων. τοῦ δὲ κυρίου μορίου χρὴ φύλαττειν τὸν πόνον R_b (bewusste Zufügung / Scholion)

S. 12,5 *post* εὐαισθησίας *add.* ἢ δυσαισθησίας R_b (bewusste Zufügung)

S. 32,19 αὐτὸ] τὸ αἷμα R_b (Glosse)

S. 34,16 *post* διὰ μητρεγχύτου *add.* ἤτοι διὰ τῶν εὐρυτρήτων R_b (bewusste Zufügung)

S. 42,8 ἦν δὲ πάνυ μὲν νέος] ὢν μὲν νέος R_b (Vereinfachung)

S. 52,2 ὑπὸ τῶν ἰατρῶν *secl.* R_b (bewusste Auslassung)

S. 88,1 αὖθις] πάλιν R_b (alternative Ausdrucksweise)

S. 110,4 σύγγραμμα] βιβλίον R_b (Glosse)

S. 126,4 τοῦτο] τὸ τοιοῦτον R_b (Erläuterung)

S. 128,15sq. χρήσιμον εἶναι οὐ συγχωροῦσιν] ἄχρηστον εἶναι φασὶν R_b (Vereinfachung)

S. 150,4 μερῶν] μορίων R_b (alternative Ausdrucksweise)

S. 148,22 μετὰ τοῦ ... ἀντωθεῖν] σὺν τῷ ... ἀντωθεῖν R_b (alternative Ausdrucksweise)

S. 166,2 ὀρθῶς] καλῶς R_b (Erläuterung)

S. 162,18 προείρηται] πρόσθεν εἴρηται R_b (alternative Ausdrucksweise)

S. 166,26 ἀρκεῖ καὶ ταῦτα] ἱκανὰ καὶ ταῦτα R_b (alternative Ausdrucksweise)

S. 178,8 καλούμενον] λεγόμενον R_b (alternative Ausdrucksweise)

Eine Reihe von Texteingriffen, die nur in Auswahl im kritischen Apparat verzeichnet werden, stammen von einer späteren Hand (R_b^2), die hier erstmals mit R_b^2 derjenigen des gelehrten Arztes Demetrios Angelos identifiziert wird[1]. Bemer-

1 Als Beispiele für die Texteingriffe des Angelos seien aufgeführt: S. 6,8sq. τοῦ συνάψαι *in* τοῦ καθάψαι *mut.* R_b^2; S. 26,10 πιέζοντα *e corr.* R_b^2; S. 46,15 *post* πτύσαντας *add.* αἵματος *in marg.* R_b^2; S. 48,23 πυουλκῷ] ἐργαλεῖον ἐστὶ *scr. spat. 7 fere litt. rel.* R_b: πυοῦ<λ>κον ὄνομα *in spat. rel. suppl.* R_b^2; S. 66,11 λειουμένη] λυομένη R_b, *in* λείομενη *mut.* R_b^2; S. 108,12 ἰασομένων R_b, ἰαθησομένων *in marg.* R_b^2; S. 118,20 θέρους ὥρᾳ *om.* R_b, ὥρᾳ θέρους *in marg. scr.* R_b^2. Zusätzlich wurden von Angelos die Wörter an denjenigen Zeilenenden, die am Satzspiegelrand verblichen waren, nachgeschreiben, korrigiert und an wenigen Stellen ergänzt, wie z.B. auf fol. 82–90.

kenswert ist, dass es sich um den zweiten Textzeugen unserer Schrift handelt, in dem Angelos gewirkt hat[1].

Ein direktes Apographon vom Kodex R, sowohl in Bezug auf die erste Einheit[2] R_a als auch auf R_b, ist die Handschrift H. Mit diesem Siglum wird auf den Pergamentkodex Marc. gr. V 4 verwiesen[3], der in den allerletzten Jahren des 15. Jahrhunderts vom Schreiber Kaisar Strategos[4] angefertigt wurde. Bei den Büchern V–VI übernimmt H im Richtigen und Falschen den Textbestand von R_b und weist seinerseits Sonderfehler auf, wozu die folgenden Beispiele aus Buch V gehören:

H

S. 8,5	οἰκείας] ἰδίαν H
S. 8,6	στῦφον – καὶ *om.* H (saut du même au même)
S. 14,7	διαπήδησις] διαπηδὴς H
S. 16,4	στέγειν] τέγειν H
S. 50,5	δέρματος] δέρματου H
S. 52,10	φλεγμήνειεν] φλεγμάνειεν H
S. 52,21	ἄπορος ἡ ἴασις *om.* H
S. 54,12	ἀρτηρίας *om.* H
S. 54,14	μέρεσι *om.* H
S. 60,9	ῥύπτοντός] ῥύποντος H
S. 80,25	ἂν *om.* H
S. 90,5	καλῶς] καλοῦ H
S. 90,18	κολληθέντας] κολληθέντα H
S. 96,11	μηδ᾽ ὅπως] μηδόλως H

6. Der Beitrag der „chirurgischen Sammlung“ des Niketas zur Klärung der stemmatischen Verhältnisse innerhalb und außerhalb der Gruppe β

Die ins frühe 10. Jahrhundert datierte Handschrift Laur. 74.7, die sogenannte „chirurgische Sammlung“ des Niketas[5], erweist sich als zwar partielle, aber dennoch primäre Quelle für unsere Schrift. Textkritisch hat der Laurentianus, welcher ungefähr ein Drittel des Textes von Buch VI (S. 142,25–180,23, über Knochenbrüche) enthält und hier unter dem Siglum Nic erfasst wird, den Stellenwert eines gewichtigen unabhängigen Textzeugen, der circa zwei Jahrhunderte älter ist als die ältesten erhaltenen Methodus-medendi-Handschriften A und L.

Nic

Überlieferungsgeschichtlich ist der Beitrag von Nic von großer Bedeutung. Die Kollation der in Nic tradierten Textportion liefert aussagekräftige Hinweise in Hinblick auf die grundlegende stemmatische Einordnung der Textzeugen unserer Schrift. Nic weist in erster Linie signifikante Abweichungen auf, die aus-

1 Siehe oben, S. xxviii.
2 Siehe Lorusso, Galeno. Metodo terapeutico I–II, S. XXXIV.
3 Für eine Beschreibung des Kodex siehe Mioni, Bibliothecae Divi Marci. Classes, S. 254f.
4 Für die Tätigkeit dieses Kopisten siehe RGK II 292 = RGK III 348eb.
5 Für den Laurentianus, das älteste erhaltene illustrierte Handbuch zur griechischen Chirurgie, siehe die umfassende monographische Studie von Bernabò (hrsg.), La collezione di testi chirurgici.

schließlich in den Handschriften der Gruppe β nachweisbar sind. Insbesondere mit dem Kodex F_a lässt sich eine enge Verwandtschaft feststellen:

S. 144,16 ἐπιδείξας] δείξας Nic F_a
S. 146,14 *post* ἀνδρῶν *add.* τῶν κρατερῶν Nic F_a
S. 156,22 νεῦρα καὶ μῦς] μῦς καὶ νεῦρα Nic F_a
S. 156,23 *ante* ὁμολογοῦσιν *add.* τούτ' Nic, τοῦθ' F_a
S. 156,23 *ante* ἀλλήλοις *add.* συμβαίνειν Nic F_a
S. 158,20 κατεαγόσιν] κατάγμασιν Nic F_a
S. 158,24 κνᾶσθαι] κνησθῆναι Nic F_a
S. 158,26 *post* οὖν *add.* δι' Nic F_a
S. 160,3 περιτιθέναι] ἐπιτιθέναι Nic F_a
S. 160,6 κάταγμα] πράγμα Nic F_a
S. 160,18 αἰονήσεως] καταιονήσεως Nic F_a

Darüber hinaus weist Nic eine Reihe von signifikanten Fehlern mit den übrigen Vertretern der Gruppe β auf, sowohl jeweils mit einzelnen Handschriften bzw. erschlossenen Vorlagen[1] als auch in aufschlussreichen unterschiedlichen Kombinationen. Folgende Paarungen lassen sich ermitteln:

1) Nic + R_b V_b F_a δ
S. 146,4 *ante* ἐν *add.* ἂν *in textu* Nic R_b V_b δ, *supra lin.* F_a
S. 174,8 δὲ *post* καμαρώματα *trsp.* Nic R_b V_b F_a δ

2) Nic + R_b V_b F_a
S. 144,5 *post* οὐ *add.* μὴν Nic R_b V_b F_a, *postea punctis deletum in* F_a
S. 144,9 τι *om.* Nic R_b V_b F_a, *postea suppl. supra lin.* F_a, *in marg.* V_b^2
S. 152,2 ἀσφαλεῖ] ἀσφαλὲς Nic R_b V_b F_a

3) Nic + R_b F_a δ
S. 154,8 ὡς *om.* Nic R_b F_a δ
S. 156,6 *post* δὲ^{II} *add.* αὖ *in textu* Nic R_b F_a δ, *supra lin.* V_b^2

4) Nic + V_b F_a δ
S. 164,12 τὸ *om.* Nic V_b F_a δ
S. 170,19 τῆς *om.* Nic V_b F_a δ
S. 178,5 μὲν *om.* Nic V_b F_a δ
S. 180,8 ἔργα *om.* Nic V_b δ (*deest* F_a)

1 Für die Übereinstimmung Nic + δ siehe z.B.: S. 162,4 *post* ἐνίοτε *add.* δὲ Nic δ; S. 166,5 τὸ κῶλον] τῷ κώλῳ Nic δ; S. 166,26 εἰρημένων] εὑρημένων Nic δ; S. 176,23sq. τινας ἰχῶρας] τινα ἰχῶρα Nic δ; S. 178,15 φλυαρείτωσαν] φλυαρούντων Nic δ; S. 180,16 μακρᾶς] μακροτέρας Nic δ. Für die Paarung Nic + V_b, siehe z.B.: S. 158,6 τε *om.* Nic V_b; S. 164,13 ἐξωθούσης] ὠθούσης Nic V_b; S. 170,2 *ante* τῆς *add.* τε Nic V_b; S. 176,12 τε *om.* Nic V_b (*deest* F_a); S. 178,23 δὴ *om.* Nic V_b (*deest* F_a); S. 180,2 γε *om.* Nic V_b (*deest* F_a); S. 180,18 σκληρᾶς] σκληροτέρας Nic V_b (*deest* F_a); S. 180,21 ἡ *ante* παχεῖα *om.* Nic V_b (*deest* F_a). Siehe auch die Kombination Nic + ζ (z.B.: S. 144,16 χρὴ] δεῖ Nic ζ; S. 172,6 χρὴ πολλὰ] πολλὰ χρὴ Nic ζ) und einen einzigen Fall für Nic + φ (S. 148,5 ἔτυχεν *om.* Nic φ).

5) Nic + F_a δ

S. 160,16 παύεσθαι] παύσασθαι Nic F_a δ
S. 168,16 χρήσασθαι] χρῆσθαι Nic F_a δ
S. 172,15 χρῆσθαι] χρήσασθαι Nic F_a δ
S. 176,4 εἰκότως *om.* Nic F_a δ

6) Nic + V_b F_a

S. 154,17 *ante* ἐπιρροὴν *add.* γινομένην Nic V_b F_a
S. 158,5 οὖν *om.* Nic V_b F_a

Dieser Sachverhalt lässt sich mit großer Wahrscheinlichkeit durch die Tatsache erklären, dass der rekonstruierte gemeinsame Vorfahr der β-Gruppe mehrere, zeitlich getrennte Korrektur- bzw. Kontaminationsprozesse erfahren hat. Daraus resultieren verschiedene, im Einzelnen nicht mehr rekonstruierbare Zwischenstufen, welche jeweils unterschiedliche Texteingriffe, entweder im Text oder *in margine/supra lineam*, aufwiesen. Diese spiegeln sich in den oben in Auswahl dokumentierten Konstellationen wider.

Dass Nic im Richtigen und Falschen ausschließlich mit den Textzeugen der Gruppe β gegen AL (= α) übereinstimmt, bekräftigt die oben geschilderte Hypothese einer substantiellen Zweispaltung in einer früheren Phase der Überlieferung.

Schließlich lassen sich an dieser Stelle die folgenden Sonderfehler von Nic in Auswahl auflisten:

S. 142,30 σύνηθες. ἄπαγμα δὲ] σύνηθες δὲ πρᾶγμα Nic
S. 150,4 ἱστάμενα διακωλύσει] ἱστάμενα κωλύσει Nic (Verlesung der Majuskelschrift)
S. 156,11 χρείας] χεῖρας Nic
S. 158,5 ἐν ᾧ] ἔγνω Nic (Verlesung der Majuskelschrift?)
S. 164,2 φιλεῖ] ὀφιλει (*sic*) Nic
S. 170,9 ὡς *om.* Nic
S. 172,6 τρύπανον] πρύτανον Nic
S. 172,13 *ante* μήτε *add.* μοι Nic
S. 174,2 καὶ ταύτην] καταυτην (*sic*) Nic
S. 176,18 τῆς μήνιγγος] τὰς μηνίγγας Nic
S. 178,2 *post* φλεγμονῆς *add.* οὕτω Nic

c) Die Gruppe γ

γ In einer stemmatischen Zwischenstellung zwischen α und β befindet sich die Gruppe γ, die durch die Handschriften S, T, Q (für die erhaltenen Bücher I–IV) sowie eine rekonstruierbare Vorlage von R vertreten wird. Wie stichprobenartige Kollationen mehrerer Bücher des Werkes gezeigt haben, weisen die Vertreter dieser Gruppe nur an sehr wenigen Stellen unabhängig tradiertes Überlieferungsgut für die *constitutio textus* auf. Dies liegt vor allem daran, dass die Textgrundlage der γ-Handschriften das Ergebnis einer Kontamination darstellt, die in einem sehr frühen Stadium der Überlieferung zwischen den beiden Hauptzweigen erfolgte.

Die Rekonstruktion der ursprünglichen Fassung des Stammvaters dieser Gruppe ist vor allem aus den folgenden Gründen nur eingeschränkt möglich:

1. Der textkritisch zuverlässigste Zeuge dieser Gruppe, die Handschrift Par. gr. 2157 + 2232 (14. Jhdt.; Siglum Q), ist heutzutage für die Bücher V–XIV nicht mehr vorhanden. Vermutlich ist dies auf die Verwendung von Q als Vorlage bzw. Korrektivexemplar im Rahmen der Drucklegung der *editio princeps* zurückzuführen[1].

2. Der älteste Zeuge der Gruppe γ, der in Süditalien im 13 Jhdt. entstandene Kodex Vat. Arch. Cap. S. Petri H 45 (Siglum S), ist ebenfalls in den Büchern I–IV defektiv. Er stellt das Ergebnis einer zweiten, massiven Kontamination innerhalb seines Überlieferungsstranges dar, die bereits in einer früheren Phase eingetreten war. Sie tritt in S dadurch deutlich zu Tage, dass Fehler des Kopisten (bzw. dessen Antigraphon) in der Gestalt von „doppelten" Lesarten in den Text aufgenommen wurden. Es handelt sich um Varianten, die ursprünglich *supra lineam* bzw. *in margine* gestanden haben müssen.

3. Ein weiterer Vertreter der Gruppe γ ist der Kodex Synod. gr. 283 (14. Jhdt.; Siglum T), der als einziger Zeuge der Schrift alle Bücher enthält, allerdings in einer bewusst gekürzten Fassung. Durch die Auswahl der Passagen ist es nicht immer möglich, mithilfe von T den Konsens mit den Schwesterhandschriften der Gruppe zu etablieren und dadurch die Lesarten des Stammvaters der Gruppe γ mit Sicherheit zu rekonstruieren.

4. Zu dieser Gruppe gehört außerdem eine ausschließlich rekonstruierbare Vorlage, die bei der Herstellung von Kodex R (bzw. dessen Antigraphon) als zusätzliche Quelle herangezogen wurde.

Bindefehler der Vertreter dieser Gruppe sind relativ gering, was auch dem Umstand geschuldet ist, dass die Handschriften nicht den vollständigen Text überliefern und zusätzlich mehrfach kontaminiert wurden:

S. 24,6 περιτιθέναι] περιθεῖναι γ
S. 24,7 συνάπτον] συνάπτων γ
S. 32,4 πῶμα] πτῶμα γ
S. 38,11 ἐμούντων] αἱμούντων γ
S. 160,2 γε] τε γ
S. 160,14 τοῖσδε]τούσδε γ
S. 164,9 *post* εὐθέως *add.* τὶς γ

Dennoch sind die in den unterschiedlichen Handschriftenkonstellationen vorhandenen gemeinsamen Abweichungen in ihrer Gesamtheit jeweils konstitutiv für diese Gruppe.

a) Sonderfehler von S und T

S. 22,8 γινέσθω] γενέσθω S T
S. 26,13 φυλάττοντα] φυλάττοντας S T

1 Siehe unten, S. xlix. In seiner bereits verstümmelten Form wurde Q in den ersten Jahren des 16. Jahrhunderts von Manuel Gregoropoulos sowohl im Ambr. G 97 sup. als auch (auf Basis dieses Kodex) im Par. gr. 2169 abgeschrieben; siehe Lorusso, Galeno. Metodo terapeutico I–II, S. XLIf.

S. 28,29 τοῦ^{I}] τὸ S T
S. 74,14 στῦφον] στρυφνὸν S T
S. 78,25 ἰδόντι] ἴδιόν τι S T
S. 106,10sq. εἴη καὶ προσανατέμνειν] τις καὶ προσανατέμοι S T
S. 126,11 ὀρόβων ἀλεύρου] ἀλεύρου ὀρόβων S T
S. 126,26 αὐτοῖς] αὐτῶν S T
S. 128,12 ἐμφυόμενος] ἐκφυόμενος S T
S. 130,4 χωρίσαι] χωρῆσαι S T
S. 132,2 ταύτῃ] ταύτης S T
S. 138,26 ἰωμένοις] ἰεμένοις S T
S. 148,17 θέσιν] διάθεσιν S T
S. 152,4 ἐπεὶ] ἐπειδὴ S T
S. 160,11 ἐργάζονται] ἐργάσονται S T
S. 170,8 τινὰ *post* εἶναι *trsp.* S T

b) Sonderfehler von T und R_b

S. 42,3 φλέβα τμηθῆναι] φλεβοτομηθῆναι T R_b
S. 46,9 *ante* σπλάγχνον *add.* τὸ T R_b
S. 54,21 συντρήσεις] τρώσεις T R_b
S. 74,13 ὁπόσοι] ὁπόσαι T R_b
S. 84,22 πινόντα] πινόντι T R_b
S. 100,17–19 εὐελκὴς ... δυσελκὴς] εὐέλκις ... δύσελκις T R_b
S. 138,23 ἀκραιφνῆ πᾶσαν] πᾶσαν ἀκραιφνῆ T R_b
S. 150,13 δὴ *om.* T R_b
S. 168,17 πρώτῳ μὲν] μὲν πρώτῳ T R_b
S. 170,21 τῶν ῥωγμῶν οὐσῶν] οὐσῶν τῶν ῥωγμῶν T R_b
S. 172,12 χρὴ] δεῖ T R_b
S. 176,4 εὐπορήθη] εὑρέθη T R_b
S. 176,8sq. φυλαχθῆναι δύναται] φυλαχθήσεται T R_b

c) Sonderfehler von S und R_b

S. 12,15 προτέρων] πρῶτον S R_b
S. 24,4 σκέπεται] σκέπτεται S R_b
S. 26,20 δ' *om.* S R_b
S. 36,15 τῷ *om.* S R_b
S. 66,15 περαινέσθω] παραινέσθω S R_b (*deest* T)
S. 74,8 Σταβίας] βείας S: βίας R_b
S. 78,4 καὶ *om.* S R_b
S. 94,21 μοχθηρᾷ] μοχθηρῷ S R_b (*deest* T)
S. 102,2 ἐπιτίθεται] ἐπιτίθενται S R_b
S. 108,5 *ante* εἴη *add.* δ' S R_b
S. 150,13 τοῦτο πάλιν] πάλιν τοῦτο S R_b
S. 158,27 *post* μὲν *add.* οὖν S R_b
S. 160,15 ἔπαρσιν] ἐπανάστασιν S R_b

S. 170,10 τούτῳ] τούτων S R_b (*deest* T)
S. 449,8 ἐπαινέσεις ἐν] ἐπαινέσειεν S R_b (*deest* T)

1. Der Kodex S und seine Deszendenz

Unter dem Siglum S wird die Pergamenthandschrift Vat. Arch. Cap. S. Petri H 45 verzeichnet, die im 13. Jhdt. in Süditalien angefertigt wurde. Es handelt sich um einen Palimpsest, dessen *scriptura superior* den Text unserer Schrift, beginnend mit παρέχοντος τὴν ἐπιρροὴν (IV 5: X 277,12 K.), beinhaltet[1]. Der Text von S ist in hohem Grade kontaminiert, da sich die Lesarten, die für die Handschriften der Gruppe α charakteristisch sind, systematisch auch in S finden. Dadurch stimmt Kodex S in den meisten Fällen mit α (= A+L) im Richtigen überein. Aussagekräftig ist außerdem der Konsens im Falschen, wie z.B.: S

S. 38,27 ἰτέον ἤδη] ἤδη ἰτέον α S
S. 46,9 σπλάγχνον] ἐν σπλάγχνοις α S
S. 56,20 *post* ἐπουλωτικὰ *add.* καὶ τὰ κολλητικὰ α S
S. 74,12 *post* μὲν *add.* οὖν α S
S. 78,22–24 ἐξεταράχθη ... ἐπεφαίνετο] ἐταράχθη ... ἐφαίνετο α S
S. 88,1 αὖθις^II *om.* α S
S. 104,3 τεχνίτας] τεχνίτην α S
S. 108,7 μιγνύς] ἐπιμιγνύς α S
S. 114,1 ἀναμίγνυε] ἀναμιγνύειν α S
S. 126,22 νεύρου] νεύρων α S
S. 140,25 καταθήσουσιν] καθήσουσιν α S
S. 170,4 *post* φλοιοῦ *add.* ἐξίσου α S

Das Phänomen der Kontamination wird dadurch sichtbar, dass Varianten, die offensichtlich Alternativen zueinander sind und auf je verschiedene Zweige der Tradition zurückgeführt werden können, beide in den Text übertragen wurden, wie z.B. auf S. 132,13 τοίνυν] οὖν AL: τοίνυν οὖν S. Als weitere Beispiele lassen sich die folgenden anführen:

S. 26,10 ἀποπτύοιτο L: ἀποπίπτοι/-ει *cett. codd.*: ἀποπτύοιτο ... καὶ ἀποπίπτοι S
S. 116,14sq. ἐκέλευσα τὸ φάρμακον, ἀκριβῶς δὲ λειῶσαι τὸ εὐφόρβιον] ἐποίησα τὸ φάρμακον, ἀκριβῶς δ' ἐλείωσα τὸ εὐφόρβιον AL: ἐκέλευσα ἀκριβῶς δὲ λειῶσαι, ἐποίησα τὸ φάρμακον, ἀκριβῶς δ' ἐλείωσα S
S. 116,19sq. ἐπιλῦσαί τε τὸν ἰατρὸν AL R_b: τὸν ἰατρὸν ἐπιλῦσαί τε *cett. codd.* (τε *omisso* ST F_a): *supra* τὸν ἰατρὸν *scr.* β' S (missverstandenes Zeichen der Umstellung in der Vorlage)

1 Für eine detaillierte Beschreibung siehe Canart, Catalogue, S. 66–71. Nicht mehr erhalten sind die Blätter, die ursprünglich die Bücher I–III und den größten Teil von Buch IV überlieferten. Am Rand findet sich die dem Gerardo da Cremona zugewiesene lateinische Übersetzung der Schrift; siehe dazu unten, S. lvii–lix.

An den betroffenen Stellen weist der Kodex S keine Spuren von Korrekturen *supra lineam* bzw. am Rand auf. Dies bedeutet, dass entweder der ungeschickte Kopist von S *currenti calamo* die „doppelten“ Lesarten aus seiner Vorlage entnommen hat oder dass dies bereits in einer Zwischenstufe dieser Überlieferungslinie eingetreten ist[1].

Der Kodex S zeichnet sich zudem durch eine Reihe von Sonderfehlern[2] bzw. Innovationen aus, wie z.B.:

S. 20,12	παροχέτευσις] διαπαροχέτευσις S („doppelte“ Lesart)
S. 22,18	καὶ γύψου *post* τοιαῦτα *trsp.* S
S. 40,3	*post* ὑπογυίου *add.* πρὸ βραχέος S
S. 48,6sq.	ἐξ ὑστέρου *post* σὺν αποστάσει *trsp.* S
S. 54,2	σαρκωδέστερός] ἀσαρκώτερος S
S. 60,14	χλωρὸν] χωρὸν S
S. 72,13	τι – ἠρεϑίζετό *om.* S
S. 76,18	ἂν ἀπεστραμμένος] ἀνατετραμμένος S
S. 80,8	πνεύμονα] πνεύμονος S
S. 98,19	τοῦτο *om.* S
S. 114,24	χρῆσιν] κράσιν S
S. 120,21	*post* πρώτην *add.* ἢ δευτέραν S
S. 140,21	προπίπτει] προπαραπίπτει S („doppelte“ Lesart)
S. 146,21	τὸ ζῷον] τοῦ ζώου S
S. 154,5	ἀντιτάσεσιν] ἀντισπάσεσιν S
S. 172,25	χρῄζομεν] χρηζόμεϑα S
S. 178,22	*post* ὑψηλοῖς *add.* ἐν τοῖς πέρασι S (Glosse)

Auf Basis des Kodex S sind zwei Kopien aus der zweiten Hälfte des 15. Jahrhunderts angefertigt worden: der im Jahr 1473 entstandene Par. gr. 2160 (Siglum E) aus der Feder des Iohannes Rhosos[3] und der Oxon. Bodl. Laud. gr. 56 (Siglum O), der zu einem späteren Zeitpunkt von Demetrios Damilas[4] angefertigt wurde. Insgesamt ist der in E und O enthaltene Text unserer Schrift ein getreues Abbild dessen, was in S vorliegt bzw. zur Zeit der Anfertigung dieser Abkömmlinge vorlag. Diese zwei voneinander unabhängigen direkten Apographa wurden von S abgeschrieben, als sich die Handschrift in einem relativ unversehrten Zustand befand[5].

Zusätzlich zu den Fehlern ihrer unmittelbaren Vorlage finden sich in E und O
E jeweils Sonderfehler. Beispielsweise lassen sich für Kodex E folgende Fälle aus Buch V erwähnen:

1 Siehe Orlandi, Tradizione indigena.
2 Am häufigsten treten geringfügige Fehlschreibungen (inkl. Etazismen/Itazismen) auf, wie z.B.: S. 26,18 ἐξίσης] ἐξίσοις S; S. 48,7 σαφῆ]σαφὴ S; S. 58,4 σὺν ἀλγηδόσι] συναλγηδῶσι S; S. 80,23 βηχὸς] βυχὸς S; K: 84,25 τρεῖς] τρὶς S; S. 98,12 φυλάττει] φυλάτγει S; S. 104,4 τεκταίνεσϑαι] τεκτένεσϑαι S; S. 112,5 πάμπολλοί] πάμπολύ S; S. 136,26 ὑπάρχον] ὑπάρχων S; S. 148,10 τῆς] τοῖς S; S. 152,6 ἀπολαύοντα] ἀπολάβοντα S; S. 162,11 εὔϑραυστος] εὔϑραστος S.
3 Identifikation in RGK II 237.
4 Identifikation in RGK I 93.
5 Belege für die direkte Abhängigkeit finden sich in Orlandi, Sulle tracce, S. 189–194.

S. 32,14 *post* περὶ^{II} *add.* τῆς E
S. 34,4sq. σωμάτων – εἰρημένων *om.* E
S. 40,7 καυτηρίοις] καυστηρίοις E
S. 42,11 *post* πάνυ *add.* μὲν E
S. 44,20 ἀπευθυσμένον] ἀπευθυσμὸν E
S. 52,13 ἐκ] ἐν E
S. 66,9 ἰσχυρότερον] ἰσχυρότατον E
S. 76,4 παλαιοὶ] πάλαι E
S. 76,10 ἁπάντων *om.* E
S. 84,15 μὲν *om.* E

Als Sonderfehler von O seien für Buch V beispielsweise aufgeführt: O

S. 8,17 πρότερον] προτέραν O
S. 12,12 τῷ] αὐτῷ O
S. 26,18 μιγνύων] μιγνύειν O
S. 28,27 ἔστι] ἔτι O
S. 34,17 *ante* κύστιν *add.* τὴν O
S. 36,9 ἐπιτήδεια] ἐπιτήδειον O
S. 46,11 ἐθεάσαντο] θεάσαντο O
S. 64,23 Ἀνδρωνείῳ] Ἀνδρωνόῳ O
S. 68,12 ἑκάστου] ἑκάστης O
S. 80,3 καθίστατο] καθίσταται O
S. 82,9 τὸ] τῇ O
S. 86,22 συγγραφῆς] γραφῆς O

Die beiden Manuskripte E und O tragen in keiner Weise zur *constitutio textus* bei, da sie keine relevanten Korrekturen bzw. Korrekturvorschläge enthalten. Im Gegensatz zu Kodex O, von dem keine Abkömmlinge bekannt sind, stammt aus E eine Reihe von Handschriften, die für die spätere Phase der Textüberlieferung von Meth. med. von großer Bedeutung sind. Denn diese Deszendenz stellt ein Bindeglied zwischen der handschriftlichen Überlieferung und der Rezeption des Textes in den historischen Drucken dar.

Ein sehr wahrscheinlich direktes Apographon von E ist der heutzutage mutilierte[1], mit dem Siglum C versehene Kodex Cantabr. GCC 47 (24), welcher im C letzten Quartal des 15. Jahrhunderts von einem noch nicht identifizierten, wohl im venezianischen Gebiet tätigen Kopisten[2] angefertigt wurde. Zu einer späteren

1 In seiner heutigen Gestalt hört der Text von C gegen Ende von Buch VI auf (S. 156,14 φαρμάκῳ τινὶ κελεύει); siehe oben, S. xiv und unten, S. lif.

2 Die fehlerhafte Identifikation mit Georgios Tzangaropulos in RGK I 72 ist bereits von Berlier, John Caius et le De usu partium, S. 9, Anm. 28, abgelehnt worden. Ein Hinweis darauf, dass C gegen Ende des 15. Jahrhunderts in Padua aufbewahrt war, ist die Präsenz von mindestens einer bisher übersehenen Randnotiz, dem *notabile* περὶ καταγμάτων (p. 156), aus der Feder von Giovanni Battista da Lion (ca. 1480–1528); zu ihm siehe Giacomelli, Giovanni Battista. Diese geographische Verortung lässt sich durch die Lokalisierung des Apographon Z aus der Feder von Zacharias Kallierges zwischen Padua und Venedig stützen; siehe unten zu Z.

Zeit befand sich Kodex C in der Bibliothek des bekannten englischen Arztes und Humanisten John Caius (1510–1573). Von den späteren, multiplen „Schichten“ der Korrektur der Textfassung im Kodex C wird unten[1] die Rede sein.

Kodex C übernimmt alle Innovationen und Sonderfehler der Überlieferungslinie γ>S>E. Charakteristische Abweichungen bzw. Fehler in C sind folgende Fälle (in Auswahl) aus Buch V:

S. 6,9 λεχθήσεσθαι] λεχθήσεται C
S. 6,13 τε] δὲ C
S. 14,21 τοῦ λίθου] τὸν λίθον C
S. 16,12sq. τὸ δ' ἕλκος – αἷμα *om.* C (saut du même au même)
S. 26,4 *post* αὐτοῦ *add.* τοῦ C
S. 26,16 φλεγμονὰς] φλεγμονὴν C
S. 62,5 καὶ μήτρᾳ *om.* C

Eine Abschrift von Kodex C, welche entstand, als letzterer noch unversehrt
Z war, ist die Handschrift Z (Par. gr. 2171) aus der Feder des gelehrten Schreibers und Buchdruckers Zacharias Kallierges[2]. Zusätzlich zu den Fehlern in C weist Z Sonderfehler auf, die hier in Auswahl für Buch V aufgeführt sind:

S. 6,16 αὐτῶν *om.* Z
S. 10,4 γὰρ *om.* Z
S. 36,11sq. εἴτε – στυφόντων *om.* Z (saut du même au même)
S. 38,25 ποτε] που Z
S. 54,6 συναναστομώσεις] ἀναστομώσεις Z
S. 62,19 πέττειν] πέπτειν Z
S. 76,9 ἐγγὺς *om.* Z
S. 78,8 προσεπεμβάλλειν] προσεπιβάλλειν Z
S. 90,12 περιτρέψαντι] περιτρίψαντι Z

Die Handschrift zeigt an verschiedenen Stellen Bearbeitungen von zweiter
Z² Hand (= Z²), die sich sowohl in Marginalien als auch in Textveränderungen äußern. Es handelt sich um Korrekturversuche von Niccolò Leonico Tomeo (1456–1531), dem der Kodex zu einer späteren Zeit gehörte[3]. Aus Buch V stammen folgende Beispiele für die Texteingriffe des Tomeo:

S. 14,20 ὄντος] ὄντως C > οὕτως Z, *corr.* Z²
S. 28,22 μέρος] μέρει (C)Z, *corr.* Z²
S. 50,9 εὐανθές τε] εὐανθέστερον Z, *corr.* Z²
S. 56,5 ἐξαλλάττεται] ἐξηλλάττεται Z, *corr.* Z²
S. 58,24 ὁμαλές τε] ὁμαλέστερον Z, *corr.* Z²
S. 64,19 τοιούτῳ] τούτῳ Z, *corr.* Z²

1 Siehe S. lif.
2 Siehe RGK II 156.
3 Siehe Cariou, À propos d'un manuscrit, S. 58–62 und Gamba, Un nuovo manoscritto, S. 335 (mit Anm. 32) und S. 346. Die Anfertigung von Z erfolgte mit Sicherheit in der Region Venezien, zwischen Padua und Venedig, wo beide Gelehrte (Kallierges und Tomeo) gewirkt haben.

S. 66,12 σύστασιν] σύστασις (C)Z, *corr.* Z²
S. 68,28 τμητικώτατα] τμητικώτερα Z, *corr.* Z²
S. 80,21 ἐποιησάμεθα] ἐπιχειρησάμεθα Z, *corr.* Z²

2. Die gekürzte Fassung im Kodex T

Eine besondere Rolle in der Überlieferung unserer Schrift spielt der Kodex Synod. gr. 283 (Siglum T) aus dem 14. Jhdt. In der zweiten Hälfte des 15. Jahrhunderts war diese Handschrift im Besitz des bereits erwähnten[1] Arztes und Gelehrten Demetrios Angelos[2], der als Kopist des Kodex D und Annotator von R wirkte. T

Eine philologische Untersuchung scheint darauf hinzudeuten, dass es keinen zwingenden Zusammenhang zwischen den in T überlieferten Lesarten und der Textfassung von D sowie den Randbemerkungen in R gibt; dies könnte ein Indiz dafür sein, dass Angelos erst nach der Anfertigung von D und der Eintragung der Marginalia in R Zugang zu T gehabt haben könnte. Alternativ könnte man annehmen, dass der besondere Zustand des Textes in T dazu geführt hat, dass Angelos den Vergleich mit D und R als wenig fruchtbar empfand. Es handelt sich hier um den einzigen erhaltenen Zeugen einer *versio brevis* des gesamten Werks, eine Art Epitome, die künftig in ihrer Gesamtheit genauer untersucht, ggf. *iuxta propria principia* ediert werden sollte. Es ist jedoch bereits möglich, einige der Kriterien zu erfassen, die diese bewusste Kompilation auszeichnen.

Was den Inhalt der Bücher V–VI anbelangt, so hat der anonyme Verfasser Entscheidungen getroffen, die in sich schlüssig sind, indem er systematisch Folgendes weggelassen hat:

1. Aussagen, die sich auf die Person des Galen bzw. auf seine persönliche Erfahrung sowie auf seine Patienten beziehen[3];
2. polemische Tiraden gegen Thessalos und die Methodiker sowie gegen die Empiriker[4];
3. pharmakologische und terminologische Exkurse[5];

1 Siehe oben, S. xxviii. und S. xxxviif.

2 Die Identifikation der Schrift des Angelos in T geht auf Brigitte Mondrain zurück; siehe Mondrain, Démétrios Angelos et la médecine, S. 301–303, 313–317.

3 Zum Beispiel: S. 42,9sq. σὺν ἄλλῳ ... πρεσβύτῃ *om.* T; S. 72,24–74,1 ἦν – βήττων *om.* T; S. 80,21–23 ἀκηκουῖα – ἰσχυρᾶς *om.* T; S. 80,25–82,1 ἠκηκόει – αἷμα *om.* T; S. 116,3 μοι *om.* T; S. 122,7 ὅπερ καὶ ἔψημα καλοῦσι παρ' ἡμῖν ἐπὶ τῆς Ἀσίας συνήθως *om.* T; S. 122,19 ᾧ συνήθως χρώμεθα *om.* T; S. 176,2sq. ἡμεῖς – τέλους *om.* T.

4 Zum Beispiel: S. 24,9sq. ἣν – Θεσσάλειοι *om.* T; S. 56,1–70,22 ἐνταυθοῖ – βῆχας *om.* T; S. 92,7–96,13 παραπλήσιος – ἅπασιν *om.* T; S. 102,7–104,13 κἂν – ἐφικνεῖσθαι *om.* T; S. 116,26–118,6 τοῦτο – ἔθεντο *om.* T; S. 122,26–124,12 ταῦθ' – ἀπαλλαγῶμεν *om.* T; S. 126,14 ἣν μόνην ἴσασιν οἱ Θεσσάλειοι *om.* T.

5 Zum Beispiel: S. 28,8–18 Ταυτὶ – τοῦτ' *om.* T; S. 32,10–15 ὥστ' – αὐτῶν *om.* T; S. 36,7–13 μὴ – ἀφέψημα *om.* T; S. 108,11–112,12 ἀλλ' οὐδέπω – διὰ *om.* T; S. 112,14–114,1 δύναιτο – τακεῖσιν *om.* T; S. 170,2–5 σύγκειται – δάκνειν *om.* T.

4. kurze beiläufige Sätze[1] und Vergleiche[2];
5. Wiederholungen, Reprisen und Zusammenfassungen[3];
6. Verweise auf andere Werke des *Corpus Galenicum*[4].

Es ist derzeit nicht möglich, die Entstehungszeit dieser außergewöhnlichen philologischen Initiative mit Sicherheit zu bestimmen. Ein Hinweis darauf, dass die Textfassung dieses Kompendiums viel älter sein könnte als die Zeit der Anfertigung von Kodex T, liegt in der Tatsache, dass sie erhebliche Übereinstimmungen mit der Art und Weise des Kompilierens von Paulus von Ägina aufweist, insbesondere in der chirurgischen Abhandlung über Verletzungen an den Nerven und über Knochenbrüche[5].

Allerdings behält die Handschrift T ihren Stellenwert als Textzeuge von Meth. med.; Abweichungen, die wohl nicht von der Auswahl bzw. Nachbearbeitung der ursprünglich überlieferten Materialien betroffen sind, sind beispielsweise die folgenden:

S. 14,9	ἀγγείων μικρῶν] ἀγγείου μικροῦ T
S. 24,13	πέριξ] περιέχων T
S. 40,9	ἡ μέθοδος *post* ἡμᾶς *trsp.* T
S. 70,27	ἰασάμεθα] ἐθεραπεύσαμεν T
S. 80,3sq.	μέν, οἷς γε καὶ] μέν γε καὶ οἷς T
S. 100,20	μέρος] μέλος T
S. 106,4	ἐφαίνετό] φαίνεται T
S. 116,12	ἐμπλαστὸν] ἔμπλαστον T
S. 134,9	γεγενημένης] γινομένης T
S. 142,23	ἐκπυήσαντο] ἐκποιήσαντος T
S. 170,5	αὐτὴ μὲν γὰρ ἡ *om.* T

1 Zum Beispiel: S. 32,8 οὐκ οἶδ' ὅπως *om.* T; S. 36,16 ὡς εἴρηται *om.* T; S. 70,29 ὃν (*scil.* λοιμὸν) εἴη ποτὲ παύσασθαι *om.* T; S. 118,16sq. ἄμεινον – ἄναλον *om.* T; S. 180,20 ὡς καὶ πρόσθεν εἴρηται *om.* T.

2 Zum Beispiel: S. 16,22sq. καθάπερ – φάσκοντες *om.* T; S. 90,12–14 παραπλήσιον – σωτηρίαν *om.* T; S. 106,21 οἷόν πέρ ἐστι τὸ Σαβῖνον *om.* T.

3 Zum Beispiel: S. 4,4–6,10 τὴν – εἰρῆσθαι *om.* T; S. 42,3sq. ἐν – ἀνθρώποις *om.* T; S. 98,4–9 Οἶδ' – αὐτὸ μὲν οὖν] ὅτι μὲν οὖν T; S. 100,6 πάλιν οὖν ἀναμνηστέον ὡς *om.* T; S. 114,18–21 ὥσπερ γὰρ ἐν τοῖς ἔμπροσθεν ἐδείκνυμεν ... ἐπιδεικνύναι *om.* T.

4 Zum Beispiel: S. 34,10sq. ἄφθονον – πραγματείαις *om.* T; S. 38,26sq. εἴρηται ... κἀν τῷ Περὶ τῆς λεπτυνούσης διαίτης *om.* T; S. 114,9–13 οἰκειότερα ... μεταβαίνειν *om.* T; S. 158,11sq. εἰ – εἰρημένων *om.* T.

5 Es wird in dieser Hinsicht kein Zufall sein, dass T und Paul. Aeg. dieselben Textpassagen auslassen bzw. kompakter umformulieren, wie z.B.: S. 132,11–13 ὅτι – νοῦν *om.* T Paul. Aeg.; S. 140,1–142,16 ὅπως – καθεδούμεθα *om.* T Paul. Aeg. (dieser lange Abschnitt wird in T und Paul. Aeg. durch den Satz ὅταν δὲ περιτοναίου ῥαγέντος ἐπίπλους προπέσῃ ersetzt); S. 142,29–146,7 σχεδὸν – θεμένους *om.* T Paul. Aeg. (an dieser Stelle wird im Kodex T die originale Textfassung durch einen Exkurs über die Bezeichnung der Knochenbrüche ersetzt; *cf.* Paul. Aeg. VI 89: CMG IX 2, p. 135,15–136,2).

III. Die griechischen Drucke

Der Text der Bücher V–VI von Meth. med. liegt in fünf Galenausgaben vor, von denen jeweils die spätere, direkt oder indirekt[1], grundsätzlich auf dem Textbestand der zeitlich vorangehenden Edition fußt:

Galeni Therapeutica, hrsg. von Zacharias Kallierges und Nikolaos Blastos, Venedig 1500, fol. δ6v–ζ4r

Galeni Opera omnia, hrsg. von J. B. Opizo (in aedibus Aldi Manutii), Venedig 1525/1526, Bd. IV, fol. 43v–55v

Galeni Pergameni ... Opera omnia ..., hrsg. von J. Camerarius, L. Fuchs und H. Gemusaeus, Basel 1538, Bd. IV, S. 83–106

Hippocratis Coi et Claudii Galeni Pergameni ... Opera, griech. und lat. hrsg. von R. Chartier, Paris 1679, Bd. X, S. 103–153

Claudi Galeni Opera omnia, griech. und lat. hrsg. von C. G. Kühn, Bd. X, Leipzig 1825, S. 305–455

Die Erstausgabe von Kallierges und Blastos (*princ.*) basiert auf dem Textbestand des Überlieferungszweigs γ, der im Fall der Bücher V–VI hauptsächlich durch Kodex S und seine Apographa vertreten ist[2]. Für die Bücher I–IV unserer Schrift ist jedoch ein zusätzlicher, heutzutage mutilierter[3] Textzeuge der Gruppe γ vorhanden, der Kodex Q (= Par. gr. 2157 + Par. gr. 2232). Es handelt sich um eine wichtige Handschrift aus dem 14. Jhdt. im Besitz des Humanisten Niccolò Leoniceno, die dem Herausgeber Kallierges durch Markos Musuros für die Anfertigung der Edition zur Verfügung gestellt wurde.[4] Da keiner der erhaltenen Textzeugen aus der Deszendenz von S, inklusive des von Kallierges selbst abgeschriebenen Kodex Z, Sonderfehler mit *princ.* teilt noch eindeutige Gebrauchsspuren im Rahmen der Vorbereitung einer gedruckten Ausgabe aufweist, ist anzunehmen, dass die (nicht mehr erhaltene) Druckvorlage von *princ.* in den Büchern V–VI – wie bereits bei den ersten vier Büchern des Werkes – auf dem Textbestand von γ über den entsprechenden, heutzutage nicht mehr vorhandenen Teil von Kodex Q beruhte bzw. mit zahlreichen Lesarten aus dieser Handschrift angereichert wurde. Leider lässt sich diese Tatsache wegen des erheblichen Textausfalls in Q nicht mehr nachweisen. ***princ.***

1 Siehe den Fall der *editio Aldina* unten, S. lif.

2 Zu dieser Gruppe gehören auch die nicht mehr erhaltene Vorlage der Kontamination in R und die Handschrift T an, welche aber nur die Epitome von Meth. med. überliefert. Siehe oben, S. xliii–xlviii.

3 In seiner heutigen Gestalt hört der Text von Q gegen Ende von Buch IV auf (K. 301,14 ἅπασι πρό[δηλον]).

4 Siehe Lorusso, Galeno. Metodo terapeutico I–II, S. XLIf., LVIIf. und Orlandi, Al fianco di Aldo, S. 288–291, 297, 314.

Für die Anfertigung von *princ.* wurde mindestens eine zusätzliche Vorlage verwendet, welche charakteristische Abweichungen der Familie φ und insbesondere des rekonstruierten Exemplars δ (= N+P_a) teilt[1]:

S. 58,13 τούτων] τούτῳ δ *princ.* (> *cett. edd.*)
S. 74,23 τυρρηνικὸν] τυρ(ρ)ηνὸν δ *princ.* (> *cett. edd.*)
S. 90,20 βοῆς ἢ πληγῆς] ἐκ πληγῆς ἢ βοῆς δ *princ.* (> *cett. edd.*)
S. 98,13 ἐγγινόμενον] ἐπιγιγνόμενον δ *princ.* (> *cett. edd.*)
S. 100,2 *post* βραχὺ *add.* τι δ *princ.* (> *cett. edd.*)
S. 112,3 με] μὲν δ *princ.* (> *cett. edd.*)
S. 126,1 δέ πως] δ' ὅπως δ *princ.*
S. 132,24 ἐμφυσᾶται] ἐκφυσᾶται δ *princ.* (> *cett. edd.*)
S. 144,23 τὰς ῥήσεις αὐτοῦ *post* μὲν *trsp.* δ *princ.* (> *cett. edd.*)
S. 150,1 ἀποπριζομένων] ἀποπριομένων δ *princ.* (> *cett. edd.*)
S. 152,5 ἐσφιγμένος] σφιγγόμενος δ *princ.* (> *cett. edd.*)

Die von Kallierges und Blastos verwendete Vorlage ist sehr wahrscheinlich der noch erhaltene Kodex P, der im ursprünglichen Teil (P_a) aus der Feder des Iohannes Moschos stammt. Beigefügt sind singuläre Lesarten von P_a, die in *princ.* geraten sind:

S. 28,6 μασωμένων] μασσώμενος P_a *princ.* (> *cett. edd.*)
S. 122,6 ψαύοις] ψαύσῃς P_a *princ.* (> *cett. edd.*)
S. 122,15 ἀκριβῶς εἰσι] εἰσὶν ἀκριβῶς P_a *princ.* (> *cett. edd.*)
S. 158,1 ἑκάστῳ μορίῳ] ἑκάστου μορίου P_a *princ.* (> *cett. edd.*)

Zusätzlich zu den o.g. Vorlagen wurde eine Handschrift aus der alten, in Venedig aufbewahrten Sammlung des Kardinals Bessarion als Korrektivexemplar herangezogen. Es handelt sich um Kodex V (= V_b in der für die Bücher V–VI relevanten Textportion). Belege der Überarbeitung bzw. Verschlimmbesserung des Textes durch V_b, die in *princ.* geraten sind, sind beispielsweise:

S. 10,3 ἅπασαι] ἅπασι V_b *princ.* (> *cett. edd.*)
S. 12,9 *post* ἀλλὰ *add.* καὶ V_b *princ.* (> *cett. edd.*)
S. 22,9 στόμα] στόμιον V_b *princ.* (> *cett. edd.*)
S. 34,11 ἔχεις] ἔχειν V_b *princ.*
S. 38,24 στυφόντων καὶ ψυχόντων] ψυχ. καὶ στυφ. V_b *princ.* (> *cett. edd.*)
S. 52,17 συνεβουλεύομεν] συμβουλεύομεν V_b *princ.*
S. 78,6 Βέσβιον] λέσβιον V_b *princ*
S. 92,7 ἡ βὴξ *post* γίνηται *trsp.* V_b *princ.* (> *cett. edd.*)
S. 144,9 *ante* λόγῳ *add.* τῷ V_b *princ.* (> *cett. edd.*)
S. 154,4 περὶ τῷ κάμνοντι] περὶ τὸ κάταγμα V_b *princ.* (> *cett. edd.*)

1 Die meisten aus der φ-Linie stammenden Abweichungen haben sich infolge ihrer Einführung in *princ.* in der Überlieferung der historischen Drucke dauerhaft etabliert. Beispiele dafür sind folgende Fälle: S. 86,8 ἠθροικότων] ἐσχηκότων φ *princ.* (> *cett. edd.*); S. 100,2 *post* ὅτῳ *add.* περ φ *princ.* (> *cett. edd.*); S. 102,18 διατάξαι] τάξαι φ *princ.* (> *cett. edd.*); S. 104,2 καθ' ἑκάστην] κατὰ πᾶσαν φ *princ.* (> *cett. edd.*); S. 104,5 κατασκευάζεσθαι] κατασκευάζειν φ *princ.* (> *cett. edd.*); S. 108,14 αὐτῆς] τοιαύτης φ *princ.* (> *cett. edd.*); S. 114,20 κατὰ *om.* φ *princ.* (> *cett. edd.*).

Zahlreiche, erstmals in *princ.* entstandene Abweichungen bzw. Fehler, die sich nicht auf den Gebrauch von erhaltenen handschriftlichen Quellen zurückführen lassen, sind an alle darauffolgeden Drucke weitergegeben worden[1].

Abgeschrieben von *princ.* ist der Text unserer Schrift, welcher in der zweiten kodikologischen Einheit des in den ersten Jahrzehnten des 16. Jahrhunderts angefertigten Kodex Cantabr. GCC 360 (587) (Siglum Cant) überliefert ist. Es handelt sich, wie bereits im Falle des oben erwähnten[2] Kodex C, um eine Miszellanhandschrift aus dem Besitz von John Caius, der im Laufe seiner Aufenthalte in Italien zahlreiche Manuskripte aus Klöstern bzw. privaten Sammlungen erwarb[3]. Diese „Teilkopie" beinhaltet den Text von Meth. med. von Buch VI (ab S. 156,14 = K. 435,5 χρῆσθαι τῶν ἀφλεγμάντων) bis Buch XIV. Dass die Anfertigung von Cant eine bewusste Entscheidung des Schreibers darstellt, den Text des oben erwähnten mutilierten Kodex C zu vervollständigen, ist durch die Tatsache belegt, dass die meisten Texteingriffe in C (= C2) aus derselben Feder stammen, die Cant abschrieb. **Cant**

Zunächst sollen im Folgenden signifikante Fälle vorgestellt werden, die zweifelsfrei die Filiation *princ.* > Cant aufzeigen[4].

S. 156,21 ὁ δ' ἕτερος] δεύτερος *princ.* Cant
S. 156,22 φλέβας καὶ νεῦρα] νεῦρα καὶ φλέβας *princ.* Cant
S. 158,4 σχῆμα] χρεία *princ.* Cant
S. 160,14 ἡμέρας *om. princ.* Cant
S. 162,6 γεννᾶσθαι] γενέσθαι *princ.* Cant
S. 164,10 ὃ σύντροφον] ὃ σοντρόφιον (*sic*) *princ.*: ὅσον τρόφιον Cant
S. 172,1 φακωτοῖς] φακωτάτοις *princ.* Cant
S. 172,5 προὔχουσα μικρὸν] προὔμικρον *princ.* Cant
S. 172,25 ὅσων χρῄζομεν] ὅσα χρῄζομεν *princ.* Cant
S. 174,11 ἐστηριγμένα] ἐστηριγμένον *princ.* Cant
S. 176,21 ἀποφαίνει] ἀπεφήνατο *princ.* Cant

Als markante Beweise für die Abhängingkeit einer Handvoll Korrekturen in C (= C2) ebenso von *princ.* seien zudem zwei Textpassagen aufgeführt: **C2**

S. 38,5 *post* ἀφεψημάτων *add.* ὅτι οὐ χρὴ ψύχειν τὰ πέριξ τῶν αἱμορραγούντων μερῶν[5] *in textu princ., in marg.* C2
S. 112,8 *post* λανθάνειν *add.* ἵνα μὴ δοκῇ εἶναι τὸ ἐμὸν φθονοῦντες *in textu princ., in marg.* C2

1 Siehe dazu mehr unten, S. lvif.
2 Siehe oben, S. xlvf.
3 Siehe Nutton, John Caius.
4 Aus paläographisch-chronologischen Gründen ist es unmöglich, den umgekehrten Zusammenhang (Cant > *princ.*) zu postulieren.
5 Diese Zufügung in der Erstausgabe erklärt sich durch den Textbestand ihres Korrektivexemplars (V_b).

Die Schrift des anonymen Schreibers, der für die Erstellung von Cant und für die mit Siglum C^2 gekennzeichneten Korrektureingriffe verantwortlich ist, ist nicht die einzige, die an den Rändern und in den Zwischenzeilen von C+Cant auftaucht. Denn zusätzliche, vielfältige Texteingriffe scheinen auf verschiedene Hände zu unteschiedlichen Zeitpunkten zurückzugehen. Dem Erscheinungsbild dieser Eingriffe nach könnte man annehmen, dass zumindest einige von ihnen im Hinblick auf die Vorbereitung eines neuen gedruckten Textes vorgenommen wurden.

Ald. Die Herausgeber der 1525/26 veröffentlichten *editio Aldina* (Siglum *Ald.*) scheinen sich hauptsächlich der Handschriftenkonstellation $C^{(\text{post corr.})}$+Cant für die Vorlage ihres Manuskripts bedient zu haben. Dies wird vor allem durch die Präsenz von zahlreichen Druckschwärzen, insbesondere auf den ersten Blättern der Lagen[1], sowie durch die *mise en page* in Cant, vor allem ab Buch VII, belegt. An einigen Textstellen, die aus heutiger Sicht einem neuen Absatz oder einem neuen Kapitelanfang entsprechen würden, finden sich zum ersten Mal in Cant Zeileneinzüge, die im typographischen Layout der *Aldina* möglichst getreu wiedergegeben sind[2]. Es ist erfreulich, dass uns diese noch deutlich sichtbaren materiellen Eigenschaften von Cant den Weg weisen. Denn aus rein philologischer Perspektive wäre es andernfalls schwierig, die Abhängigkeit der *editio Aldina* von Cant (und nicht von *princ.*) nachzuweisen, da die meisten charakteristischen Fehler von Cant, welche von *princ.* abgeleitet sind, erwartungsgemäß in *Ald.* geraten sind, wohingegen diejenigen, die nicht aus *princ.* stammen, in *Ald.* mit Hilfe von mindestens einem Korrektivexemplar sorgfältig korrigiert wurden[3].

Dass der oben[4] erwähnte Kodex D in der Typografie der Erben des Aldo als Korrektivexemplar verwendet wurde, kann in mehrfacher Hinsicht festgestellt werden. Denn im hinteren Teil dieser Handschrift lassen sich an den Rändern Lagen- und Seitenangaben identifizieren, welche der Paginierung der Aldina entsprechen[5]. Dies zeigt, dass D zu einem fortgeschrittenen Stand der Bearbeitung herangezogen wurde, d.h. als Text sowie Seitenumbrüche schon gesetzt waren. Darüber hinaus sind charakteristische Abweichungen der Handschrift D in *Ald.* gelangt, wie z.B.:

1 Siehe z.B. p. 209, 233, 257, 291 in Cant.

2 Siehe z.B. folgende Fälle aus Buch VII: K. 477,8 *inter* οὐ μέμφομαι *et* κατὰ ταῦτα *spatium rel.* Cant *Ald.* (p. 184f. Cant = fol. 57r *Ald.*); K. 483,11sq. *ante* οἴνου δ' ἐφεξῆς *spatium 5/6 fere litt. rel.* Cant *Ald.* (p. 188 Cant = fol. 57v *Ald.*); K. 498,4 *ante* ὑποκείσϑω δὲ καὶ νῦν *spatium 4/5 fere litt. rel.* Cant *Ald.* (p. 196 Cant = fol. 59r *Ald.*); K. 510,17 *ante* ἑξῆς δ' ἐπὶ *spatium 4/5 fere litt. rel.* Cant *Ald.* (p. 203 Cant = fo. 60r *Ald.*).

3 Zu den signifikantesten Abweichungen von Cant, die in *Ald.* nicht vorhanden sind, gehören: S.158,15 αὐτοὺς] αὐτοῖς Cant; S. 158,24 κνᾶσϑαι] κνήϑεσϑαι Cant; S. 158,6 τοὺς *om.* Cant; S. 160,4 ὅϑ' *om.* Cant; S. 160,27 χαλαρωτέρας] χαλαρώτερον Cant; S. 162,11 εὔϑραυστος] ἄϑραυστος Cant; S. 164,5 χρῷτο] χρῆται Cant; S. 164,12 ἀποπρίσεως] ἀποτρήσεως Cant; S. 166,3 ἀντίτασιν] ἀντίταξιν Cant; S. 166,14 γλωττοκομίου] γλοττοτόμου Cant; S. 166,25 ἅπαντι] ἅπασι Cant; S. 176,7 περιεχόμενον] περισχόμενον Cant.

4 Siehe oben, S. xxviii.

5 Siehe fol. 350r, 356v, 363r, 369v, 372r. Eine Studie zur Verwendung der Handschrift D in der Typographie ist durch den Herausgeber in Vorbereitung.

S. 60,4 *post* λεγέτωσαν *add.* οὖν D *Ald.* (> *cett. edd.*)
S. 78,16 ἀναφέρεται] ἀνεφέρετο D *Ald.* (> *cett. edd.*)
S. 78,19sq. δ' οὖν *om.* D *Ald.* (> *cett. edd.*)
S. 94,1 δὴ *om.* D *Ald.* (> *cett. edd.*)
S. 98,17 *ante* ὀστοῦν *add.* τὸ D *Ald.* (> *cett. edd.*)
S. 144,3 καταγέντος] κατεαγότος D *Ald.* (> *cett. edd.*)
S. 154,19 καὶ δέξασθαί] ἐνδέξασθαί D *Ald.* (> *cett. edd.*)
S. 160,12 ἱκανῶς] ἀκριβῶς D *Ald.* (> *cett. edd.*)
S. 170,1 *post* ἰᾶσθαι *add.* χρὴ D *Ald.* (> *cett. edd.*)

Abweichungen, Korrekturversuche und Sonderfehler, die in *Ald.* entstanden sind, wurden in der Regel von den späteren Drucken übernommen. Dies wird von den folgenden Fällen in Auswahl gezeigt:

S. 36,7 μέλανος] μέγαλος *Ald.* (> μεγάλως *Bas. Chart. Kühn*)
S. 42,25 γράφηται] γράψηται *Ald.* (> *cett. edd.*)
S. 58,2 ταῦτ'] αὐτὰ *Ald.* (> *cett. edd.*)
S. 92,3 ὑπάρχον] ὑπάρχων *Ald.* (> *cett. edd.*)
S. 94,25 *post* ξηραινόντων *add.* φαρμάκων *Ald.* (> *cett. edd.*)
S. 120,6 ἐν] ἐκ *Ald.* (> *cett. edd.*)

Allerdings korrigierten die Herausgeber der Basler Ausgabe (*Bas.*), die im Jahre 1538 erschien, einige übriggebliebene bzw. neu entstandene orthographische Besonderheiten und Druckfehler, wie z.B.: ***Bas.***

S. 100,12 εὑρημένοις] εὑρημένης *Ald.*, *corr. Bas.*
S. 118,5 στοιχεῖα] σταχεῖα *Ald.*, *corr. Bas.*
S. 118,13 οἴσει] ἴσει *Ald.*, *corr. Bas.*
S. 150,22 κινοῖτο] κινεῖτο *Ald.*, *corr. Bas.*
S. 162,3 μὲν] τῶν *Ald.*, *corr. Bas.*
S. 162,13 ὁ *om. Ald.*, *suppl. Bas.*
S. 164,17 τὸν] τὴν *Ald.*, *corr. Bas.*
S. 176,20 ὥστε] ὅς τε *Ald.*, *corr. Bas.*
S. 178,19 φροντίζων] φροντίζον *Ald.*, *corr. Bas.*
S. 178,25 ἡμῖν] ὑμῖν *Ald.*, *corr. Bas.*

Abgesehen von diesen wenigen Korrekturen finden sich in *Bas.* neu eingeführte Abweichungen und Fehler, die von den späteren Editoren nicht mehr behoben wurden:

S. 4,6 ζητῆσαι] ζητεῖσθαι *Bas.* (> *cett. edd.*)
S. 48,3 γ' *om. Bas.* (> *cett. edd.*)
S. 66,21 Μούσα] Μουσᾶ *Bas.* (> *cett. edd.*)
S. 68,5 βάτου] βάθου *Bas.* (> *cett. edd.*)
S. 114,12 αὐτῶν *om. Bas.* (> *cett. edd.*)
S. 124,17 πάσῃ *om. Bas.* (> *cett. edd.*)

Eine Abschrift von *Bas.* ist im Kodex F die kleine Textportion am Ende von

Buch VI (S. 178,12–180,23 ὑποκειμένη – ὑπάρχουσα), welche Gegenstand einer kodikologischen Restaurierung im Umkreis des Francesco Zanetti (ca. F_b 1530–1591)[1] ist und in der vorliegenden Darstellung mit dem Siglum F_b gekennzeichnet wird.

Chart. Der Text von René Chartier (*Chart.*), welcher 1679 in Paris gedruckt wurde, basiert grundsätzlich auf der Fassung der Basileensis. Im Gegensatz zu anderen Werken[2] dokumentiert Chartier in keiner Weise für die therapeutischen Schriften, die Buch X seiner Gesamtausgabe bilden, die Verwendung von Handschriften zum Zweck der Korrektur des auf den früheren Drucken basierenden Textes. Es ist dennoch auch für Meth. med. naheliegend, dass sich Chartier der in Paris aufbewahrten Handschriften bedient hat. Texteingriffe, welche die Konsultation von handschriftlichen Quellen voraussetzen, sind z.B.:

S. 16,11 ἐπισχετέον] ἐπισκεπτέον *princ. Ald. Bas., corr. Chart.*
S. 16,13 πῶς – αἷμα *om. princ. Ald. Bas., suppl. Chart.*
S. 54,6 ἀρτηρίαι *om. princ. Ald. Bas., suppl. Chart.*
S. 54,12 ἀρτηρίας *om. princ. Ald. Bas., suppl. Chart.*
S. 58,5 ἐπιθέσθαι *om. princ. Ald. Bas., suppl. Chart.*
S. 58,20 ἀσυμφωνίαν] συμφωνίαν *princ. Ald. Bas., corr. Chart.*
S. 68,21sq. διὰ τοῦ στόματος] διαστήματος *princ. Ald. Bas., corr. Chart.*
S. 108,9 σκευάσειε] σκευάσοι *princ. Ald. Bas., corr. Chart.*
S. 126,5 πάνυ *om. princ. Ald. Bas., suppl. Chart.*

Der von Chartier als Korrektivexemplar herangezogene Kodex ist aller Wahrscheinlichkeit nach die zu seiner Zeit in Paris aufbewahrte Handschrift P_a:

S. 14,12 τομά] σύντομά (*sic*) P_a: σύντομα *Chart.*
S. 70,19 παρεσκεύασται] παρασκευάσθαι *princ. Ald. Bas.*: παρεσκευάσθαι P_a *Chart.*
S. 136,2 *post* λοιποῦ *add.* τοῦ ἀντικειμένου P_a, ἀντικειμένου *Chart.*
S. 172,12 ἂν *om. princ. Ald., ante* θᾶττον *trsp.* P_a *Chart.*
S. 178,23 οὐδαμόθι] οὐδαμόθεν P_a *Chart.*

Als zusätzliche Quelle, die Chartier für signifikante Texteingriffe in Meth. med. nutzte, gelten die kritischen Anmerkungen von Agostino Gadaldini ***Gad.*** (1515–1575)[3] (Siglum *Gad.*), welche in der vierten lateinischen Galenausgabe enthalten sind, die 1565 in Venedig beim Verlag Giunta erschien.

Es lässt sich zeigen, dass die griechischen Handschriften, die *Gad.* zur Verbesserung des Textes an einigen Stellen herangezogen hat, den Kodizes Laur. 74.6 (F_a) und Reg. gr. 174 (R_b) entsprechen. Dies zeigen folgende Fälle in Auswahl:

1 Für die Restaurierung von Handschriften durch den Kopisten Zanetti siehe Degni, Tra Gioannicio e Francesco Zanetti.

2 Siehe das durch Florian Gärtner erläuterte Beispiel von De locis affectis (CMG V 6,1,1, S. 177–182).

3 Zur textkritischen Tätigkeit des Gadaldini siehe Garofalo, Agostino Gadaldini et le Galien latin.

S. 60,3 *post* πρᾶγμα *add.* ἐπειδὴ γὰρ ἐκ τῆς ἀνατομῆς ἔγνωσται ἡ εἰς τὸν πνεύμονα τῶν φαρμάκων δίοδος, οἱ δ' ἀπὸ τοῦ Θεσσαλοῦ τὴν ἀνατομὴν διαπτύουσι, πόθεν γνώσονται ὅπως εἰς τὸν πνεύμονα τὸ φάρμακον πορεύεται F_a *Gad.* (> *Chart*)

S. 62,20 μίαν ἡμέραν] *post* μίαν *add.* ἢ δευτέραν F_a, *post* ἡμέραν *add.* ἢ δύο *Gad.*

S. 72,2 οἱ σωθέντες *secl.* R_b *Gad.*

S. 88,17 *ante* χυμῶν *add.* κακο- F_a: κακοχύμων *Gad.* (> *Chart*)

S. 108,10 ἢ ἐμπλαστόν *sec.* R_b *Gad. seclusi*

S. 170,4 *post* φλοιοῦ *add.* καὶ λεπίδος χαλκοῦ ἐξίσου F_a (*in marg.*) *Gad.* (> *Chart*)

Bemerkenswert ist die große Interpolation auf S. 60,3, die sich ausschließlich in F_a findet und am Rand der *editio Iuntina* vermerkt ist. Wegen ihrer Aufnahme in den Text durch Chartier wurde sie bis zur Kühnschen Galenausgabe als authentisch für Meth. med. angesehen.

Mit Chartiers editorischer Bemühung sind weitere Abweichungen in der Textgestalt verbunden, wie z.B.:

S. 16,7 ἢ θλάσεως *om. Chart.* (> *Kühn*)

S. 20,12 παροχέτευσις] προχέτευσις *Chart.* (> *Kühn*)

S. 28,9 τὸν] τὴν *Chart.* (> *Kühn*)

S. 34,16 μητρεγχύτου] μητρεγχυτῶν *Chart.* (> *Kühn*)

S. 40,5 κακοήθων] κακοηθῶν *Chart.* (> *Kühn*)

S. 42,8 *ante* πάνυ *add.* καὶ *Chart.* (> *Kühn*)

S. 50,25 τὸν] τὴν *Chart.* (> *Kühn*)

S. 58,15 *post* φάρμακον *add.* εἰδέναι *Chart.* (> *Kühn*)

S. 58,16 τὸν] τὴν *Chart.* (> *Kühn*)

S. 76,12 τῆς *om. Chart.* (> *Kühn*)

S. 92,25 ὤτων] ὠτῶν *Chart.* (> *Kühn*)

S. 94,12 ποσθῆς] πόσθης *Chart.* (> *Kühn*)

S. 94,26 πρόσφατα] πρόσψατα *Chart.* (> *Kühn*)

S. 108,8sq. τῷ σαγαπηνῷ. δοκεῖ δέ μοι καὶ *om. Chart.* (saut du même au même) (> *Kühn*)

Der zehnte Band der durch den Leipziger Arzt herausgegebenen Galeni Opera Omnia (= *Kühn*), welcher auf 1021 Seiten ausschließlich Meth. med. enthält, ***Kühn*** ist im Jahre 1825 erschienen. Es handelt sich um einen möglichst getreuen Nachdruck des Textes von Chartier, dessen Kapiteleinteilung ebenso beibehalten wurde. Gegenüber Chartier weist die Kühn-Ausgabe geringfügige Korrekturen auf, wie z.B.:

S. 24,7 μέρος] μέρους *Chart., corr. Kühn*

S. 26,17 τούτῳ] τοῦτο *Chart., corr. Kühn*

S. 52,19 τοῖς] τῆς *Chart., corr. Kühn*

S. 122,12 ὀνομαζόμενος] ὀνομαζόμενὴ (*sic*) *Chart., corr. Kühn*

Zusätzlich zu den Korrekturen lassen sich im Kühnschen Text einige Abweichungen bzw. Druckfehler feststellen:

S. 10,12 ἐγγίνεται] ἐγγίνετα *Kühn*
S. 24,21 φυράσϑω] φυράσϑῳ *Kühn*
S. 30,10 μεϑόδῳ] μεδόϑῳ *Kühn*
S. 50,3 καταγμάτων] καταιμάτων *Kühn*
S. 52,25 τὸν] τὴν *Kühn*
S. 58,18 ἑλκῶν] ἐλκῶν *Kühn*
S. 76,9 ἕλος] ἕλκος *Kühn*
S. 80,22 πνεύμονος] πνευμόνος *Kühn*
S. 98,4 ἓν] ἐν *Kühn*
S. 114,1 ἀναμίγνυε] ἀναγμίγνυε *Kühn*
S. 138,28 στόματι] στομάτι *Kühn*

Eine beachtliche Reihe von in der o.g. Erstausgabe (*princ.*) eingeführten signifikanten Abweichungen bzw. Fehlern, die auf keiner handschriftlichen Quelle basieren, ist bis zur letzten maßgeblichen Ausgabe von Kühn vererbt worden. ***edd.*** Darauf wird im kritischen Apparat mit dem Siglum *edd.* verwiesen, wie im Fall der folgenden Beispiele:

S. 10,10 δή *om. edd.*
S. 22,18 *post* ἀρτηρία *add.* ἐστὶ *edd.*
S. 52,3 παιδίον] παῖδα *edd.*
S. 52,4 τῆς τῶν] ἐν τοῖς περὶ *edd.*
S. 56,8 ἐμοί τι χρή] ἐμοὶ χρή τι *edd.*
S. 66,9 προσήνεγκα] προσηνέγκαμεν *edd.*
S. 72,14 ἀντέχειν αὐτῷ] αὐτῷ ἀντέχειν *edd.*
S. 72,18 *post* τοιαῦτα *add.* ποιούντων *edd.*
S. 80,18 βαρέος] μεγάλου *edd.*
S. 80,26 δραστηρίως] δραστικῶς *edd.*
S. 82,16 φυλάξας *post* γυναῖκα *trsp. edd.*
S. 86,2 *post* κακοχυμίαν *add.* τινὰ *edd.*
S. 88,10 γράψαντες ὅλα] ὅλα γράψαντες *edd.*
S. 90,23 ἀπύρετον] ἀπύρεκτον *edd.*
S. 104,20 ἀριϑμῆσαι] ἀριϑμήσασϑαι *edd.*
S. 108,7 σκληρότερα] σκληρὰ *edd.*
S. 110,11 ἀπαχϑεὶς] ὑπαχϑεὶς *edd.*
S. 112,8 *post* λανϑάνειν *add.* ἵνα μὴ δοκῇ εἶναι τὸ ἐμὸν φϑονοῦντες *edd.*
S. 114,8 συνϑέσεως *om. edd.*
S. 122,23 παραλαμβάνειν] περιλαμβάνειν *edd.*
S. 124,5 κεκοσμημένων] κεκομισμένων *edd.*
S. 134,13 *post* τετρωμένον *add.* μόριον *edd.*
S. 134,19 παραγυμνοῦντα] προγυμνοῦντα *edd.*
S. 134,23 διείροντα] διαπείροντα *edd.*
S. 136,4 αὖϑις] αὐτῆς *edd.*

S. 138,8 *post* κατακρύπτειν *add.* ὅλον *edd.*
S. 140,3 *post* Ἱπποκράτους *add.* συγγράμμασιν *edd.*
S. 146,22 *post* ταύτης *add.* τῆς οἰκείας τροφῆς *edd.*
S. 148,19 μεταστάσεως] μεταθέσεως *edd.*
S. 160,12 προχωρεῖ] προσχωρεῖ *edd.*
S. 166,4 τάσεσι] ἐντάσεσι *edd.*
S. 166,5 εἶτ' αὖθις] εὐθὺς δὲ *edd.*
S. 166,9 περιβληθέντων] περιτεθέντων *edd.*
S. 168,7 ἡμῖν *om. edd.*
S. 170,21 ἀρέσκει] ἀρκεῖ *edd.*
S. 172,9 λεπτοτέροις] λεπτομερέσι *edd.*
S. 176,20 ὑποτρέφεσθαι] ἐπιτρέφεσθαι *edd.*

IV. Die orientalische Überlieferung

Neben der direkten Überlieferung existiert eine arabische Übersetzung von Ḥubaiš ibn al-Ḥasan (9. Jhdt.), die wiederum eine Übersetzung einer früheren syrischen Version darstellt, welche von Ḥunain ibn Isḥāq (9. Jhdt.) verfasst wurde[1]. Ḥunains Arbeit geht ihrerseits teilweise auf die im 6. Jhdt. entstandene syrische Übersetzung des spätantiken Philosophen und Mediziner Sergios von Rešʿaina zurück; letztere stützte sich direkt auf eine griechische Vorlage. Bemerkenswert ist, dass Ḥunain durch sorgfältige Kollation griechischer Handschriften den von Sergios etablierten, heute nicht mehr vorhandenen Text vollständig überarbeitet und eine neue Übersetzung des ganzen Werks ins Syrische vorgenommen hat[2].

Ein einziger Auszug aus Buch V von Meth. med. (S. 46,6–11 = K. 338,1–7), der sich für die *constitutio textus* als nicht relevant erweist, ist im syrischen sogenannten „Medizinbuch" (S. 229,18–24 ed. Budge)[3] erhalten.

V. Die lateinischen Übersetzungen

Aus dem Arabischen übersetzte im 12. Jhdt. Gerardo da Cremona alle 14 Bücher von Meth. med. ins Lateinische[4]. Auf diese Version, welche im zweiten Band

1 Für alle Details zur Entstehung dieser Übersetzung sowie der alexandrinischen *Summaria* sei auf den Aufsatz von Garofalo, La traduzione araba verwiesen. Die einzigen erhaltenen Textzeugen der noch nicht kritisch edierten Übersetzung der Bücher V–VI sind der Laur. ar. 274 und der Par. ar. 2855.

2 Siehe Garofalo, La traduzione araba, S. 73f. und Lamoreux, Ḥunain ibn Isḥāq, S. 34–38.

3 Zur Identifikation von Passagen unserer Schrift in diesem Werk siehe die Appendix von Grigory Kessel in Lamoreux, Ḥunain ibn Isḥāq, S. 185 und Rudolf, Syrische Astrologie, S. 292f. Für die Zitate aus Meth. med., welche im Continens des Rhazes enthalten sind, vgl. die Studie von Weisser, Zur Rezeption der „Methodus medendi".

4 Für eine Studie der Charakteristika dieser Übersetzung, deren Zuweisung an Gerardo noch unsicher ist, siehe Garofalo, La traduction arabo-latine.

der 1490 von Diomede Bonardo herausgegebenen Gesamtausgabe[1] der Werke Galens gedruckt wurde, wird im vorliegenden kritischen Apparat mit dem Siglum Lat.$^{Ar.Ger}$ verwiesen.

Anhand der Untersuchung dieser Übersetzung lässt sich die stemmatische Position des Arabischen außerhalb der direkten Überlieferung erschließen sowie die postulierte grundlegende Zweiteilung der griechischen Paradosis bestätigen. In bedeutenderen Diskrepanzfällen schließt sich Lat.$^{Ar.Ger}$ entweder der Gruppe α (A+L) an, was am häufigsten der Fall ist, oder der Gruppe β (F_a+V_b+MD+NP_a und, wo vorhanden, +R_b+I_a*+Nic).

S. 32,21 καὶ ψύξιν *om.* AL: *habent cett. codd.*: aut ... refrigerat Lat.$^{Ar.Ger}$

S. 38,5 προειρημένων AL (*cum* S): εἰρημένων *cett. codd.*: superius nominatis (*scil.* succis et aposimatibus) Lat.$^{Ar.Ger}$

S. 42,24 διορισθήσεται AL: εἰρήσεται *cett. codd.*: disputabo Lat.$^{Ar.Ger}$

S. 56,20 καὶ κολλητικὰ *om.* R_b F_a V MD NP_a: *habent* AL S Lat.$^{Ar.Ger}$

S. 58,4 *post* λιμαγχονίαις *add.* οὐκ ἀναγκαίαις *in textu* S R_b F_a I_a* MD NP_a, *supra lin.* L^2: *non habent* AL: *non vertit* Lat.$^{Ar.Ger}$

S. 62,14 ὁμοίως AL (*cum* S): ὅμως *cett. codd.*: talem (*scil.* curam) Lat.$^{Ar.Ger}$

S. 64,20 *ante* ἐγχωρεῖ *add.* ἔτ' F_a MD NP_a (Dittographie aus der Majuskel): *non habent* AL (*cum* S R_b V_b): *non vertit* Lat.$^{Ar.Ger}$

S. 66,6 ἄλλων *om.* AL, *post* ἰσχυροτέρων *trsp.* S R_b V_b: aliis (*scil.* fortioribus medicinis) Lat.$^{Ar.Ger}$

S. 66,17 μορίων AL (*cum* V_b): *om.* R_b F_a I_a* MD NP_a: membra Lat.$^{Ar.Ger}$

S. 90,22 μαχεῖται AL (*cum* S): μάχεται R_b F_a V_b MD NP_a: repugnabit Lat.$^{Ar.Ger}$

S. 92,25sq. καὶ στόματος *om.* AL: *habent cett. codd.*: ore Lat.$^{Ar.Ger}$

S. 94,20 οὕτος τοσοῦτον AL: οὐ τοσοῦτον S: οὕτος οὐ τοσοῦτον *cett. codd.*: magis ... quam (οὐ *non vertit*) Lat.$^{Ar.Ger}$

S. 146,19 ἕλκον AL (*cum* S): ἕλκον *ex* ἔχον *corr.* F_a^2: ἔχον R F_a NP: ἔχων Nic: ἔχειν MD: attrahunt Lat.$^{Ar.Ger}$

S. 176,4 εἰκότως *om.* F_a Nic NP_a: *habent* AL (*cum cett. codd.*): taliter Lat.$^{Ar.Ger}$

Insbesondere in zwei Textpassagen ermöglicht der Vergleich mit der Übersetzung die Wiederherstellung von Wörtern, die in der direkten griechischen Überlieferung entweder ausgelassen oder völlig verfälscht worden waren:

S. 38,15 αἷμα *sec.* Lat.$^{Ar.Ger}$ (mutato iam sanguine de loco ad locum) *addidi*: *om. codd. graecc.*

S. 110,5 δυναμερῶν *coniecit* Garofalo *coll.* Ar.: dinamidie Lat.$^{Ar.Ger}$: δυναμένων D: δυνάμεων *cett. codd.*

In der Renaissance folgte die lateinische Übersetzung des englischen Arztes und Humanisten Thomas Linacre (ca. 1460–1524), die sich auf den Text der *editio*

1 Erschienen in Venedig, im Verlag des Filippo Pincio (oder „Pinzi“): ISTC ig00037000; siehe Fortuna, Galeno latino, S. 472f.

princeps stützte und in den Ausgaben von Chartier und Kühn gedruckt wurde[1].

VI. Die indirekte Überlieferung

Exzerpte unterschiedlichen Umfangs aus Methodus medendi, die den Stellenwert einer Parallelüberlieferung haben, wurden von spätantiken bzw. frühbyzantinischen Autoren wie Oribasius von Pergamon (4. Jhdt.), Aetius von Amida (5.–6. Jhdt.) und Paulus von Ägina (7. Jhdt.) erstellt, unter besonderer Berücksichtigung von chirurgischen Themen und der Behandlung von Wunden. Auf diese Auszüge wird im Similienapparat dieser Edition regelmäßig verwiesen.

Es gibt Hinweise, dass der Traditionszweig, der dem von diesen Autoren konsultierten Text am nächsten kommt, mit der Gruppe γ in Verbindung steht, insbesondere mit den Handschriften S[2] und T[3].

VII. Das Schema der Textüberlieferung

Die 22 erhaltenen griechischen Handschriften weisen eine geringe Anzahl an gemeinsamen Fehlern auf, von denen die aussagekräftigsten im Folgenden aufgeführt werden:

S. 16,1	διὰ (*post* ἐξάραι) *secludendum*
S. 34,3	τιλτῶν μοτῶν *pro* τούτου καὶ μοτῶν *scribendum*
S. 38,15	αἷμα *inter* ἀλλ' *et* ἀποστρέψαντες *addendum*
S. 60,7	καθαιρεῖ *pro* καθαίρει *scribendum*
S. 68,1sq.	τί γὰρ δεῖ τὰς ὕλας ἐπέρχεσθαι; *secludendum*
S. 74,19	αἱ Σταβίαι *secludendum*
S. 78,19	καὶ οὗτος *secludendum*
S. 110,5	δυνάμεων *in* δυναμερῶν *corrigendum*

Von diesen Fehlern ist jedoch ungefähr die Hälfte auch polygenetisch erklärbar. Aufgrund signifikanter, gruppenbildender Majuskelfehler ist es nicht möglich, eine gemeinsame mittelalterliche Vorlage für die Zeit nach der Umschrift (9.–10. Jhdt.) zu rekonstruieren. Es handelt sich folglich um eine *recensio aperta*, bei der anzunehmen ist, dass in der Zeit zwischen der Abfassung des Werkes im 2. Jhdt. und der Entstehung der ersten rekonstruierbaren Familien bzw. erschlossenen Vorlagen in der früh- und mittelbyzantinischen Zeit eine Reihe von Kontaminationsprozessen eingetreten waren. Die Wege der Kontamination sind, wie oben dargelegt, teilweise nachvollziehbar.

Zusammenfassend lassen sich zwei „Urfassungen" ψ und χ des Textes unserer Schrift abstrahieren, die jeweils den Konsens zwischen α+γ und β+γ darstellen.

1 Siehe Lorusso, Galeno. Metodo Terapeutico I–II, S. LXVIIf.

2 Vgl. z.B. folgende Fälle: S. 50,18 ἐκβηχθείη] ἐκβληθείη S Orib. Aet.; S. 164,3 σπλῆνας S Orib.: σπλῆνα *cett. codd.*

3 Siehe oben, S. xlviii.

Auf der Grundlage der dargelegten Rekonstrution ergibt sich für die Textüberlieferung der Bücher V und VI folgendes (vereinfachtes) Schema:

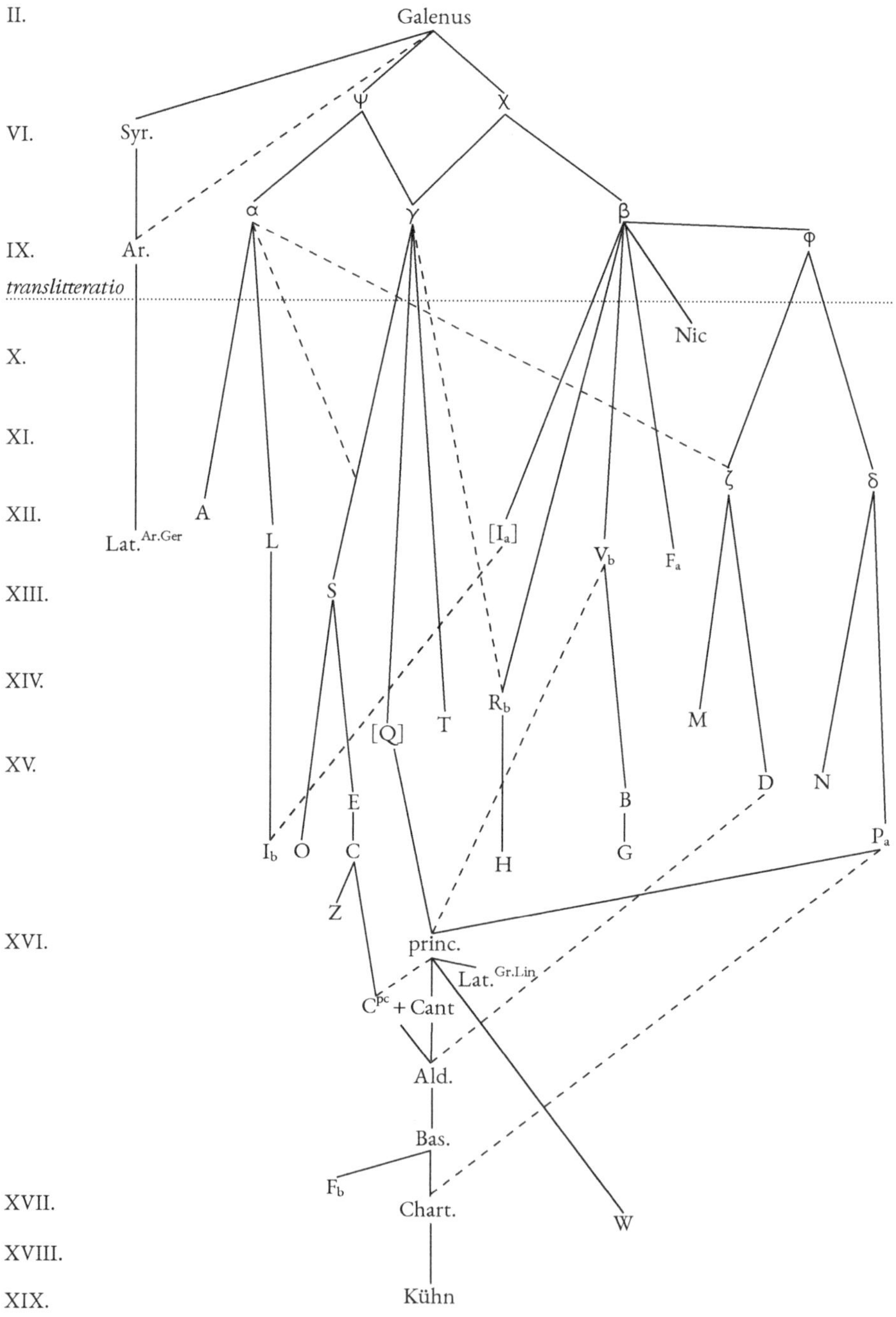

B. Inhaltsübersicht

Nach der Exegese der bedeutendsten Passagen der hippokratischen Schrift De ulceribus, welche in den Büchern III–IV von Meth. med. erfolgte, wird die medizinisch-therapeutische Abhandlung mit Buch V fortgesetzt. Gegenstand sind hier Wunden, die aufgrund der „Lösung des Zusammenhangs“ (λύσις συνεχείας) entstanden sind (siehe Kap. 1–2); ein Konzept, das bereits in den vorangegangenen Büchern antizipiert wurde. Beschrieben wird darauf, wie man Blutungen an den oberflächlichen Körperteilen und an den inneren Organen stillen kann. In Bezug auf Blutungen, die oberflächliche Bereiche des Körpers betreffen, wird auf die Verwendung von Verbänden, Tupfern und anderen blutstillenden Mitteln hingewiesen, die der Arzt in den ersten Phasen seiner Behandlung sofort anwenden muss, um die Bildung von Gewebe und Narben in jeder Hinsicht zu fördern (Kap. 3–4). Bei Blutstürzen, die in tieferen Bereichen auftreten (Kap. 5–15, mit dazwischenliegenden Exkursen), können die zuvor beschriebenen Techniken nicht angewendet werden. Aus diesem Grund müssen einerseits andere Maßnahmen ergriffen werden, um den Blutfluss ab- und umzuleiten, andererseits müssen Lebensmittel und Getränke mit zusammenziehenden Eigenschaften verabreicht werden. Die Schwierigkeit der Behandlung der oberen Organe des Atemtrakts ist bekannt; besonders kritisch ist der Fall der Lunge (Kap. 8–14). Darüber hinaus gibt es polemische Tiraden gegen Methodiker, Empiriker und Dogmatiker (siehe Kap. 2, 10 und 15) sowie Exkurse über frühere klinische Erfahrungen (siehe Kap. 12, gekennzeichnet durch eine Beschreibung der Vorteile der Milch aus Stabiae, und Kap. 13).

Buch VI beginnt mit einer terminologischen Überlegung: Wunden haben je nach dem Körperteil, in dem sie auftreten, unterschiedliche Namen (Kap. 1). Bei den Knochen heißt z.B. die Lösung des Zusammenhangs „Bruch“ (κάταγμα oder ἄπαγμα). Es folgt die Therapie von Nervenverletzungen (Kap. 2–3), an die sich pharmakologische Exkurse anschließen. Besprochen wird darauf die Heilung von Verletzungen an Sehnen und Bändern und in der Bauchregion (Kap. 4). Das Buch schließt mit einer Diskussion über die therapeutische Behandlung von Brüchen in verschiedenen Teilen des Körpers (Kap. 5) und im Schädel (Kap. 6). Für alle Kapitel des sechsten Buchs ist ein Vergleich mit den entsprechenden hippokratischen Schriften, auf die Galen immer wieder verweist, eine unverzichtbare Grundlage.[1]

Das Werk ist in den erhaltenen Textzeugen von Meth. med. einheitlich mit dem Titel Θεραπευτικὴ μέθοδος tradiert.[2] In der handschriftlichen Überlieferung wurden den Buchanfängen Inhaltsangaben unterschiedlichen Umfangs vorangestellt; dem Text wurden auch teilweise Zwischenüberschriften hinzugefügt. Es ist anzunehmen, dass der Ursprung dieser disparaten Inhaltsangaben und Zwischenüberschriften auf die Auslegungspraxis in der Spätantike bzw. frühbyzantinischen Zeit zurückgeht.

1 Neuere Studien haben gezeigt, wie die hier zusammengestellten Angaben es auch ermöglichen, den Inhalt verlorener hippokratischer Werke zu rekonstruieren, wie z.B. des Traktats De vulneribus et telis; siehe Witt, Weichteil- und Viszeralchirurgie.

2 Derselbe Sachverhalt findet sich in der Schrift De libris propr. (p. 157,2 Boudon = XIX 30,17 K.).

Es lässt sich feststellen, dass sich die Inhaltsangaben in der ausführlicheren Form, allerdings auch hier uneinheitlich, in den Textzeugen der Gruppe α erhalten und sie sehr wahrscheinlich über die oben dargelegten Kontaminationslinien auf die Handschriften der Gruppe γ gewirkt haben.

Im Folgenden ist die Inhaltsübersicht zu Buch V aus der Handschrift L (fol. 44rv), einem der ältesten Textzeugen, exemplarisch wiedergegeben.

Τέλος τοῦ τετάρτου λόγου τῆς Θεραπευτικῆς μεϑόδου:[1] καὶ ἀρχὴ τοῦ πέμπτου λόγου[2] τῆς Θεραπευτικῆς μεϑόδου:~

Ἀνακεφαλαιωσάμενος τὸν περὶ τῶν ἐνσαρκώδει τόπῳ ἑλκῶν λόγον, μέτεισιν ἐπὶ τὸν ἐν τοῖς ὀργανικοῖς·[3]

Περὶ ἀρτηρίας καὶ φλεβὸς τρώσεως:
Περὶ αἱμορραγίας ἐποχῆς: παροχετεύσεως: ἰσχαίμων φαρμάκων: ἐσχαρωτικῶν:[4]
Περὶ γάλακτος:
Περὶ αἱμοπτυϊκῶν ἐκ κατάρ<ρ>ου:
Περὶ τῶν ἐν ἕδρᾳ καὶ αἰδοίῳ ἑλκῶν καὶ ἰάσεως τούτων:~[5]

Κεφάλαια τῶν ἐν τῷ πέμπτῳ (*scil.* λόγῳ):
Διῃρημένης ὁποσοῦν φλεβὸς καὶ ἀρτηρίας ϑεραπεία:
Περὶ αἵματος ἀναγωγῆς τῆς τ' ἄλλης καὶ τῆς ἐκ τῶν ἀναπνευστικῶν.

C. Editionsprinzipien

Der kritische Apparat verzeichnet alle für die Textkonstitution relevanten Varianten, die grundsätzlich negativ abgebildet werden. Nicht aufgenommen werden eindeutig auflösbare Abkürzungen und rein orthographische Abweichungen, es sei denn, sie sind stemmatisch oder textkritisch von Interesse[6]. Korrekturversuche, welche bei Variantenträgern *in margine* bzw. *supra lineam* erfolgen und vom Kopisten des Textes stammen, werden nur verzeichnet, wenn sie sich als textgeschichtlich relevant erweisen. Korrekturen und Korrekturversuche in einer Handschrift werden nach Möglichkeit den unterschiedlichen Händen

1 Diese Buch IV abschließende Formulierung fehlt im Kodex A; hingegen findet sich als einleitende Formel der Satz Τὰ κεφάλαια τῶν ἐν τῷ πέμπτῳ εἰσὶ ταῦτα.

2 Im Kodex A findet sich zu Buch V, welches bewusst auf einem neuen Folio (351r) beginnt, als Überschrift Ἀρχὴ τοῦ πέμπτου λόγου.

3 Diese einleitende Formulierung fehlt im Kodex A.

4 Im Kodex A stehen Περὶ ἰσχαίμων φαρμάκων, Περὶ ἐσχαρωτικῶν, Περὶ παροχετεύσεως in dieser Reihenfolge als getrennte Überschriften.

5 Kodex A liest καὶ τῆς τούτων ϑεραπείας anstatt καὶ ἰάσεως τούτων.

6 Wörter mit nicht eindeutig auflösbaren Abkürzungen werden nur dann im Apparat aufgeführt, wenn entweder alle Textzeugen den gleichen abgekürzten Buchstabenbestand haben, wenn die Überlieferung nicht einheitlich ist, oder wenn im Einzelfall andere Gründe die Aufnahme in den Apparat erfordern.

mit hochgestellten arabischen Ziffern zugewiesen (z.B.: ὑπὸ] ἀπὸ F, *corr.* F^2) oder, wo dies nicht möglich ist, mit unpersönlichen Ausdrücken beschrieben (z.B.: ὑπὸ *ex* ἀπὸ *correctum est in* F). Berücksichtigungswürdige Zufügungen eines Schreibers, die aber nicht das Gewicht haben, um im Text aufgenommen zu werden, werden mit *add.* gekennzeichnet; durch *suppl.* wird der durch spätere Eintragung restituierte Wortlaut kenntlich gemacht, der im Text gedruckt wird.

Die in der Reihe CMG bewährte Praxis, Gruppensigla für die Bezeichnung von erschlossenen Textzeugen zu verwenden, wird auch für die Edition der Schrift Methodus medendi beibehalten. Erschlossene Textzeugen werden mit einem kleinen griechischen Buchstaben bezeichnet, der auch als Gruppensiglum verwendet wird. Kann der Text einer Handschrift auf mehr als eine Vorlage zurückgeführt werden, wird dem Handschriftensiglum ein tiefgestellter kleiner lateinischer Einzelbuchstabe, beginnend mit „a", nachgestellt. Das ist in der vorliegenden Arbeit der Fall bei den Textzeugen I_a/I_b, V_b, R_b und F_a/F_b.

Eingriffe des Herausgebers in den Text werden mit *correxi* oder *scripsi* gekennzeichnet. Mit *correxi* wird eine geringfügige Korrektur einer überlieferten Lesart bezeichnet, mit *scripsi* alle weitergehenden Verbesserungen, unabhängig davon, auf welcher Grundlage und aus welchem Grund diese vorgenommen werden. Wird eine solche Lesart in leicht modifizierter Form in den Text aufgenommen, kann dies mit „*sec(undum) ... scripsi/correxi*" kenntlich gemacht werden. So werden auch wörtlich übernommene Lesarten aus der indirekten bzw. anderssprachigen Überlieferung gekennzeichnet.

Auf Basis der oben dargelegten, stemmatisch abgesicherten Rekonstruktion wird eine große Anzahl von singulären Abweichungen in griechischen Handschriften, für die die Abstammung aus derselben erschlossenen Vorlage zweifelsfrei nachweisbar ist, nicht in den kritischen Apparat aufgenommen. Dies ist insbesondere der Fall bei jüngeren Textzeugen, wie z.B. M und D sowie N und P_a, die vom verlorenen Antigraphon φ über die jeweiligen Zwischenstufen ζ (= M+D) und δ (= N+P_a) abstammen[1].

Zur Kategorie *codices qui raro memorantur* gehören die kontaminierten Textzeugen S, R_b, T, die dem verlorenen Vorfahren γ zugeordnet werden können. Im Laufe der Zeit eingetretene Phänomene von „horizontaler" Kontamination[2] haben dazu geführt, dass zahlreiche Lesarten der Stammväter α und β zunächst in γ und danach in dessen Abkömmlinge eingeflossen sind. Eindeutig fehlerhafte Lesarten, die sich in S, R_b und/oder T finden, werden daher nicht im Apparat aufgeführt. Im Apparat wird das Siglum S* verwendet, um an ausgewählten Stellen den ursprünglichen Wortlaut des unabhängigen Textzeugen S wiederzugeben, wenn er aufgrund eines mechanischen Ausfalls nur durch Übereinstimmung der beiden direkten[3] Apographa E und O mit Sicherheit rekonstruiert werden kann.

Einen Sonderfall stellt der Kodex I dar, der sich auf zwei verschiedene kodikologische Einheiten verteilt: I_a, den ursprünglichen Block aus dem 12. Jhdt., und I_b,

1 Siehe oben, S. xxiv–xxxiv.

2 Siehe oben, S. xl–xliv.

3 Siehe oben, S. xlivf.

das Ergebnis der Restaurierung im 15. Jhdt. Als Apographon von L ist I_b für die *constitutio textus* grundsätzlich wertlos und wird deshalb im Apparat nicht erwähnt[1]; in den wenigen Fällen, wo sich der ursprüngliche Wortlaut von I_a im Text von I_b rekonstruieren lässt[2], wird dies im Apparat durch das Siglum I_a* gekennzeichnet.

Erwägenswerte Lesarten der Drucke, die entweder eigenständige Texteingriffe durch die Herausgeber darstellen oder auf Handschriften[3] zurückgehen, werden im Apparat ausgewiesen. Dies gilt nicht für singuläre Abweichungen sowie eindeutige Fehler, die in späteren Ausgaben korrigiert wurden.

Mit Verweis auf die allgemein zur Verfügung stehenden erweiterten digitalen Recherchewerkzeuge wurden im Similienapparat und in den philologischen Anmerkungen bei Verweisen auf andere Werke innerhalb und außerhalb des *Corpus Galenicum* ausschließlich die wesentlichen und für das Textverständnis unerlässlichen Referenzen dokumentiert.

Bei den Konsonantengruppen γιγν-/γιν- und σσ-/ττ- wurde systematisch die zweite Variante (γιν- und ττ-) in den Text aufgenommen. Auf die orthographischen Besonderheiten der einzelnen Kodizes wird an anderer Stelle eingegangen werden. Trivialfehler wie Aussprachefehler, Konsonantenverdoppelungen und Itazismen werden in der Regel nicht im Apparat genannt, es sei denn, es handelt sich um eine valide Lesart bzw. Variante.

* * *

Indem ich mich von dieser Arbeit verabschiede, möchte ich all denjenigen meinen aufrichtigen Dank aussprechen, die mich auf vielfältige Weise unterstützt und konkret dazu beigetragen haben, diese Edition möglichst fehlerfrei zu gestalten.

Einige stillschweigend in den Text aufgenommene Verbesserungsvorschläge entstammen der Diskussion, die während des Kolloquiums zur antiken Medizin an der Humboldt-Universität zu Berlin im Studienjahr 2022/23 stattfand. Ich danke Philip van der Eijk für die Einladung, den Text von Methodus medendi im Seminar zu präsentieren, sowie all denjenigen, die an der Lesegruppe aktiv teilgenommen haben. Irene Calà verdanke ich die großzügige Bereitstellung einiger Parallelstellen aus den noch unedierten, von ihr kritisch bearbeiteten Büchern X und XIV des Aetius von Amida.

Costanza de Martino, Claudio De Stefani, Simone Mucci, Antonio Rollo sowie den Mitgliedern des Beirats des Corpus Medicorum Graecorum bin ich für wertvolle Anregungen zu schwierigen Textstellen und deren Interpretation zu großem Dank verpflichtet. Für die kompetente Lektüre und die sorgfältige Revision des größten Teils dieser Arbeit gebührt an dieser Stelle Sara von Seggern mein Dank.

1 Siehe oben, S. xviif.

2 Siehe oben, S. xxxivf.

3 Bei Lesarten, die über abhängige Handschriften in die Drucke Einzug gefunden haben, wird ausschließlich der übergeordnete Textzeuge mit dem/den entsprechenden Druck(en) aufgeführt.

Herzlich gedankt sei dem Kollegen und Mitstreiter Carl Wolfram Brunschön, mit dem ich alle Abschnitte dieser spannenden Forschungsreise geteilt habe. Tagtägliche, aufschlussreiche Gespräche stellten über Jahre die Basis eines fruchtbaren wissenschaftlichen Austauschs dar, welcher zur Klärung wesentlicher Aspekte dieser Edition, insbesondere der vielfältigen Probleme der Textüberlieferung, entscheidend beigetragen hat.

Schließlich gelten meine Gedanken Jutta Kollesch, die sich bis zu ihrem letzten Arbeitstag an der Revision von Teilen dieses Buchs beteiligt hat. Als Zeichen der Dankbarkeit für ihre Geduld und ihre Bereitschaft, sich jederzeit auf anregende Diskussionen zur Erschließung medizinischer Texte einzulassen, möchte ich ihr diese Arbeit widmen.

ΓΑΛΗΝΟΥ

ΘΕΡΑΠΕΥΤΙΚΗΣ ΜΕΘΟΔΟΥ

ΒΙΒΛΙΟΝ ΠΕΜΠΤΟΝ ΚΑΙ ΕΚΤΟΝ

GALEN

DIE THERAPEUTISCHE METHODE

BUCH V–VI

CONSPECTVS SIGLORVM ET COMPENDIORVM

A	=	Parisinus Suppl. gr. 634; s. XII
A^2	=	eiusdem codicis corrector
L	=	Londinensis Additional 6898; s. XII
L^2, L^3	=	eiusdem codicis correctores
V_b	=	Marcianus gr. Z. 276; s. XIII
$V_b{}^2$, $V_b{}^3$	=	eiusdem codicis correctores
F_a	=	Laurentianus Plut. 74.6; s. XII/XIII
$F_a{}^2$, $F_a{}^3$	=	eiusdem codicis correctores
M	=	Mosquensis Synod. gr. 51; s. XIV
D	=	Parisinus gr. 2280; s. $XV^{3/4}$
N	=	Parisinus gr. 2162; s. XV; ca. a. 1440
P_a	=	Parisinus gr. 2274; s. $XV^{4/4}$
$P_a{}^2$, $P_a{}^3$	=	eiusdem codicis correctores

raro memorantur:

S	=	Vaticanus Archivi Sancti Petri H 45; s. XIII
S*	=	codicis S loci e consensu codicum descriptorum E ac O restituti
E	=	Parisinus gr. 2160; s. XV; a. 1473
O	=	Oxoniensis Laud. gr. 56; s. $XV^{4/4}$
T	=	Mosquensis Synod. gr. 283; s. XIV (versio brevis)
R_b	=	Vaticanus Regin. gr. 174 + Leidensis Voss. Misc. 11; s. $XIV^{1/4}$
$R_b{}^2$	=	eiusdem codicis corrector alias Demetrius Angelus
I_b	=	codicis Athoi Iberorum 164 (s. XV, ca. a. 1488) instaurata pars
I_a*	=	instauratae partis codicis I_b loci, qui lectiones priscae codicis partis (= I_a; s. XII) tradunt
Nic	=	libri sexti fragmentum ex vetustissimo codice Nicetae (= Laur. Plut. 74.7; s. X) excerptum

α	=	consensus codicum AL
β	=	consensus codicum $V_bF_aMDNP_a$
γ	=	consensus codicum STR_b
ζ	=	consensus codicum MD
δ	=	consensus codicum NP_a
φ	=	consensus codicum $MDNP_a$

Lat.$^{Ar.Ger}$	=	translatio Latina ex Hunaini versione arabica a Gerardo Cremonensi confecta; s. XII
Lat.$^{Gr.Lin}$	=	translatio Latina a Thoma Linacre confecta in editione Kuehnii impressa; s. XVI

princ.	=	editio princeps, Venetiis a. 1500
Ald.	=	editio Aldina, Venetiis a. 1525/26
Bas.	=	editio Basileensis, a. 1538
Chart.	=	editio Charterii, Lutetiae Parisiorum a. 1679
Kühn	=	editio Kuehnii, Lipsiae a. 1825
edd.	=	consensus editionum

Corn.	=	Ianus Cornarius in editionis Aldinae exemplari suo nunc bibliothecae universitatis Ienensis
Gad.	=	Augustini Gadaldini adnotationes criticae in editionis Iuntinae exemplari (Venetiis, a. 1565) impressae
Garofalo	=	adnotationes criticae ab Ivano Garofalo collata Hunaini versione arabica propositae[1]

1 vide Collazioni, congetture e emendamenti inediti, in: Galenos 7 (2013), S. 176–182; 8 (2014), S. 218–221; 9 (2015), S. 297–299; 10 (2016), S. 211–217.

ΓΑΛΗΝΟΥ

ΘΕΡΑΠΕΥΤΙΚΗΣ ΜΕΘΟΔΟΥ

ΒΙΒΛΙΟΝ ΠΕΜΠΤΟΝ

X 305 K. 1. Τὴν τῶν ἑλκῶν ἴασιν, ὡς ἄν τις ἄριστα ποιοῖτο, διὰ τῶν ἔμπροσθεν
τοῦδε δυοῖν ὑπομνημάτων διερχόμενοι καὶ τοὺς ἄλλους μὲν ἅπαντας
ἰατροὺς ὅσοι χωρὶς τοῦ ζητῆσαι τὰ στοιχεῖα τῶν ἁπλῶν ἐν ἡμῖν μορίων
ἅπτονται τῆς τέχνης οὐ δυναμένους οὐδὲν ἰάσασθαι μεθόδῳ, πάντων δὲ
μάλιστα τοὺς τὴν Θεσσαλοῦ πρεσβεύοντας αἵρεσιν, ἐπεδείξαμεν. οἱ μὲν
γὰρ ἄλλοι τά γ' ἐν τοῖς διαφέρουσι μέρεσιν ἕλκη διαφόρως θεραπεύειν
ἀξιοῦσιν ὑπὸ τῆς πείρας δεδιδαγμένοι· τοῖς δ' ἀπὸ τοῦ Θεσσαλοῦ διὰ τὸ
306 περιττὸν τῆς σοφίας ἅπαν | ἕλκος ὁμοίας δοκεῖ δεῖσθαι θεραπείας, ἐν
2 ὅτῳπερ ἂν ᾖ μέρει τοῦ ζῴου γεγονός. εἰ μὲν γὰρ εἴη κοῖλον, ἀναπληρώσεως
αὐτὸ χρῄζειν φασίν, εἰ δ' ὁμαλές, ἐπουλώσεως, εἰ δ' ὑπερσαρκοῦν, καθαιρέσεως, εἰ δ' ἔναιμόν τε καὶ πρόσφατον, κολλήσεως, ὥσπερ τῷ ταῦτα

4–6,5 Meth. fr. 182: p. 490 Tecusan 12–14 εἰ – κολλήσεως] *cf.* Gal. Meth. med. III 6: p. 66,1–5 Lorusso = X 204,13–17 K.

1–3 Inscriptio] *vd. praef.*, p. LXIsq. 4 ὡς] ἦν A: ὡς ἦν R_b F_a, ἦν *in* ἵν' *mutatum in* F_a ἄριστ' ἄν τις A ποιοῖτο *e* ποιεῖτο *correctum in* A: ποιεῖτο S 5 διερχόμενος R_b *edd.* 6 ζητεῖσθαι *Bas. Chart. Kühn* 8 *ante* Θεσσαλοῦ *add.* τοῦ L S R_b F_a M ἐπέδειξα *edd.*: ἀπεδείξαμεν A δ: monstravimus Lat.$^{Ar.Ger}$ 9 γ'] τ' L: τε R_b 9sq. ἀξιοῦσι θεραπεύειν L S 10 δεδειγμένοι S^* 11 θεραπείας δεῖσθαι F_a 12 ᾧπερ L 13 φασι χρῄζειν *edd.* καθάρσεως I_a^*

GALEN

DIE THERAPEUTISCHE METHODE

BUCH V

1. Wie man die Behandlung der Wunden am besten vornehmen könnte, haben wir in den beiden Büchern, die diesem vorangehen, abgehandelt, und wir haben gezeigt[1], dass all diejenigen anderen Ärzte[2], die sich, ohne die Elemente[3] der in uns vorhandenen einfachen Körperteile zu untersuchen, der (Heil)kunst annähern[4], nicht imstande sind, auch nur irgendetwas gemäß einer (bestimmten) Methode zu behandeln, am wenigsten von allen aber die Anhänger der Schule des Thessalos. Denn die anderen[5] fordern, zumindest die Wunden an den unterschiedlichen Körperteilen auf verschiedene Weise zu behandeln, da sie aus der Erfahrung Lehren gezogen haben; den Anhängern des Thessalos scheint aber in ihrer übermäßigen Weisheit jede Wunde derselben Behandlung zu bedürfen, an welchem Körperteil des Lebewesens sie auch immer entstanden ist. Denn wenn 2
sie hohl ist, sagen sie, dass sie eine Auffüllung benötigt, wenn sie aber glatt ist, eine Vernarbung, wenn sie dagegen zu viel Fleisch enthält, eine Verringerung,

1 Für den Gebrauch der Form ἐπεδείξαμεν (*vs* ἀπεδείξαμεν) *cf.* *infra*, S. 138,12.

2 i.e. die Methodiker und „die Anhänger von Erasistratos und Herophilos“, wie sie von Galen bezeichnet werden; *cf. infra* S. 11,18–13,6. Zur Definition von „halb-Dogmatiker“ für Erasistratos und Herophilos siehe Meth. med. III 3: p. 38,17–40,4 Lorusso = X 184,11–18 K. (= fr. 61B Garofalo = T 233 von Staden).

3 In der Lehre Galens sind mit „Elementen“ in erster Linie Feuer, Luft, Wasser und Erde gemeint, die als primäre Grundbestandteile der Körper über vier innewohnende Qualitäten (i.e. die vier δραστικαὶ ποιότητες: Wärme, Kälte, Feuchtigkeit, Trockenheit) verfügen; *cf. e.g.* Gal. De elem. ex Hipp. sent. 6: CMG V 1,2, p. 102,1–118,15 und Meth. med. III 3: p. 40,9–42,11 Lorusso = X 185,5–186,14 K. In Lat.[Ar.Ger] werden an dieser Stelle die Wörter τὰ στοιχεῖα mit *prima elementa* übersetzt. Von πρῶτα στοιχεῖα ist in anderen Passagen des Werks ausdrücklich die Rede: *cf. e.g.* Meth. med. VII 2: X 460,2–8 K. Die zweite Ebene der therapeutischen Überlegung beinhaltet die von Galen als „sekundär“ bezeichneten Elemente (*cf.* Quod opt. med. sit etiam philos. 3: p. 290,10–15 Boudon = I 60,2–6 K.), und zwar die Homoiomeren selbst, welche sichtbar/wahrnehmbar sind und unterschiedliche Mischungsverhältnisse von Warm, Kalt, Feucht und Trocken aufweisen; für die Bezeichung der Homoiomeren als στοιχεῖα πρὸς αἴσθησις *cf.* Gal. In Hipp. De nat. hom. comm. *prooem.*: CMG V 9,1, p. 6,15. Zur Lehre des Athenaios, der die Elemente der Medizin (τὰ τῆς ἰατρικῆς στοιχεῖα) direkt mit Warm, Kalt, Feucht und Trocken identifizierte, *cf.* [Gal.] Def. med. 29: CMG V 13,2, p. 18,1–7.

4 Für eine sehr ähnliche Formulierung (ὅσοι [*scil.* Methodiker und „halb-Dogmatiker“] χωρὶς τοῦ γνῶναι τὰ τῶν ὁμοιομερῶν στοιχεῖα μεταχειρίζεσθαι τὴν τέχνην δικαιοῦσιν) siehe Meth. med. VI 4: *infra*, S. 140,15sq.

5 i.e. die Empiriker.

γινώσκειν ἀκολουθοῦν ἐξ ἀνάγκης τὸ θεραπεύειν ὀρθῶς, ἀλλ' οὐχὶ κοινὸν τοῦτο καὶ πρὸς τοὺς ἰδιώτας ὑπάρχον· οὐδεὶς γοῦν ἀγνοεῖ τῶν ῥηθέντων οὐδέν. οὐ μὴν οὐθ' ὡς χρὴ σαρκῶσαι τὸ κοῖλον οὐθ' ὡς ἐπουλῶσαι τὸ πεπληρωμένον ἢ καταστεῖλαι τὸ ὑπεραυξανόμενον ἢ συμφῦσαι τὸ καθαρόν τε καὶ μὴ κοῖλον ἐπίστανται· μόνων γάρ, οἶμαι, τῶν ἰατρῶν τὰ τοιαῦτα τῶν ἔργων ἐστὶν ἤτοι γ' ἐκ λόγου τινὸς ἢ ἐξ ἐμπειρίας ἢ ἐξ ἀμφοτέρων τὴν εὕρεσιν ἔχοντα.

3 Πάλιν οὖν ἀναλαβόντες ἐν κεφαλαίοις ὑπὲρ αὐτῶν διέλθωμεν ἕνεκα τοῦ συνάψαι τὴν ἀρχὴν τῶν μελλόντων λεχθήσεσθαι τῇ τελευτῇ τῶν φθανόντων εἰρῆσθαι. πᾶν ἕλκος ἐδείχθη ξηραινόντων χρῄζειν φαρμάκων, ἀλλὰ τὸ
307 μὲν κοῖλον ἧττόν τε τῶν ἄλλων καὶ πρὸς τῷ μετρίως ξηραί|νειν τὸ ῥύπτειν ἐχόντων, τὸ δὲ τῆς ἑνώσεως τῶν χειλῶν δεόμενον, οἷα τὰ καλούμενα πρὸς τῶν ἰατρῶν ἐστιν ἔναιμα, τῶν τε μᾶλλον ἔτι ξηραινόντων καὶ χωρὶς τοῦ ῥύπτειν ἀτρέμα στυφόντων· ἔτι δὲ δὴ τῶνδε μᾶλλον ὅσα τῶν ἑλκῶν εἰς οὐλὴν ἀχθῆναι δεῖται ξηραινόντων τε χρῄζει φαρμάκων καὶ στυφόντων οὐκ ἀγεννῶς. εἰ δὲ ἡ σὰρξ αὐτῶν ὑπὲρ τὸ κατὰ φύσιν ἀρθείη, δριμέων τε καὶ
4 καθαιρετικῶν, ἅπερ ἐξ ἀνάγκης ἔσται θερμὰ καὶ ξηρά. συμπτώματος δέ τινος ἑτέρου προσγενομένου τοῖς ἕλκεσιν ἀπὸ τῆς ἐκείνου φύσεως ὁ σκοπὸς

1 ἀκολουθοῦντος A δ: ἀκόλουθον S^* *edd.* τὸ] τοῦ δ *post* κοινὸν *add.* μὲν α F_a ζ *edd.*, *radendo del.* L^2 **2** οὖν A V_b ζ *edd.* **3** *post* τὸ κοῖλον *add.* ἕλκος A **5** ἐπίστανται *in* ἐπίσταται *mutatum in* V_b: ἐπίσταται L ζ μόνον S *Ald. Chart. Kühn*: μόνην α **6** ἐξ ἀμφοτέρων *ex* ἐκ συναμφοτέρου *corr.* V_b^2: ἐκ συναμφοτέρου V_b ζ *edd.*: ἐκ συναμφοτέρων A **8** διεξέλθωμεν *edd.* 8sq. τοῦ συνάψαι *in* τοῦ καθάψαι *mut.* R_b^2 **10** χρῄζειν] δεῖσθαι T ζ **11** *post* ἄλλων *add.* δεῖ ξηραίνειν *princ.* τῷ] τὸ S I_a^* D P_a ῥύπτον (*e mut.*) F_a **13** τῶν^{II}] τούτων F_a ἔτι *om.* R_b *ante* ξηραινόντων *add.* τε S **14** δὲ] τε L T δὴ *om.* R_b *edd.*: δεῖ D τῶνδε μᾶλλον] μᾶλλον τῶνδε V_b: μᾶλλον τούτων R_b F_a δ: τῶνδε *om. edd.* *post* μᾶλλον *add.* καὶ L S **15** τε *om.* A I_a^* **16** ἡ *om.* V_b ἀρθείη *ex* ἀνθείη *correctum in* A: ἀνθείη S^* τε *om.* A I_a^* **17** ἔσται] εἶναι L R_b I_a^* V_b **18** προσγινομένου A V_b ζ *edd.*

wenn sie aber blutet und frisch ist, eine Verschließung, als ob dieser Erkenntnis mit Notwendigkeit das richtige Behandeln folgte und dies nicht auch Gemeingut bei den Laien wäre: Jedenfalls ist keiner in völliger Unkenntnis des Gesagten. Aber tatsächlich wissen sie weder, wie man die hohle (Wunde) mit Fleisch auffüllen, noch, wie man die aufgefüllte zum Vernarben bringen muss, oder die übermäßige reduzieren oder die reine und nicht hohle zusammenwachsen lassen muss; denn ich glaube, dass den Ärzten derartige Leistungen nur eigen sind, weil sie entweder aufgrund irgendeiner Theorie oder aufgrund der Erfahrung oder aufgrund von beiden entdeckt werden[1].

Indem wir also jetzt diese Themen in den Hauptpunkten wiederaufnehmen[2], 3
wollen wir sie noch einmal durchgehen, um den Anfang dessen, was gesagt werden soll, mit dem Ende des zuvor Gesagten in Verbindung zu bringen. Es ist gezeigt worden[3], dass jede Wunde trocknender Heilmittel bedarf, aber die hohle (bedarf der Heilmittel), die weniger trocknen als die anderen, und (braucht) zusätzlich dazu, dass sie mäßig trocknen, (Heilmittel), die reinigende Eigenschaften haben, während (die Wunde), die der Zusammenfügung der Wundränder bedarf, wie diejenigen, die von den Ärzten *enaima*[4] genannt werden, (Heilmittel benötigt), die sowohl in noch stärkerem Maße trocknen als auch, ohne zu reinigen, leicht zusammenziehen; ferner benötigen aber alle Wunden, die zur Vernarbung gebracht werden müssen, Heilmittel, die in noch stärkerem Maße als diese sowohl trocknen als auch hinreichend zusammenziehen. Wenn aber ihr Fleisch über den naturgemäßen Zustand hinausragt, (benötigen die Wunden Heilmittel, die) scharf sind und (die Höhe) verringern, welche notwendigerweise warm und trocken sein werden. Wenn ein anderes Symptom zu den Wunden 4

1 Die bei anderen Autoren nicht so geläufige Formulierung τὴν εὕρεσιν ἔχειν findet sich an mehreren Stellen des Werks Galens; *cf. e.g.* De constit. artis med. *prooem.*: CMG V 1,3 p. 56,29sq.; Meth. med. XIII 21: X 928,11sq. K.; De cur. rat. per venae sect. 3: XI 258,17–259,2 K.

2 Für die Struktur ἀναλαμβάνω ... ἐν κεφαλάιοις / ἐπὶ κεφαλαίων im *Corpus Galenicum cf. e.g.* De usu part. IX 8: p. 22,1 Helmreich = III 712,13–14 K.; De constit. artis med. 18: CMG V 1,3, p. 128,5; De plac. Hipp. et Plat. VI 8: CMG V 4,1,2, p. 408,21.

3 *cf. e.g.* Meth. med. III 2, III 3, III 4, III 10, IV 2: p. 16,1–10, 32,1–34,5, 48,14–19, 100,8–16, 114,1–18 Lorusso = X 167,16–168,8, 178,13–180,6, 191,14–192,1, 230,9–231,1, 239,12–240,15 K.

4 In den meisten Schriften des *Corpus Galenicum* bezieht sich das Adjektiv ἔναιμος, -ον („Blut habend / mit Blut versehen") generell auf Tiere, Organe oder einzelne Körperteile. In therapeutischer und pharmakologischer Hinsicht kann das Adjektiv jedoch auch zur Bezeichnung bestimmter Wundarten oder, wie in diesem Fall, von speziellen blutstillenden Arzneimitteln verwendet werden. Die nicht seltenen Belege für „mit Blut versehene" Wunden finden sich allesamt in den ersten sechs Büchern von Meth. med.: II 2: p. 114,14 Lorusso = X 84,7 K.; III 4, III 7, III 10: p. 50,16, 66,4 (*cf. app. crit.*), 92,3 Lorusso = X 193,12, 204,16, 223,15 K.; V 1, V 8, V 10: *supra*, S. 4,14, *infra*, S. 52,9, S. 56,20; VI 2: *infra*, S. 102,8, S. 104,22. Für die Okkurrenzen des Adjektivs ἔναιμος, -ον in Verbindung mit φάρμακον mit der Bedeutung „blutstillend" („for stanching blood" laut LSJ) siehe mehr *infra*, S. 41,5 und S. 103,1 (mit Anmerkungen). Im Zusammenhang mit Meth. med. ist außerdem der adverbiale Gebrauch ἐναίμως ἰᾶσθαι (IV 4: p. 136,17 Lorusso = X 257,11 K.) bemerkenswert. Außerhalb von Meth. med. wird ἔναιμος, -ον unterschiedslos auf ἕλκος und τραῦμα bezogen, wie zum Beispiel an vier Stellen der Schrift Ad Glauc. de med. meth. *(cf. e.g.* II 10: XI 126,12 K.).

τῆς ἰάσεως ἐλαμβάνετο κἀκ τούτου πάλιν ἡ τῶν φαρμάκων δύναμις. εἰ μὲν γὰρ ῥύπος ἐπιτραφείη, τῶν ἀφαιρούντων αὐτὸν εἶναι τὴν χρείαν, ἅπερ ἅπανθ' ὑπάρχει ῥυπτικὰ πολὺ δή τι πλέον ἢ κατὰ τὰ σαρκοῦντα. πλέονος δ' ὑγρότητος ἐν αὐτοῖς φανείσης, ἔτι μᾶλλον ξηραίνειν χρὴ τὸ φάρμακον, οὐκ ἐξιστάμενον τῆς οἰκείας ἰδέας, ἀλλ' εἰ μὲν κολλητικὸν εἴη, ξηραῖνόν τε καὶ στῦφον, εἰ δὲ σαρκωτικόν, ξηραῖνόν τε καὶ ῥύπτον· ἐφ' ἑκάστου τε τῶν |
308 ἄλλων, ὡς προείρηται.

5 Δυσκράτου δὲ τῆς ὑποκειμένης γεγονυίας σαρκός, ἐκείνης πρότερον ἰᾶσθαι τὴν δυσκρασίαν, τὴν μὲν ξηροτέραν τοῦ κατὰ φύσιν ὑγραίνοντας, τὴν δ' ὑγροτέραν ξηραίνοντας, καὶ τὴν μὲν θερμοτέραν ψύχοντας, τὴν δὲ ψυχροτέραν θερμαίνοντας. καὶ εἰ κατὰ συζυγίαν δέ τινα δύσκρατος ὑπάρχοι, καὶ τὴν τοῦ φαρμάκου δύναμιν ἐξ ὑπεναντίου κατ' ἀμφοτέρας αἱρεῖσθαι τὰς συζυγίας· κοινὸν γὰρ εἶναι τοῦτό γε τῶν παρὰ φύσιν ἁπάντων, ὡς μηδὲν δύνασθαι πρὸς τὸ κατὰ φύσιν ἐπανελθεῖν ἄνευ τῶν ἐναντίων ἑαυτῷ τῇ δυνάμει. προσεπισκοπεῖσθαι δ' ἐν τῷδε καὶ τὰς τῆς δυσκρασίας αἰτίας εἴτε κοιναὶ τοῦ σώματος ἅπαντος ὑπάρχοιεν εἴτε μορίων τινῶν ἐξαίρετοι κατὰ συμπάθειαν ἀδικοῦσαι τὸ ἡλκωμένον, ἐξιᾶσθαι τε πρότερον μὲν τὴν τῆς γινομένης δυσκρασίας αἰτίαν, ἐφεξῆς δὲ καὶ τῆς ἤδη γεγενημένης· εἶναι γὰρ δὴ καὶ τοῦτον τὸν σκοπὸν ἁπάντων κοινὸν τῶν ὑπ' αἰτίου τινὸς ἐπι-
6 γινομένων. ἐδείξαμεν δὲ καὶ τὰς ἀπὸ τῆς διαφορᾶς τῶν ἑλκῶν διαφόρους

9–13 τὴν^{II} – συζυγίας] *cf.* Gal. De locis affectis II 18: CMG V 6,1,1, p. 376,13–18 17 κατὰ συμπάθειαν] *cf.* Gal. De locis affectis I 3: CMG V 6,1,1, p. 260,16–262,5

1 τοῦ φαρμάκου A 2 αὐτὸν *ex* αὐτῶν *corr.* A: αὐτῶν S^* *post* εἶναι *add.* χρὴ A R_b I_a^* ζ 3 *ante* πολὺ *add.* καὶ L πλεῖον A: μᾶλλον I_a^* κατασαρκοῦντα I_a^* πλείονος A T 4 ἔτι *om.* R_b: ἐπὶ L F_a δ ξηραίνειν χρῆναι S^* I_a^* ζ *edd.*: χρῆναι ξηραίνειν T: ξηρὸν εἶναι χρὴ R_b F_a V_b δ 6 στῦφον – καὶ *om.* A 7 ὡς προείρηται] ὥσπερ εἴρηται *edd.* 8 δὲ] τε A γεγονυίας τῆς ὑποκειμένης R_b F_a δ προτέρας L S F_a ζ *edd.*: προτέραν T 9 ξηροτέραν *e* ξηρότητα *corr.* F_a: ξηρότητα R_b 10 θερμοτέραν *in* θερμότητα *mut.* F_a: θερμότητα R_b 11 ψυχροτέραν *in* ψυχρότητα *mut.* F_a ὑπάρχει A R_b F_a D *princ. Ald. Bas.*: ὑπάρχ (*ambig.*) S: ὑπ' (*ambig.*) V_b 12 ὑπεναντίας F_a εἰρῆσθαι V_b 13 πάντων V_b 14 μηδὲ A 15 *post* τὰς *add.* αὐτῆς L S V_b *edd.* 16 ἅπαντος *e corr.* T: ἅπαντες M: ἅπαντας *edd.* 17 τε] δὲ R_b F_a *edd.* προτέραν ζ *edd.* 19 δὴ *in* δεῖ *mutatum in* R_b: δεῖ *edd.* ἐπιγινομένων *in* ἔτι γινομένων *mut.* F_a: γιγνομένων A T R_b V_b ζ

hinzugekommen ist, wurde von dessen Natur das Ziel der Behandlung abgeleitet und aus diesem wiederum die Wirkung der Heilmittel. Denn wenn Schmutz auftritt, besteht Bedarf an Mitteln, die ihn beseitigen, die alle viel mehr eine reinigende Kraft haben als die Heilmittel, welche die Wirkung haben, Fleisch wachsen zu lassen. Wenn sich aber mehr Feuchtigkeit in diesen Wunden zeigt, ist es erforderlich, dass das Heilmittel noch mehr trocknet, ohne seine typische Eigenschaft zu verlieren, sondern wenn es verschließend ist, trocknet es und zieht (die Wundränder) zusammen, wenn es aber fleischbildend ist, trocknet es und reinigt; und bei jedem anderen Fall verhält es sich, wie es zuvor gesagt worden ist[1].

Wenn aber das darunter befindliche Fleisch eine schlechte Mischung hat, ist es 5
erforderlich, zunächst dessen schlechte Mischung zu behandeln, und zwar indem man diejenige, die trockener ist, als es ihrem naturgemäßen Zustand entspricht, in einen feuchteren Zustand versetzt, die feuchtere dagegen in einen trockeneren, und die wärmere in einen kälteren, aber die kältere in einen wärmeren. Und wenn es eine schlechte Mischung hat, die aus irgendeiner Kombination (der Eigenschaften)[2] besteht, ist es erforderlich, auch die Wirkung des Heilmittels aufgrund ihres Gegensatzes zu beiden (Eigenschaften der) Kombination auszuwählen; denn gerade dies ist allen widernatürlichen Dingen gemeinsam, dass nichts in den naturgemäßen Zustand zurückkehren kann ohne die Dinge, die ihm in Bezug auf die Wirkung entgegengesetzt sind. Und hierbei ist es erforderlich, dass auch die Ursachen der schlechten Mischung betrachtet werden, entweder ob sie für den ganzen Körper gemeinsam gelten oder für einige Körperteile speziell, indem sie durch Miterkrankung den verwundeten Teil beschädigen, und es ist erforderlich, zunächst die Ursache für die auftretende schlechte Mischung vollständig zu behandeln, anschließend aber auch die Ursache der schon vorhandenen; denn auch dieses Ziel soll gemeinsam sein bei allen (Erscheinungen), die aufgrund irgendeines verursachenden Faktors noch hinzukommen. Wir 6
haben aber auch gezeigt[3], dass die je nach der Verschiedenheit der Wunden unter-

1 *cf. e.g.* Meth. med. III 3, III 4, III 7: p. 28,2–34,8, 48,17–50,5, 72,20–74,4 Lorusso = X 176,3–180,11, 191,17–192,17, 210,7–12 K.

2 Gemeint ist eine der zusammengesetzten Mischungen, in der zwei Eigenschaften (z.B. warm und trocken) dominant sind.

3 *cf.* Meth. med. III 10: p. 88,18–102,2 Lorusso = X 221,14–231,11 K.

309 ἐνδείξεις καὶ τὰς ἀπὸ τῆς | τῶν πεπονθότων σωμάτων κράσεως ἑτέρως
ἐχούσας τῶν προειρημένων. ἐκεῖναι μὲν γὰρ ἀπὸ τῶν παρὰ φύσιν ὑπάρ-
χουσαι τῶν ἐναντίων ἅπασαι χρῄζουσιν, αὗται δ' ἐκ τῶν κατὰ φύσιν ὁρμώ-
μεναι τῶν ὁμοίων· τὸ μὲν γὰρ ξηρότερον μόριον ξηραίνεσθαι χρὴ μᾶλλον, τὸ
δὲ ἧττον τοιοῦτον ἧττον ξηραίνεσθαι. κατὰ δὲ τὸν αὐτὸν τρόπον ἐπὶ τοῦ
θερμαίνεσθαί τε καὶ ψύχεσθαι. λαμβάνεσθαι δέ τινα κἀκ τοῦ κύριον ἢ μὴ
τοιοῦτον εἶναι τὸ μόριον, εὐαίσθητόν τε καὶ δυσαίσθητον, εἰς διάφορον
ἰάσεως ἔνδειξιν.

2. Ὅσον οὖν ὑπόλοιπον ἔτι τῆς τούτου τοῦ γένους θεραπείας ἐστὶν ἤδη
λέγωμεν. ὀνομάζεται μὲν δὴ τὸ γένος τοῦτο πρὸς ἡμῶν ἕνεκα σαφοῦς
διδασκαλίας ἑνώσεως λύσις, οὐδὲν διαφέρον εἰ καὶ συνεχείας εἴποιμεν.
ἐγγίνεται δ' οὐ μόνον τοῖς ὁμοιομερέσι τε καὶ ἁπλοῖς ὀνομαζομένοις μορίοις,
2 ἀλλὰ καὶ τοῖς συνθέτοις τε καὶ ὀργανικοῖς. αἱ δὲ τῶν βοηθημάτων ἐνδείξεις
ἕτεραι μὲν ἀπὸ τῶν ὁμοιομερῶν εἰσιν, ἕτεραι δὲ ἀπὸ τῶν ὀργανικῶν. ἀμφο-
τέρας μὲν οὖν οἱ τὴν Ἱπποκράτους μέθοδον ἀσπαζόμενοι γινώσκουσι,
310 διότι καὶ | τὴν ἑκατέρων τῶν μορίων ἐπίστανται φύσιν· τὴν δ' ἑτέραν ἐξ
αὐτῶν μόνην τὴν ἀπὸ τῶν ὀργανικῶν οἱ περὶ τὸν Ἐρασίστρατόν τε καὶ

7 εὐαίσθητόν – δυσαίσθητον] *cf.* Gal. De sympt. causis II 5: VII 179,16–180,7 K. Ad Glauc. de med. meth. II 4: XI 98,4sq. K. In Hipp. De fract. comm. I 38: XVIIIB 388,14sq. K. **10**sq. ὀνομάζεται – εἴποιμεν] *cf.* Gal. De constit. artis med. 5: CMG V 1,3, p. 66,5sq. Meth. med. IV 1: p. 104,4–12 Lorusso = X 232,1–233,3 K. **13–12,5** αἱ – ἀγνοοῦσι] Heroph. T 232: p. 408 von Staden

1 τῆς *om.* A V_b ζ ἑτέρας T M **2** τοῖς προειρημένοις α S I_a^* ζ: ταῖς προειρημέναις T *edd.* οὖσαι R_b F_a V_b δ **3** ἅπασι V_b *edd.* κατὰ] παρὰ I_a^* **4** χρὴ] δεῖ A V_b ζ *edd.* **5** τοιοῦτον *in* τοῦτον *mut.* L^2 *post* ξηραίνεσθαι *add.* χρὴ A V_b **6** ψυχραίνεσθαι δ **7** εἰς *om.* L S ζ *Ald. Bas. Chart. Kühn, punctis deletum in* F_a διαφορὰν R_b δ **8** *ante* ἰάσεως *add.* τῆς ζ **9** θεραπείας τοῦ γένους δ **10** λέγομεν L F_a I_a^* V_b ζ δὴ *om. edd.* **12** γίνεται V_b μορίοις *om.* R_b δ **13** καὶ^{I}] κἀν F_a ζ **16** φύσιν ἐπίστανται L S *edd.*

schiedlichen Hinweise[1] und diejenigen, die auf der Mischung der erkrankten Körper(teile) beruhen, anders sind als die zuvor besprochenen. Denn bei den (Behandlungsanweisungen), die ihren Ausgang von dem Widernatürlichen haben, benötigt man in allen Fällen entgegengesetzte (Mittel), während (man) bei denjenigen, die von dem Naturgemäßen ausgehen, gleichgerichtete (Mittel benötigt); der trockenere Teil muss nämlich in stärkerem Maße getrocknet werden, der weniger (trockene) aber weniger. Auf dieselbe Weise (verhält es sich) bei dem, was erwärmt oder gekühlt werden muss. Auch davon, ob der (Körper)teil funktionell bedeutsam ist oder nicht[2], wahrnehmungsfähig ist oder wahrnehmungsgestört[3], wird im Hinblick auf den (jeweils) unterschiedlichen Hinweis irgendetwas abgeleitet.[4]

2. Es soll nun darüber gesprochen werden, was von der Behandlung dieser (Krankheits)gattung noch zu sagen übrig bleibt. Diese Gattung wird nun von uns wegen der Klarheit der Lehre „Lösung der Einheit" genannt, wobei es keinen Unterschied machen würde, wenn wir auch von einer „(Lösung) des Zusammenhanges" sprächen. Dies tritt nicht nur bei den homoiomeren und sogenannten einfachen Teilen auf, sondern auch bei den zusammengesetzten und organischen.
Die einen Hinweise auf therapeutische Maßnahmen sind von den homoiomeren 2
Teilen abgeleitet, die anderen aber von den organischen. Beide (Hinweise) kennen nun diejenigen, die der hippokratischen Methode folgen, weil sie sich auch auf die Natur der beiden verstehen; aber nur den einen (Hinweis) von ihnen, nämlich den von den organischen Teilen (abgeleiteten Hinweis, kennen) die Anhänger von Erasistratos und Herophilos. Auch in den folgenden Aus-

1 i.e. die Indikationen. Mit „Indikation" wird in der medizinischen Fachsprache der Grund für den Einsatz einer therapeutischen oder diagnostischen Maßnahme bezeichnet, die anhand eines bestimmten Krankheitsbilds angebracht ist. Dieser Begriff wird in der vorliegenden Edition den Gepflogenheiten der Reihe CMG entsprechend mit „Hinweis" bzw. „(Behandlungs)anweisung" übersetzt. Zum Gebrauch von ἔνδειξις („significatio" Lat.$^{Ar.Ger}$) innerhalb des *Corpus Galenicum* siehe die Beiträge von F. Kudlien und R. J. Durling in Galen's Method of Healing, S. 103–114. Weitere bibliographische Referenzen finden sich in Hankinson, Discovery, S. 82, Anm. 10. In der diagnostischen Praxis der Methodiker zählt die ἔνδειξις zu den sogenannten κοινότητες, welche die jeweils geeignetste therapeutische Behandlung anzeigt (*cf.* Pigeaud, Les fondements, S. 15–18); daher erweist sich der Gebrauch des Wortes ἔνδειξις in der Schrift Meth. med. als besonders polemisch.

2 Zur Klärung der Unterscheidung zwischen κύρια („funktionell bedeutsamen") und ἄκυρα („funktionell unbedeutenden") Körperteilen durch die χρεία *cf. e.g.* Gal. De usu part. VI 7: p. 318,5–319,14 Helmreich = III 435,11–437,10 K. (am Beispiel des Herzens). Instruktiv ist außerdem die medizinische Definition, wonach die funktionell bedeutsamen Teile zum Leben unabdingbar sind, wohingegen die unbedeutenden das Leben nur besser gestalten; *cf.* [Gal.] Def. med. 133: CMG V 13,2, p. 56,10–15. Mani, Die wissenschaftlichen Grundlagen, S. 28 übersetzt das Wort κυριότης mit „funktionelle Dignität".

3 Zur Auseinandersetzung zwischen εὐαίσθητα („wahrnehmungsfähigen") und δυσαίσθητα („wahrnehmungsgestörten") Körperteilen *cf. e.g.* Gal. De usu part. V 10: p. 278,14–281,16 Helmreich = III 380,8–384,20 K. (am Beispiel der Leber) und Meth. med. VII 13: X 528,15–529,8 K. (in Bezug auf die ἔνδειξις).

4 Für die *iunctura* τινα εἰς ἔνδειξιν λαμβάνεσθαι *cf. infra*, S. 12,1–3.

Ἡρόφιλον. ὥστε κἀν τοῖς ἐφεξῆς λόγοις ὅσα μὲν ἀπὸ τοῦ θερμοῦ καὶ ψυχροῦ καὶ ξηροῦ καὶ ὑγροῦ σώματος ἢ πάθους εἰς τὴν ἔνδειξιν λαμβάνεται, τούτων οὐδενὸς ἕξουσι μέθοδον οἱ περὶ τὸν Ἐρασίστρατόν τε καὶ Ἡρόφιλον· ὅσα δὲ ἀπὸ τῆς διαπλάσεως ἢ θέσεως ἢ κυριότητος ἢ εὐαισθησίας ἢ τῶν ἐναντίων, οὐκ ἀγνοοῦσι. φανείη δ' ἂν σοι σαφέστερον ὃ λέγω τῶν σωμάτων αὐτῶν προχειρισθέντων.

3 Ἐπεὶ τοίνυν ἔμπροσθεν ὑπὲρ τῶν ἐν σαρκώδεσι μέρεσι γινομένων ἑλκῶν ὁ πλεῖστός μοι λόγος ἐπεράνθη, νῦν ἤδη καιρὸς ὑπὲρ τῶν ἐν ἀρτηρίᾳ καὶ φλεβὶ καὶ νεύρῳ διελθεῖν, οὐδὲ περὶ τούτων ἁπλῶς, ἀλλὰ καθ' ἕκαστον σπλάγχνον ἤ, συλλήβδην εἰπεῖν, ὀργανικὸν τοῦ ζῴου μόριον. εἰ δή τις ἀρτηρίαν ἢ φλέβα τρωθείη μεγάλην, αἱμορραγία τε λαῦρος ἐπιπίπτει τὸ παραυτίκα καὶ κολληθῆναι τῷ τοιούτῳ τραύματι χαλεπὸν μὲν κἀν τῇ
311 φλεβί· κατὰ δὲ τὴν ἀρτηρίαν οὐ | χαλεπὸν μόνον, ἀλλὰ ἴσως καὶ ἀδύνατον, ὥς τινες ἀπεφήναντο τῶν ἰατρῶν.

4 Λεκτέον οὖν ὑπὲρ ἑκατέρων ἐν μέρει, προτέρων μὲν τῶν αἱμορραγιῶν, δευτέρων δὲ τῶν συμφύσεων. ἐπεὶ δὲ καὶ κατ' ἀναστόμωσίν τε καὶ τὴν καλουμένην διαπήδησιν αἱμορραγίαι γίνονται, διὰ τὴν κοινωνίαν τῶν ἰαμάτων οὐδὲν χεῖρον ἐν τῷδε μνημονεύειν αὐτῶν, εἰ καὶ δοκοῦσιν ἐξ ἑτέρου

1 *ante* Ἡρόφιλον *add.* τὸν L S T F_a I_a^* N (*cf. infra*) 4 *ante* Ἡρόφιλον *add.* τὸν L S 5 ἀγνοοῦσι *sec.* A R_b F_a δ Lat.$^{Ar.Ger}$ (agnoscunt) *scripsi*: ἀγνοήσουσι L S T I_a^* V_b ζ *edd.* 8 νῦν δή δ: νῦν δ' ἤδη *edd.* 8sq. ἀρτηρίαις ... φλεψὶ ... νεύροις A: venarum arteriarum nervorum Lat.$^{Ar.Ger}$ 9 *ante* οὐδὲ *add.* καὶ F_a *post* ἀλλὰ *add.* καὶ V_b *edd.* 10 δή *in* δέ *mutatum in* V_b: δέ A T *edd.* 11 ἀρτηρίαν ἢ φλέβα *in* ἀρτηρία ἢ (καὶ F_a) φλὲψ *mutatum in* F_a V_b: ἀρτηρία ἢ φλὲψ R_b τρωθείη] τμηθείη A I_a^*: findatur Lat.$^{Ar.Ger}$ μεγάλην *in* μεγάλη *mutatum in* F_a V_b: μεγάλη R_b λάβρος T: λαύρως *Ald. Chart. Kühn* ἐμπίπτει F_a τὸ *om.* A: τῷ F_a 12 καὶ *om.* A *post* κολληθῆναι *add.* μὲν V_b 13 ἴσως *ex* ἤδη *corr.* F_a 15 προτέρων *e* πρότερον *corr.* F_a: πρότερον δ *edd.*: πρῶτον S R_b 16 δευτέρων *e* δεύτερον *corr.* F_a: δεύτερον S R_b F_a δ *edd.* 18–14,1 ἑτέρας γενέσεως R_b 18 ἑτέρου *ex* ἑτέρας *corr.* F_a

führungen werden daher die Anhänger von Erasistratos und Herophilos keine Methode dafür haben, was von dem warmen, kalten, trockenen und feuchten Körper(teil) oder von der Krankheit für die (Behandlungs)anweisung abgeleitet wird; aber alles, was von der Ausformung, Lage, (funktionelle) Bedeutsamkeit oder Wahrnehmungsfähigkeit oder von deren Gegenteilen (abgeleitet wird), das ist ihnen nicht unbekannt[1]. Es dürfte dir aber deutlicher erscheinen, was ich meine, wenn die Körper(teile) selbst abgehandelt werden[2].

Da der Großteil meiner Abhandlung über die Wunden, die an Fleischteilen 3
entstehen, schon vorher abgeschlossen wurde[3], ist es nunmehr an der Zeit, die Wunden an einer Arterie, einer Vene und einem Nerven[4] abzuhandeln, und diese nicht schlechthin, sondern in Bezug auf jedes (innere) Organ[5] oder, allgemein gesagt, organischen Körperteil des Lebewesens. Wenn jemand an einer Arterie oder einer großen Vene verletzt ist[6], (dann) bricht sofort ein heftiger Blutsturz hervor, und es ist bei einer derartigen Verletzung schon an einer Vene schwierig, einen Verschluss herzustellen; an einer Arterie ist es aber nicht nur schwierig, sondern vielleicht sogar unmöglich, wie einige Ärzte[7] behauptet haben.

Es soll nunmehr über beide im Einzelnen gesprochen werden, zuerst über die 4
Blutstürze und an zweiter Stelle über das Zusammenwachsen. Da aber zusätzlich die Blutstürze sowohl bei einer Öffnung der Gefäßmündungen als auch bei dem sogenannten „Durchsickern“[8] entstehen, (ist es) wegen der Gemeinsamkeit der Heilmittel in keiner Weise weniger schlecht, sie an dieser Stelle zu erwähnen,

1 An dieser Stelle werden die Anhänger von Erasistratos und Herophilos im Gegensatz zu den Schülern des Thessalos vorgestellt, welche sowohl die Natur der Körperteile als auch ihre διάπλασις, θέσις, κυριότης, εὐαισθησία verachten; *cf. infra*, S. 17,28–31, S. 59,22–28, S. 125,2–6, S. 129,23–34. Für weitere Aussagen zur Einschätzung der Beschaffenheit der zu behandelden Körperteile sowie ihrer Ausformung und Lage *cf. e.g. infra*, S. 69,11–16 S. 71,3–5, S. 129,16–23, S. 141,11–143,6.

2 *cf.* Meth. med. V 11: *infra*, S. 69,11–71,31.

3 Die Behandlung der unterschiedlichen Wunden, welche an den fleischigen Strukturen entstehen können, ist Gegenstand der Bücher III–IV von Meth. med. gewesen.

4 Eine ebenso passende Pluralform („an Arterien, Venen und Nerven“), welche im Kodex A begegnet, ist interessanterweise auch in Lat.$^{\text{Ar.Ger}}$ tradiert.

5 i.e. auf jede Eingeweide.

6 Auch an dieser Stelle scheint die Übersetzung „findatur“ („durchtrennt werden“) in Lat.$^{\text{Ar.Ger}}$ auf der vom Kodex A (und I_a^*) überlieferten Variante τμηθείη zu basieren.

7 Unklar ist an dieser Stelle, welche Ärzte von dieser Kritik betroffen sind. Zur Heilung einer verletzten Arterie siehe den Bericht *infra*, S. 33,1–35,31.

8 Das Phänomen der διαπήδησις, einer schwer heilbaren Art von Blutung, wird außerhalb von Meth. med. nur an drei weiteren Stellen in Galens Werk abgehandelt: De comp. med. sec. loc. V 5: XII 804,1–806,2 K. (in Bezug auf den Bluterguss am Auge [ὑπώπιον]); De sympt. causis III 5: VII 233,14–234,17 K. (im Rahmen einer Beschreibung, wie Gefäße je nach ihrer Beschaffenheit brechen); In Hipp. Progn. comm. II 50: XVIIIB 183,1–184,11 K. (bezüglich des Auslaufens von Blut im Falle einer Lungenverletzung). Interessanterweise stützt sich in Bezug auf die διαπήδησις die Lehre Galens und des anonymen Verfassers der pseudogalenischen Medizinischen Definitionen auf ein und dieselbe alte Quelle; *cf.* [Gal.] Def. med. 517: CMG V 13,2, p. 168,4–8.

γένους εἶναι νοσημάτων. ἐκχεῖται τοίνυν αἷμα φλεβὸς καὶ ἀρτηρίας ἤτοι
κατὰ τὸ πέρας ἀνεστομωμένων τῶν ἀγγείων ἢ τοῦ χιτῶνος αὐτῶν διαιρε-
5 θέντος ἤ, ὡς ἂν τις εἴποι, διιδρουμένου. ὁ μὲν οὖν χιτὼν διαιρεῖται τιτρω-
σκόμενός τε καὶ θλώμενος καὶ ῥηγνύμενος καὶ διαβιβρωσκόμενος. ἀναστό-
μωσις δὲ γίνεται διά τε ἀτονίαν ἀγγείου καὶ πλῆθος αἵματος ἀθρόως
ῥεύσαντος ἐπὶ τὸ στόμιον αὐτοῦ καί τινα ποιότητα προσπίπτουσαν
ἔξωθεν αὐτῷ δριμεῖαν. ἡ δὲ διαπήδησις ἀραιωθέντος μὲν τοῦ χιτῶνος,
λεπτυνθέντος δὲ τοῦ αἵματος ἀποτελεῖται· γένοιτο δ' ἂν ποτε καὶ δι'
ἀναστόμωσιν ἀγγείων μικρῶν.

6 Λεκτέον γοῦν ὑπὲρ ἑκάστης διαθέσεως ἐν μέρει, καὶ πρώτης γε τῆς
312 διαιρέσεως, ἥν | ἐξ ἀναβρώσεως καὶ τρώσεως καὶ θλάσεως καὶ ῥήξεως
ἔφαμεν γίνεσθαι. τὰ μὲν δὴ τιτρώσκοντα τῶν αἰτίων ὀξέα τ' ἐστὶ καὶ τομά,
τὰ δὲ θλῶντα βαρέα καὶ σκληρά. τὰ δὲ ῥηγνύντα διὰ μέσης μὲν ἅπαντα τῆς
τάσεως ῥήγνυσιν, ἔστι δὲ πλείω· σφοδρότης ἐνεργείας καὶ πλῆθος χυμῶν
– οὐ τὸ πρὸς τὴν δύναμιν, ἀλλ' ὅταν ὑπὸ τῶν περιεχόντων μὴ στέγηται –
7 καὶ κατάπτωσις ἐξ ὑψηλοῦ καί τι τῶν βαρέων καὶ σκληρῶν ἐμπεσόν. τὸ
γὰρ τοιοῦτον, ἐπειδὰν μὲν ἤτοι κενοῖς ἢ ὀλιγίστην οὐσίαν περιέχουσιν
ἀγγείοις ἐμπέσῃ, θλάσιν ἐργάζεται μετὰ τοῦ καὶ τὸ ἀντιστηρίζον ἔχειν
σκληρόν· ἐπειδὰν δὲ πλήρεσι, φθάνει ῥηγνύειν πρὶν θλᾶσαι, παραπλησίου
τοῦ συμβαίνοντος ὄντος, ὥσπερ εἰ καὶ πληρώσας ἀσκὸν ἢ κύστιν ἐπιρρί-
ψαις λίθον, ἢ εἰ κατὰ τοῦ λίθου σφοδρῶς ἐπιρρίψαις τὸν ἀσκόν. ἔοικε δὲ
μάλιστα τούτῳ τὸ γινόμενον ἐν ταῖς καταπτώσεσιν· ὃν γὰρ ἔχει λόγον ὡς
πρὸς τὸν λίθον ὁ ἀσκός, τοῦτον ὡς πρὸς τοὔδαφος ὁ ἄνθρωπος.

8 Ὅσοι δὲ μέγιστον ἢ ὀξύτατον βοήσαντες ἔρρηξαν ἀγγεῖον ἐν πνεύμονι |
313 διὰ συντονίαν ἐνεργείας ἔπαθον οὕτως· ὡσαύτως δ' αὐτοῖς καὶ ὅσοι βαρὺν
ὄγκον σώματος ἢ τοῖς ὤμοις ἀναθέσθαι προὐθυμήθησαν ἢ ἄλλως πως

1–9 ἐκχεῖται – μικρῶν] *exc.* Aet. Amid. Libri med. XIV 49 (anecdoton)

1 νοσημάτων εἶναι ζ προχεῖται Aet. 2 ἀναστομουμένων T R_b F_a I_a^* φ Aet., *in* ἀναστομωμένων *mut.* F_a: ἀναστομωμένων V_b *princ. Ald. Bas.* 3 εἴπῃ A R_b F_a διιδρούμενον L S R_b F_a I_a^* V_b Aet.: διηθούμενον ἢ διιδρούμενον *Chart. Kühn* 4 *post* ῥηγνύμενος *add.* τε L 6 *ante* τινα *add.* διὰ Aet. 7 αὐτῷ ἔξωθεν L S *post* διαπήδησις *add.* λεγομένη ἢ οἷον διήθησις γίγνεται Aet. 10 οὖν R_b F_a I_a^* V_b ζ *edd.* 11 *post* ἀναβρώσεως *add.* τε ζ θλάσεως καὶ τρώσεως ζ 12 τομά *e corr.* F_a: σύντομὰ (*sic*) P_a: σύντομα *Chart. Kühn* 13 *post* βαρέα *add.* τε L S *edd.* 13sq. τῆς στάσεως ἅπαντα L 14 ἔστι] ἔτι S 15 μὴ] οὐ L 16 *post* βαρέων *add.* τε ζ 17 μὲν *om.* L ζ ὀλιγίστην *ex* ὀλίγοις τὴν *correctum in* V_b: ὀλίγοις τὴν ζ: ὀλιγοστὴν (-γόστην *princ.*) *princ. Ald. Bas. Chart.*: ὀλίγην τὴν T περιέχουσιν οὐσίαν δ 18 ἐμπέσοι P_a *edd.* καὶ τοῦ A T M 19 πλήρεσι *sec.* F_a δ *scripsi*: πλῆρες ᾖ (ἢ S^*) α S^* R_b I_a^* V_b ζ *princ.* ῥηγνύειν *om.* T: ῥηγνῦναι L S^*: ῥήγνυσθαι R_b F_a, *del. et* ῥηγνύον *in marg. scr.* F_a^3: ῥηγνύον I_a^* δ *princ.*: ῥηγνῦον V_b θλᾶσθαι *edd.*: τεθλᾶσθαι R_b 20 ἐπιρρήξαις S R_b F_a M 21 λίθον – ἐπιρρίψαις *om.* δ λίθῳ F_a εἰ *om.* S^* I_a^* V_b M ἐπιρρήξαις γ F_a M 22 τούτῳ *e corr.* T: τοῦτο A S^* R_b V_b *edd.* λόγον ἔχει V_b 23 *post* ἄνθρωπος *add.* ἐκχεῖται τὸ αἷμα τῶν φλεβῶν καὶ ἀρτηριῶν F_a, *del.* F_a^3

selbst wenn sie zu einer unterschiedlichen Gattung von Krankheiten zu gehören scheinen. Es ergießt sich also Blut aus einer Vene oder Arterie entweder am Ende der Gefäße, wenn sie geöffnet sind, oder wenn deren Wand eine durchlässige Stelle hat, oder, wie man wohl sagen könnte, wenn es „(wie Schweiß) durch-
nässt“[1]. Die (Gefäß)wand bekommt also eine durchlässige Stelle, wenn sie 5
verletzt, gequetscht, von einer Ruptur betroffen oder zerfressen ist. Eine Öffnung der Gefäßmündungen entsteht aber aufgrund der fehlenden Spannung des Gefäßes und der Menge des Blutes, das auf einmal[2] zu dessen Mündung fließt, und aufgrund irgendeiner scharfen Beschaffenheit, die von außen zu ihm gelangt. Das Durchsickern aber erfolgt, wenn die Wand locker und das Blut dünn geworden ist; das kann aber auch bisweilen aufgrund der Öffnung kleiner Gefäße geschehen.

Es soll (nun) jedenfalls über jeden Zustand im Einzelnen gesprochen werden, 6
und zwar als erstes über die Entstehung einer durchlässigen Stelle, von der wir gesagt haben, dass sie aufgrund von Zerfressen, Verletzung, Quetschung und Ruptur auftritt. Die verursachenden Faktoren, die eine Verletzung hervorrufen, sind scharf und schneidend, diejenigen aber, die eine Quetschung (verursachen), sind schwer und hart. Die verursachenden Faktoren einer Ruptur rufen zwar alle einen Riss vermittels der Spannung hervor, es gibt aber mehrere: die Heftigkeit der Funktion[3], die Menge der Säfte – nicht in Bezug auf ihre Wirkkraft, sondern wenn sie von den Hüllen nicht festgehalten wird – , der Sturz aus der Höhe und
etwas Schweres und Hartes, das (auf die betroffene Stelle) fällt. Denn wenn etwas 7
Derartiges auf Gefäße fällt, die entweder leer sind oder eine Substanz in sehr geringer Menge enthalten, verursacht es eine Quetschung zusammen damit, dass auch ein harter Gegendruck auftritt; wenn es aber auf volle (Gefäße fällt), ruft es zunächst eine Ruptur hervor, bevor es (die Gefäße) quetscht, wobei das, was geschieht, ähnlich ist, wie wenn man auf einen Schlauch oder eine Blase, die man gefüllt hat, einen Stein wirft, oder wenn man den Schlauch mit voller Kraft gegen den Stein wirft. Diesem ähnelt am meisten das, was bei den Stürzen geschieht; denn wie sich der Schlauch zum Stein verhält, so verhält sich der Mensch zum Boden.

Alle diejenigen, die durch extrem lautes oder schrilles Schreien eine 8
(Gefäß)ruptur in der Lunge hervorgerufen haben, haben dieses Leid durch die Spannung ihres Kraftaufwandes bekommen; auf dieselbe Weise wie diese auch alle diejenigen, die sich abgemüht haben, eine schwere Last eines Körpers ent-

1 Bei διιδρόω handelt sich um ein Verb, dass in anderen Schriften des *Corpus Galenicum* nicht nur in Bezug auf aus Gefäßen herausströmendes Blut gebraucht wird, sondern auch im Fall von anderen Flüssigkeiten, Wundsekret oder sonstigen Säften, welche wie Schweiß durchnässen; *cf.* De constit. artis med. 14: CMG V 1,3, p. 102,4–8 und In Hipp. Aphor. comm. I 12: XVIIB 393,17–394,6 K. (ἰχώρ), In Hipp. Progn. comm. II 50: XVIIIB 183,1–5 K. (χυμοί). Im Traktat De uteri dissect. (10: CMG V 2,1, p. 52,5–10) wird von Menstrualblut (τὸ ἐπιμήνιον [*scil.* αἷμα]) gesprochen, das in Form von blutiger Nässe durchsickert.

2 i.e. „abrupt in einem großen Schwall“ (*cf. infra*, S. 19,21, S. 47,22).

3 bzw. der „Aktivität“.

9 ἐξᾶραι [διὰ] ταῖν χεροῖν. ἔτι δὲ μᾶλλον ὅσοι διὰ δρόμον ὠκὺν ἢ πηδήσαντες μέγιστα ἤ πως ἄλλως ἰσχυρῶς τείναντές τι μόριον· ἔστι γὰρ καὶ τοῦτο παραπλήσιον ὡς εἰ καὶ σχοινίον ἢ ἱμᾶντα διατείναις ἐπὶ πλεῖστον. ὅτι δὲ καὶ διὰ τὸ μὴ στέγειν τὸ περιεχόμενον ἐν αὐτοῖς, καὶ μάλισθ᾽ ὅταν ᾖ τι πνευματικόν, οὐκ ὀλίγα ῥήγνυται, δηλοῦσιν οἵ τε πίθοι πρὸς τοῦ γλεύκους ἀναρρηγνύμενοι καὶ ἄλλα πολλὰ τῶν ἰσχυροτάτων σωμάτων.

3. Εἰ μὲν οὖν ἐκ τρώσεως ἢ βοῆς ἢ καταπτώσεως ἢ θλάσεως ἡ ῥῆξις ἐγένετο, πέπαυται τὸ αἴτιον· εἰ δ᾽ ὑπὸ πλήθους, ἐγχωρεῖ καὶ νῦν ἔτι τὸ ἀγγεῖον ἐπὶ πλέον ἀναρρήγνυσθαι, μενούσης γ᾽ ἔτι τῆς ποιούσης αἰτίας. ἐπὶ μὲν οὖν τῆσδε τῆς διαθέσεως ἐκκενωτέον ὅτι τάχιστα τὸ πλῆθος, εἶθ᾽ οὕτως ἐπισχετέον τὸ αἷμα κἄπειτα τὸ ἕλκος θεραπευτέον. ἐφ᾽ ὧν δὲ οὐκέτ᾽
314 ἐστὶ τὸ αἴτιον, ἐπισχεῖν μὲν χρὴ πρῶτον τὸ | αἷμα, τὸ δ᾽ ἕλκος ἑξῆς ἰᾶσθαι.

2 Πῶς οὖν ἐπισχῶμεν τὸ αἷμα; στεγνώσαντες μὲν τὸ ἐρρωγός, ἐκτρέψαντες δὲ καὶ ἀποστρέψαντες ἑτέρωσε τὸ δι᾽ αὐτοῦ φερόμενον, ὡς εἴ γε καὶ τοῦτ᾽ ἐπιρρέοι, καθάπερ ἐξ ἀρχῆς ὥρμησε, καὶ τὸ στόμιον ἴσον ἑαυτῷ διαμένοι, θᾶττον ἂν ἀπόλοιτο τὸ οὕτως αἱμορραγοῦν ζῷον ἢ τὸ αἷμα παύσαιτο κενούμενον. ἀλλὰ τό γ᾽ ἕλκος ἤτοι τῶν διεστώτων χειλῶν ἐς ταὐτὸν ἀφικομένων ἢ τοῦ στομίου φραχθέντος στεγνωθήσεται. συναχθήσεται μὲν οὖν ἐς ταὐτὸν ἀλλήλοις τὰ χείλη διά τε τῶν ἡμετέρων χειρῶν, ὅταν οὕτως ᾖ πρόχειρον τὸ τραῦμα, καὶ δι᾽ ἐπιδέσεως ἔτι τε τῶν ψυχόντων καὶ στυφόντων φαρμάκων. οὐ γὰρ δὴ ῥάπτειν γε δυνάμεθα τὸ τῆς ἀρτηρίας ἢ φλεβὸς τραῦμα, καθάπερ ἂν εἴποιεν οἱ μηδεμίαν ἐκ τῆς τῶν τετρωμένων μερῶν οὐσίας τε καὶ φύσεως ἔνδειξιν γίνεσθαι φάσκοντες.

3 Ἐμφραγήσεται δὲ τὸ στόμιον ὑπό τε θρόμβου καὶ τῶν ἔξωθεν ἐπιβαλλο-

4sq. ὅταν – πίθοι] *cf.* Gal. De plen. 2: p. 30,24–26 Otte = VII 520,18–521,2 K. 7–18,1 Εἰ – αὐτῷ *exc.* Aet. Amid. Libri med. XIV 49 (anecdoton)

1 διά^{I} *punctis deletum in* L F_a: *non habent* A R_b: *seclusi* τοῖν A S T *post* δὲ *add.* δὴ V_b 2 μέγιστον S R_b F_a δ ὁπῶς L ἐστὶ A καὶ *om.* ζ 4 *post* ἐν αὐτοῖς *add.* αἷμα L S T I_a^* V_b P_a *edd.*: *non vertit* Lat.$^{Ar.Ger}$ ἑαυτοῖς V_b δ τι *om.* L S T I_a^* V_b ζ *edd.* 5 τοῦ γλεύκους *e* τὸ γλεῦκος *corr.* P_a: τὸ γλεῦκος S^* P_a 6 ἰσχυροτάτων *ex* ἰσχυροτέρων *corr.* F_a: ἰσχυροτέρων F_a D P_a 7 ἢ βοῆς *om.* Aet. ἡ *om.* V_b 8 ἐγίνετο F_a *ante* αἴτιον *add.* ποιῆσαν Aet. 9 γ᾽ ἔτι] γε τι S^*: γ᾽ *om.* ζ *edd.*: ἔτι *om.* R_b δ Aet. 10 *post* τὸ πλῆθος *add.* δι᾽ ἀντισπάσεως Aet. 11 ἐπισκεπτέον *princ. Ald. Bas.* 11sq. οὐκέτι ἔστι T: οὐκ ἔτι ἔστι S: οὐκ ἔστι F_a *edd.*: οὐκέτ᾽ ἔσται L: ἐστὶ *om.* R_b: πέπαυται Aet. 12 *ante* αἴτιον *add.* ποιῆσαν Aet. πρῶτον χρὴ α T: χρὴ παραχρῆμα Aet. ἑξῆς ἰᾶσθαι] ἐξιᾶσθαι A: ἑξῆς ἰάσασθαι F_a δ: ἑξῆς ἰᾶσαι R_b 13 Πῶς – αἷμα *om. princ. Ald. Bas.* ἐπισχῶμεν *ex* ἐπίσχωμεν *corr.* F_a: ἐπίσχωμεν L S T F_a V_b ζ (-σχο- L) 13sq. ἐκτρέψαντες δὲ καὶ *om.* Aet. 14 αποστρέψαντες *in* ἀποτρέψαντες *mut.* F_a: ἀποτρέψαντες A τὸ δι᾽ αὐτοῦ φερόμενον] τὸ αἷμα Aet. 14–18 ὡς – στεγνωθήσεται *non habet* Aet. 15 ἐπιρρέει S F_a 16 διαμένει A F_a V_b ἀπόλλοιτο A I_a^* R_b F_a V_b M δ *princ. Ald. Bas.* 17 παύσεται T: παύσοιτο δ *post* ἀλλὰ *add.* καὶ A R_b ζ *edd.* γ᾽ *om.* ζ 18 ἀφικνουμένων A F_a δ γεγνωθήσεται L 19 ἐς ταὐτὸν ἀλλήλοις *om.* Aet. ἡμετέρων *om.* ζ 20 πρόχειρον ᾖ A I_a^* V_b ζ *princ.* ἔτι τε] ἔτι δὲ A: ἐπί τε S *princ.*: ὑπό τε L ζ: ὁπότε *Ald. Bas. Chart. Kühn*: καί ποτε *Corn.* τῶν *om.* A 20sq. στυφόντων καὶ ψυχόντων F_a 21–23 οὐ – φάσκοντες *non habet* Aet. 24 *ante* στόμιον *add.* ἀναστομωθὲν Aet. ἐπιτιθεμένων Aet.

weder auf die Schultern zu legen oder irgendwie mit den Händen[1] aufzuheben. Und noch mehr alle diejenigen, die bei einem schnellen Lauf entweder einen sehr 9
weiten Sprung gemacht haben oder einen beliebigen Körperteil irgendwie auf andere Weise kräftig gestreckt haben: denn auch dies ist ähnlich, wie wenn man ein Seil oder einen Riemen soweit wie möglich ausdehnt. Dass auch nicht wenige (Dinge) dadurch zerrissen werden, dass sie ihren Inhalt[2] nicht festhalten, und besonders wenn dieser aus einer luftartigen Substanz besteht, das zeigen auch die Fässer, die beim Most[3] platzen, und viele andere sehr starke Körper.

3. Wenn also die Ruptur aufgrund einer Verletzung, eines Schreies, eines Sturzes oder einer Quetschung entstanden ist, hat die (Wirkung des) verursachenden Faktors aufgehört; wenn (sie) aber aufgrund einer Menge (von Flüssigkeiten entstanden ist), ist es möglich, dass auch jetzt noch das Gefäß in größerem Maße aufreißt, weil die Wirkursache noch vorhanden ist. Bei diesem Zustand ist also die Menge möglichst schnell zu entleeren, dann ist das Blut auf diese Weise zu stillen und schließlich die Wunde zu behandeln. In Fällen, bei denen der verursachende Faktor nicht mehr vorhanden ist, ist es erforderlich, zunächst das Blut zu stillen und anschließend die Wunde zu behandeln.

Wie sollen wir nun das Blut stillen? Indem wir das gerissene (Gefäß) zwar 2
verstopfen, aber das, was dadurch fließt, ableiten und in die entgegengesetzte Richtung lenken, denn wenn auch dies herbeifließt, wie es zu Anfang aufgebrochen ist, und die Mündung gleich bleibt, würde das auf diese Weise an Blutfluss leidende Lebewesen schneller zugrunde gehen als die Blutentleerung aufgehört hat. Aber die Wunde ihrerseits wird verengt werden, entweder indem die auseinanderstehenden Ränder an derselben Stelle zusammengekommen sind oder indem die Mündung verstopft worden ist. Die Ränder werden also an derselben Stelle miteinander zusammengeführt sowohl von unseren Händen, wenn die Verletzung so handhabbar ist, als auch durch eine Abbindung und ferner durch die kühlenden und zusammenziehenden Heilmittel. Denn auf keinen Fall können wir die Verletzung der Arterie oder Vene nähen, wie diejenigen[4] sagen würden, die behaupten[5], dass dem Wesen und der Natur der verletzten Körperteile kein Hinweis (auf die Behandlung) zu entnehmen ist.

Verstopft werden wird die Mündung von dem Blutgerinnsel und von dem, 3

1 In Anbetracht des Buchstabenbestands bei ἐξᾶραι lässt sich die wohl polygenetisch durch einen Majuskelfehler bedingte Entstehung der Präposition διά vor ταῖν χεροῖν nicht zwangsläufig als Bindefehler für die Rekonstruktion eines Archetyps heranziehen.

2 Das Wort αἷμα, das sich in einigen Handschriften (L S T I_a^* V_b P_a) eingeschlichen hat und von den Drucken übernommen wurde, scheint eine Glosse zu sein. Auf „humor“ verweist Lat.$^{\text{Ar.Ger}}$: „item vena quum amplius capere non potest, necessario crepat, maxime si cum humore fuerit ventositas“.

3 *cf.* „musto quidem bulliente“ (Lat.$^{\text{Ar.Ger}}$). Zum γλεῦκος *cf.* Gal. De alim. fac. II 9: CMG V 4,2, p. 276,28–277,15.

4 i.e. die Methodiker.

5 Das Verb φάσκω wird hier sowie an anderen Stellen (*cf. infra* S. 41,16, S. 65,11) regelmäßig verwendet, um Meinungen Dritter zu vermitteln, mit denen sich Galen nicht identifiziert.

μένων αὐτῷ· δύναται δὲ ἐπιβάλλεσθαι τά τε παρακείμενα σαρκώδη καὶ τὸ
δέρμα κατ' ἐνίας τρώσεις ὅσα θ' ἡμεῖς ἐπιτεχνώμεθα. ταῦτα δ' ἐστὶν οἵ τε |
315 καλούμενοι μοτοὶ καὶ τῶν φαρμάκων ὅσα τ' ἐμπλάττει γλίσχρα καὶ παχέα
ταῖς οὐσίαις ὄντα, καὶ ὅσα τὴν καλουμένην ἐσχάραν ἐργάζεται – καὶ γὰρ
καὶ ταύτην οἷον φράγμα τι τοῖς τοιούτοις ἕλκεσιν ἐξεῦρον οἱ πρόσθεν,
ἐργάζονται δ' αὐτὴν διά τε πυρὸς αὐτοῦ καὶ φαρμάκων ὁμοίαν πυρὶ τὴν
4 δύναμιν ἐχόντων. ἐκ τοιούτων μὲν δὴ στεγνοῦται τὸ στόμιον, ἀποτρέπεται
δὲ καὶ ἀποστρέφεται τὸ αἷμα πρὸς ἕτερα μόρια παροχετεύσει τε καὶ
ἀντισπάσει· καὶ γὰρ καὶ ταῦθ' Ἱπποκράτους εὑρήματα κοινὰ πάσης
5 ἀμέτρου κενώσεως. παροχετεύεται μὲν οὖν εἰς τοὺς πλησίον τόπους,
ἀντισπᾶται δὲ ἐπὶ τοὺς ἀντικειμένους, οἷον τῷ δι' ὑπερῴας κενουμένῳ διὰ
ῥινῶν μὲν ἡ παροχέτευσις, κάτω δ' ἡ ἀντίσπασις, ὥσπερ γε τῷ δι' ἕδρας διὰ
6 μήτρας μὲν ἡ παροχέτευσις, ἄνω δὲ ἡ ἀντίσπασις. οὕτω γοῦν καὶ ἡ φύσις
αὐτὴ δρᾶν πέφυκε. «γυναικί», γοῦν φησίν, «αἷμα ἐμεούσῃ, τῶν καταμηνίων ῥαγέντων, λύσις.» διὰ τοῦτ' ἄρα καὶ καταμηνίων ἀθρόον ἐκκενου-
316 μένων ἢ ὁπωσοῦν ἄλλως αἱμορραγούσης μήτρας, ἀντισπάσεις | ἄνω σικύαν
μεγίστην ὑπὸ τοὺς τιτθοὺς προσβαλών· ἔστι γὰρ καὶ τοῦτο Ἱπποκράτειον εὕρημα.

7–13 ἐκ – ἀντίσπασις] *cf.* Hipp. De hum. 1: CMG I 3,1, p. 158,9–12 Epid. VI 6: p. 22,6sq. Manetti – Roselli Gal. In Hipp. Epid. VI comm. II 7–8: CMG V 10,2,2 p. 64,14–65,19 Ad Glauc. de med. meth. II 4: XI 91,13–15 K. De san. tuenda VI 12: CMG V 4,2 p. 192,25 10sq. παροχετεύεται – ἀντικειμένους] *cf.* Gal. Ars med. 36: p. 385,9–11 Boudon = I 405,2–4 K. 14sq. γυναικί – λύσις] *cf.* Hipp. Aphor. V 32: p. 437,10 Magdelaine = IV 542,14 L. Gal. In Hipp. Aphor. comm. V 32: XVIIB 821,11sq. K. Adv. Iul. 1: CMG V 10,3, p. 37,2 De venae sect. adv. Erasistr. 4: XI 158,8sq. K. 16–20,4 ἄνω – σικύας] *cf.* Gal. In Hipp. Epid. VI comm. VII 2: fr. 1, p. 30,17–20 Orlandi (*graece*) = comm. VII 24: CMG Suppl. Or. V 3, p. 1148,8–12 (*arabice*) 16sq. σικύαν – προσβαλών] *cf.* Hipp. Aphor. V 50: p. 442, 3sq. Magdelaine = IV 550,5sq. L.

1 περικείμενα A S T M *edd.* 3 μότοι L T V_b, *corr.* L^2 τ' *supra lin. scr.* F_a: γε V_b 5 φράγματι S: τι φράγμα A ἕλκεσιν *om.* F_a 7sq. ἀποστρέφεται δὲ καὶ ἀποτρέπεται L T: ὑποτρέπεται δὲ καὶ ἀποστρέφεται I_a^* 8 μετοχετεύσει P_a 10 οὖν *om.* V_b 11 ἐπὶ] εἰς R_b δ τῷ] τὸ S R_b D κενούμενον R_b δ:κενουμένη D 12 ἀντιπαροχέτευσις *princ.* 12sq. ὥσπερ – ἀντίσπασις *om.* ζ 12 γε *om.* V_b τῷ *in* τῇ *mut.* V_b^2: τὸ R_b 13 γοῦν] γοῦν γὰρ S: γάρ τοι R_b V_b δ 14 γοῦν] μὲν *edd.* φησίν *om.* ζ 15 ἀθρόον *ex* ἀθρόων *corr.* R_b^2 V_b^2: ἀθρόων S R_b V_b δ *edd.*: ἀθρόως L T 16 ἀντίσπασις *princ. Ald. Bas.* 17 ὑπὸ] ἐπὶ A τῶν τιτθῶν V_b Ἱπποκράτους T *edd.*

was von außen auf sie aufgelegt wird; es können sowohl die anliegenden Fleischteile als auch bei einigen Verletzungen die Haut darauf gelegt werden sowie alles, was wir (noch) ausfindig machen können. Das sind sowohl die sogenannten „Tupfer“ als auch von den Heilmitteln alle, die festkleben, weil sie aus klebrigen und dicken Substanzen bestehen, und diejenigen, die den sogenannten „Schorf“ bilden – in der Tat haben unsere Vorgänger auch diesen für eine Art Verschluss bei derartigen Wunden gehalten, sie bilden ihn aber speziell mit Hilfe von Feuer oder Heilmitteln, die eine dem Feuer ähnliche Kraft haben. Von derartigen 4
Mitteln wird also die Mündung verstopft, aber das Blut wird abgeleitet und zu anderen Körperteilen gelenkt sowohl durch Umleitung als auch Ableitung in umgekehrte Richtung: Denn in der Tat sind auch dies Entdeckungen von Hippokrates[1], die jeder (Art von) unmäßiger Entleerung gemeinsam sind. Umgeleitet wird also zu Stellen, die in der Nähe liegen, abgeleitet aber zu Stellen, 5
die in entgegengesetzter Richtung liegen, wie zum Beispiel bei jemandem, der eine Entleerung durch den Gaumen hat, die Umleitung durch die Nase erfolgt, nach unten aber die Ableitung, und entsprechend erfolgt bei (einer Entleerung) durch das Gesäß die Umleitung durch die Gebärmutter, aber die Ableitung nach oben. Auf diese Weise zumindest pflegt auch die Natur selbst zu handeln. „Für 6
eine Frau“, sagt er zum Beispiel, „die Blut erbricht, (ist es) die Lösung, wenn die monatlichen Rückstände hervorgebrochen sind[2].“ Deswegen wird man also, auch wenn die monatlichen Rückstände auf einmal entleert werden oder die Gebärmutter auf irgendeine andere Weise einen Blutsturz erleidet, eine Ableitung nach oben vornehmen, indem man einen sehr großen Schröpfkopf unter den Brüsten[3] ansetzt; denn auch dies ist eine hippokratische Erfindung.

1 Zu den Konzepten von παροχέτευσις und ἀντίσπασις siehe auch die Erläuterung von O. Overwien zur parallelen Stelle in der hippokratischen Schrift De humoribus (1: CMG I 3,1, p. 185). Der ἀντίσπασις ist das zweite Kapitel der (pseudo-)galenischen Schrift De hirudinibus (p. 164–167 Ecca = XI 319,5–320,7K.) gewidmet.

2 Die hier gedruckte Lesart ῥαγέντων erscheint auch im von Magdelaine etablierten kritischen Text für die hippokratischen Aphorismen. In der Schrift Adv. Iul. scheint aber Galen die ihm bekannte Variante ἐκκριθέντων auch plausibel zu sein (*cf.* Adv. Iul. 1: CMG V 10,3, p. 37,1–9). Innerhalb der indirekten Überlieferung des hier erwähnten Aphorismus, d.h. im galenischen Aphorismenkommentar (*cf. app. loc. sim.*), findet sich außerdem die Variante ἐκραγέντων, z.B. im Kodex Marc. gr. Z. 278.

3 Diese Passage war Gegenstand philologischer Betrachtungen von Galen selbst. Im hippokratischen Aphorismus V 50 lesen wir, dass der Schröpfkopf „auf die Brüste“ (πρὸς τοὺς τιτθούς) gelegt wird; in einer späteren Reprise von Epid. II 6: V 136,7sq. L. steht der Schröpfkopf „an der Brust“ (παρὰ τὸν τιτθόν, im Singular). Alle Handschriften von Meth. med. überliefern an dieser Stelle die Präposition ὑπό (mit Ausnahme von Kodex A [ἐπί]). Galen erklärt in seinem Kommentar (In Hipp. Aphor. comm. V 50: XVIIB 842,6–843,2 K.), dass es zum Aufhalten der Regelblutung zweckmäßiger sei, einen großen Schröpfkopf nicht „auf den Brüsten“ (τοῖς τιτθοῖς, ohne Präposition) zu legen, wie von Hippokrates angegeben, sondern „unter die Brüste“ (ὑπὸ τοὺς τιτθούς), da sich dort die Blutgefäße aus den unteren Teilen des Körpers konzentrieren. Die von Galen ausgewählte Variante ὑπὸ τοὺς τιτθούς wird, wie von ihm selbst bezeugt, auch in einigen hippokratischen Manuskripten wiedergegeben: γράφουσι ἔνιοι «σικύην ὡς μεγίστην ὑπὸ τοὺς τιτθοὺς πρόσβαλλε». Die Anwendung des Schröpf-

7 Διὰ τοῦτο δὲ καὶ τὰς ἐκ ῥινῶν αἱμορραγίας ἐπέχουσιν αἱ κατὰ τῶν ὑποχονδρίων ἐπιβαλλόμεναι μέγισται σικύαι. χρὴ δ' ὅταν μὲν ἐκ δεξιοῦ ῥέῃ μυκτῆρος, ἐφ' ἥπατος ἐρείδειν, ὅταν δ' ἐξ ἀριστεροῦ, κατὰ σπληνός, ὅταν δ' ἐξ ἀμφοτέρων, ἀμφοτέροις τοῖς σπλάγχνοις ἐπιφέρειν τὰς σικύας. εἰ δὲ μηδέπω καταλελυμένος ὁ κάμνων εἴη, καὶ φλέβα τέμνειν ἐξ ἀγκῶνος τοῦ κατ' εὐθύ, κενώσαντα δ' ὀλίγον, εἶτα διαλιπόντα μίαν ὥραν αὖθις κενοῦν, εἶτ' αὖθις καὶ αὖθις ὡς πρὸς τὴν δύναμιν τοῦ κάμνοντος.

8 Οὕτω δὲ καὶ τἆλλα ῥεύματα σύμπαντα – κοινὸς γὰρ ὁ λόγος, ἀντισπάσεις τε καὶ παροχετεύσεις. τὰ μὲν διὰ γαστρὸς ἤτοι δι' οὔρων ἢ μήτρας, τὰ δὲ δι' οὔρων ἤτοι διὰ μήτρας ἢ δι' ἕδρας· ὡσαύτως δὲ καὶ τὰ διὰ μήτρας ἤτοι δι' οὔρων ἢ διὰ γαστρός. ἐπὶ δὲ τῶν κατ' ὀφθαλμοὺς καὶ ὦτα καὶ ὑπερῴαν διὰ ῥινῶν ἡ παροχέτευσις, ἡ δ' ἀντίσπασις ἄνω μὲν ἐπὶ τοῖς κάτω
317 πᾶσι, κάτω δ' ἐπὶ τοῖς ἄνω, καὶ μὲν δὴ κἀκ τῶν δε|ξιῶν ἐπὶ θάτερα κἀξ ἐκείνων ἐπὶ ταῦτα, κἀκ τῶν εἴσω πρὸς τὰ ἔξω κἀκ τούτων αὖ πάλιν πρὸς
9 ἐκεῖνα. τρίψεις οὖν τῶν ἀντικειμένων μερῶν, καὶ μάλιστα διὰ φαρμάκων θερμαινόντων, ἔτι τε δεσμὰ σφοδρότερα τῶν ἀντισπαστικῶν ἐστι βοηθημάτων, ὥσπερ γε καὶ οἱ ἀντικείμενοι τῶν φυσικῶν πόρων ἀναστομωθέντες· εἴρηται δ' ἐν τοῖς περὶ φαρμάκων ὑπομνήμασιν ἡ τῶν τοῦτο δυναμένων ἐργάζεσθαι φαρμάκων ὕλη.

10 Περὶ μὲν οὖν ἁπάντων ῥευμάτων εἰπεῖν ἀναγκαῖον ἔσται κἀν τοῖς ἑξῆς ὑπομνήμασι· νυνὶ δὲ ἐπὶ τὰς αἱμορραγίας ἰτέον. ἐκ γάρ τοι τοῦ γένους τῆς στεγνώσεώς ἐστί πως καὶ ὁ βρόχος ὁ περιτιθέμενος αὐτοῖς τοῖς αἱμορραγοῦσιν ἀγγείοις οἵ θ' ἡμέτεροι δάκτυλοι συνάγοντές τε καὶ σφίγγοντες αὐτά. τούτου δ' ἐστὶ τοῦ γένους καὶ ἡ ἐπίδεσις. καίτοι γ' οὐ κατὰ κύκλον τὸ ἀγγεῖον περιλαμβάνουσα, καθάπερ ὁ βρόχος, ἀλλὰ τῷ συνάγειν τέ πως ἐκ

12–15 ἡ[II] – ἐκεῖνα] *cf.* Orib. Coll. med. rel. VIII 19: CMG VI 1,1, p. 266,7–13 24–22,6 τούτου – παύσει] *cf.* Gal. In Hipp. Epid. VI comm. VII 2: fr. 1, p. 30,14–17; 31,29–33 Orlandi (*graece*) = CMG Suppl. Or. V 3, p. 1148,7–8; 1152,8–11 (*arabice*)

1 δὲ] δὴ T 2 ὑποβαλλόμεναι A ζ μὲν *om.* T I_a^* D *edd.*, *supra lin. suppl.* F_a 3 ἥπατος *ex* ἥπατι *corr.* F_a 4 *post* ἀμφοτέρων *add.* τῶν μυκτήρων L, τῶν σπλάγχνων S ἐπιρεῖν S* 5 τοῦ] τὴν R_b P_a 6 διαλείποντα R_b D ἐκκενοῦν L S *edd.* 8sq. ἀντισπάσει … παροχετεύσει T 10 δι'[II] *om.* A, *deletum in* V_b ὡσάπερ I_a^* 11 διὰ *om.* L S T V_b δ 12 *post* ῥινῶν *add.* μὲν *supra lin.* V_b 13 πᾶσι *om.* T R_b, *supra lin. scr.* F_a μὲν δὴ] μέντοι L γ δ θάτερον F_a 14 ἔσω L γ *post* τούτων *add.* δ' ζ 15 *post* μερῶν *add.* τοῖς πεπονθόσι *supra lin.* F_a 16 ἔτι τε δεσμὰ] ἔτι δὲ δεσμὰ T V_b P_a: ἔτι τ' ἐδέσματα *in textu scr.*, *in* ἔτι τ' ἐπιδέσματα *mut.* I_b: ligamina Lat.[Ar.Ger]: *post* δεσμὰ *add.* τὰ R_b V_b δ (*supra lin.*) ἐστι *om.* L 17 γε *om.* ζ 18 περὶ *om.* A 20 *post* ἁπάντων *add.* τῶν T 21 νῦν S D τοι τοῦ] τοι *om.* T F_a δ: τοῦ τοιούτου R_b 22 ὁ[II] *om.* F_a P_a: καὶ N ἐπιτιθέμενος F_a 23 ἀγγείοις] μορίοις A: vene Lat.[Ar.Ger] συσφίγγοντες A F_a 24 τὸ *in textu om.*, τὸ δὲ *supra lin. scr.* F_a 25 τῷ] τὸ S T I_a^* D τέ πως] τέως T

Deswegen stillen die größten Schröpfköpfe, die an den Rippenknorpeln 7
angesetzt werden, auch die Blutstürze aus der Nase. Wenn (das Blut) aus dem rechten Nasenloch fließt, ist es erforderlich, dass (der Schröpfkopf) auf der Leber angesetzt wird, wenn aber aus dem linken, auf der Milz, wenn aber aus beiden, (ist es erforderlich,) die Schröpfköpfe auf beiden Organen anzubringen. Wenn der Patient aber immer noch keine Erleichterung erfahren hat, (ist es erforderlich,) auch eine Vene an dem ausgestreckten Ellbogen zu öffnen, indem man sie nur wenig entleert, dann nach Verlauf einer Stunde wiederum zu entleeren, dann wieder und wieder entsprechend dem Kräftezustand des Patienten.

Auf diese Weise (verhält man sich) auch bei allen anderen Flüssen – denn all- 8
gemein ist das Prinzip: Du wirst ableiten und umleiten (müssen). Die Flüsse, die durch den Magen (fließen), (werden) entweder durch Urinausscheidungen oder die Gebärmutter (abgeleitet und umgeleitet), diejenigen aber, die durch die Urinausscheidungen (transportiert werden), entweder durch die Gebärmutter oder das Gesäß; auf dieselbe Weise (werden) aber auch die Flüsse, die durch die Gebärmutter (fließen), entweder durch die Urinausscheidungen oder den Magen (abgeleitet und umgeleitet). An Augen, Ohren und Gaumen (erfolgt) die Umleitung durch die Nase, während die Ableitung bei allen unteren (Körperteilen) nach oben (erfolgt), und bei den oberen nach unten, und so nun auch von den rechten (Körperteilen) zu den anderen und von jenen zu diesen, von den inneren zu den äußeren und von diesen wiederum zu jenen. Massagen also der gegen- 9
überliegenden Körperteile, und (zwar) besonders mit Hilfe von wärmenden Heilmitteln, und ferner stärkere Verbände zählen zu den therapeutischen Maßnahmen zur Ableitung, genauso wie von den natürlichen Gängen diejenigen, die sich gegenüberliegen, wenn sie geöffnet sind; die Materie der Heilmittel, die dies bewirken können, ist aber in den Büchern über die Heilmittel besprochen worden[1].

Auch in den folgenden Büchern wird es also erforderlich sein, von allen 10
Flüssen zu sprechen; jetzt aber ist es notwendig, zu den Blutstürzen überzugehen. Denn zu der Gattung der Verstopfung gehört in gewisser Weise auch die Schlinge, die man um die blutenden Gefäße selbst herumlegt, und unsere Finger, die sie zusammenführen und zusammendrücken. Zu dieser Gattung gehört aber auch der Verband. Obwohl er das Gefäß nicht kreisrund umfasst wie die Schlinge, zählt er dennoch zu den verstopfenden Maßnahmen aufgrund der Tatsache, dass er gewissermaßen die auseinanderstehenden Ränder des verletzten Körperteils zum Teil zusammenführt und das, was darauf gelegt

kopfs variiert offensichtlich je nach therapeutischer Notwendigkeit; *cf. e.g.* πρὸς τοὺς τιτϑοὺς προσβάλλειν (Meth. med. XIII 19: X 925,16 K.); παρὰ τοὺς τιτϑοὺς προσβάλλειν (Ad Glauc. de med. meth. I 15, II 4: XI 51,9, 91,18 K.); παρὰ τοὺς τιϑοὺς ἐπιτιϑέναι (Ad Glauc. de med. meth. I 15: XI 54,4 K.). Siehe auch παρὰ τοὺς τιτϑοὺς προβάλλειν in der pseudogalenische Schrift De hirudinibus (2: p. 164 Ecca = XI 319,14sq. K.).

1 Es handelt sich hierbei um einen allgemeinen Verweis auf die drei pharmakologischen Schriften De simpl. med. temp. et fac., De comp. med. sec. loc. und De comp. med. per gen.

μέρους τὰ διεστῶτα χείλη τοῦ τετρωμένου μορίου καὶ προ<σ>στέλλειν τὰ
318 11 ἐπικείμενα τῶν στεγνωτικῶν ἐστι βοη|θημάτων. ἔξωθεν δὲ τῶν εἰρημένων ἁπάντων αἱμορραγίας βοήθημά ἐστι τὸ ἐπιτήδειον σχῆμα τοῦ τετρωμένου μορίου· ἐπιτήδειον δὲ γίνεται δυοῖν τούτοιν ἐχόμενον σκοποῖν, ἀνωδυνίας τε καὶ ἀναρροπίας. εἰ δ' ἤτοι κατάρροπον ἢ ὀδυνῶδες γίνοιτο, καὶ τὰς οὐκ οὔσας αἱμορραγίας ἐργάσεται, μήτι γε δὴ τὰς οὔσας οὐ παύσει.

12 Ταῦτ' οὖν ἐπιστάμενός τις ἢν ἐπιστῇ ποθ' αἱμορραγοῦντι μορίῳ διὰ τρῶσιν – ἐπὶ τούτων γὰρ ὁ λόγος γινέσθω μοι πρῶτον –, αὐτίκα μὲν ἐπιβαλλέτω τὸν δάκτυλον ἐπὶ τὸ στόμα τοῦ κατὰ τὸ ἀγγεῖον ἕλκους, ἐρείδων πρᾴως καὶ πιέζων ἀνωδύνως· ἅμα τε γὰρ ἐφέξει τὸ αἷμα καὶ θρόμβον ἐπιπήξει τῇ τρώσει. καὶ μέντοι κἂν εἰ διὰ συχνοῦ βάθους εἴη τὸ αἱμορραγοῦν ἀγγεῖον, ἀκριβέστερον ἂν καταμάθοι τήν τε θέσιν αὐτοῦ καὶ τὸ μέγεθος, καὶ πότερον φλέψ ἐστιν ἢ ἀρτηρία. μετὰ δὲ ταῦτα διαπείρας ἄγκιστρον ἀνατεινέτω τε καὶ περιστρεφέτω μετρίως.

13 Ἐπισχεθέντος δ' ἐν τῷδε τοῦ αἵματος, εἰ μὲν φλὲψ εἴη, πειράσθω χωρὶς
319 βρόχου στέλλειν τὸ αἷμα τῶν ἰσχαίμων τινὶ φαρμάκων. | ἄριστα δ' αὐτῶν ἐστι τὰ ἐμπλαστικά, συντιθέμενα διά τε τῆς φρυκτῆς ῥητίνης καὶ ἀλεύρου πυρίνου χνοῦ καὶ γύψου καὶ ὅσα τοιαῦτα. εἰ δ' ἀρτηρία, δυοῖν θάτερον· ἢ βρόχον περιθεὶς ἢ ὅλον διακόψας τὸ ἀγγεῖον ἐφέξεις τὸ αἷμα. βρόχον δ' ἀναγκαζόμεθά ποτε καὶ ταῖς μεγάλαις περιτιθέναι φλεψίν, ὥσπερ γε καὶ

3–30,16 αἱμορραγίας – γίνηται *exc.* Orib. Synops. ad Eustath. VII 20: CMG VI 3, p. 223,17–224,10 Ad Eunap. III 36: CMG VI 3, p. 416,23–417,13 Paul. Aeg. IV 53: CMG IX 1, p. 373,24–375,16 8–28,2 αὐτίκα – πλείονα *exc.* Aet. Amid. Libri med. XIV 49 (anecdoton) 9–11 ἐπιβαλλέτω – τρώσει] *cf.* Gal. In Hipp. Epid. VI comm. VII 2: fr. 1, p. 31,24–28 Orlandi (*graece*) = CMG Suppl. Or. V 3, p. 1152,4–7 (*arabice*)

1 ὑποκειμένου S πρόστελλειν *codd. edd.*: περι- *supra* προ- *scr.* F_a^3: *correxi*: *non vertit* Lat.$^{Ar.Ger}$: contineat Lat.$^{Gr.Lin}$ 2 δὲ *om.* A 3 ἁπάντων *om.* V_b 4 σκοποῖν *sec.* L S T ζ *edd. scripsi*: σκοπῶν A R_b F_a V_b δ 5 δ' ἤτοι] δή τι D γένοιτο L γ δ 6 ἐργάζεται A R_b I_a^* V_b δ: manebit Lat.$^{Ar.Ger}$ μή τοί γε F_a I_a^* V_b ζ *Ald. Bas. Chart. Kühn* οὐ παύσει] οὐ παύσοι ζ: οὐ παύει A: παύσει T R_b V_b, *in* παύει *mutatum in* V_b: παύει δ: αὐξήσει L: αὐξήσεις S 8 ὁ – μοι] ὁμολογία μοι γινέσθω *in textu* F_a, *del. et* ὁ λογος μοι γινέσθω *in marg. scr.* F_a^3 μοι γινέσθω A R_b F_a V_b *edd.* γενέσθω S T πρώτων S I_a^* 9 ἐπιβαλέτω T F_a V_b στόμιον V_b *edd.* 10 πρᾳέως A V_b ζ *edd.* 11 κἂν] καὶ L S R_b I_a^* δ εἰ *om.* S συχνοῦ *om.* Aet. 12 καταμάθοις T *edd.*: καταμάθης R_b τε *om.* R_b D δ Aet. 13 πότερα ζ *princ.*: πότ$^{(ε)}$ρ (*ambig.*) A N ἡ ἀρτηρία ἐστί S *edd.* διὰ πείρας R_b I_a^* D N: κατὰ πείρας Aet. 14 ἀγκίστρῳ *edd.* *post* τε *add.* καὶ περιτεινέτω A 15 *ante* ἐπισχεθέντος *add.* μὴ L S Orib. (Ad Eunap., Synops. ad Eustath. [*codd.* FA]) *edd.*, *postea deletum in* L: μὴ *non vertit* Lat.$^{Ar.Ger}$, *non habet* Paul. Aeg.: καὶ Orib. (Synops. ad Eustath. [*cod.* P]): καὶ εἰ μηδὲ οὕτως παύσοιτο Aet. εἴη *ex* ἦν *corr.* F_a^3 16 *post* αἷμα *add.* διὰ V_b 16–19 τῶν – αἷμα *non habet* Aet. 16 τινὸς V_b φαρμάκῳ R_b D 18 *post* χνοῦ *add.* χλωροῦ I_a^* *post* ἀρτηρία *add.* ἐστί *edd.* 19 ἐφέξειν R_b F_a, *in* ἐφέξει *mut.* F_a^3 20 ποτε] πολλάκις A περιτιθέναι *post* φλεψὶν *trsp.* A, *post* ποτε R_b N καὶ^{II} *om.* R_b Paul. Aeg.

wurde, zusammenpresst[1]. Abgesehen von allen genannten zählt als Maßnahme 11
gegen den Blutsturz die geeignete Haltung des verletzten Körperteils; geeignet ist sie, wenn sie die folgenden zwei Bedingungen[2] erfüllt, die Schmerzlosigkeit und die Hochlagerung. Wenn die Haltung entweder nach unten geneigt oder schmerzhaft ist, wird sie sogar Blutstürze verursachen, die nicht vorhanden waren, geschweige denn, dass sie die schon vorhandenen aufhören lässt[3].

Wenn also jemand, der über diese Kenntnisse verfügt, irgendwann einmal vor 12
einem aufgrund einer Verletzung an einem Blutsturz leidenden Körperteil steht – denn damit sollen meine Ausführungen zunächst zu tun haben –, soll er den Finger sofort auf die Öffnung der Wunde an dem Gefäß legen, indem er (ihn) sanft ansetzt und drückt, ohne Schmerzen zu verursachen; denn zugleich wird er das Blut stillen und ein Gerinnsel an der Verletzung fest werden lassen. Und in der Tat, auch wenn das am Blutsturz leidende Gefäß in beachtlicher Tiefe liegt, soll er dessen Lage und Größe genauer feststellen, und ob es eine Vene oder Arterie ist. Nachdem er dann einen Haken[4] hindurchgestochen hat, soll er (das Gefäß) nach oben ziehen und ein wenig umdrehen.

Wenn dadurch das Blut gestillt worden ist, soll er versuchen, wenn es eine 13
Vene ist, das Blut ohne Schlinge mit einem von den blutstillenden Heilmitteln zu stillen. Die besten von ihnen sind die stopfenden, die aus geröstetem Harz, Weizenmehlpulver, Gips und allen derartigen (Substanzen) bestehen. Wenn es aber eine Arterie ist, (soll man) eins von beiden (versuchen): Man wird das Blut stillen, indem man entweder die Schlinge herumlegt oder das ganze Gefäß durchtrennt. Manchmal sind wir aber gezwungen, auch um die großen Venen eine Schlinge herumzulegen, wie sie manchmal auch völlig durchzuschneiden,

1 Hier sowie an anderen Stellen lassen sich tradierte Formen des Verbs προ|στέλλειν („nach vorn schieben") durch die entsprechenden Formen von προσ|στέλλειν („fest anlegen, zusammendrücken, näher bringen") ersetzen; *cf. infra*, S. 28,22sq., S. 34,5, S. 120,22, S. 130,22, S. 134,18–20, S. 164,1. Zur orthographischen Schwankung προστ-/προσστ- in der handschriftlichen Überlieferung *cf.* Index Hippocraticus *s.v.*; *cf. etiam* LSJ *s.v.* προστέλλω.

2 Einige Handschriften geben hier nach δυοῖν τούτοιν die Pluralform σκοπῶν anstelle der Dualform σκοποῖν; siehe die Kombination ἐν δυοῖν ὑπομνήμασι (Dual+Plural) *infra*, S. 40,2. Die Übersetzung des Wortes σκοπός als „Bedingung" weicht hier von der üblichen Bedeutung „Ziel" ab. Eine andere mögliche Wiedergabe des Begriffs σκοπός ist „Hinweis"; *cf. infra*, S. 34,28 und S. 102,7. Zur Diskussion über die Übersetzung von σκοπός als „Ziel" oder „Hinweis" siehe Lorusso, Galeno. Metodo terapeutico III–IV, S. XVII.

3 Auf der Grundlage der Lesart μή τοί γε hatte Garofalo (und vor ihm bereits Cornarius) die Tilgung der Negation οὐ vorgeschlagen, welche auf der Grundlage des neuen Textes (μήτι γε) beibehalten werden kann. Interessant ist, dass die Handschriften L und S an dieser Stelle οὐ παύσει durch αὐξήσει(ς) ersetzt haben.

4 Von der Anwendung dieses chirurgischen Instruments ist im *Corpus Galenicum* fast ausschließlich in der Schrift De anat. adiministr. die Rede; *cf. e.g.* VIII 4: p. 501,19–503,9 Garofalo = II 667,1–668,2 K. Die hier beschriebene Verwendung von spitzen Haken als Hämostatika ist in der Kaiserzeit vielfach bezeugt; eine Liste von Fällen findet sich bei Bliquez, The Tools of Asclepius, S. 175–176.

14 διατέμνειν ποτ' αὐτὰς ὅλας, ἐγκαρσίας δηλονότι. κατασταίη δ' ἄν τις εἰς
ἀνάγκην τοῦδε κατὰ τὰς ἐκ πολλοῦ βάθους ὀρθίας ἀναφερομένας, καὶ
μάλιστα διὰ στενοχωρίας τινὸς ἢ μερῶν κυρίων· ἀνασπᾶται γὰρ οὕτως
ἑκάτερον τὸ μέρος ἑκατέρωσε, καὶ κρύπτεται καὶ σκέπεται πρὸς τῶν ἐπικει-
15 μένων σωμάτων ἡ τρῶσις. ἀσφαλέστερον δ' ἄμφω ποιεῖν, βρόχον μὲν τῇ
ῥίζῃ περιτιθέναι τοῦ ἀγγείου, τέμνειν δὲ τοὐντεῦθεν. ῥίζαν δ' ἀγγείου καλῶ
τὸ πρότερον αὐτοῦ μέρος ἤτοι τῷ ἥπατι συνάπτον ἢ τῇ καρδίᾳ. τοῦτο δ' ἐν
τραχήλῳ μέν ἐστι τὸ κάτωθεν, ἐν χερσὶ δὲ καὶ σκέλεσι τὸ ἄνωθεν ἐν ἑκάστῳ
τε τῶν ἄλλων μορίων, ὡς ἐξ ἀνατομῆς ἔνεστι μαθεῖν· ἣν οὐδ' αὐτὴν οἱ
ἀμέθοδοι προσίενται Θεσσάλειοι.
320 4. Ταῦτα δὲ πράξαντα σαρκοῦν ὅτι τάχιστα τὸ τραῦμα, πρὶν ἀπορρυῆ-
ναι τοῦ ἀγγείου τὸν βρόχον. εἰ μὴ γὰρ φθάσειεν ἡ ἐπιτραφεῖσα σὰρξ
στεγνῶσαι τὸ πέριξ χωρίον τῆς ἀποτετμημένης ἀρτηρίας, ἀλλ' εὑρεθείη
που χώρα κενή, τὸ καλούμενον ἀνεύρυσμα γίνεται. διὰ τοῦτο καὶ τοῖς
ἐμπλάττουσιν ἰσχαίμοις χρῆσθαι κελεύω μᾶλλον τῶν ἐσχαρούντων, ὅτι
θᾶττόν τε καὶ ἀκινδυνότερον ἐπ' αὐτοῖς σαρκοῦται τὸ τραῦμα· κίνδυνος
γὰρ ἐπὶ τῶν ἄλλων ἀποπιπτούσης τῆς ἐσχάρας αὖθις αἱμορραγῆσαι τὸ
2 ἀγγεῖον. ἄριστον οὖν ἁπάντων ὧν οἶδα φαρμάκων, ᾧ καὶ πρὸς τὰς ἐκ
μηνίγγων αἱμορραγίας ἀσφαλέστατον χρῆσθαι, τὸ λεχθησόμενόν ἐστι·
λιβανωτοῦ μέρος ἓν ἀλόης ἡμίσει μεμίχθω μέρει κἄπειτα τῆς χρείας ἐπιστά-
σης ᾠοῦ τῷ λευκῷ φυράσθω τοσούτῳ τὸ πλῆθος ὡς μελιτώδη σύστασιν

6–10 ῥίζαν – Θεσσάλειοι] Meth. fr. 183: p. 490 Tecusan 18–26,2 ἄριστον – ἐπιτιθέσθω] *cf.* Gal. De cur. rat. per venae sect. 23: XI 315,6–316,7 K. De simpl. med. temp. et fac. IX 3: XII 212,9–214,3 K.

1 ποτ' *om.* V_b ἐγκαρσίως V_b: ἐγκαρσίους T 1–10 κατασταίη – Θεσσάλειοι *non habet* Aet. *post* 1sq. εἰς ἀνάγκην τοῦδε *in marg. scr.* ἤτοι τοῦ βρόχου περιτιθέντος ταῖς φλεψὶ ἢ τομῶν F_a 2 ὀρθίας ἀναφερομένας] ἀναφερομένας ἢ μερῶν κυρίων ὀρθίας *scr., postea* ἢ μερῶν κυρίων *punctis del. et ord. verb. rest.* F_a: ἢ μερῶν κυρίων *lin. del.* F_a^3 4 τὸ *om.* T I_a^* ἑκατέρωθεν S *edd.* σκέπτεται S R_b 5 ἀσφαλέστατον A *post* μὲν *add.* εἴτε καὶ βρόχων ἐπιτιθέναι καὶ τέμνειν, *postea punctis del.* F_a: *lin. del.* F_a^3 5sq. περιτιθέναι τῇ ῥίζῃ V_b 6 περιτιθέναι *e* περιτιθὲν *correctum in* F_a: περιθεῖναι γ Paul. Aeg. 7 συνάπτων γ τούτων L S T F_a 9 *post* ὡς *add.* καὶ D *post* ἔνεστι *add.* τοῦτο P_a 11 πράξαντες A R_b F_a V_b: *fortasse* πράξαντα<ς> *scribendum* 13 τῆς ἀποτετμημένης ἀρτηρίας] τοῦ γεγυμνωμένου ἀγγείου καὶ μάλιστα εἰ ἀρτηριῶδες εἴη τὸ ἀγγεῖον Aet. 14 κενὴ χώρα ζ 14sq. τοῖς ἐμπλάττουσιν ἰσχαίμοις] medicamen o(p)pilans et inviscans Lat.$^{Ar.Ger}$ 15 κελεύω] παραινῶ Aet. 16–18 κίνδυνος – ἀγγεῖον *non habet* Aet. 17 *post* ἄλλων *add.* τῶν καυστικῶν V_b 18 ᾧ *ex* ὧν *corr.* F_a^3: ὅ S *princ.* 18sq. ἐκ μηνίγγων] de pelliculis cerebri Lat.$^{Ar.Ger}$ 19 ἀσφαλέστερον L T ζ *edd.* 20 λιβανωτῷ R_b M: λιβανοῦ A: λιβάνου Aet. ἡμίσει *ex* ἥμισυ *corr.* F_a^3: ἥμισυ S F_a μέρει *om.* F_a, *supra lin. suppl.* F_a^3 20–28,1 κἄπειτα – ἐμπλαστικώτερος *om.* F_a, *in marg. suppl.* F_a^2 20 ἐπιστάσεις S F_a^2 I_a^*, *corr.* F_a^3 21 τὸ λευκὸν I_a^* V_b τοσοῦτο(ν) L V_b

und zwar schräg. Und es könnte sich jemand dazu[1] gezwungen sehen, (und zwar 14
im Fall von Venen,) die aus großer Tiefe senkrecht aufsteigen, am meisten durch
eine Verengung oder durch Hauptkörperteile; denn auf diese Weise wird jeder
von den beiden Teilen in die jeweils entgegengesetzte Richtung gezogen, und die
Verletzung versteckt sich und wird von den übereinanderliegenden Gebilden
verdeckt. Es ist aber sicherer, beides zu tun, eine Schlinge um die Wurzel des 15
Gefäßes herumzulegen und von dort her zu schneiden. Als „Wurzel" des Gefäßes
bezeichne ich aber seinen ersten[2] Teil, der entweder mit der Leber oder dem
Herzen verbunden ist. Dieser ist im Hals der untere Teil, bei den Armen und den
Beinen aber der obere sowie in jedem von den anderen Körperteilen, wie man es
aus der Anatomie lernen kann: Aber selbst diese[3] akzeptieren die unmethodischen Anhänger des Thessalos nicht.

4. Derjenige, der dies getan hat, muss die Verletzung möglichst schnell mit
Fleisch auffüllen, bevor sich die Schlinge vom Gefäß löst. Denn wenn es dem
Fleisch, das sich (nachträglich) gebildet hat, nicht gelingt, die Stelle im Umkreis
der durchtrennten Arterie zu verstopfen, sondern sich irgendwo ein Hohlraum
findet, entsteht das sogenannte *aneurysma*[4]. Deswegen ordne ich auch an, eher
stopfende (und) blutstillende als schorfbildende (Heilmittel) zu benutzen, weil
die Wunde durch sie schneller und gefahrloser mit Fleisch gefüllt wird; denn (es
besteht) bei den anderen die Gefahr, dass das Gefäß, wenn der Schorf abfällt,
wieder einen Blutsturz erleidet. Das beste aller Heilmittel, die ich kenne und das 2
man auch für die Blutstürze aus den (Hirn)häuten[5] am sichersten anwenden
kann, ist also das, von dem die Rede sein wird: Es soll ein Teil Weihrauchharz[6] mit
einem halben Teil Aloe gemischt werden, und dann muss das Ganze, wenn es
gebraucht werden soll, mit so viel Eiweiß vermischt werden, bis seine Konsistenz

1 Die Randbemerkung im Kodex F_a (ἤτοι τοῦ βρόχου περιτιθέντος ταῖς φλεψὶ ἢ τομῶν) trägt an dieser Stelle zur Interpretation des Pronomen τοῦδε bei.

2 i.e. „proximalen". In der heutigen anatomischen Fachsprache bezeichnet dieses Adjektiv Körperstrukturen (hier Leber und Herz), die näher zur Körpermitte liegen.

3 i.e. die Anatomie.

4 Zur Zeit Galens existierten unter dem Begriff ἀνεύρυσμα zwei unterschiedliche Konzepte (siehe [Gal.] Def. med. 418: CMG V 13,2, p. 142,3–5): 1. Die Erweiterung eines in einer Ader bestehenden Gefäßes; 2. Die Ausweitung einer mit Pneuma angefüllten Substanz unter dem Fleisch. Das erste Konzept weist eine große Ähnlichkeit mit dem modernen fachsprachlichen Verständnis des Aneurysma auf. Diese Textstelle sowie weiter unten (*cf. infra*, S. 43,23–30) betrifft einen Hohlraum im Fleisch, der gefüllt werden muss. Da diese Auffassung z. T. mit dem zweiten Konzept von ἀνεύρυσμα korreliert und keine genauere Entsprechung in der modernen Terminologie hat, wird das Wort translitteriert; diese Vorgehensweise gilt analog für alle Okkurenzen im Text.

5 Dass es sich um die Hirnhäute handelt, stützt auf die Interpretation des Worts μήνιγγες als „pelliculae cerebri" in Lat.$^{\text{Ar.Ger}}$.

6 Eine Polemik gegen Thessalos über den willkürlichen Gebrauch von Weihrauch (und anderen Zutaten) als trockene, fleischbildende Arznei wurde im dritten Buch von Meth. med. geführt; *cf.* III 2, III 3: p. 8,19–12,16, 30,3–36,11 Lorusso = X 162,16–166,1, 177,6–182,13 K.

ἔχειν. εἶτ' ἀναλαμβανέσθω τοῦτο λαγῴαις θριξὶ ταῖς μαλακωτάταις, κἄπειτα τῷ ἀγγείῳ καὶ τῷ ἕλκει παντὶ πλεῖστον ἐπιτιθέσθω. καταδείσθω δ' ἔξωθεν ἐξ ὀθόνης ὑποδεσμίδι, τὰς μὲν πρώτας ἐπιβολὰς τέτταρας ἢ καὶ
321 πέντε κατ' αὐτοῦ τοῦ αἱμορραγοῦντος ἀγγείου ποιου|μένων ἡμῶν, ἐντεῦθεν δὲ ἐπὶ τὴν ῥίζαν αὐτοῦ νεμομένων, ἐφ' ὧν ἐγχωρεῖ μερῶν ἐπὶ τὴν ῥίζαν νέμεσθαι· σχεδὸν δ' ἐπὶ πάντων ἐγχωρεῖ πλὴν μηνίγγων.

3 Εἶτα λύσαντα διὰ τρίτης, εἰ μὲν ἀσφαλῶς ἔτι προσέχοιτο τῷ ἕλκει τὸ φάρμακον, αὖθις ἕτερον ἐν κύκλῳ περιχέοντα καὶ ὥσπερ ἐπιτέγγοντα τὸν ἐκ τῶν τριχῶν μοτὸν ἐπιδεῖν, ὡς ἐξ ἀρχῆς ἐπέδησας· εἰ δ' αὐτόματος ὁ πρότερος ἀποπίπτοι μοτός, ἀτρέμα πιέζοντα τῷ δακτύλῳ τὴν ῥίζαν τοῦ ἀγγείου πρὸς τὸ μηδὲν ἐπιρρυῆναι, τοῦτον μὲν ἀφελεῖν ἠρέμα, προσθεῖναι δ' ἕτερον. καὶ οὕτω θεραπεύειν ἀεὶ μέχρι περ ἂν περισαρκωθῇ τὸ ἀγγεῖον, ἀνάρροπον ἀπ' ἀρχῆς ἄχρι τέλους φυλάττοντα τὸ μόριον. ἔστω δὲ μηδὲ τοῦτο ἄμετρον τὸ σχῆμα· κίνδυνος γὰρ ὀδύνην γενέσθαι καὶ αὖθις αἱμορραγῆσαι τὸ ἀγγεῖον. οὐδὲν γὰρ ὀδύνης μᾶλλον αἱμορραγίας τε κινεῖ καὶ φλεγμονὰς αὐξάνει.

4 Τούτῳ τῷ φαρμάκῳ πολυειδέστατα χρῶμαι, ποτὲ μέν, ὡς εἴρηται, μιγνύων ἀλόῃ τὸ διπλάσιον τοῦ λιβανωτοῦ, ποτὲ δ' ἐξίσης ἀμφοτέροις χρώμενος ἢ βραχεῖ πλέονι τῷ λιβανωτῷ τῆς ἀλόης ἢ πλέονι μέν, ἀλλ' οὔπω
322 διπλασίῳ· καὶ μάνναν δ' ἀντὶ τοῦ λιβανωτοῦ | ποτ' ἔβαλλον. ἔστι δὲ στυπτικώτερον μὲν φάρμακον ἡ μάννα τοῦ λιβανωτοῦ, ὁ λιβανωτὸς δ'

20–28,1 ἔστι – μάννης] *cf.* Gal. De comp. med. per gen. V 2, VI 2: XIII 783,17–784,3, 881,10–12 K.

1 λαγωαῖς S R_b I_a^* *edd.* ταῖς μαλακωτάταις *e* τῶν μαλακωτάτων *corr.* F_a^3 2 *post* τῷ^{I} *add.* τ' L S καὶ *om.* F_a^2 *post* πλεῖστον *add.* πάνυ V_b δ 2sq. καταδείσθω – ὀθόνης *non vertit* Lat.$^{Ar.Ger}$: καταδείσθω δ' *om.* Orib. Aet. (*habet* Paul. Aeg.) 3 ἔξωθεν] ἄνωθεν Aet. ἐξ] ὑπ' V_b *ante* ὑποδεσμίδι *add.* ἐν *edd.* ὑποδεσμίδι *sec.* L T F_a^2 I_a^* ζ *edd.* *scripsi*: ὑποδέσμει δὲ A S δ: ὑποδεσμεῖν δὲ R_b V_b: ἐπιδεσμίδι Paul. Aeg.: ἐπιδεσμεῖν δεῖ Orib. καὶ *om.* I_a^* Aet. *edd.* 4 αὐτοῦ τοῦ] τούτου F_a^2: τοῦ *om.* L S *edd.* 5 ῥίζαν^{I}] ἀρχὴ Aet. (*cf. supra* p. 24,5–7) αὐτοῦ *ex* αὐτῷ *corr.* F_a^3: αὐτῶν R_b: αὐτοῖς D 5sq. ἐφ' – μηνίγγων *non habet* Aet. 6 μηνίγγων] pelliculas cerebri Lat.$^{Ar.Ger}$ 7 ἀσφαλέσιν S* τῷ ἕλκει *post* lin. 8 φάρμακον *trsp.* V_b 8 *post* ἕτερον *add.* δὲ A περιχέοντα *in* περιέχοντα *mutatum in* T: περιέχοντα *in textu*, -χέοντα *supra lin. scr.* M: ἐπιτεθέντα ... καὶ περιχέοντα Aet. 9 μότον L R_b V_b, *corr.* L^2 δ'] τ' L αὐτόματος *om.* Aet.: αὐτομάτως V_b ζ *Ald. Bas. Chart. Kühn* 10 πρῶτος Aet. ἀποπίπτει A V_b ζ: ἀποπτύοιτο L S *princ.*: ἀποπίπτοιτο R_b: ἀποπέσοι Aet.: ceciderit Lat.$^{Ar.Ger}$ μότος L R_b V_b, *corr.* L^2 ἀτρέμα *om.* Aet. *post* δακτύλῳ *add.* τῆς ἀριστερᾶς χειρὸς Aet. 11 πρὸς – ἐπιρρυῆναι *non habet* Aet. τὸ] τῷ ζ 12 καὶ *om.* F_a^2 ζ *edd.*, *suppl.* F_a^3 *post* οὕτω *add.* τὲ A ζ, σε *edd.* ἀεὶ] δεῖ F_a^2 V_b ζ *edd.* ἄχρι L ἂν *om.* ζ περισαρκωθῇ] πέριξ σαρκωθῇ Aet.: σαρκωθῇ T F_a^2 ζ *edd.*: σαρκοθῆναι *in textu*, γρ περισαρκωθῆναι *in marg. scr.* I_b: σαρκῶ *in textu scr.* A, περι- *et* -θῇ *supra lin. suppl.* A^2 13 μέχρι L δ φυλάττοντας S T 13–16 ἔστω – αὐξάνει *non habet* Aet. 14 *post* ὀδύνην *add.* μᾶλλον L 17 πολυειδέστατα *in* πολυειδεστάτῳ *mut.* F_a^3: πολυειδεστάτῳ T 18 ἐπίσης L 19 βραχὺ S R_b F_a^2 V_b δ πλέονι^{I}] πλείονι A S ζ *edd.* λιβάνῳ F_a^2: λιβανω^{τῶ} V_b πλέονι^{II}] πλείονι R_b D δ *edd.* οὔπου S* 20 *ante* διπλασίῳ *add.* τῷ *edd.* διπλάσιον F_a^2 D μάννα α δ: μάννην S F_a^2 ζ *edd.* δ' *om.* S R_b Aet. τοῦ *om.* F_a^2 *edd.* ἔβαλον L S T F_a^2 I_a^* V_b N 21 μὲν *om.* A D, *supra lin. scr.* R_b μάννη S *edd.* λιβάνου ζ

honigartig ist. Dann soll es zusammen mit sehr zarten Hasenhaaren[1] genommen und danach auf das Gefäß und auf die ganze Wunde in sehr großer Menge aufgetragen werden. Es soll dann von außen mit einem Leinenverband[2] verbunden werden, wobei wir die ersten vier oder auch fünf Umwicklungen direkt an dem an Blutsturz leidenden Gefäß vornehmen und sie von da aus in Richtung auf seine Wurzel verteilen, (und zwar) an den Teilen, wo es möglich ist, sie in Richtung auf die Wurzel zu verteilen; dies ist aber fast bei allen (Teilen) möglich außer bei den (Hirn)häuten.

Nachdem man dann (den Verband) am dritten Tag abgenommen hat, soll 3 man, wenn das Heilmittel noch sicher auf der Wunde liegt, nachdem man einen anderen (Verband) rund herum aufgetragen hat und den Tupfer aus Haaren gewissermaßen benetzt hat, ihn wiederum anlegen, wie man es zu Anfang verbunden hat; wenn aber der erste Tupfer von allein abfällt, soll man, indem man die Wurzel des Gefäßes mit dem Finger sanft drückt, damit nichts mehr dahin fließt, diesen (Tupfer) behutsam entfernen und einen anderen auflegen. Auf diese Weise (muss man) das Gefäß weiterhin behandeln, bis es sich ringsum mit Fleisch gefüllt hat, indem man den (betroffenen) Teil vom Anfang bis zum Ende in aufrechter Haltung bewahrt. Diese Haltung soll aber in keiner Weise unangemessen sein; es besteht nämlich die Gefahr, dass Schmerzen entstehen und das Gefäß wiederum einen Blutsturz erleidet. Denn es gibt nichts, was in stärkerem Maße als Schmerz Blutstürze verursacht und Entzündungen verschlimmert.

Dieses Heilmittel[3] gebrauche ich besonders vielseitig, manchmal indem ich, 4 wie gesagt wurde, die doppelte Menge von Weihrauchharz mit Aloe mische, manchmal indem ich beide in gleicher Menge gebrauche oder wenig mehr Weihrauchharz als Aloe oder zwar mehr, aber auf keinen Fall in doppelter Menge. Manchmal habe ich auch Manna anstelle des Weihrauchharzes hinzugefügt. Manna ist ein zusammenziehenderes Heilmittel als Weihrauchharz,

1 Die Verwendung von weichem Hasenhaar begegnet an zwei weiteren Stellen im *Corpus Galenicum*, darunter in einem Bericht über eine Heilung in Pergamon, die Galen als junger Mann miterlebte (νέῳ τὴν ἡλικίαν ὄντι; *cf. app. loc. sim.*).

2 Wie aus dem kritischen Apparat hervorgeht, ist die Textpassage von ἐπιτιθέσθω bis ὑποδεσμίδι in der direkten und indirekten handschriftlichen Überlieferung des Werkes etwas beeinträchtigt. Dies könnte zum Teil auf den graphischen Buchstabenbestand der Passage selbst zurückzuführen sein, die an einigen Stellen *homoioteleuta* (ἐπιτιθέσθω / καταδείσθω) und Lautwiederholungen (ἔξωθεν / ἐξ ὀθόνης) aufweist. In Aetius findet sich eine stark abweichende Formulierung: ... καὶ ἄνωθεν ἔριον μαλακὸν βεβρεγμένον τῷ αὐτῷ φαρμάκῳ ἐπιτιθεὶς πλεῖστον ἐπίδησον ὀθόνη.

3 i.e. das Medikament, das zuvor (*cf.* S. 25,21–27,3) beschrieben wurde.

ἐμπλαστικώτερος τῆς μάννης. εὔδηλον δ' ὅτι τοῖς μὲν σκληροῖς σώμασι τὴν ἀλόην χρὴ προσφέρεσθαι πλείονα, τοῖς δὲ μαλακοῖς τὸν λιβανωτόν, ἔσται τε τὸ μὲν ἕτερον αὐτῶν στυπτικώτερον, τὸ δ' ἕτερον ἐμπλαστικώτερον. διὸ καὶ τὸν γλισχρότερον καί, ὡς ἂν εἴποι τις, ῥητινωδέστερον αἱρεῖσθαι χρὴ λιβανωτὸν ὅταν ἐμπλαστικώτερον ἐργάσασθαι τὸ φάρμακον ἐθέλῃς· ἔστι δ' οὗτος ἁπαλώτερος ἅμα καὶ λευκότερος καὶ μασωμένων οὐ θρύπτεται δίκην ἀλόης καὶ μάννης, ἀλλὰ συνεχὴς ἑαυτῷ μένει, καθάπερ ἡ Χία μαστίχη.

5 Ταυτὶ μὲν οὖν ἤδη τῆς Περὶ συνθέσεως φαρμάκων πραγματείας ἐστίν, ἧς ἀδύνατον μηδαμῶς ἅπτεσθαι κατὰ τὸν ἐνεστῶτα λόγον· ἢ γὰρ οὐδόλως ἐχρῆν ἡμᾶς μεμνῆσθαι τῶν ἐν μέρει παραδειγμάτων, ἀλλ' αὐταῖς μόναις ἀρκεῖσθαι ταῖς καθόλου μεθόδοις, ἢ καὶ τῶν ἐν μέρει προσαπτομένους ἅπτεσθαί ποτε καὶ τῆς σκευασίας αὐτῶν. ἀλλ', ὡς καὶ πρόσθεν εἴρηται, παράδειγμα τοῦ γένους τῶν κατὰ τὴν μέθοδον εὑρισκομένων φαρμάκων ἓν
323 6 ἢ δεύτερον ἐνταυθοῖ γράφον|τας ἀρκεῖσθαι προσήκει. τούτου μὲν οὖν ἀεὶ χρὴ μεμνῆσθαι, πάλιν δ' ἐπανέλθωμεν ἐφ' ὅπερ λέγοντες ἀπελίπομεν· ἐμνήσθην γὰρ ἐπὶ πλέον τοῦ προειρημένου φαρμάκου, διότι πάντων αὐτὸ τῶν ἄλλων ἄμεινον εἶναι πέπεισμαι, καὶ θαυμάζοιμ' ἂν εἴ τις εὑρεῖν δύναιτο βέλτιον. καὶ διὰ τοῦτ' αὐτῷ χρῶμαι κατά τε τῶν μηνίγγων ἀεὶ καὶ τῶν ἐν τῷ τραχήλῳ τρώσεων ἄχρι καὶ τῶν σφαγιτίδων αὐτῶν· καὶ γὰρ καὶ τούτων ἐπέχει τὸ αἷμα χωρὶς βρόχου. χρὴ δὲ μὴ σπεύδειν ἐν τῷ ἔργῳ καθάπερ ἔνιοι τῶν ἐμπλήκτων χειρουργῶν, ἀλλὰ τῇ μὲν ἑτέρᾳ χειρὶ τὸ κάτω μέρος τοῦ ἀγγείου προ<σ>στέλλειν ἢ περιλαβόντα κατέχειν, τῇ δ' ἑτέρᾳ τὸ φάρμακον ἐπιτιθέντα τῇ τρώσει προ<σ>στέλλειν ἀτρέμα, ἄχρι περ ἂν προσπαγῇ, κἄπειθ' οὕτως ἐπιδεῖν ἄνωθεν κάτω, μὴ καθάπερ ἐν τοῖς κώλοις κάτωθεν ἄνω· πρὸς γὰρ τὰς ῥίζας τῶν ἀγγείων ἀφικνεῖσθαι χρὴ τὴν ἐπίδεσιν ἀναστέλλουσαν τὸ ἐπιρρέον.

7 Ἔστι δὲ καὶ ἄλλα πλείω φάρμακα τῶν ἐμπλαττόντων ἀλύπως, ἀλλ' οὐδὲν οὕτως σαρκοῖ. χρεία δ' ἐστὶ μάλιστα κατὰ τὰ τοιαῦτα συμπτώματα |
324 τοῦ περισαρκοῦσθαι τὸ ἀγγεῖον, ἀποπίπτοντος τοῦ προτέρου φαρμάκου.

18–20 καὶ^{I} – βρόχου *exc.* Aet. Amid. Libri med. XIV 49 (anecdoton) 27sq. Ἔστι – σαρκοῖ *exc.* Aet. Amid. Libri med. XIV 49 (anecdoton)

2 ἔστι R_b δ τε] δὲ L S T I_a^* ζ *Ald. Bas. Chart. Kühn*: γὰρ R_b 3 τὸ^{I} *om.* V_b, *supra lin. suppl.* V_b^2 τὸ^{II} – ἐμπλαστικώτερον *om.* F_a 5 ἐθέλοις T F_a 6 *post* ἁπαλώτερος *add.* τε A μασσωμένων L ζ N: μασώμενος S F_a V_b: μασσώμενος P_a *edd.*: μασώμεθα R_b: dum dentibus comprimitur Lat.$^{Ar.Ger}$ 7 *post* ἀλλὰ *add.* καὶ V_b Χία *punctis deletum in* P_a: *om. edd.* 10 τῶν *add.* δὲ R_b 13 τῶν – φαρμάκων] τῶν φαρμάκων τῶν κατὰ τὴν μέθοδον εὑρισκομένων F_a V_b ζ *edd.* 14 δύο A T *edd.* 15 ἅπερ ζ ἀπελείπομεν V_b ζ *princ. Ald. Bas.*: ἀπολίπομεν S 16 αὐτὸ *post* lin. 17 ἄλλων *trsp.* R_b: *om.* F_a, αὐτῶ *supra lin. scr.* F_a^3 17 δύναται S F_a V_b ζ *edd.* 18 καὶ^{I} *om.* F_a V_b δ *post* τοῦτ' *add.* οὖν ζ 19 τῷ *om.* S R_b N σφαγιτίδων *e corr.* T: σφραγιτίδων δ γὰρ καὶ *om.* S D 20 ἐν *om.* δ 22 προσστέλλειν *scripsi*: πρόστελλειν *codd. edd.*: comprimatur Lat.$^{Ar.Ger}$: comprimes Lat.$^{Gr.Lin}$ 23 ἐπιθέντας A: ἐπιθέντα *edd.* προσστέλλειν *scripsi*: περιστέλλειν A: πρόστελλειν *cett. codd. edd.*: *non vertit* Lat.$^{Ar.Ger}$: apprimes Lat.$^{Gr.Lin}$ 24 προσπαγεῖν L 27 πλείονα F_a: πολλὰ V_b 29 τοῦ^{I}] τὸ S T ὑποπίπτοντος S

Weihrauchharz dagegen stopfender als Manna[1]. Es ist aber klar, dass es not-
wendig ist, den harten Körpern mehr Aloe zuzuführen, den weichen dagegen
(mehr) Weihrauchharz, und das eine von diesen dürfte wohl zusammenziehender
sein, das andere aber stopfender. Deshalb ist es erforderlich, dass das klebrigere
und, wie man wohl sagen könnte, harzartigere Weihrauchharz gewählt wird,
wenn man dieses Heilmittel stopfender herstellen will; dieses ist zugleich weicher
und weißer und, wenn man es kaut[2], zerbricht es nicht nach Art von Aloe und
Manna, sondern bleibt in sich einheitlich, genauso wie die Mastix aus C h i o s.

Eben diese (Sachverhalte) nun sind bereits Gegenstand des Werkes Über die 5
Zusammensetzung der Heilmittel, das unmöglich in der vorliegenden Ab-
handlung völlig vernachlässigt werden kann; denn wir hätten entweder die
einzelnen Beispiele gar nicht erwähnen müssen, sondern uns allein mit all-
gemeinen Vorgehensweisen begnügen (können), oder, wenn wir sie auch im
Einzelnen berühren, manchmal auch ihre Zubereitung besprechen müssen.
Aber, wie auch zuvor gesagt wurde[3], es soll ein Beispiel aus der Gattung der
entsprechend der Methode gefundenen Heilmittel genügen, indem man eins
oder zwei hier anführt. Dies zu erwähnen ist also immer notwendig, aber wir 6
wollen wiederum zu dem Punkt zurückkehren, an dem wir unsere Ausführun-
gen verlassen haben; denn ich habe das zuvor genannte Heilmittel ausführlich
erwähnt, weil ich der Überzeugung bin, dass es besser ist als alle anderen, und ich
würde mich wundern, wenn jemand ein besseres finden würde. Auch deswegen
wende ich dieses immer an sowohl bei den Hirnhäuten als auch bei den Ver-
letzungen im Hals und bis hin zu den Halsvenen selbst; denn in der Tat stillt es
auch bei ihnen das Blut ohne (die Anwendung der) Schlinge. Man darf aber bei
dieser Handlung nicht hastig vorgehen, wie einige von den unbesonnenen
Chirurgen, vielmehr (ist es notwendig), mit der einen Hand den unteren Teil des
Gefäßes zusammenzudrücken oder ringsum festzuhalten, mit der anderen aber
beim Auflegen des Heilmittels sorgfältig auf die Wunde zu drücken, bis es fest
geworden ist, und dann auf diese Weise von oben nach unten einen Verband
anzulegen, (und zwar) nicht wie bei den Gliedmaßen von unten nach oben; denn
es ist erforderlich, dass der angelegte Verband bis zu den Wurzeln der Gefäße
reicht, um das, was zuströmt, zum Stillstand zu bringen.

Es gibt aber auch andere stopfende Heilmittel in größerer Zahl, die wirken, 7
ohne Schmerz zu verursachen, aber keins bildet auf diese Weise Fleisch. Es ist
aber besonders bei derartigen Symptomen notwendig, dass sich das Gefäß

1 Es handelt sich um eine der am häufigsten verwendeten Zutaten in den pharmakologischen Zusammenstellungen Galens. Zu den Grundeigenschaften des Mannas außerhalb des *Corpus Galenicum cf.* Diosc. I 68: p. 63,21–64,2 Wellmann.

2 Gen. Abs. μασώμενων (*scil.* ἡμῶν; für eine ähnliche Struktur siehe *infra*, S. 34,21). Im bisherigen maßgeblichen Text wird der Weihrauch mit anderen Zutaten „zubereitet“ (μασσώμενος, vom Verb μάσσω). Tatsächlich aber wird der Weihrauch „gekaut“ (μασώμενων, vom Verb μασάομαι); *cf. etiam* Lat.$^{\text{Ar.Ger}}$: „non frangitur dum dentibus comprimitur“.

3 Auf die Notwendigkeit einer geringfügigen Zahl an Beispielen wurde bereits in den vorangehenden Büchern unserer Schrift hingewiesen; *cf. e.g.* Meth. med. II 4: p. 128,17–132,13 Lorusso = X 95,4–97,11 K.; *infra*, S. 55,28–57,3 (mit Anm.).

τὰ δέ γε τὰς ἐσχάρας ἐπιπηγνύντα γυμνότερον ἐργάζεται τὸ μέρος ἢ κατὰ φύσιν εἶχεν ἀποπιπτούσης αὐτῆς· ἔστι γὰρ ἡ γένεσις ταῖς ἐσχάραις ἐκ τῶν ἐπικειμένων καὶ περικειμένων σωμάτων, ὡς ἂν εἴποι τις, ἡμικαύστων γενομένων, ἵν' – ὁποῖόν τι χρῆμα τουτουσὶ τοὺς ἐσβεσμένους ἄνθρακας εἰς τὸν χειμῶνα παρασκευάζομεν – τοιοῦτον ὑπόλειμμα τῆς διαπύρου σαρκὸς ἡ ἐσχάρα γένηται· ὥστ' ἀπόλλυται τοῦ μορίου τοσοῦτον τῆς κατὰ φύσιν σαρκός, ὅσον ἐσχαρούμενον ἐκαύθη. τοῦτ' οὖν ἅπαν λείπει τῷ μορίῳ τῆς ἐσχάρας ἐκπιπτούσης, καὶ διὰ τοῦτο γυμνὸν καὶ ἄσαρκον φαίνεται, καὶ πολλοῖς αἱμορραγία δυσεπίσχετος ἐπηκολούθησεν ἐπὶ ταῖς τῶν ἐσχαρῶν ἀποπτώσεσιν. ὥστε κἂν τούτοις ὅστις ἂν θέλοι μεθόδῳ πάντα πράττειν, ἐσκέφθω τε πρὸ πολλοῦ τοὺς τρόπους ἅπαντας, οἷς ἐφέξει τὸ αἷμα, τόν τ' ἀκινδυνότερον αἱρεῖσθαι πειράσθω χρώμενος καὶ τοῖς ἄλλοις ἅπασιν, ὅταν ἀνάγκη βιάζηται.

8 Μεγίστην δ' ἀνάγκην οἶδα τοῦ χρῆσθαι φαρμάκοις ἐσχαρωτικοῖς ἢ
325 καυτηρίοις διαπύροις, | ὅταν ἐξ ἀναβρώσεως σηπεδονώδους ἡ αἱμορραγία γίνηται. καὶ μέντοι κἀπειδὰν ἐν ταῖς τοιαύταις διαθέσεσιν ἅπαν ἐκκόψωμεν τὸ σηπόμενον, ἀσφαλέστερον ἤτοι καίειν αὐτοῦ τὴν οἷον ῥίζαν ἢ φαρμάκοις ἐσχαρωτικοῖς χρῆσθαι. καὶ κατὰ τοῦτο ἐπ' αἰδοίων καὶ ἕδρας εἰς τὴν τοιαύτην ἀνάγκην ἀφικνούμεθα πολλάκις, ὅτι ῥᾳδίως σήπεται τὰ μόρια διά τε τὴν σύμφυτον θερμότητα καὶ ὅτι περιττωμάτων εἰσὶν ὀχετοί. σκοπὸς δ' ἔστω σοι τῶν ἐσχαρούντων φαρμάκων οὐχ ἁπλῶς ἡ θερμότης, ἀλλ' ἄμεινον, ὅταν ἅμα τῷ στύφειν ὑπάρχῃ, καθάπερ ἐν χαλκίτιδι καὶ μίσυϊ καὶ
9 χαλκάνθῳ καυθεῖσί τε καὶ ἀκαύστοις εἰς χρείαν ἀγομένοις. τὰ δὲ διὰ τῆς ἀσβέστου τιτάνου σφοδρότερα μὲν τούτων, ἀλλ' οὐ μέτεστι τῇ τιτάνῳ

7–32,10 τῆς – προσεπιλαμβάνειν *exc.* Aet. Amid. Libri med. XIV 49 (anecdoton) **16**–32,4 καὶ – ἀγγείοις *exc.* Paul. Aeg. IV 53: CMG IX 1, p. 375,17–25

1 γε *om.* R_b δ **2** ταῖς ἐσχάραις *e* τῆς ἐσχάρας *corr.* P_a: τῆς ἐσχάρας D P_a *Chart. Kühn* **3** ὑποκειμένων T V_b *edd.* *ante* καὶ *add.* τε ζ εἴπῃ A R_b ἡμικαύτων T V_b *edd.* **4** γι(γ)νομένων α S T ζ τούτους T V_b δ **5** παρασκευάζωμεν A D: παρασκευάζονται (-ζω- F_a V_b) F_a I_a^* V_b δ *edd.*: -ζοντες R_b τοιοῦτο L *edd.* **6** γίνηται α S R_b **8** ἀποπιπτούσης Aet. καὶ^{I} – φαίνεται *non habet* Aet. διὰ *om.* δ **9** πολλοῖς] πλειστάκις Aet. αἱμορραγίας F_a: αἱμορραγίαις R_b ἠκολούθησεν (ἀκο- I_a^*) β R_b I_a^*: ἐπακολουθεῖ Aet.: contigit Lat.$^{Ar.Ger}$ **10** ἐκπτώσεσιν Aet. **10–12** ὥστε – ἅπασιν *non habet* Aet. **10** ἐθέλοι T F_a V_b ζ: ἐθέλῃ R_b *edd.* πράττειν πάντα V_b **11** τ'] δ' α T I_a^* **12** ἀκινδυνότατον F_a V_b ζ αἱρείσθω T R_b D πειράσθω *in* πειρά τε *radendo mut.* L^2: πεῖρα τὲ T: πειρατέον F_a, *in* πεῖρα τε *mut.* F_a^3: πειρᾶσθαι R_b **15** καυτηρίαις F_a 15sq. ἡ αἱμορραγία γίνηται] αἱμορραγίαι γένηνται R_b **16** γένηται T F_a ἐκκόψωμεν *e corr.* V_b: ἐκκόψαιμεν F_a M: ἐκκόψαι D: ἐγκόψωμεν Aet. **18** αἰδοίων *e corr.* V_b: αἰδοίου F_a 18sq. εἰς – πολλάκις *non habet* Aet. **19** ῥᾳδίως πολλάκις, ὅτι M: ῥᾳδίως, ὅτι πολλάκις D *post* ὅτι *add.* τε R_b F_a Aet. *post* τὰ μόρια *add.* ταῦτα T, *ante* τὰ μόρια Aet. τε *om.* Aet.: γε F_a **20** ἔμφυτον ζ: φυσικὴν A: πλείστην Aet. ὑγρότητα Aet. *edd.*: calor Lat.$^{Ar.Ger}$ *post* περιττωμάτων *add.* δριμέων Aet. δ'] οὖν Aet. **21** ἐσχαρωτικῶν Aet. **22** ὅτε ἅμα τὸ στύφειν ὑπάρχει S^*: ὅτε καὶ στύψεως μετέχει Aet. μίσυ S^* T ζ **23** καυθεῖσί – ἀγομένοις *non habet* Aet. **24** τῇ *om.* T F_a I_a^* V_b

ringsum mit Fleisch gefüllt hat, wenn das vorige Heilmittel abfällt. Die Heilmittel jedenfalls, die Schorf bilden, machen den Teil, wenn der Schorf abfällt, nackter, als er im naturgemäßen Zustand war; denn die Schorfbildung erfolgt aus den aufliegenden und ringsum liegenden Körpern, nachdem sie, wie man wohl sagen könnte, „halb gebrannt“ worden sind zu dem Zweck, dass der Schorf ein solcher Überrest des gebrannten Fleisches wird, wie wir uns einen Nutzen aus den gelöschten Kohlen für den Winter verschaffen; daher geht so viel von dem naturgemäßen Fleisch des Körperteils zugrunde, wie beim Verschorfen verbrannt wurde. Dies bleibt also als Ganzes am Körperteil, wenn der Schorf abfällt, und deswegen erscheint es nackt und fleischlos, und bei vielen folgte auf das Abfallen des Schorfes ein nicht zu stillender Blutsturz. Daher soll, wer auch immer bei allem der Methode entsprechend handeln will, auch bei diesen vor allem über alle Verfahrensweisen nachdenken, mit denen er das Blut stillen wird, und versuchen, die ungefährlichere auszuwählen, wobei er auch alle anderen anwenden kann, falls die Notwendigkeit dazu zwingt.

Ich weiß aber, dass höchste Notwendigkeit am Gebrauch von schorfbil- 8
denden Heilmitteln oder glühenden Brenneisen besteht, wenn der Blutsturz aufgrund eines mit einem Fäulnisprozess einhergehenden Zerfressens entsteht[1]. Und in der Tat, auch wenn wir bei derartigen Zuständen das faulende (Gewebe) ganz entfernen, ist es sicherer, entweder seine „Wurzel“ zu verbrennen oder schorfbildende Heilmittel zu verwenden. Und dementsprechend geraten wir oft bei den Geschlechtsorganen und dem Gesäß in eine derartige Notwendigkeit, weil die Teile aufgrund der ihnen innewohnenden Wärme[2] und dadurch, dass sie Ausscheidungsgänge sind, leicht faulen. Ziel der schorfbildenden Heilmittel soll also für dich nicht allein die Wärme sein, sondern (es ist) besser, wenn (die Wärme) in Kombination mit der Fähigkeit des Zusammenziehens auftritt, wie im Kupfer, Kupfererz und Vitriol, die sowohl verbrannt als auch nicht verbrannt in den Gebrauch kommen. Die (Heilmittel) aus ungelöschtem Kalk sind zwar 9

1 Die Verwendung des glühenden *kautērion* zur Behandlung von Blutergüssen infolge von Gangrän oder zur Entfernung von septischem Gewebe ist in der Antike weit verbreitet; eine Liste der Fälle und der verschiedenen Arten von Brenneisen findet sich in Bliquez, The Tools of Asclepius, S. 157–173.

2 Die Übersetzung „humiditatem“, welche sich in der 1562 gedruckten lateinischen Ausgabe (Venedig, apud Vincentium Valgrisium) findet, setzt an dieser Stelle die Variante ὑγρότητα voraus (*cf. app. crit.*); eine Notiz am Rand des Textes weist aber auf die richtige Lesart ϑερμότητα: „alias ϑερμότητα id est caliditatem“.

στυπτικῆς δυνάμεως. ἀποπίπτουσι τοιγαροῦν θᾶττον αἱ τοιαῦται τῶν
ἐσχαρῶν, ἔχονται δὲ τῶν σωμάτων ἐπὶ πλέον αἱ ἐκ τῶν στυφόντων.
ἄμεινον δὲ τοῦτο μακρῷ· φθάνει γὰρ ὑποσαρκοῦσθαι τὰ κατὰ τὴν βάσιν
αὐτῶν καὶ γίνεσθαι καθάπερ τι πῶμα τοῖς ἀγγείοις, ὅθεν οὐδ' ἡμᾶς
326 αὐτοὺς | χρὴ σπεύδειν, ὥσπερ ἔνιοι, τὰς ἐσχάρας ἐκβάλλειν ἔνθα κίνδυνος
αἱμορραγίας, ἀλλ' ἐπ' ἐκείνων μόνων τῶν διαθέσεων, ἐφ' ὧν διὰ σηπεδόνα
10 τὸ καυτήριον ἠναγκάσθημεν ἐπιφέρειν ἀνθρώπου σώματι. καλεῖται δ'
– οὐκ οἶδ' ὅπως – ἅπασιν ἤδη τοῖς ἰατροῖς ἡ τοιαύτη διάθεσις νομή, διότι
νέμεσθαι συμβέβηκεν αὐτὴν ἀπὸ τῶν πεπονθότων μορίων ἐπὶ τὰ κατὰ
φύσιν ἔχοντα καὶ τούτων ἀεί τι προσεπιλαμβάνειν· ὥστ' ἀπὸ τοῦ συμβεβη-
κότος, οὐκ ἀπὸ τῆς οὐσίας τοῦ δηλουμένου πράγματος, ἔθεντο τὴν προσηγορίαν. ἡ δ' εὐπορία τῆς ὕλης ἁπάντων τῶν τοιαύτην ἐχόντων δύναμιν φαρμάκων ἐν ταῖς οἰκείαις εἴρηται πραγματείαις. οἰκείας δὲ δηλονότι λέγω τήν τε Περὶ τῆς τῶν ἁπλῶν φαρμάκων δυνάμεως καὶ τὴν Περὶ συνθέσεως αὐτῶν.

5. Ἀναλαβόντες οὖν αὖθις τὰ κεφάλαια τῆσδε τῆς μεθόδου, καθ' ἣν
ἰᾶσθαι χρὴ τὰς προχείρους αἱμορραγίας, ἑξῆς ἐπὶ τὰς διὰ βάθους γινομένας
ἀφικώμεθα τῷ λόγῳ. τὸ τοίνυν ἐκχεόμενον αἷμα τῶν ἀγγείων ἢ τῷ μηκέτ'
327 ἐπιρρεῖν αὐτὸ παύσαιτ' ἄν, ἢ τῷ στεγνωθῆναι τὴν διαίρεσιν, | ἢ ἅμα
2 ἀμφοτέρων γινομένων, ὅπερ, οἶμαι, τὸ βέλτιστόν ἐστιν. ἐπιρρεῖν μὲν οὖν
κωλύεται διά τε λειποθυμίαν καὶ ἀντίσπασιν ἢ καὶ παροχέτευσιν καὶ ψῦξιν
ὅλου τε τοῦ σώματος καὶ πολὺ δὴ μᾶλλον αὐτοῦ τοῦ τετρωμένου μορίου.
κατὰ τοῦτον γοῦν τὸν λόγον καὶ τὸ ψυχρὸν ὕδωρ ποθὲν ἐπέσχεν αἱμορ-
ραγίας πολλάκις, ἔξωθέν τε καταντλούμενον αὐτό τε τὸ ὕδωρ ψυχρόν,
ὀξύκρατόν τε καὶ οἶνος στρυφνός, ὅσα τ' ἄλλα στύφειν ἢ ἁπλῶς ψύχειν πέ-
3 φυκε. στεγνοῦται δὲ ἡ διαίρεσις ἢ μύσαντος ἢ φραχθέντος τοῦ διῃρημένου.

12–15 ἡ – αὐτῶν] *cf. e.g.* Gal. De simpl. med. temp. et fac. IX 1: XII 178,15–179,12 K. De comp. med. sec. loc. III 1, III 3, VI 7: XII 637,13–638,6, 682,15–683,17, 951,8–953,14 K. De comp. med. per gen. IV 10, V 14: XIII 731,14–733,8, 843,16–845,19 K. 20–22 ἐπιρρεῖν – σώματος] *cf.* Gal. In Hipp. Epid. VI comm. VII 2: fr. 1, p. 30,4–10 Orlandi

1 στυπτικὴ δύναμις S^* τοιγαροῦν] οὖν A θᾶττον *om.* A, *post* lin. 2 ἐσχαρῶν *trsp.* T: τάχιστα Aet. 4 *post* γίνεσθαι *add.* τὴν ὑποφυομένην σάρκα Aet. πῶμα *e* πτῶμα *corr.* T: πτῶμα γ: σῶμα D: πόμα *princ. Ald. Bas.* 5 ἀποβάλλειν Aet. 6 μόνον V_b *supra* διὰ σηπεδόνα *scr.* οὐ δι' αἱμορραγίας A 7 ἀνθρώπου σώματι *om.* Aet. 8 ἤδη *om.* P_a, *post* τοῖς ἰατροῖς *trsp.* R_b 10 προσλαμβάνειν Aet. ὥστ'] ὡς *edd.* 11 προδηλουμένου S 12 πάντων V_b *post* τοιαύτην *add.* ἣν S^* δύναμιν ἐχόντων ζ V_b (*e corr.*) 13 εἰρήσεται ζ *edd.* οἰκείαις ζ *Bas. Chart. Kühn* 14 ἁπλῶν *om.* ζ, *post* φαρμάκων *add.* ἁπάσων D *post* Περὶ[II] *add.* τῆς S^* R_b F_a V_b δ 16 τῆσδε *om.* β, *supra lin. suppl.* F_a 17 γινομένας *in* γινομένοις *mutatum in* V_b 18 ἀφικόμεθα F_a D *princ. Ald. Bas.* αἷμα *post* ἀγγείων *trsp.* ζ 19 τῷ *om.* S^* ἅμα *om.* R_b φ, *supra lin. post* ἀμφοτέρων *scr.* F_a 20 γινομένων *in* γενομένων *mut.* T: γενομένων S R_b F_a V_b τὸ *om. edd.* 21 λειποθυμίαν] γρ. φλεβοτομίαν *in marg. scr.* T ἢ *om.* β *Ald. Bas. Chart. Kühn* καὶ ψῦξιν *om.* α, *postea supra lin. suppl.* A: καὶ κατάψυξιν I_a^* 22 τε *om.* T R_b 23 οὖν A R_b ζ τὸ ψυχρὸν *in textu*, γρ καὶ τὸ ψυχρότερον *in marg. scr.* F_a καταποθὲν ζ αἱμορραγίαν A R_b 25sq. ὅσα – διαίρεσις *in textu om.*, *in marg. suppl.* F_a 25 τἆλλα R_b: τἄλλα *Ald. Bas.* πέφυκε ψύχειν V_b

stärker als diese, der Kalk verfügt aber über keine zusammenziehende Kraft. Solche Arten von Schorf fallen in der Tat ziemlich schnell ab, aber diejenigen, die sich mit Hilfe von zusammenziehenden (Heilmitteln) gebildet haben, haften länger an den Körpern. Und das ist weitaus besser; denn es bildet sich zuerst Fleisch unten auf der Basis des Schorfes, und das wird zu einer Art Deckel für die Gefäße, weshalb wir unsererseits auch nicht, wie einige es tun, den Schorf voreilig entfernen dürfen, wo Blutsturzgefahr besteht, sondern allein bei jenen Zuständen, bei denen wir wegen der Fäulnis gezwungen sind, das Brenneisen auf dem Körper eines Menschen anzusetzen. Ein derartiger Zustand wird aber 10
mittlerweile – ich weiß nicht, warum – von allen Ärzten *nomē* genannt[1], weil er als Begleiterscheinung von den erkrankten Körperteilen auf diejenigen, die (noch) in naturgemäßem Zustand sind, „ausstrahlt" und von diesen nach und nach immer mehr übernimmt; daher haben sie die Bezeichnung vergeben aufgrund dessen, was vor sich geht, und nicht aufgrund des Wesens des zu erklärenden Sachverhaltes. Die Verfügbarkeit des Stoffes von allen diesen Heilmitteln, die eine derartige Kraft besitzen, wurde schon in den für sie zuständigen Werken abgehandelt. Mit „für sie zuständig" meine ich natürlich sowohl das (Werk) Über die Kraft der einfachen Heilmittel als auch jenes Über ihre Zusammensetzung[2].

5. Nachdem wir also die Hauptpunkte dieser Methode, nach der es erforderlich ist, die handhabbaren Blutstürze zu behandeln, wieder aufgenommen haben, wollen wir anschließend mit (unseren) Darlegungen zu denen übergehen, die in der Tiefe entstehen. Das Blut, das sich aus den Gefäßen ergießt, könnte also entweder dadurch zum Stehen kommen, dass es selbst nicht länger fließt oder die durchlässige Stelle verstopft worden ist oder indem beides zugleich geschieht, was, wie ich glaube, das Beste ist. Es wird nun durch Ohnmacht und Ableitung 2
am Fließen gehindert oder auch durch Umleitung und Abkühlung des ganzen Körpers und, (noch) weitaus mehr, des verletzten Körperteils selbst. Entsprechend dieser Annahme hat beispielsweise auch kaltes Wasser, wenn es getrunken worden ist, oft Blutstürze gestillt, und auch wenn etwas von außen darüber gegossen worden ist, sei es kaltes Wasser selbst oder *oxykraton* oder saurer Wein oder alles andere, was von Natur aus zusammenzieht oder einfach kühlt. Die durchlässige Stelle wird verstopft, entweder wenn sich das, was durch- 3

1 Eine Definition von νομή mit Verweis auf eine Stelle der Naturalis Historia des Plinius (XXXI 8) findet sich in J. de Gorris, Definitionum Medicarum Libri XXIIII, Frankfurt am Main 1578, S. 315. LSJ gibt für νομαί die Bedeuteung „spreading ulcers" an; *cf.* Hipp. Prorrh. II 12–13: p. 248,9–252,9 Potter = 32,15–36,16 L. Für ähnliche Formulierungen *cf.* Gal. De simpl. med. temp. et fac. IX 1: XII 179,5–8 K.; De comp. med. sec. loc. VI 9, IX 5: XII 988,10–15, XIII 288,10–14 K.; De comp. med. per gen. VI 1: XIII 860,2–8 K.; νομὴν a νέμεσθαι pascere (Lat.[Gr.Lin]).

2 Die zahlreichen Textstellen, auf die sich Galen bezieht, lassen sich hier nur *exempli gratia* nachweisen; *cf. app. loc. sim.*

μύει μὲν οὖν στυφόμενόν τε καὶ ψυχόμενον, ἐπιδέσει τε συναγόμενον καὶ
βρόχῳ διαλαμβανόμενον. ἐμφράττεται δὲ ἢ ἔνδοθεν ἢ ἔξωθεν, ἔνδοθεν μὲν
ὑπὸ θρόμβου, ἔξωθεν δὲ ὑπό τε τιλτῶν μοτῶν καὶ σπόγγων, ἐσχάρας τε
καὶ τῶν ἐμπλαστικῶν φαρμάκων, ἔτι τε τῶν περικειμένων σωμάτων
προ<σ>σταλέντων· ὅπως δ' ἐργάσῃ τῶν εἰρημένων ἕκαστον εἴρηται. τὰ δ'
ἐκ τοῦ βάθους αἱμορραγοῦντα βρόχοις μὲν οὐκ ἄν τις οὐδ' ἐπιδέσει
328 θεραπεύσειεν, ὥσπερ οὐδὲ καυτηρίοις, | οὐδ' ἁπλῶς εἰπεῖν ὅσα διὰ τοῦ
ψαύειν αὐτοῦ τοῦ διῃρημένου μέρους ἐπιτεχνώμεθα. δι' ἀντισπάσεως δὲ
καὶ παροχετεύσεως, ἐδεσμάτων τε καὶ πομάτων, ἐμπλαττόντων τε καὶ
στυφόντων καὶ ψυχόντων φαρμάκων· ἄφθονον δὲ καὶ τὴν τῶν τοιούτων
ὕλην ἐν ταῖς οἰκείαις ἔχεις πραγματείαις.

4 Ἡ δ' ἀπὸ τῶν μορίων ἔνδειξις τοῖς κοινοῖς τῆς θεραπείας σκοποῖς τοῖς
εἰρημένοις ἐξ ἐπιμέτρου καθ' ἕκαστον πάθημα προσέρχεται. ὀργάνοις γοῦν
ἐνίοτε χρώμεθα διὰ τὴν ἰδιότητα τοῦ μέρους, ἄλλοις μὲν ἐπὶ μήτρας, ἄλλοις
δὲ ἐπὶ κύστεως, ἄλλοις δὲ ἐπὶ τῶν παχέων ἁπάντων ἐντέρων· εἰς ταῦτα μὲν
γὰρ διὰ κλυστῆρος, εἰς μήτραν δὲ διὰ μητρεγχύτου τῶν ἐπιτηδείων τι
φαρμάκων ἐνίεμεν, ὥσπερ γε καὶ εἰς κύστιν διὰ τῶν εὐθυτρήτων καθετή-
5 ρων. σπανιώτεραι μὲν οὖν αἱ ἐκ τούτων αἱμορραγίαι, γίνονται δ' οὖν ποτε,
κἂν εἰ μὴ τῷ λαύρῳ κινδυνώδεις, ἀλλὰ τῷ γε χρονίζειν οὐκ ἀκίνδυνοι. τεττά-
ρων γοῦν ἡμερῶν οἶδά ποτε διὰ μήτρας φερόμενον αἷμα πρὸς οὐδὲν τῶν
329 βοηθημάτων εἶξαν ἄχρι τῆς τετάρτης· | χυλῷ δὲ χρησαμένων ἀρνο-
γλώσσου παντάπασιν ἐπαύσατο· κάλλιστον τοῦτο τὸ φάρμακόν ἐστι καὶ
πρὸς τὰς ἐξ ἀναβρώσεως αἱμορραγίας. εἴωθα δ' αὐτῷ μιγνύειν τηνικαῦτα
καὶ τῶν ἰσχυροτέρων τι φαρμάκων, ἄλλοτε ἄλλο, πρὸς ὅλην ἀποβλέπων
τὴν διάθεσιν, ὅπερ ἀεὶ χρὴ πράττειν, οὐ σμικρὸν ἔχοντας εἰς ἅπαντα
6 παράγγελμα. κατὰ γοῦν αὐτὰ ταῦτα τὰ ἐκ μήτρας ἢ κύστεως ἢ ἐντέρων
αἱμορραγοῦντα, σκέπτεσθαι μὲν χρὴ καὶ τὸ τῆς αἱμορραγίας ποσόν, ἵν' ἤτοι
τὸν πρῶτον ἔχωμεν ἐν τῇ θεραπείᾳ σκοπὸν ἢ τὸν δεύτερον· οὐ μὴν οὐδὲ
τῆς ὅλης διαθέσεως ἀσκέπτως ἔχειν. εἰ μὲν γὰρ ἔρρωγεν ἀγγεῖόν τι τῶν

2 ἢ^{I} *om.* T ἔσωθεν ἢ ἔξωθεν F_a: ἔξωθεν ἢ ἔσωθεν R_b μὲν *e corr.* A: *om.* L **3** ὑπὸ] ἐπὶ D τιλτῶν *sec.* Garofalo *scripsi*: vellere leporino lana Lat.$^{Ar.Ger}$: τούτου καὶ *codd. edd.* μότων L R_b F_a, *corr.* L^{2}: licinio Lat.$^{Ar.Ger}$ **5** προσταλέντων *codd. edd.*: *correxi*: o(p)pilamur Lat.$^{Ar.Ger}$: (corporibus) admotis Lat.$^{Gr.Lin}$ **6** τοῦ *om.* A T R_b ἐπιδέσεσι δ **7** καυστηρίοις *edd.*: καυτήρια δ τοῦ] τὸ S* **8** *post* διῃρημένου *add.* σώματος ἢ α S T *edd.*: *non habet* Lat.$^{Ar.Ger}$ μέρος L *princ. Chart. Kühn* **9** ποτῶν F_a V_b δ τε^{II} *del.* Garofalo *coll.* Ar. **10** ψυχόντων καὶ στυφόντων F_a ζ *edd.* τῶν *in textu om., supra lin. suppl.* F_a **11** ἔχειν V_b *princ.* **13** πρόσεισιν T F_a *edd.* οὖν D δ **15** ἁπάντων *om.* T, *post* ἐντέρων *trsp.* V_b ζ P_a **16** μητρεγχύτων *princ. Ald. Bas.*: μητρεγχυτῶν *Chart. Kühn* **17** φάρμακον F_a *ante* κύστιν *add.* τὴν I_a* ζ εὐρυτρήτων T **18** οὖν^{I} *om.* V_b **19** λάβρῳ L γ I_a* V_b δ γε *om.* R_b, *ante* τῷ *trsp.* T **21** τῇ τετάρτῃ I_a* φ δὲ *om. princ. Ald. Bas.* *post* χρησαμένων *add.* ἡμῶν F_a I_a* V_b ζ *edd.* **22** *post* κάλλιστον *add.* δὲ R_b, μὲν οὖν ζ *Ald. Bas. Chart. Kühn* τὸ *om.* α S* R_b δ καὶ *om.* ζ, *supra lin. scr.* F_a V_b **24** τι *om.* T, *post* φαρμάκων *trsp.* V_b, *post* lin. 23 μιγνύειν δ *edd.* **25** μικρὸν α S T V_b ζ *edd.* **26** ἐκ *om.* T *ante* κύστεως *add.* ἐκ M *edd.* **27** ἤτοι] ἤδη *edd.* **28** *post* τὸν^{I} *add.* μὲν *edd.* *post* σκοπὸν *add.* τοῦτον α S R_b *edd.* **29** ἀγγείων R_b V_b ζ trennt ist, verschließt oder wenn es versperrt wurde. Es verschließt sich also, wenn es zusammengezogen und abgekühlt wird und wenn es durch einen Verband zusammengeführt und mit einer Schlinge abgebunden wird. Versperrt wird es entweder von innen oder von außen, von innen durch ein Blutgerinnsel, von außen aber sowohl durch Tupfer aus zerpflückter Wolle[1] als auch durch Schwämme, durch Schorf und verstopfende Heilmittel, und ferner durch die ringsum liegenden Körpersubstanzen, die zusammengedrückt worden sind; wie jedes von den zuvor genannten (Mitteln) wirkt, wurde (schon) gesagt[2]. Die Blutstürze aus der Tiefe sollte man nicht mit Schlingen und auch nicht mit einem Verband behandeln, wie auch nicht mit Brenneisen und, kurz gesagt, auch nicht mit allem, was wir im Hinblick auf das Berühren des durchgetrennten Körperteils selbst erfinden. Vielmehr (soll man sie) durch Ableitung und Umleitung, Essen und Trinken, verstopfende, zusammenziehende und kühlende Heilmittel (behandeln); das diesbezügliche Material hast du in den dafür zuständigen Werken reichlich zur Verfügung.

Zusätzlich zu den (bereits) genannten allgemeinen Zielen der Behandlung 4
kommt bei jeder Erkrankung als Zugabe noch der Hinweis, der von den Körperteilen abgeleitet wird. Jedenfalls verwenden wir zuweilen Instrumente entsprechend der besonderen Beschaffenheit des Körperteils, die einen bei der Gebärmutter, andere bei der Harnblase, noch andere bei allen dicken Eingeweiden; denn in diese führen wir eines der geeigneten Heilmittel mit einer Klistierspritze ein, in die Gebärmutter aber mit einer Spritze für die Gebärmutter, wie eben auch in die Harnblase mit einem in gerader Richtung durchbohrten Katheter. Die Blutstürze aus diesen (Organen) sind nun zwar ziemlich 5
selten, sie treten aber bisweilen auf, und selbst wenn sie in Bezug auf ihre Heftigkeit nicht gefährlich sind, sind sie doch, wenn sie lange andauern, nicht ungefährlich. Ich weiß zum Beispiel von einem Fall, bei dem das Blut einmal vier Tage lang durch die Gebärmutter geflossen ist und bis zum vierten Tag auf keine von den Maßnahmen reagiert hat. Als wir aber Wegerichsaft angewandt haben, hat es völlig aufgehört; besonders gut ist dieses Heilmittel auch gegen die Blutstürze aufgrund des Zerfressens. Aber ich pflege unter diesen Umständen diesem auch eins der stärkeren Heilmittel beizumischen, bisweilen das eine, bisweilen das andere, indem ich auf den Zustand insgesamt achte, was immer zu tun ist, wenn man über eine nicht kleine Zahl von Anweisungen für alle Fälle
verfügt. Speziell bei diesen Blutstürzen aus der Gebärmutter, der Harnblase oder 6
den Eingeweiden ist es erforderlich, auch die Quantität des Blutsturzes zu berücksichtigen, damit wir davon entweder den ersten oder den zweiten Hinweis bei der Behandlung ableiten; den Zustand insgesamt darf man aber sicherlich

[1] Die von Garofalo auf der Grundlage des Arabischen vorgeschlagene Konjektur τιλτῶν scheint durch drei weitere Textstellen im *Corpus Galenicum* bestätigt zu werden: *cf.* Ad. Glauc. de med. meth. II 10: XI 125,11 K.; De simpl. med. temp. et fac. XI 2: XII 376,9–11 K.; In Hipp. De off. med. comm. II 30: XVIIIB 808,11–18 K.

[2] i.e. im vorigen Kapitel.

μεγάλων ἢ ἰσχυρῶς ἀνεστόμωται, τῶν αὐστηρῶν φαρμάκων ἐστὶ χρεία· βαλαυστίου καὶ ὑποκυστίδος καὶ ῥοῦ καὶ ὀμφακίου καὶ ἀκακίας καὶ κηκῖδος
7 ὀμφακίτιδος καὶ τῶν τῆς ῥοιᾶς λεμμάτων. εἰ δ' ἤτοι μικρόν ἐστι τὸ ἐρρωγὸς ἀγγεῖον ἢ ἀνεστόμωται μετρίως, ὡς ὀλίγον εἶναι τὸ φερόμενον αἷμα, καὶ ἀλόη καὶ μάννα καὶ ὁ τῆς πίτυος φλοιὸς ἥ τε σφραγὶς ἡ Λημνία καὶ ὁ τῆς
330 Αἰγυπτίας ἀκάνθης καρπὸς ἔτι τε κρόκος καὶ λίθος | ὁ αἱματίτης ὀνομαζόμενος ὅσα τ' ἄλλα τοιαῦτα δι' οἴνου μέλανος αὐστηροῦ χρήσιμα. μὴ παρόντος δὲ μήτ' οἴνου τοιούτου μήτ' ἀρνογλώσσου μήτε στρύχνου – καὶ γὰρ καὶ ταῦτ' ἐπιτήδεια –, ἀφεψεῖν ἐν ὕδατι βλάστας βάτου καὶ κυνοσβάτου καὶ μυρσίνης καὶ σχίνου καὶ κισσοῦ καὶ ἁπλῶς εἰπεῖν ἁπάντων τῶν στυφόντων, εἴτε ῥίζα τις, εἴτε καρπός, εἴτε φλοιός, εἴτε βλάστημα τύχοι· διὰ τοῦτο καὶ τῶν στυφόντων μήλων καὶ μάλιστα τῶν κυδωνίων, ἔτι τε μύρτων καὶ μεσπίλων ἐπιτήδειόν ἐστιν εἰς τὰ παρόντα τὸ ἀφέψημα.

6. Εἰ δ' ἐξ ἀναβρώσεως ἡ αἱμορραγία γίνοιτο, τὰ πολλὰ μὲν οὐδὲ λαῦρος αὐτοῖς ἐστιν, ἀλλ' ὀλίγη καὶ κατὰ βραχύ. καὶ διὰ τοῦτο τῷ Πασίωνος ἢ Ἄνδρωνος ἢ Πολυείδου τροχίσκῳ χρηστέον ἤ, ὡς εἴρηται, τῷ ἡμετέρῳ, τὴν αὐτὴν μὲν κατὰ γένος ἔχοντι δύναμιν, ἰσχυροτέρῳ δὲ ὑπάρχοντι· παύει

1 ἐστὶ φαρμάκων T 2 *ante* βαλαυστίου *add.* ὡς *edd.* 2sq. καὶ^{II} – ὀμφακίτιδος *om.* α, *postea in marg. suppl.* A 4 ἀνεστόμωται *ex* ἀναστόμωται *corr.* A: ἀναστόμωται I_a^* *princ. Ald. Bas.* αἷμα *post* ὀλίγον *trsp.* I_a^* 5 μάννα *in* μάννη *mut.* F_a 6 αἰγυπτιακῆς T ὁ *om.* A D 7 τἄλλα V_b: τἀλλα R_b μέλανος] μέγαλος *Ald.*: μεγάλως *Bas. Chart. Kühn* *post* χρήσιμα *add.* φάρμακα F_a δ, χρήσιμα *in* χρηστὰ *mut.* F_a: χρηστὰ φάρμακα S T I_a^* V_b ζ *edd.* 9 τοῦτ' ἐπιτήδειον β R_b βλάστας (-στὰς R_b D) *sec.* α R_b φ *scripsi*: βλαστοὺς S F_a V_b *edd.* καὶ κυνοσβάτου *om.* V_b 10 μυρρίνης δ 11 φλοιός, εἴτε καρπὸς V_b τύχῃ A *princ. Ald. Bas.* 12 *ante* μύρτων *add.* τῶν R_b δ 13 ἐστιν *om.* R_b δ 14 ἢ] τις F_a I_a^* V_b ζ *edd.* γένοιτο ζ: γίνεται S λάβρος S T *princ. Ald. Bas.*: λαύρως δ 15 ἐστὶν αὐτοῖς S δ αὐτοῖς *om.* ζ τῷ *om.* S R_b, *supra lin. suppl.* R_b *post* ἢ *iter.* τῷ α T: τοῦ S 16 *post* ἡμετέρῳ *in marg. add.* τῷ διὰ χάρτου *Corn. Gad.* (id est ex charta confecto); *cf. infra*, p. 94,22 17 κατὰ γένος *om.* δ, *post* δύναμιν *trsp.* R_b παύσει I_a^*

nicht außer Acht lassen. Denn wenn irgendeins von den großen Gefäßen an einer Ruptur leidet oder sich weit öffnet, besteht Bedarf an herben Heilmitteln: Granatapfelblüte, Zistrosenwürger, Sumach, Saft von unreifen Oliven, Akazie, Gallapfel und Granatapfelschale. Wenn das zerrissene Gefäß aber klein ist oder 7
sich geringfügig öffnet, sodass das transportierte Blut wenig ist, sind Aloe, Manna und die Rinde von der Kiefer sowie die Lemnische Erde und die Frucht des Ägyptischen Dorns und ferner Safran und der sogenannte „Blutstein“ und alle anderen derartigen Substanzen hilfreich, (wenn sie) zusammen mit dunklem herbem Wein (verabreicht werden). Wenn aber weder ein derartiger Wein noch Wegerich noch Nachtschatten vorhanden sind – denn auch diese sind geeignet –, ist es erforderlich, Triebe[1] vom Brombeerstrauch, von der Hundsrose und der Myrte, vom Mastix und vom Efeu und, kurz gesagt, von allen zusammenziehenden (Pflanzen) in Wasser abzukochen, sei es eine Wurzel, eine Frucht, eine Rinde oder ein Trieb; deswegen ist auch die Abkochung von zusammenziehenden Äpfeln, und besonders von Quitten, und ferner von Myrten und Mispeln für die vorliegenden Fälle geeignet.

6. Wenn der Blutsturz aber aufgrund des Zerfressens entsteht, fließt er in diesen Fällen häufig nicht heftig, sondern in geringem Maße und allmählich. Und deswegen muss man die Pastille des Pasion oder diejenige des Andron oder des Polyeides anwenden[2], oder, wie gesagt, unsere Pastille, die der Gattung nach zwar dieselbe Wirkung hat, aber stärker ist[3]; denn diese (Pastillen)

[1] Im *Corpus Galenicum* begegnen für dieses Wort zwei Formen: βλάστη, -ης und βλαστός, -οῦ. Die Entscheidung für die Form βλάστας an dieser Stelle wird durch den Konsens der meisten und wichtigsten Textzeugen nahegelegt.

[2] Das Arzneimittel des Pasion (zwischen 250 v.Chr. und 10 n.Chr.), welches aus Silberglätte, Kiefernharz, Bienenwachs in Olivenöl und trockenem, gereiftem Wein besteht, begegnet an mehreren Stellen des *Corpus Galenicum*, wie in den Schriften Ad Glauc. de med. meth. II 3, II 11: XI 87,15, 136,16–137,1 K. und De simpl. med. temp. et fac. X 2: XII 276,17 K.; *cf.* Keyser u. Irby-Massie, Encyclopedia, *s.v. Pasiōn*. Der Pharmakologe Andron (zwischen 225 und 75 v.Chr.) wurde dafür bekannt, dass er ein Heilmittel aus Granatapfelblüten, Myrrhe, Alaun und anderen Zutaten herstellte, das er in süßem Wein einweichen ließ. Sein Rezept, das später von Herakleides von Tarent modifiziert wurde, ist bei verschiedenen griechischen und römischen Autoren erwähnt; *cf.* Keyser u. Irby-Massie, Encyclopedia, *s.v. Andrōn*. Polyeides (zwischen 250 v.Chr. und 25 n.Chr.) ist besonders bekannt für eine σφραγίς, ein in trockenem Wein zerriebenes Heilmittel aus Aloe, Alaun, Vitriol, Myrrhe, Granatapfelblüten und Stiergalle, das von Autoren wie Celsus, Andromachus und Paulus von Aegina gegen Wunden verschrieben wurde. Es ist schwer zu sagen, ob dieser Polyeides, der auch an anderer Stelle von Galen erwähnt wird, mit dem θηριακός identisch ist, der von Philumenus (De ven. an. 17: CMG X 1,1, p. 24,16–19) erwähnt wird, wie vermutet in Keyser u. Irby-Massie, Encyclopedia, *s.v. Polueidēs*. Nach Diller (*cf. ibid.*) könnte es sich um einen Markennamen handeln, der mit einem legendären archaischen Arzt verbunden sei.

[3] Anders als durch den Ausdruck „wie gesagt“ impliziert wird, erwähnt Galen diese Pastille hier zum ersten Mal in unserer Schrift. Außerhalb von Meth. med. berichtet Galen über „seine eigene“ Pastille, die „aus verbranntem Papyrus“ zusammengesetzt ist (*cf. infra*, S. 95,27–31), an mehreren Stellen in seinen pharmakologischen Schriften, wie z.B. De comp. med. sec. loc. III 1, III 3: XII 611,3–9, 690,15–18 K.

γὰρ ταῦτα τὴν ἀνάβρωσιν ἅμα τῷ δηλονότι καὶ τοῦ παντὸς προνοεῖσθαι
2 σώματος, ὡς ἔμπροσθεν εἴρηται. λαύρου δὲ ἐμπεσούσης αἱμορραγίας, τοῖς
αὐστηροτέροις χρηστέον φαρμάκοις, ἄχρι περ ἂν ἐπισχῶμεν αὐτῆς τὸ |
331 σφοδρόν· εἶθ' οὕτως ἅμ' ἐκείνοις μιγνύναι τοὺς τροχίσκους, εἶθ' ἑξῆς ἐπ'
αὐτοὺς μόνους μετέρχεσθαι μετά τινος τῶν προειρημένων χυλῶν ἢ ἀφεψη-
μάτων. ὅσα δὲ ἔξωθεν ἐπιτίθεται τοῖς αἱμορραγοῦσι στύφοντά τε καὶ χωρὶς
στύψεως ψύχοντα, ταῦτ' οὐχ ἁπλῶς ἐπαινῶ καθάπερ οἱ πολλοὶ τῶν
ἰατρῶν, ἀλλά μοι δοκεῖ τοὐναντίον ἐνίοτε πᾶν οὗ δεόμεθα διαπράττεσθαι,
συνελαύνειν εἴσω τὸ αἷμα καὶ πληροῦν τὰς ἐν τῷ βάθει φλέβας.
3 Οἶδα γοῦν τινας ἐκ πνεύμονος ἀναβήττοντας αἷμα προφανῶς βλαβέντας
ἐπὶ ταῖς τοῦ θώρακος καταψύξεσιν, οὕτω δ' ἐνίους καὶ τῶν ἐμούντων αἷμα,
τῆς γαστρὸς ἔξωθεν ψυχθείσης· ὡσαύτως δὲ καὶ τῶν ἐκ ῥινὸς αἱμορρα-
γούντων ἔνιοι φανερῶς ἐβλάβησαν ἐπὶ ταῖς τῆς κεφαλῆς ψύξεσιν. οὔκουν
ἁπλῶς οὐδ' ἀδιορίστως οὐδ' ἐν παντὶ καιρῷ συμβουλεύω ψύχειν τὰ κύκλῳ
τῶν αἱμορραγούντων, ἀλλ' <αἷμα> ἀποστρέψαντας εἰς ἕτερα πρότερον,
οἷον ἐπὶ ῥινὸς ἤτοι φλεβοτομίᾳ χρησαμένων, ὡς εἴπομεν, ἢ τρίψει καὶ
332 δεσμοῖς τῶν κώλων ἢ σικύαις ἐπὶ τῶν ὑποχονδρίων. οὐδ' | οὖν οὐδ' οὕτω
χρῆσθαι τοῖς ψύχουσιν εὐθέως ἐπὶ μετώπου καὶ κεφαλῆς, ἀλλὰ σικύᾳ
4 πρότερον ἀντισπᾶν ἐρείδοντα κατ' ἰνίου· διττὴ γὰρ ἡ ἀντίσπασις ἐπὶ ταῖς
ἐκ μυκτήρων αἱμορραγίαις, ἥ τε ἐπὶ τὰ κάτω μόρια τοῦ σώματος ὅλου καὶ ἡ
ἐπὶ τὰ τῆς κεφαλῆς ὀπίσω. διότι καὶ αὐτὸ τὸ μόριον ἡ ῥὶς ἄνω τ' ἐστὶ καὶ
πρόσω, ἀντίκειται δὲ τὸ μὲν κάτω τῷ ἄνω, τὸ δὲ ὀπίσω τῷ πρόσω.
5 Ἀλλὰ περὶ μὲν αἱμορραγίας ἱκανὰ καὶ ταῦτα· δῆλον γὰρ ὅτι καὶ ἡ διαπή-
δησις ὑπὸ τῶν στυφόντων καὶ ψυχόντων θεραπευθήσεται· καὶ εἰ διὰ
λεπτότητα γίνοιτό ποτε τοῦ αἵματος, ὑπὸ τῆς παχυνούσης διαίτης. ὁποία
δ' ἐστὶν αὕτη, λεχθήσεται μέν που κἀν τοῖς ἐφεξῆς, εἴρηται δὲ δυνάμει κἀν
τῷ Περὶ τῆς λεπτυνούσης διαίτης· ἐπὶ δὲ τὴν θεραπείαν ἰτέον ἤδη τῶν
εἰρημένων διαθέσεων.

1 προνοεῖσθαι *post* lin. 2 σώματος *trsp.* I_a^* V_b *edd.*, *post* lin. 2 εἴρηται F_a 2 λάβρου S^* T *princ. Ald. Bas.* *post* ἐμπεσούσης *add.* τῆς V_b 3 αὐστηροτάτοις T R_b F_a V_b M *edd.* ἐπίσχωμεν α T V_b 4 *post* μιγνύναι *add.* lin. 3 φαρμάκοις ἄχρι A, *punctis deletum* ἑξῆς] οὕτως T 5 εἰρημένων β R_b *edd.*: superius nominatis Lat.$^{Ar.Ger}$ *post* ἢ *add.* καὶ δ *post* ἀφεψημάτων *add.* οὐ χρὴ ψύχειν τὰ πέριξ τῶν αἱμορραγούντων μερῶν V_b *princ.*, *postea deletum in* V_b 6 *post* ἐπιτίθεται *supra lin. add.* ψύχοντα F_a^3 7 στύψεως ψύχοντα] ψύξεως στύφοντα F_a, *del. et supra lin.* στύψεως *scr.* F_a^3 8 ἀλλ' ἐμοὶ β 11 ψύξεσιν R_b F_a δ αἷμα ἐμούντων T M αἱμούντων γ 12 ψυγείσης L S T *edd.* 13 καταψύξεσιν F_a 14 ἀορίστως L *ante* κύκλῳ *add.* ἐν δ 15 αἱμορραγέντων F_a ἀλλ' ἀποστρέψαντες R_b: ἀλλ' ἀποτρέψαντας A V_b δ *edd.*: ἀλλὰ προστρέψαντες I_a^* αἷμα *sec.* Lat.$^{Ar.Ger}$ (sed mutato sanguine de loco ad locum) *addidi: cf. supra* p. 18,8 ἀποστρέφεται τὸ αἷμα πρὸς ἕτερα μόρια πρότερον εἰς ἕτερα I_a^* ἕτερον L *edd.* 16 *post* ἐπὶ *add.* τῆς ζ *Ald. Bas. Chart. Kühn* χρησάμενον β S R_b I_a^* *edd.* 17 οὐδ'^{I}] οὐδ' εἰ S^*: οὐ δεῖ *edd.* οὖν] ἂν T 18 μετώπῳ καὶ κεφαλῇ *edd.* σικυίαις φ 19 ἰνίον *edd.* 20 ἥ ... ἡ] ἢ ... ἢ S^* 21 τὰ *om.* F_a ζ, *supra lin. suppl.* F_a^3 ἄνωθεν ζ τ' *om.* α 22 τὸ μὲν κάτω τῷ ἄνω] τῷ μὲν κάτω τὸ ἄνω T F_a V_b N, τῷ *in* τὸ *et* τὸ *in* τῷ *correcta in* V_b: τὸ μὲν κάτω τὸ ἄνω S^*: τὸ μὲν ἄνω τῷ κάτω *edd.* τὸ^{II}] τῷ F_a τῷ^{II}] τὸ F_a D πρόσω^{II}] ἔμπροσθεν α δ 24 ψυχόντων καὶ στυφόντων V_b *edd.* 26 μέν που *om.* T P_a που *om.* M: τοι D ἑξῆς R_b *edd.* 27 τῆς *om.* V_b φ *edd.* ἤδη ἰτέον α S

bringen das Zerfressen zum Aufhören und treffen offenbar zugleich für den
ganzen Körper Vorsorge, wie zuvor gesagt wurde. Wenn aber ein heftiger Blutsturz 2
auftritt, müssen so lange herbere Heilmittel angewandt werden, bis wir dessen
Heftigkeit gemildert haben; dann (müssen wir) auf diese Weise die Pastillen mit
jenen vermischen und anschließend allein zu ihnen zusammen mit irgendeinem
von den zuvor genannten Säften oder Abkochungen übergehen. Alle Mittel, die
zusammenziehen und auch abkühlen ohne zusammenzuziehen, die man von
außen auf die an Blutsturz leidenden (Körperteile) legt, diese lobe ich nicht
schlechthin wie viele von den Ärzten, vielmehr scheint es mir, dass bisweilen das
genaue Gegenteil von dem, was wir benötigen, gemacht wird, (nämlich) das Blut
nach innen zu führen und die in der Tiefe liegenden Venen zu füllen.

Ich weiß zum Beispiel, dass einige, die Blut aus der Lunge aushusteten, 3
aufgrund einer Abkühlung des Brustkorbs deutlich beschädigt worden sind, so
aber auch einige von denen, die Blut erbrechen, nachdem der Magen von außen
abgekühlt wurde; auf dieselbe Weise wurden auch einige von denen, die einen
Blutsturz aus der Nase hatten, aufgrund einer Abkühlung des Kopfes (von
außen) offensichtlich geschädigt. Ich empfehle also nicht, schlechthin und
unbestimmt und zu jeder Zeit die (Körperteile), welche diejenigen, die einen
Blutsturz erleiden, umgeben, abzukühlen, sondern erst, wenn man das Blut zu
anderen (Körperteilen) umgeleitet hat, indem man zum Beispiel im Fall der Nase
einen Aderlass vorgenommen hat, wie wir gesagt haben[1], oder eine Massage aus-
geführt oder Verbände an den Gliedmaßen angelegt oder Schröpfköpfe auf den
Rippenknorpeln aufgesetzt hat. Und zwar soll man die kühlenden Mittel auf
keinen Fall sofort auf diese Weise an der Stirn und am Kopf anwenden, sondern
zuvor eine Ableitung mit einem Schröpfkopf vornehmen, indem man ihn am
Nacken aufsetzt; denn es gibt zwei Arten von Ableitung bei den Blutstürzen aus 4
den Nasenlöchern, die zu den unteren Teilen des ganzen Körpers und die zu den
hinteren Teilen des Kopfes. Deshalb ist in Bezug auf den Körperteil selbst auch
die Nase sowohl ein oberer als auch ein vorderer Teil, und der untere Teil ist dem
oberen entgegengesetzt, der hintere dem vorderen.

Aber im Hinblick auf den Blutsturz genügt auch dies; denn offensichtlich 5
wird auch das Durchsickern mit den zusammenziehenden und kühlenden
Mitteln behandelt werden; und wenn dies bisweilen aufgrund der dünnen
Beschaffenheit des Blutes entsteht, (wird es) mit Hilfe der säfteverdickenden Diät
(behandelt werden). Wie diese beschaffen ist, wird auch irgendwo in den fol-
genden Ausführungen behandelt werden, es ist aber darüber in gewisser Hinsicht
auch in dem Werk Über die säfteverdünnende Diät gesprochen worden[2]; aber
jetzt ist es Zeit, zur Behandlung der (zuvor) genannten Zustände überzugehen[3].

1 *cf. supra*, S. 21,1–9.

2 *cf.* De victu att. 8, 12: CMG V 4,2, p. 443,12–444,13, 446,21–447,26.

3 Die Lesart ἰτέον ἤδη wird der alternativen Wortstellung ἤδη ἰτέον aufgrund der Hiatmeidung vorgezogen.

6 Τὸ μὲν οὖν τῆς φλεβὸς ἕλκος ἐπειδὰν πρόχειρον ᾖ, παραπλησίας δεῖται θεραπείας τοῖς ἐν σαρκὶ γινομένοις, ὑπὲρ ὧν ἐν δυοῖν ὑπομνήμασι τοῖς πρὸ τοῦδε διελέχθην· εἴτε γὰρ ἐκ τρώσεως ὑπογυίου τυγχάνει γεγονός, ἐπι-
333 χειρεῖν χρὴ συμφύειν αὐτὸ τοῖς | ἐναίμοις καλουμένοις φαρμάκοις· εἴτε κατὰ διάβρωσιν, ὅσα περὶ τῶν κακοήθων ἑλκῶν εἴρηται, ταῦτα τῷ λόγῳ διορισάμενον, ἑξῆς ἔργῳ πράττειν αὐτὰ πειρᾶσθαι. καὶ μέντοι καὶ ὁπότε βρόχῳ διαληφθείσης, ἢ ἰσχαίμοις φαρμάκοις ἢ καυτηρίοις χρησαμένων, ὁ σκοπὸς τῆς θεραπείας ἐστὶ περισαρκῶσαι τὰ χείλη τοῦ ἕλκους· τοῖς αὐτοῖς χρησόμεθα πάντῃ φαρμάκοις, οἷς ἡ μέθοδος ἡμᾶς ἐδίδαξεν ἐπὶ τῶν κοίλων ἑλκῶν.

7. Ἐπ' ἀρτηρίας μέντοι τρωθείσης ἐρρήθη καὶ πρόσθεν ὡς ἐνίοις τῶν ἰατρῶν ἀδύνατος ἡ σύμφυσις εἶναι δοκεῖ. καὶ λέγουσι τοῦτο τινὲς μὲν ἀρκεῖσθαι φάσκοντες μόνῃ τῇ πείρᾳ, τινὲς δὲ καὶ λόγῳ χρώμενοι τοιῷδε, σκληρὸν καὶ χονδρώδη φασὶν εἶναι τὸν ἕτερον τῶν χιτώνων τῆς ἀρτηρίας, οὐδὲν δὲ τῶν τοιούτων συμφῦναι δύνασθαι· μόνων γὰρ τῶν μαλακῶν σωμάτων ἴδιον εἶναι τὴν σύμφυσιν, ὡς ἐπί τε τῶν ἐκτὸς ἔνεστι θεάσασθαι – μήτε λίθου πρὸς λίθον ἑνωθέντος ποτὲ μήτ' ὀστράκου πρὸς ὄστρακον – ἐπί τε
334 τῶν ἐν ἡμῖν – οὔτε χόνδρου χόνδρῳ συμφύντος οὔτ' ὀστοῦ | πρὸς ὀστοῦν ἑνωθέντος. οὔτε γὰρ τὰ κατάγματα διὰ συμφύσεως, ἀλλὰ διὰ πώρου τὴν κόλλησιν ἴσχειν.

2 Ἀρξώμεθα οὖν καὶ ἡμεῖς ἀπὸ προτέρας τῆς ἡμετέρας πείρας εἰς τὸ κοινὸν κατατιθέντες, ὅσα τυγχάνομεν ἑωρακότες· ἐθεασάμεθα γὰρ ἐπὶ μὲν γυναι-

2 τοῖς[I] – γινομένοις] τῆς ἐν σαρκὶ γι(γ)νομένης A F_a V_b 3 διελέχθην *sec.* S I_a^* V_b *Chart. Kühn scripsi*: διειλέχθην α φ: διηλέχθην T R_b F_a *princ. Ald. Bas.* ὑπογύου A T V_b φ *post* ὑπογυίου *add.* πρὸ βραχέος S *princ.* ἐπιχωρεῖν D: ἐγχωρεῖ F_a *edd.* 4 χρὴ *om.* F_a V_b ζ *edd.* 4sq. κατ' ἀνάβρωσιν T I_a^* ζ *edd.* 7 ἢ[II] *om.* α καυτηρίῳ V_b 8 τὰ χείλη *post* ἕλκους *trsp.* V_b 9 πάντως R_b *edd.* κοίλων] κοινῶν δ 11 ἐρρέθη δ 15 δύναται A 16 ἰδίαν β T R_b I_a^* *edd.* εἶναι] ὑπάρχειν S T F_a I_a^* V_b ζ *edd.* τε *om.* R_b δ 18 οὔτε] μήτε F_a V_b *edd.* ὀστοῦν A M: ὀστῷ D 19 οὔτε] οὐδὲ L R_b D *edd.* τὸ κάταγμα V_b πόρου S D P_a 20 ἴσχει A S R_b V_b 21 πείρας τῆς ἡμετέρας F_a ἐς α S: ἐπὶ V_b 22 τυγχάνωμεν S μὲν *om.* T R_b δ

6 Wenn nun die Wunde an der Vene handhabbar ist, benötigt sie eine ähnliche Behandlung wie diejenigen, die im Fleisch auftreten, über die in den zwei vorangehenden Büchern gesprochen wurde[1]; denn wenn sie aus einer frischen Verletzung entstanden ist, muss man versuchen, sie mit Hilfe der sogenannten blutstillenden Heilmittel[2] zusammenwachsen zu lassen, und wenn sie infolge von einem Zerfressen[3] (enstanden ist), muss man versuchen, alles das, was über bösartige Wunden gesagt worden ist[4], indem man es theoretisch erfasst hat, der Reihe nach in die Tat umzusetzen. Und tatsächlich, auch wenn (die Vene) von einer Schlinge umschlossen ist, oder wenn man blutstillende Heilmittel oder Brenneisen angewandt hat, bleibt das Ziel der Behandlung, die Ränder der Wunde mit Fleisch zu füllen; wir werden (dafür) auf jeden Fall dieselben Heilmittel benutzen, die uns die Methode mit Bezug auf die hohlen Wunden gelehrt hat.

7. Bei einer verletzten Arterie wurde es jedoch auch zuvor gesagt[5], dass einigen von den Ärzten das Zusammenwachsen unmöglich zu sein scheint. Und einige sagen es, indem sie behaupten, es genüge nur die Erfahrung, andere aber (sagen es), indem sie auch folgendes Argument anführen, eine der beiden Wände der Arterie sei hart und knorpelig und nichts derartiges könne zusammenwachsen; denn das Zusammenwachsen sei nur eine Eigentümlichkeit der weichen Körper, wie man es sowohl bei den Gegenständen außerhalb von uns sehen kann – weder hat sich jemals ein Stein mit einem Stein vereinigt noch eine Schale mit einer Schale – als auch bei den Substanzen, die in uns sind – weder ist ein Knorpel mit einem Knorpel zusammengewachsen noch hat sich ein Knochen mit einem Knochen vereinigt. Denn auch Knochenbrüche lassen sich nicht durch Zusammenwachsen vereinigen, sondern durch die Bildung von Kallus.

2 Auch wir wollen also von unserer früheren Erfahrung ausgehen, indem wir alles an die Öffentlichkeit bringen, was wir beobachtet haben; denn wir haben gesehen, dass sich bei Frauen und Kindern Arterien auf der Stirn, am Knöchel

1 *cf. e.g.* Meth. med. III 2–3: p. 8,8–42,11 Lorusso = X 162,3–186,14 K.

2 Die Existenz der Gattung von ἔναιμα φάρμακα wurde schon zu Beginn des Buchs erwähnt (V 1: *supra*, S. 6,13). Hier eine vollständige Liste der Passagen von Meth. med., die sich damit befassen: IV 4, IV 5 (*bis*): p. 136,21–138,1, 164,6, 166,7 Lorusso = X 257,17, 278,17, 280,6 K.; V 1: *supra*, S. 6,13; V 6 (*hic*); V 7: *infra*, S. 42,10; V 8: *infra*, S. 52,2; VI 2: *infra*, S. 102,1; VI 4: *infra*, S. 132,12 und S. 138,11; VI 5: *infra*, S. 162,22, S. 164,8 und S. 164,10; XII 6: X 848,16 K. Die meisten Einträge zu diesen besonders kräftigen blutstillenden Arzneimitteln finden sich innerhalb der Bücher IV–VI des Werkes.

3 Auf der Grundlage der stemmatischen Plausibilität übernehme ich an dieser Stelle die Lesart κατὰ διάβρωσιν *vs* κατ' ἀνάβρωσιν. Die letztere Ausdrucksform kommt nur einmal im *Corpus Galenicum* allein vor; *cf.* Meth. med. IV 1: p. 104,13 Lorusso = X 233,3 K. Beide Bezeichnungen sind jedoch vollkommen gleichwertig; *cf.* Gal. De locis affectis IV 8: CMG V 6,1,2, p. 130,15 (κατὰ διάβρωσιν ἢ ἀνάβρωσιν ἢ ὅπως ἂν τις ὀνομάζειν ἐθέλῃ) und *ibid.* V 5: CMG V 6,1,3, p. 328,15sq. (αἱ [*scil.* ἀναφοραὶ] κατὰ διάβρωσιν ἢ ἀνάβρωσιν ἢ ὅπως ἂν τις ὀνομάζειν ἐθέλῃ).

4 *cf.* Meth. med. IV 4–6: p. 126,19–186,12 Lorusso = X 250,1–295,10 K.

5 *cf. supra*, S. 13,12–16, S. 17,28–31.

κῶν καὶ παιδίων ἀρτηρίας κολληθείσας τε καὶ περισαρκωθείσας ἐν μετώπῳ
3 καὶ σφυρῷ καὶ καρπῷ. νεανίσκῳ δ' ἀγροίκῳ ποτὲ καὶ τοιοῦτόν τι συνέπεσε,
φλέβα τμηθῆναι βουληθέντι κατὰ τὴν ἠρινὴν ὥραν – ἐν ἔθει δὲ τοῦτό ἐστι
μάλιστα τοῖς παρ' ἡμῖν ἀνθρώποις· δήσαντος τὸν βραχίονα τοῦ μέλλοντος
αὐτὸν φλεβοτομήσειν ἰατροῦ, συνέβη κυρτωθῆναι τὴν ἀρτηρίαν, ὥστε καὶ
διεῖλεν αὐτὴν ὁ ἰατρὸς ἀντὶ φλεβός. βραχεῖα μὲν οὖν ἡ διαίρεσις ἐγένετο,
ξανθὸν δὲ καὶ λεπτὸν καὶ θερμὸν εὐθέως ἐξηκοντίζετο τὸ αἷμα σφυγμωδῶς.
4 ὁ μὲν οὖν ἰατρός – ἦν δὲ πάνυ μὲν νέος καὶ ἄπειρος τῶν ἔργων τῆς τέχνης –
ᾤετο διῃρηκέναι τὴν φλέβα. θεασάμενος δ' ἐγὼ τὸ γεγονὸς σὺν ἄλλῳ τινὶ
τῶν παρόντων ἰατρῶν πρεσβύτῃ, τῶν ἐναίμων τι φαρμάκων τῶν ἐμπλα-
στῶν παρασκευάσας ἐπιμελῶς τε πάνυ συναγαγὼν τὴν διαίρεσιν, ἐπέ-
335 θηκά τε τὸ | φάρμακον αὐτίκα καὶ σπόγγον μαλακώτατον ἔξωθεν ἐπέδησα.
5 θαυμάζοντος δὲ τοῦ τεμόντος τὴν ἀρτηρίαν τὸν λόγον τῆς ἐπελθούσης ἡμῖν
περὶ τὰ τοιαῦτα προνοίας, ἐδηλώσαμεν αὐτῷ τὸ γεγονὸς ἐξελθόντες τῆς
καταγωγῆς τοῦ τμηθέντος, ἐκελεύσαμέν τε μήτε λῦσαι χωρὶς ἡμῶν μήτε
θᾶττον πρᾶξαι τοῦτο τῆς τετάρτης ἡμέρας, ἀλλ' ὡς εἶχεν ἡ ἐπίδεσις φυλάξαι
τέγγοντα μόνον τὴν σπογγιάν. ἐπιλύσαντες δὲ ἐν τῇ τετάρτῃ κεκολλη-
μένην ἀκριβῶς εὕρομεν τὴν διαίρεσιν ἐπιθεῖναί τε τὸ αὐτὸ φάρμακον αὖθις
6 ἐκελεύσαμεν, ἐπιδήσαντά τε ὁμοίως ἡμερῶν πλειόνων μὴ λύειν. οὕτω μὲν
ἐθεραπεύθη τὴν διαίρεσιν τῆς ἀρτηρίας ὁ ἄνθρωπος ἐκεῖνος μόνος ὧν εἶδον
ἐν ἀγκῶνι τμηθέντων ἀρτηρίαν· ἅπασι δὲ τοῖς ἄλλοις ἀνεύρυσμα τοῖς μὲν
μεῖζον ἐπεγένετο, τοῖς δ' ἧττον.
7 Ὅπως μὲν οὖν χρὴ θεραπεύειν ἀνευρύσματα προϊόντος τοῦ λόγου κατὰ
τὸν οἰκεῖον διορισθήσεται καιρόν, ὅταν καὶ τῶν ἄλλων ἁπάντων ὄγκων
τῶν παρὰ φύσιν ἡ θεραπεία γράφηται. νυνὶ δὲ ἐπὶ τὸ συνεχὲς ἴωμεν τοῦ

1 παίδων T D τε *om.* δ **2** νεανίσκῳ δ' ἀγροίκῳ] iuvenis rusticus Lat.$^{Ar.Ger}$ (*cf. infra*, p. p. 120,6sq.) **3** φλέβα τμηθῆναι] φλεβοτομηθῆναι T R_b βουληθέντα F_a I_a^*, *corr.* F_a^3 ἐαρινὴν S T F_a I_a^* V_b ζ *edd.* 3sq. μάλιστα τοῦτό ἐστι *edd.* **5** φλεβοτομεῖν F_a ζ *edd.* ἰατρὸν A **6** ὁ ἰατρὸς *post* φλεβὸς *trsp.* L T ζ **7** καὶ θερμὸν *post* εὐθέως *trsp.* V_b τὸ *om.* α S D **8** δὲ πάνυ μὲν] δὲ *om.* D: μὲν *om.* T R_b F_a I_a^* V_b ζ *edd.*: *ante* πάνυ *add.* καὶ *Chart. Kühn* τῆς τέχνης τῶν ἔργων F_a V_b δ *edd.*: τῶν τῆς τέχνης ἔργων I_a^* **9** τινὶ *in marg. scr.* V_b, *post* τῶν παρόντων *spat. 2 fere litt. in ras. rel. in* V_b **10** ἰατρῶν *om.* D, *ante* τῶν παρόντων *trsp.* V_b, *postea ord. verb. supra lin. rest.* τῶν^{II} – ἐμπλαστῶν] medicinam conglutinativam et viscosam et oppilativam Lat.$^{Ar.Ger}$ ἐμπλαστῶν] ἐμπλάστρων *princ.* **12** μαλακὸν F_a ἐπέθηκα ζ **13** τέμνοντος L V_b D *edd.* τὸν λόγον τῆς ἐπελθούσης] τὸν λόγον τῆς ἀήθους V_b: τὸ ἄλογον τῆς ἀήθους *in textu* M *princ. Ald. Bas.*, γρ τὸν λόγον τῆς ἐπελθούσης *in marg.* M: τὸ ἄλογον ἀείθους S: τὸ ἄλογον τῆς ἐπελθούσης *in textu*, γρ ἀήθους *in marg. scr.* I_b: τὸν τρόπον τῆς ἀήθους *in textu*, γρ τῆς ἐπελθούσης *in marg. scr.* F_a: τὸν τρόπον τῆς ἀληθοῦς R_b: τὸν λόγον τῆς ἀληθοῦς P_a: τὸν λόγον τῆς ἐπανορθούσης D **17** ἐπιτέγγοντα α S T *edd.* ἐπιλύσαντες δὲ] ἐπεὶ δὲ (ἔπειτα I_a^*) λύσαντες β T R_b I_a^* *edd.* **18** αὐτὸν F_a **19** ἐπιδήσαντά *in* ἐπιδήσαντές *mut.* A^2: ἐπιδήσαντές R_b F_a D τε *om.* δ: θ' α γ F_a V_b ζ πλεόνων L **20** μόνος *om.* δ ὧν *e corr.* V_b: ὃν S R_b P_a *edd.*: ὡς D **21** τμηθέντα *edd.*: τμηθεῖσαν R_b ἀρτηριῶν S **22** μεῖζον] μᾶλλον *in textu*, μεῖζον *supra lin. scr.* A ἐγένετο A M **23** ἀνεύρυσμα A R_b **24** διορισθήσεται] εἰρήσεται β γ I_a^* *Ald. Bas. Chart. Kühn*: ἐξειρήσεται *princ.*: disputabo Lat.$^{Ar.Ger}$ **25** γράψηται *Ald. Bas. Chart. Kühn* νῦν δ

und am Handgelenk verschlossen und ringsum mit Fleisch gefüllt haben. Etwas 3
derartiges ist auch einmal einem jungen Mann vom Lande geschehen, der sich im
Frühling eine Vene öffnen lassen wollte – dies ist besonders bei den Menschen in
unserer Gegend Brauch; als der Arzt, der im Begriff war, bei ihm einen Aderlass
vorzunehmen, den Arm abgebunden hatte, geschah es, dass die Arterie
anschwoll, sodass der Arzt anstelle der Vene diese öffnete. Der Schnitt also war
zwar klein, aber sofort schoss gelbliches, dünnes und warmes Blut pulsierend
hervor. Der Arzt nun – er war allerdings sehr jung und unerfahren in den 4
Verrichtungen der Heilkunst – glaubte, die Vene geöffnet zu haben. Als ich mir
aber zusammen mit einem anderen alten unter den anwesenden Ärzten das
Geschehene angeschaut hatte, legte ich, nachdem ich eins der blutstillenden,
stopfenden Heilmittel zubereitet und die offene Stelle möglichst sorgfältig
zusammengefügt hatte, umgehend das Heilmittel auf und band von außen einen
sehr weichen Schwamm darauf. Da sich derjenige, der die Arterie geöffnet hatte, 5
über das Maß an Voraussicht wunderte, die uns in solchen (Fällen) zukommt[1],
erklärten wir ihm, was geschehen war, als wir die Wohnung desjenigen, an dem
der Schnitt vorgenommen worden war, verlassen hatten, und wir ordneten an,
weder (den Verband) in unserer Abwesenheit zu lösen noch dies früher als in vier
Tagen zu tun, sondern den Verband so zu lassen, wie er war, und nur den
Schwamm anzufeuchten[2]. Nachdem wir aber (den Verband) am vierten Tag
gelöst hatten, fanden wir den Schnitt exakt verschlossen vor und ordneten an,
dasselbe Heilmittel wiederum aufzulegen und, nachdem das Anlegen des Verbandes auf dieselbe Weise erfolgt war, ihn für mehrere Tage nicht zu lösen. Auf 6
diese Weise wurde zwar jener Mensch, was die Öffnung der Arterie betrifft, als
einziger von denjenigen, an denen man in meinem Beisein einen Schnitt an der
Arterie am Ellbogen vorgenommen hatte, geheilt; bei allen anderen aber kam ein
aneurysma hinzu, bei den einen ein größeres, bei den anderen ein kleineres.

Wie man nun *aneurysmata* behandeln muss, wird im Laufe der Ausführung 7
zum geeigneten Zeitpunkt dargelegt werden, wenn auch die Behandlung von
allen anderen widernatürlichen Geschwülsten beschrieben wird[3]. Jetzt aber

1 Die mittelalterliche Überlieferung tradiert als Variante zu ἐπελθούσης die Lesart ἀήθους, welche wahrscheinlich schon in einem frühen Zeitpunkt als Glosse entstanden ist, um den außergewöhnlichen Charakter des hier manifestierten Zustandes zu erläutern. Parallel dazu wurde, vermutlich durch einen Majuskelfehler, an einigen Stellen der Überlieferung das ursprüngliche τὸν λόγον in τὸ ἄλογον umgewandelt. Das nicht unbedingt gleichzeitige Auftreten beider Phänomene erklärt die Umschreibungen, die hier und da in den einzelnen Kodizes zu finden sind. Lat.$^{\mathrm{Ar.Ger}}$ lautet an dieser Stelle wie folgt: „miratus est nequaquam me interrogans *etc.*“.

2 Die Lesart φυλάξαι τέγγοντα wird wegen Hiatmeidung der Variante φυλάξαι ἐπιτέγγοντα (A L S T *edd.*) vorgezogen.

3 In den diesem Thema gewidmeten Büchern von Meth. med. (XIII–XIV: X 874–1021 K.) wird aber an keiner Stelle von ἀνευρύσματα die Rede sein. Der Sachverhalt ist hingegen in der Schrift De tum. praeter nat. (11: p. 20,7–21,14 Reedy = VII 725,4–726,10 K.) abgehandelt.

336 λόγου. ἡ γάρ τοι φύσις ἡ | τῆς ἀρτηρίας ὄντως ἐνδείκνυται τὸ δυσσύμφυτον,
οὐ τὸ παντάπασιν ἀσύμφυτον, τοῦ σκληροῦ τῶν ἐν αὐτῇ χιτώνων· οὐ γὰρ
οὕτως ἐστὶ σκληρὸς καὶ ξηρὸς ὡς ὀστοῦν ἢ χόνδρος, ἀλλὰ πολὺ μαλακώ-
8 τερος τούτων καὶ σαρκωδέστερος. οὔκουν εὐλόγως ἄν τις ἀπογινώσκοι
συμφῦναι τὴν διαίρεσιν, ὅταν αὐτή τε γένηται μικρὰ καὶ τὸ σῶμα τἀνθρώ-
που μαλακὸν ὑπάρχῃ φύσει. ἔοικε δὲ καὶ ἡ πεῖρα τῷ λόγῳ μαρτυρεῖν· ἐπί τε
γὰρ παίδων καὶ γυναικῶν ἐθεασάμην συμφύσασαν αὐτὴν διὰ τὴν ὑγρό-
τητα καὶ μαλακότητα τῶν σωμάτων, ἐφ' ἑνός τε νεανίσκου βραχεῖαν
ἔχοντος διαίρεσιν, ὡς εἴρηται.

9 Δυσιατοτέρα μὲν οὖν ἐστιν ἡ ἀρτηρία τῆς φλεβός, οὐ μὴν ἐξήλλακταί γε
πολλῷ τῶν φαρμάκων ἡ χρῆσις ἐφ' ἑκατέρου τῶν ἀγγείων, ἀλλ' ἔστιν ἡ
αὐτὴ κατ' εἶδος ἐν τῷ μᾶλλόν τε καὶ ἧττον διαφέρουσα· τοσούτῳ γὰρ δεῖται
ξηραντικωτέρων φαρμάκων ἡ ἀρτηρία τῆς φλεβός, ὅσῳπερ καὶ φύσει
ξηροτέρα τὴν κρᾶσίν ἐστιν. εἰ δὲ περισαρκοῦσθαι δέοι, τῶν αὐτῶν ἀμφό-
τεραι χρῄζουσι· σαρκὸς γάρ ἐστι γένεσις ἐν τῇ περισαρκώσει, κατὰ τὸν
337 10 αὐτὸν τρόπον γεν|νωμένης, ὡς κἀν τοῖς κοίλοις ἕλκεσιν ἐδείχθη γινομένη. αἱ
δὲ κατὰ μήτραν ἢ κύστιν ἢ ἔντερα φλέβες καὶ ἀρτηρίαι, τῶν αὐτῶν δεόμεναι
κατὰ γένος φαρμάκων ὅταν ἑλκωθῶσιν, ὀργάνων χρῄζουσι τῶν εἴσω
παραπεμψόντων αὐτά, μητρεγχύτου δηλονότι καὶ καθετῆρος εὐθυτρήτου
καὶ κλυστῆρος. εἰς δὲ τὰ κατὰ τὸ ἀπευθυσμένον ἕλκη καὶ διὰ κύστεως ἐγχεῖν
ἐγχωρεῖ φάρμακον τηκτὸν χλιαρόν αὐλίσκον ἐχούσης κατὰ τὸ πέρας αὐτῆς
εὐθύτρητον. ἐξαλλαχθήσεται τοιγαροῦν ἅμα τῇ τῶν ὀργάνων ἰδέᾳ καὶ ἡ
τῶν φαρμάκων σύστασις· οὐ γὰρ οἷόν τε παχέα φάρμακα τοῖς τοιούτοις
ἐγχεῖν, ἀλλ' ὑγροτέρων δηλονότι δέονται καὶ διὰ τοῦτο καὶ συμμέτρως
11 θερμῶν ὡς τὰ πολλά. διὰ τοῦτο δὲ καὶ τῶν τηκτῶν καλουμένων φαρμάκων

16–20 αἱ – κλυστῆρος] *cf.* Gal. De comp. med. sec. loc. IX 8: XIII 316,6–9 **25–46,3** διὰ – ἀλόη] *cf.* Gal. De comp. med. sec. loc. IX 8: XIII 316,9–11

1 ἡ^{II} *om.* T ὄντως *om.* M δ **2** ἐν αὐτῇ *in* ἑαυτῆς *mut.* V_b^2: ἑαυτῆς R_b δ **3** ξηρὸς καὶ σκληρὸς A F_a *edd.* **4** ἀπογινόσκῃ R_b V_b *princ. Ald. Bas. Chart.* **5** τ' ἀνθρώπου L **6** ὑπάρχει S φ *edd.* δὲ] γὰρ S ἡ πεῖρα *post* λόγῳ *trsp.* V_b τε *om.* F_a ζ **7** συμφύσαντα S: συμφύσαν, *ut vid.*, L T: συμφῦσαν R_b N **9** σχόντος V_b: ἴσχοντος F_a I_a^* δ *edd.* *ante* διαίρεσιν *add.* τὴν T V_b ζ **10** ἐξήλακταί R_b I_a^* **11** ἔστιν] ἔστι μὲν ζ **13** ὅσῳ ζ **15** σαρκὸς – περισαρκώσει] *tantum* σαρκώσει (γὰρ – περισαρκώσει *omissis*) *scr.* F_a: ἐστι – περισαρκώσει *suppl.* F_a^2: σαρκὸς *e* σαρκώσει *corr. et* γὰρ *in marg. suppl.* F_a^3 **16** γεννωμένης] γενομένης F_a, *in* γεννωμένης *mut.* F_a^3: γεννωμένη S: γενομένη α: γι(γ)νομένης R_b φ κοίλοις] ποικίλοις δ γενομένη F_a, *in* γεννωμένη *mut.* F_a^3 **17** *post* κατὰ *add.* τὴν L *edd.* κύστιν ἢ μήτραν V_b **19** παραπεμπόντων φ μητρεγχύτων (-χυτῶν *Chart. Kühn*) *edd.* εὐθυτρήτου *ex* εὐρυτρήτου *corr.* F_a^3: εὐρυτρήτου A T R_b F_a ζ **20** καὶ^{II} *om.* F_a 20sq. ἐγχεῖν *om.* S, *post* lin. 21 ἐγχωρεῖ *trsp.* I_a^* V_b *edd.*, *post* lin. 21 φάρμακον F_a M: ἐγχωρεῖ φάρμακον *om.* D **21** ἑαυτῆς S R_b δ **22** εὐρύτρητον ζ, -θυ- *supra lin. scr.* M ἐξελεγχθήσεται *edd.* τοίνυν α **24** καὶ^{II} *om.* R_b V_b *edd.* **25** ὀνομαζομένων A

wollen wir unsere Abhandlung fortsetzen. Denn die Natur der Arterie weist in der Tat darauf hin, dass das Zusammenwachsen des harten Teils der Wände in ihr schwierig, aber nicht völlig unmöglich ist; (die Wand) ist nämlich nicht so hart und trocken wie ein Knochen oder ein Knorpel, sondern viel weicher und fleischiger als diese. Man würde also zu Recht nicht bezweifeln, dass die offene 8
Stelle zusammenwächst, wenn diese klein und der Körper des Menschen von Natur aus weich ist. Aber auch die Erfahrung scheint die Theorie zu bestätigen[1]; denn ich habe auch bei Kindern und Frauen beobachtet, dass (die offene Stelle) aufgrund der Feuchtigkeit und der Weichheit der Körper zusammengewachsen ist, und auch im Fall (jenes) einen Jungen, der, wie gesagt, eine kurze offene Stelle hatte.

Die Arterie ist also schwieriger zu heilen als die Vene, aber die Anwendung 9
von Heilmitteln bei jedem von beiden Gefäßen unterscheidet sich nicht viel, sondern ist im Hinblick auf die Art dieselbe und weicht nur durch ein Mehr oder Weniger ab; denn die Arterie bedarf im Vergleich zur Vene Heilmittel, die so viel mehr trocknen, wie sie von Natur aus in Bezug auf ihre Mischung trockener ist. Wenn es aber notwendig ist, sie ringsum mit Fleisch zu füllen, benötigen beide dieselben (Heilmittel); denn Entstehung von Fleisch erfolgt bei dieser Umhüllung, welches auf die gleiche Weise entsteht, wie auch bei den hohlen Wunden gezeigt wurde, dass es entsteht. Die Venen und die Arterien im Bereich 10
von Gebärmutter, Harnblase oder Eingeweiden, die Heilmittel benötigen, die ihrer Gattung nach dieselben sind, erfordern, wenn sie verletzt sind, Instrumente, die diese (Heilmittel) hineinbringen, und zwar eine Spritze für die Gebärmutter, einen in gerader Richtung durchbohrten Katheter und eine Klistierspritze[2]. In die Wunden am Mastdarm kann auch durch die Harnblase ein auflösbares, lauwarmes Heilmittel eingeführt werden, wenn sie mit einer in gerader Richtung durchbohrten Kanüle an ihrem Ende versehen worden ist. Es wird sich also in der Tat zusammen mit der Form der Instrumente auch die Zusammensetzung der Heilmittel unterscheiden; denn es ist nicht möglich, dicke Heilmittel in derartige (Körperteile) einzuführen, vielmehr benötigen sie offensichtlich feuchtere und deswegen auch meistens mäßig warme (Heilmittel). Deshalb[3] sind 11
auch die trockenen Heilmittel geeigneter als die sogenannten „auflösbaren“;

1 Was die Dialektik zwischen λόγος / μέθοδος und πεῖρα anbelangt, so lässt sich im galenischen Werk die Verwendung einer Terminologie beobachten, die aus der juristischen Fachsprache stammt; so werden Verben wie μαρτυρέω, ἐπιμαρτυρέω, ἐπισφραγίζω, τεκμαίρομαι wiederholt gebraucht. Alleine in den Büchern V–VI von Meth. med. finden sich *infra* die folgenden Okkurrenzen: S. 46,7sq. (ἐνίοις ... τῷ τε λόγῳ τεκμαιρομένοις καὶ τῇ πείρᾳ); S. 80,13 (μαρτυρούσης οὖν τῷ λόγῳ τῆς πείρας); S. 108,12sq. (ἐπιμαρτυρεῖν ... καὶ τὴν πεῖραν). Siehe auch S. 122,26–124,1 und S. 146,23sq.. Für ähnlichen Formulierungen *cf. supra*, S. 40,4–6, *infra*, S. 92,20–22, S. 176,3–6, S. 180,15–17. Zur Validierung des λόγος durch die πεῖρα siehe Hankinson, Epistemology, S. 176–178 und Hankinson, Discovery, S. 101–110.

2 Von einigen dieser Geräte war auch zuvor (*cf. supra*, S. 35,18–24) die Rede. Diese Zeilen stellen eine wörtliche Reprise der angegebenen Parallelstelle dar; *cf. app. loc. sim.*

3 Auch diese Zeilen stellen eine wörtliche Reprise der angegebenen Parallelstelle dar; *cf. app. loc. sim.*

ἐπιτηδειότερα τὰ ξηρά· μίγνυται γὰρ ἑτοίμως, εἴτ' ἀρνογλώσσου τις εἴϑ'
ἑτέρου τοιούτου βούλοιτο χυλῷ. τὰ δὲ τοιαῦτα φάρμακα κρόκος τ' ἐστὶ καὶ
πομφόλυξ καὶ ἀλόη καὶ τὰ κεφαλικὰ καλούμενα· κατὰ δὲ τὸν πρῶτον καιρὸν
τῆς σαρκώσεως τὸν συνάπτοντα τῇ ἐπισχέσει τοῦ αἵματος καὶ ἡ Λημνία
σφραγὶς ἀγαϑὸν φάρμακον. |
338 8. Τὰ δ' ἐν τῷ πνεύμονι συνιστάμενα τῶν ἑλκῶν χαλεπωτέραν ἔχει τὴν
ἴασιν. ἐνίοις δ' οὐ χαλεπὴ μόνον, ἀλλὰ καὶ ἀδύνατος εἶναι δοκεῖ τῷ τε λόγῳ
τεκμαιρομένοις καὶ τῇ πείρᾳ. τῷ λόγῳ μέν, ἐπειδὴ διὰ τὴν ἀναπνοὴν
ἀεικίνητόν ἐστι σπλάγχνον ὁ πνεύμων, ἡσυχίας δὲ δεῖ τοῖς μέλλουσιν
ἰαϑήσεσϑαι· τῇ πείρᾳ δ', ὅτι μηδένα μηδὲ πώποτε τῶν τοῦτο παϑόντων
2 ἐϑεάσαντο ϑεραπευϑέντα. τὸ μὲν δὴ τῆς πείρας – ἐντεῦϑεν γὰρ ἄρξασϑαι
δίκαιον – ἀμφισβήτησιν ἴσως ἕξει κατὰ τὴν διάγνωσιν. ἡμεῖς γοῦν ἐϑεασά-
μεϑα τὸν μέν τινα τῷ βοῆσαι μέγα, τὸν δὲ τῷ καταπεσεῖν ἀφ' ὑψηλοῦ, τὸν
δ' ἐν παλαίστρᾳ πληγέντα παραχρῆμά τε βήξαντας σφοδρὸν καὶ σὺν τῇ
βηχὶ τοὺς μὲν μίαν ἢ δύο κοτύλας, ἐνίους δὲ καὶ πλείω πτύσαντας. αὐτῶν δὲ
τῶν ταῦτα παϑόντων ἔνιοι μὲν ἀνώδυνοι παντάπασιν ἦσαν, ἔνιοι δ'
ὠδυνῶντο κατὰ ϑώρακα. καὶ τοίνυν καὶ τὸ αἷμα τοῖς μὲν ὀδυνηϑεῖσιν οὔτ'
ἀϑρόον ἦν οὔτε πολὺ καὶ ἧττον ἐρυϑρὸν καὶ ἧττον ϑερμὸν ὡς ἂν πόρρωϑεν
339 ἧκον· τοῖς δ' ἀνωδύνοις οὖσιν | ἀϑρόον τε καὶ πλεῖστον, ἐρυϑρόν τε καὶ

3 τὰ – καλούμενα] *cf.* Orib. Coll. med. XLVI 9: CMG VI 2,1 p. 218,36–38 Paul. Aeg. IV 40: CMG IX 1, p. 360,25–27 6sq. Τὰ – ἴασιν] *cf.* Orib. Synops. ad Eustath. IX 1: CMG VI 3, p. 274,15sq. Aet. Amid. Libri med. VIII 68: CMG VIII 2, p. 524,25sq.

2 *ante* χυλῷ *add.* τῷ I_a^* 5 σφραγὶς *e* σφαγὶς *corr.* L: σφαγὶς *Chart. Kühn* 7 τε *om.* S δ 9 σπλάγχνον] τὸ σπλάγχνον T R_b: ἐν σπλάγχνοις α S 10 μηδὲ πώποτε (μηδεπώποτε I_a^* V_b) μηδένα F_a I_a^* V_b *edd.*: μηδένα μηδέποτε T D δ τοῦτο] οὕτω L γ δ: ab hac passione Lat.Ar.Ger 11 γὰρ *om.* L 14 ἐν] τῇ V_b παλαίστραις δ βήξαντας *sec.* δ *scripsi*: βήξαντα *cett. codd. edd.* σφοδρότερον R_b δ: σφοδρότατα T F_a V_b ζ *edd.* 15 καὶ *om.* α πλείω *e corr.* V_b: πλείους R_b φ *edd.* *post* πτύσαντας *add.* αἵματος *in marg.* R_b^2, *supra lin.* T δὲ^II] τε L 16 παντάπασιν ἀνώδυνοι ζ 18 ἦν *om.* T R_b F_a V_b δ ϑερμὸν καὶ ἧττον ἐρυϑρὸν V_b *post* ἐρυϑρὸν *add.* τε R_b 19 τοῖς] ἐν οἷς S: ἐνίοις T δ

denn sie lassen sich mühelos mischen, sei es, dass jemand (sie) entweder mit Wegerichsaft oder irgendeinem anderen derartigen (Saft mischen) will. Derartige Heilmittel sind Safran, Pompholyx[1], Aloe und die sogenannten *kephalika*[2]; aber im ersten Augenblick der Fleischbildung, der in Kombination mit dem Anhalten des Blutes gegeben ist, erweist sich auch die Tablette aus L e m n i s c h e r Erde als vortreffliches Heilmittel.

8. Die Behandlung der Wunden, die in der Lunge entstehen, ist schwieriger. Einigen scheint sie aber nicht nur schwierig zu sein, sondern sogar unmöglich, wie sie sowohl aufgrund der Theorie als auch aufgrund der Erfahrung beweisen. Aufgrund der Theorie, weil die Lunge wegen der Atmung ein Organ ist, das sich in ständiger Bewegung befindet[3], wohingegen die (Körperteile), die geheilt werden sollen, der Ruhe bedürfen; aufgrund der Erfahrung, weil sie niemals gesehen haben[4], dass einer von denen, die daran litten[5], geheilt wurde. Was die 2
Erfahrung betrifft – denn es ist gerechtfertigt, damit zu beginnen –, wird es vielleicht im Hinblick auf die Diagnose unterschiedliche Meinungen geben. Wir haben jedenfalls bei einem aufgrund des lauten Schreiens, bei einem anderen aufgrund eines Sturzes aus der Höhe, bei einem dritten, weil er in der Palästra geschlagen worden war, beobachtet, dass sie sofort stark gehustet haben und zusammen mit dem Husten teils ein oder zwei Kotylen, teils auch mehr ausgespuckt haben[6]. Von denen, die daran litten, waren einige gänzlich schmerzfrei, andere hatten aber Schmerzen im Bereich des Brustkorbs. Und in der Tat war das Blut bei denen, die Schmerzen hatten, weder auf einmal noch in großer Menge vorhanden und weniger rot und weniger warm, als ob es von weit her käme; bei denjenigen aber, die keine Schmerzen hatten, wurde es auf einmal und in sehr großer Menge und rot und warm ausgespuckt, womit es eindeutig darauf

1 i.e. Zinkoxyd / Zinkweiß; siehe dazu mehr *infra*, S. 97,4sq.

2 Es handelt sich um Heilmittel, die so genannt werden, weil sie ursprünglich bei Schädelbrüchen Anwendung fanden. Zur Erwähnung dieser Gattung von Arzneimitteln innerhalb der Schrift Meth. med. *cf.* III 2: p. 10,12–19 Lorusso = X 164,1–9 K. und VI 6: *infra* S. 170,1–5. Für andere Okkurrenzen im *Corpus Galenicum* siehe Ad Glauc. de med. meth. II 11: XI 138,4–6 K.; De comp. med. per gen. I 1, II 16: XIII 366,13–15, 534,12–535,11 K.; De constit. artis med. 6: CMG V 1,3, p. 68,30–32.

3 Eine fast wörtliche Reprise dieser Aussage findet sich im letzten Teil des Kapitels, am Ende der Abhandlung über die Wunden in der Lunge; *cf. infra*, S. 52,20 – 22. Die Reprise stellt klar, dass sich an dieser Stelle das Wort „einigen“ auf alle Ärzte bezieht, die vor Galen gewirkt haben (οἱ πρὸ ἡμῶν ἰατροί), einschließlich der Anhänger des Herophilos; *cf.* Heroph. T 215–216: p. 378–380 von Staden.

4 Eine ähnliche Formulierung (μηδένα μηδεπώποτε θεασάμενος [*scil.* ἄρρωστον]), die dabei helfen kann, die beste Wortkombination zu wählen, findet sich in Gal. De venae sect. adv. Erasistr. 4: XI 159,2 K.

5 Bemerkenswert ist in diesem Abschnitt die *variatio* bei der dreifachen Wiederholung desselben Ausdrucks: τῶν τοῦτο πάθοντων (S. 46,10), τῶν ταῦτα παθόντων (S. 46,16), τῶν οὕτω πάθοντων (S. 48,5). Letztere *iunctura* (οὕτω πάσχειν) kommt statistisch im *Corpus Galenicum* am häufigsten vor.

6 Dass sowohl das erste Partizip (βήξαντας) als auch das zweite (πτύσαντας) in den Plural zu setzen sind, wird auch von Lat.$^{\text{Ar.Ger}}$ bestätigt: „qui tussiendo sanguinem screaverunt“.

θερμὸν ἀνεβήττετο, σαφῶς ἐνδεικνύμενον ὅτι μὴ πόρρωθεν ἥκει.

3 Ἔχει μὲν οὖν ἀπορίαν καὶ ἄλλην οὐ σμικρὰν ἡ ἐκ τοῦ θώρακος εἰς τὰς τραχείας ἀρτηρίας μετάληψις τοῦ αἵματος ἐζητημένην τοῖς ἰατροῖς, ὅσοι γ' ἀδύνατον εἶναι νομίζουσι τὴν διὰ τοῦ περιέχοντος ὑμένος τὸν πνεύμονα φορὰν αὐτοῦ. καὶ τάχ' ἄν, εἰ μὴ πολλοῖς τῶν οὕτω παθόντων ὅ τε παραχρῆμα πόνος ἤ τ' ἐξ ὑστέρου τισὶν ἐπιγενομένη αὐτῶν φλεγμονὴ σὺν ἀποστάσει σαφῆ τὴν ἔνδειξιν ἔφερε τοῦ κατὰ τὸν θώρακα πάθους, ἀπεφή-
4 ναντο μηδέποτ' ἐκ θώρακος αἷμα διὰ τῆς φάρυγγος ἀναβήττεσθαι. νυνὶ δ' ὑπὸ τούτων δυσωπούμενοι συγχωροῦσι μὲν ἀπὸ τοῦ θώρακος φέρεσθαι· ζητοῦντες δ' ὁδὸν ἑτέραν τῆς διὰ τοῦ περιέχοντος ὑμένος τὸν πνεύμονα, πολλὰ καὶ ἄτοπα λέγειν ἀναγκάζονται· καίτοι τό γε πῦον ἐπὶ τῶν ἐμπύων ἐν τῇ μεταξὺ χώρᾳ θώρακός τε καὶ πνεύμονος ὁμολογοῦντες περιέχεσθαι
5 βλέπουσιν, οἶμαι, σαφῶς ἀναβηττόμενον ἐκ πνεύμονος. ἡμεῖς δὲ κἀπὶ τῶν
340 ἀπόστημα τοιοῦτον ἐν θώρακι σχόντων, ὡς σφακελίσαι τι καὶ τῶν | ὀστῶν, ἐπεδείξαμεν αὐτοῖς ἐναργῶς τὸ ἐνιέμενον τῷ θώρακι μελίκρατον ἀναβηττόμενον ἐκ πνεύμονος· ἴσμεν γὰρ δήπου τὰς τοιαύτας διαθέσεις ἐν τῷ θώρακι συνισταμένας οὐκ ὀλιγάκις ἐν Ῥ ώ μ ῃ μάλιστα τρόπον ῥευματικόν, ὡς ἀναγκασθῆναι τὸ πεπονθὸς ἐκκόπτειν ὀστοῦν.

6 Ἐπὶ τῶν πλείστων δ' εὐθὺς ἅμα τῇ διεφθαρμένῃ πλευρᾷ καὶ ὁ ὑπεζωκὼς αὐτὴν ὑμὴν ἔνδοθεν εὑρίσκεται διασεσηπώς. εἰώθαμεν οὖν ἐν τῇ θεραπείᾳ μελίκρατον ἐγχέοντες διὰ τοῦ ἕλκους ἐνίοτε μὲν κελεύειν βήττειν αὐτοῖς ἐπικεκλιμένοις τῷ πεπονθότι μέρει, πολλάκις δὲ κατασείειν ἠρέμα, καί ποτε καὶ πυούλκῳ κομίζεσθαι τὸ ὑπολειπόμενον ἔνδον τοῦ μελικράτου. ἐπειδὰν δὲ τοῦτο ποιήσαντες ἐκκεκλύσθαι τό τε πῦον ἅπαν καὶ τοὺς ἰχῶρας τοῦ ἕλκους ἐλπίσωμεν, ἐντίθεμεν οὕτω τὰ φάρμακα. κατὰ τὰς τοιαύτας οὖν διαθέσεις, εἴ τις ἐάσειεν ἐν τῇ μεταξὺ θώρακος καὶ πνεύμονος χώρᾳ τὸ

1 ἥκοι L S P_a: ἥκοις N: ἧκον R_b **2** ἀπορίαν *post* ἄλλην *trsp.* A 2sq. τὰς ἀρτηρίας τὰς τραχείας V_b **3** ἐζητημένη ζ 3sq. γ' ἀδύνατον *in* τ' ἀδύνατον, *ut vid.*, *mut.* A^2: δ' ἀδύνατον R_b M: γ' *om. Bas. Chart. Kühn* **4** *ante* τὸν πνεύμονα *add.* εἰς R_b F_a **6** ἐξ ὑστέρου *post* lin. 6sq. συναποστάσει *trsp.* S ἐπιγενομένη (ἐπιγι[γ]νομένη S ζ) *ante* τισὶν *trsp.* S R_b δ, *ante* φλεγμονὴ T F_a I_a^* V_b ζ *edd.* αὐτῶν *om.* ζ **9** τοῦ *om.* T R_b F_a V_b δ **10** ἑτέραν ὁδὸν F_a I_a^* V_b ζ *edd.* διὰ *om.* T **12** τε *om.* L γ I_a^* N (*deest* P_a) **13** *ante* πνεύμονος *add.* τοῦ δ καὶ ἐπὶ ζ **14** ἐν θώρακι *post* σχόντων *trsp.* V_b ἐχόντων F_a I_a^* ζ *edd.* **16** τῷ *om.* R_b F_a φ *edd.* **17** τρόπῳ ῥευματικῷ *edd.* *post* ἀναγκασθῆναι *add.* ποτὲ I_a^* **20** αὐτὰς α S T ἐν ταῖς θεραπείαις V_b **21** ἐκχέοντες A S ζ *edd.* μὲν *om.* V_b κελεύεσθαι T: ἐγκελεύεσθαι R_b F_a V_b ζ N *edd.*: οὐ κελεύεσθαι P_a **22** καί ποτε] ὅποτε S **23** πυουλκῷ *edd.* **24** τό τε] τότε *edd.* τε *om.* V_b ζ, *supra lin. scr.* F_a **25** ἐλπίσομεν *princ. Ald. Bas.*: ἐλπίζωμεν I_a^*: ἐλπίσαιμεν ζ: arbitraremur $Lat.^{Ar.Ger}$ οὕτω *om.* δ **26** πνεύμονος ... θώρακος F_a V_b ζ *edd.* *post* θώρακος *add.* τε T *ante* πνεύμονος *add.* τοῦ V_b χώρᾳ *post* μεταξὺ *trsp.* ζ hinwies, dass es nicht von weit her kommt.

Der Transport des Blutes aus dem Brustkorb in die Bronchien[1] stellt also ein 3
anderes, und zwar nicht kleines Problem dar, das von allen Ärzten untersucht wurde, die der Meinung sind, dass der Transport des Blutes durch die Membran, welche die Lunge umgibt, unmöglich ist. Und wenn nicht bei vielen, die auf diese Weise erkrankt sind, der augenblickliche Schmerz und die bei einigen von ihnen nachträglich mit einer Vereiterung[2] aufgetretene Entzündung den deutlichen Beweis für eine Erkrankung im Bereich des Brustkorbs erbracht hätten, hätten sie vielleicht die Meinung vertreten, dass niemals Blut aus dem Brustkorb
durch die Kehle ausgehustet wird. Jetzt aber, da sie durch diese (Fälle) in 4
Verlegenheit gebracht worden sind, gestehen sie zwar zu, dass (Blut) aus dem Brustkorb transportiert wird; da sie aber einen anderen Weg suchen als den durch die Haut, welche die Lunge umgibt, sind sie gezwungen, viele törichte Ansichten zu äußern; da sie gleichwohl zustimmen, dass der Eiter bei den Eiteransammlungen im Bereich zwischen Brustkorb und Lunge enthalten ist,
sehen sie, glaube ich, deutlich, dass er aus der Lunge ausgehustet wird. Aber auch 5
bei denen, die eine derartige Vereiterung[3] im Brustkorb hatten, sodass auch die Knochen etwas brandig werden, haben wir ihnen eindeutig gezeigt, dass der Honigtrank, der in den Brustkorb eingeführt wird, aus der Lunge ausgehustet wird; denn wir wissen sicherlich, dass sich im Brustkorb derartige, meistens mit Flüssen verbundene Zustände nicht selten in Rom gebildet haben, sodass man gezwungen wird, den erkrankten Knochen herauszutrennen.

In den meisten Fällen wird man sofort herausfinden, dass zusammen mit der 6
beschädigten Rippe auch die Haut, die sie innen auskleidet, in Fäulnis übergegangen ist. Wir pflegen nun die Patienten bei der Behandlung, nachdem wir den Honigtrank durch die Wunde eingeführt hatten, manchmal aufzufordern zu husten, während sie auf dem erkrankten (Körper)teil lagen, sie aber oft behutsam zu schütteln, und bisweilen mit Hilfe des *pyoulkos* (genannten Instruments)[4] den Rest von dem im Inneren übrig gebliebenen Honigtrank zu beseitigen. Wenn wir dies gemacht haben und glauben, dass der ganze Eiter und das Wundsekret ausgespült worden sind, dann legen wir auf diese Weise die Heilmittel auf. Sollte nun jemand bei derartigen Zuständen die Flüssigkeit in dem Bereich

1 Die Übersetzung von Bronchien (τραχεῖαι ἀρτηρίαι) in Lat.$^{\text{Ar.Ger}}$ lautet „canales (pulmonis)“; *cf. infra*, S. 55,4, S. 55,7, S. 55,14.

2 An dieser Stelle wird das Wort ἀπόστασις in der Bedeutung von ἀπόστημα (i.e. „Abszess“) gebraucht; siehe nächste Anm.

3 Das Wort ἀπόστημα verhält sich an dieser Stelle synonym zum vorhin verwendeten Ausdruck ἀπόστασις (S. 48,7). Zur Gleichsetzung dieser zwei Begriffe *cf.* Gal. In Hipp. De off. med. comm. III 1: XVIIIB 820,14–821,3 K.

4 Im Gegensatz zu den Handschriften ist in den historischen Drucken die dem Anschein nach geläufigere Variante πυουλκός, mit Betonung auf der letzten Silbe, einstimmig belegt; siehe aber Hero Alex. Pneum. II 18 (καὶ ὁ καλούμενος δὲ πυοῦλκος). Weitere Okkurrenzen im *Corpus Galenicum* finden sich in den noch nicht kritisch edierten Werken Ad Glauc. de med. meth. (II 10: XI 125,7–13 K.) und De comp. med. per gen. (II 5: XIII 500,1–3 K.). Die Rechtschreibung dieses Wortes, das vor Galen und Hero nicht bezeugt ist, bleibt unsicher.

7 ὑγρόν, ἀναβηττόμενον αὐτίκα ϑεάσεται. ϑαυμάσαι δ' ἐστὶ τῶν ἀπορούντων ἐπὶ τῇ διὰ τοῦ πνεύμονος ὁδῷ, πῶς οὐ μᾶλλον ἀποροῦσιν ἐπὶ τοῦ
341 προχεομένου παχέος αἵματος ἐν ταῖς τῶν καταγμάτων πωρώ|σεσιν· αὐτό τε γὰρ τὸ προχεόμενον οὐ σμικρῷ παχύτερόν ἐστι τοῦ κατὰ φύσιν, ἥ τε τοῦ δέρματος οὐσία παμπόλλῳ δή τινι παχυτέρα τοῦ περὶ τὸν πνεύμονα χιτῶνος.

8 Ὅπερ οὖν ἐλέγομεν ὅταν ἐκ καταπτώσεως ἢ μεγάλης ἅμα καὶ ὀξείας φωνῆς ἀγγείου ῥαγέντος ἐν πνεύμονι χωρὶς ὀδύνης, ἀϑρόον καὶ ϑερμόν, εὐανϑές τε καὶ πολὺ μετὰ βηχὸς ἀναφέρηται τὸ αἷμα, πεπεῖσϑαι μὲν χρὴ τὸ τραῦμα κατὰ τὸ σπλάγχνον ὑπάρχειν, ἐπιχειρεῖν δὲ τῇ ϑεραπείᾳ καϑάπερ ἡμεῖς πολλάκις ἐπιχειρήσαντες ὀλιγάκις ἀπετύχομεν. αὐτῷ μὲν οὖν τῷ κάμνοντι προστάξαι χρὴ μήτ' ἀναπνεῖν μέγα καὶ σιωπᾶν ἀεί, τέμνειν δ' αὐτίκα φλέβα κατ' ἀγκῶνα τὴν ἔνδον, ἐπαφαιρεῖν τε δίς που καὶ τρὶς ἀντισπάσεως ἕνεκα, τρίβειν τε καὶ διαλαμβάνειν ὅλα τὰ κῶλα δεσμοῖς,
9 ὥσπερ εἰώϑαμεν. ἐπειδὰν δὲ ταῦτα πραχϑῇ, πρῶτον μὲν ὀξύκρατον ὑδαρές τε καὶ χλιαρὸν διδόναι πίνειν, ὅπως εἴ τις εἴη ϑρόμβος ἐν τῷ σπλάγχνῳ διαλυϑεὶς ἐκβηχϑείη· καὶ τοῦτ' οὐδὲν κωλύει καὶ δὶς καὶ τρὶς ἐν ὥραις τρισὶν ἐργάσασϑαι. μετὰ δὲ ταῦτα διδόναι τι τῶν ἐμπλαττόντων τε ἅμα
342 καὶ στυφόντων φαρμά|κων, ἤτοι δι' ὑδαροῦς ὀξυκράτου τὴν πρώτην ἢ δι' ἀφεψήματος μήλων ἢ μύρτων ἤ τινος ἄλλου τῶν στυπτικῶν. εἰς ἑσπέραν τε πάλιν ὁμοίως διδόναι τὸ φάρμακον εἴργοντας ἁπάσης τροφῆς, ἐὰν ἰσχυρὸς ᾖ· εἰ δὲ μή, ῥοφήματος αὔταρκες διδόναι. κάλλιστον δὲ καὶ κατὰ τὴν ὑστεραίαν ἐπαφελεῖν αὖϑις ὀλίγον αἵματος ἀπὸ τῆς τετμημένης φλεβός, ἐὰν ἰσχυρὸς ᾖ, καὶ τροφαῖς καὶ φαρμάκοις ὡσαύτως χρῆσϑαι μέχρι τῆς τετάρτης ἡμέρας, ἐπιβρέχοντας ἐν κύκλῳ τὸν ϑώρακα, ϑέρους μὲν μηλίνῳ καὶ ῥοδίνῳ,
10 χειμῶνος δὲ μύρῳ ναρδίνῳ. εἰ δὲ καὶ τῶν ἐμπλαστῶν τινι χρήσασϑαι βούλοιο φαρμάκων, κάλλιστον ἂν ἔχοις τὸ ἡμέτερον – ᾧ καὶ πρὸς τὰ ἄλλα

10–52,13 ἐπιχειρεῖν – φλεγμονῆς *exc.* Aet. Amid. Libri med. VIII 68: CMG VIII 2, p. 524,26–525,28 12–52,1 τέμνειν – ὄξους *exc.* Orib. Synops. ad Eustath. IX 1: CMG VI 3, p. 274,16–29

1 αὐτίκα ἀναβηττόμενον V_b ζ *edd.* ϑεάσηται L D *Ald. Bas.*: ϑεάσαιτο δ ἐστὶ *ex* ἐστὶν *corr.* V_b^2: ἐστὶν A I_a^* V_b τῶν ἀπορούντων *post* lin. 3 ὁδῷ *trsp.* V_b *edd.*, *ord. verb. rest.* V_b^2 2 διὰ *om.* S *edd.* 3 πορ(ρ)ώσεσιν α S 4 μικρῷ F_a V_b, *corr.* F_a^3: μικρὸν ζ *princ. Ald. Bas.* 5 περὶ τοῦ πνεύμονος R_b: παρὰ τῷ πνεύμονι *edd.* 7 Ὅπερ οὖν] ὃ μὲν οὖν I_a^* 10 ἐνυπάρχειν F_a N *Chart. Kühn* 12 μεγάλα V_b D 13 *post* αὐτίκα *add.* καὶ *in textu* A F_a, *supra lin.* V_b^2 ἐπαφελεῖν δ τε] δὲ α S ζ *edd.* 14 ἕνεκεν A M τὰ κῶλα ὅλα V_b 15 ὥσπερ] καϑάπερ F_a 16 πιεῖν α S Aet. ὅπως] ᾧπερ F_a 17 διαβηχϑεὶς *in textu*, διαλυϑεὶς *supra lin. scr.* P_a ἐκβληϑείη S Orib. Aet.: ἐκχυϑείη T 18 τρισὶν *in* τισὶν *mut.* F_a^3: τισὶν ζ ἐργάζεσϑαι A ἅμα *om.* A 19 ὑδαρᾶς δ 22 καὶ *om.* α 23 ἐπαφαιρεῖν ζ Orib. Aet. φλεβός] χειρός T: χειρὸς ἤτοι φλεβός ζ 24 ὡσαύτως *om.* δ, *del.* V_b^2: ὁμοίως T τῆς *om.* R_b δ 25 τὸν] τὴν *Chart. Kühn* *post* μὲν *add.* ἢ R_b I_a^* V_b ζ, *postea deletum in* V_b καὶ] ἢ S R_b I_a^* F_a V_b ζ *edd.* 26 ἐμπλαστῶν *in* ἐμπλάστρων *mut.* F_a: ἐμπλάστρων A 26sq. βούλοιο χρήσασϑαι F_a 26 χρῆσϑαι R_b D δ 27 φαρμάκῳ T ἔχῃς R_b F_a V_b: ἔχεις L *post* ἡμέτερον *in marg.* τὰ παναλϑέα *add.* V_b τ' ἄλλα A: τἄλλα L: τἄλλα T I_a^*

zwischen Brustkorb und Lunge lassen, so wird er sehen, dass sie sofort aus-
gehustet wird. Man muss sich aber über diejenigen wundern, die im Hinblick auf 7
den Weg durch die Lunge ratlos sind, warum sie nicht ratloser sind im Hinblick
auf das dicke Blut, das bei der Kallusbildung der (Knochen)brüche austritt: Denn
dieses (Blut), das austritt, ist nicht weniger dick als jenes im naturgemäßen
Zustand, und die Konsistenz der Haut ist sehr viel dicker als die Membran,
welche die Lunge umgibt.

Was wir also gesagt haben[1], ist, dass man, wenn das Blut, falls ein Gefäß in der 8
Lunge aufgrund eines Sturzes oder einer zugleich lauten und schrillen Stimme
eine Ruptur erlitten hat, ohne Schmerz, auf einmal und warm, frisch und in
großer Menge zusammen mit dem Husten nach oben gebracht wird, sich
überzeugen muss, dass sich die Verletzung im Bereich des Organs befindet, und
die Behandlung angehen (muss), wie wir selbst es oft getan haben und (nur)
selten fehlgegangen sind. Es ist nun notwendig, einerseits den Patienten selbst
aufzufordern, nicht kräftig zu atmen und ständig zu schweigen, andererseits
sogleich die innere Vene am Ellbogen zu öffnen, etwa zwei- oder dreimal wegen
der Ableitung (Blut) zu entnehmen und die ganzen Gliedmaßen zu massieren
und mit Verbänden zu verbinden, wie wir es zu tun pflegen. Wenn dies aber 9
geschehen ist, muss man zunächst verdünntes und lauwarmes *oxykraton* zu
trinken geben, damit das Blutgerinnsel, falls eins in dem Organ vorhanden ist,
aufgelöst und ausgehustet wird; und es hindert nichts, dies zwei- oder dreimal
innerhalb von drei Stunden zu tun. Danach soll man eins von den stopfenden
und zugleich zusammenziehenden Heilmitteln verabreichen, entweder mit
verdünntem *oxykraton* am ersten Tag oder mit einer Abkochung aus Äpfeln oder
Myrten oder einer anderen der stopfenden (Zutaten). Und gegen Abend (soll
man) das Heilmittel wieder auf dieselbe Weise verabreichen, nachdem man jede
Art von Nahrung verboten hat, wenn der Patient kräftig ist; andernfalls (soll
man) eine ausreichende Menge Schleimsuppe verabreichen. Am besten ist es
aber, auch am folgenden Tag wiederum eine geringe Menge Blut aus der ge-
öffneten Vene abzunehmen, wenn er kräftig ist, und Speisen und Heilmittel auf
die gleiche Weise bis zum vierten Tag zu verabreichen, indem man den Brustkorb
ringsum feucht macht, im Sommer mit Apfel- und Rosenöl, im Winter mit
Nardenöl[2]. Solltest du aber auch eines der stopfenden Heilmitteln anwenden 10
wollen, stünde dir unseres als bestes zur Verfügung – dies wende ich auch bei den

[1] Siehe *supra*, S. 47,15 – 49,1.

[2] Die *iunctura* μηλίνῳ <u>καὶ</u> ῥοδίνῳ (*vs* μελίνῳ <u>ἢ</u> ῥοδίνῳ; *cf. app. crit.*) begegnet in der indirekten Überlieferung (Orib./Aet.) sowie in der arabischen Version (*cf.* Garofalo, Collazioni, congetture [2014], S. 219). Die Eigenschaften dieser Öle sind ausführlich bei Dioskurides dargelegt; *cf.* De mat. med. I 43, 45, 62: p. 42,7–43,18, 44,3–19, 56,19–57,2 Wellmann.

τραύματα θαρρῶν χρῶ· σύγκειται δ' ἐξ ἀσφάλτου καὶ ὄξους ὅσα τ' ἄλλα
μίγνυται τοῖσδε κατὰ τὰς καλουμένας ὑπὸ τῶν ἰατρῶν ἐναίμους βαρβάρους.
εἰ δὲ γυναῖκα θεραπεύοις ἢ παιδίον ἢ ὅλως μαλακόσαρκόν τινα, τὸ διὰ τῆς
χαλκίτεως ἱκανὸν φάρμακον, οὗ κατὰ τὸ πρῶτον Τῆς τῶν φαρμάκων συνθέ-
σεως ἐδήλωσα τὴν δύναμιν.

343 11 Οὕτως ἡμεῖς | ἐθεραπεύσαμεν οὐκ ὀλίγους ἐπιφανέντες αὐτίκα τῷ
πεπονθότι. τὸ γάρ τοι μέγιστον αὐτὸ τοῦτ' ἔστιν ᾧ πάνυ προσέχειν σε χρὴ
τὸν νοῦν, εἰ παραχρῆμα τῆς ῥήξεως τῶν ἀγγείων γεγενημένης ὑπάρξαιο
τῆς θεραπείας, ὥστ' ἔναιμον ὂν κολληθῆναι τὸ τραῦμα, πρὶν ἄρξασθαι
φλεγμαίνειν. εἰ δέ γε φλεγμήνειεν, ὀλίγη μέν ἐστι τοῦ κολληθῆναι τὸ τοιοῦ-
12 τον ἡ ἐλπίς, εἰς χρόνον δ' ἐκπίπτει πλείονα. καὶ τὸ χαλεπὸν ἢ ἀδύνατον ἐν
τῷ τοιῷδε τῆς ἰάσεώς ἐστιν· ἐκπλύνειν γὰρ δηλονότι χρὴ τό τε πῦον καὶ
τοὺς ἰχῶρας τοῦ ἕλκους, λυομένης τῆς φλεγμονῆς. ἐκ μὲν δὴ τῶν κατὰ
μήτραν καὶ κύστιν ἐκρεῖ μὲν καὶ αὐτομάτως τῷ κατάντει τῆς φορᾶς, ἐκκλύζε-
σθαι δὲ δύναται καὶ πρὸς ἡμῶν· ἐπὶ πνεύμονος δὲ ἑκάτερον ἀδύνατον.
13 ἀπολείπεται οὖν ἔτι μόνη τοῖς ἐνταυθοῖ πᾶσιν ἕλκεσιν ἡ μετὰ τοῦ βήττειν
κάθαρσις. ἀλλ' εἴπερ ὀρθῶς τήν τ' ἄλλην ἡσυχίαν αὐτοῖς συνεβουλεύομεν
ἀναπνεῖν τε βραχὺ καὶ μηδόλως φθέγγεσθαι προσετάττομεν ὑπὲρ τοῦ
κολληθῆναι τὸ τραῦμα, τίς ἂν εἴη τοῖς βήττουσι τῆς ἰάσεως ἡ ἐλπίς;

344 14 Οὔκουν ὅτι διὰ τὴν ἀνα|πνοὴν ἀεικίνητόν ἐστι τὸ σπλάγχνον, ὡς οἱ πρὸ
ἡμῶν ἰατροί φασιν, ἄπορος ἡ ἴασις, ἀλλὰ διὰ τὴν τῶν ἰχώρων τε καὶ τοῦ
πύου κένωσιν. καὶ διὰ τοῦτο παραχρῆμα μὲν εἰς σύμφυσιν ἀφικνεῖται καθ'
ὃν εἴρηται τρόπον ἰαθέντα. φλεγμῆναι δὲ φθάσαντα χαλεπὴν καὶ ἄπορον
ἴσχει τὴν ἐπανόρθωσιν· ὅ τε γὰρ ἰχὼρ καὶ τὸ πῦον οὐκ ἀκριβῶς ἐκκενοῦται
τῶν κατὰ τὸν πνεύμονα χωρίων, αἵ τε βῆχες ἱκανῶς σπαράττουσι τὰ
15 πεπονθότα. τὰ δέ γ' ἐκ θώρακος τριχῇ τῶν κατὰ τὸ σπλάγχνον τοῦτο

1sq. ὅσα – βαρβάρους] *cf.* Gal. Ad Glauc. de med. meth. II 10: XI 126,10–14 K. 3–5 τὸ – δύναμιν] Gal. De comp. med. per gen. I 4: XIII 375,1–394,11 K.

1 *ante* σύγκειται *supra lin. scr.* τὸ διὰ κεφαλαίου A τἄλλα V_b: τἆλλα R_b 3 *post* δὲ *add.* καὶ S θεραπεύεις A R_b F_a: θεραπεύειν V_b παῖδα *edd.* ὅλως] ἄλλως S *supra* 3sq. τὸ διὰ τῆς χαλκίτεως *scr.* φοινικεῖνα V_b^2: ἡ φοινικίνη *in marg. scr.* A 4 Τῆς τῶν] ἐν τοῖς περὶ *edd.* 7 αὐτὸ *ex* αὐτὸν *corr.* A^2 πάνυ *in* μάλιστα νῦν *mut.* V_b: μάλιστα νῦν R_b δ 8 ὑπάρξαις S I_a^* *edd.* Aet. 9 ὂν *om.* α γ I_a^* δ Aet. ἄρξεται ζ 10 γε *om.* R_b V_b: καὶ δ ἐστι *sec.* T R_b F_a ζ P_a Lat.[Ar.Ger] (efficietur) *scripsi*: ἔτι α S I_a^* V_b N *edd.*: ἐπὶ Aet. 11 ἡ *om.* T R_b F_a I_a^* δ πλέονα A I_a^* *post* ἀδύνατον *add.* τῶν A *edd.* 12 τῆς ἰάσεώς *ante* lin. 12sq. ἐν τῷ τοιῷδε *trsp.* ζ *post* γὰρ *add.* οἶμαι R_b F_a V_b δ: *non vertit* Lat.[Ar.Ger] 14 ἐκρεῖ μὲν καὶ αὐτομάτως] γρ. ἐκκρίνεται μὲν καὶ αὐτόματα *in marg. scr.* V_b: per se lavantur Lat.[Ar.Ger] ἐκρεῖ] ἐκκρίνεται γ F_a φ *edd.* μὲν *del.* A^2 αὐτόματα R_b F_a P_a *edd.* 15 πνεύμονι R_b ζ *post* δὲ[II] *add.* γίνεσθαι *edd.*, *post* ἑκάτερον R_b ἑκατέρων S: ἑκατέρως D 16 ἀπολείπετ' R_b δ ἐνταῦθα F_a δ 17 ἀλλ' *om.* δ αὐτοῖς ἡσυχίαν R_b ζ P_a συνεβουλεύομεν *e* συμβουλεύομεν *corr.* V_b^2: συμβουλεύομεν V_b *princ.*: συνεβουλεύσαμεν I_a^* 18 βραχὺ] καὶ καταβραχὺ *edd.* προσετάττομεν *e* προστάττομεν *corr.* F_a^3: προστάττομεν V_b F_a 19 ἡ (ἢ S) τῆς ἰάσεως ἐλπὶς α S R_b I_a^* V_b N: ἡ *om.* T F_a ζ P_a 20 ὅτι *post* ἀναπνοὴν *trsp.* T V_b, *ord. verb. rest.* V_b^2: ἔτι R_b δ 21 φασιν ἰατροὶ A F_a I_a^* ζ *edd.* 24 ἴσχει] ἔχει T 25 τὸν *om.* V_b 26 γ' *om.* T *edd.*, *post* ἐκ *trsp.* δ, *postea punctis del.* P_a *ante* θώρακος *add.* τοῦ I_a^*

anderen Verletzungen ohne Bedenken an; es ist zusammengesetzt aus Asphalt
und Essig und allen anderen (Zutaten), die diesen in den von den Ärzten
sogenannten blutstillenden *barbaroi*[1] beigemischt sind. Wenn du aber eine Frau
oder ein kleines Kind oder überhaupt eine Person mit zartem Fleisch behandelst,
ist das kupferhaltige Heilmittel[2] ausreichend, dessen Wirkung ich im ersten Buch
Über die Zusammensetzung der Heilmittel gezeigt habe.

Auf diese Weise haben wir nicht wenige behandelt, indem wir unverzüglich 11
bei dem Erkrankten erschienen sind. Denn dies ist in der Tat das Wichtigste, auf
das du besonders achten musst, (nämlich) ob du sofort, nachdem die Ruptur der
Gefäße entstanden ist, mit der Behandlung beginnst, sodass die Verletzung, die
blutend ist, verschlossen wird, ehe sie anfängt, sich zu entzünden. Wenn sie sich
aber entzündet, ist die Hoffnung gering, dass eine derartige (Verletzung)
verschlossen wird, vielmehr fällt sie in eine längere Zeit hinein[3]. Auch die Schwie- 12
rigkeit oder Unmöglichkeit betrifft in einem derartigen Fall die Heilung; denn es
ist offensichtlich erforderlich, den Eiter und das Wundsekret auszuspülen, wenn
die Entzündung beseitigt ist. Aus den (Wunden) im Bereich der Gebärmutter
und der Harnblase fließen sie zwar auch von alleine ab aufgrund der abschüssi-
gen Bewegung, eine gründliche Reinigung ist aber auch von unserer Seite
möglich; bei der Lunge ist aber beides unmöglich. Für alle Wunden an dieser 13
Stelle bleibt also als einzige (Maßnahme) nur die Reinigung mit Hilfe von
Husten. Wenn wir aber den Patienten mit Recht andernfalls Ruhe empfohlen
und sie aufgefordert haben, flach zu atmen oder überhaupt nicht zu sprechen,
damit sich die Verletzung verschließt, was wäre dann die Hoffnung auf Heilung
für diejenigen, die husten?

Die Heilung ist also nicht dadurch, dass das Organ wegen der Atmung in 14
ständiger Bewegung ist, schwierig, wie die Ärzte vor uns sagen[4], sondern wegen
der Entleerung des Wundsekrets und des Eiters. Und deshalb gelangt (die
Wunde) zwar sofort zum Zusammenwachsen, wenn sie auf die Weise behandelt
wurde, von der die Rede war. Wenn sie sich aber zuvor entzündet hat, wird die
Wiederherstellung schwierig und kompliziert; denn das Wundsekret und der
Eiter werden aus den Lungenregionen nicht exakt entleert, und die Husten-
anfälle zerreißen die erkrankten Teile mit ziemlicher Kraft. Die Flüssigkeiten, die 15
aus dem Brustkorb ausgeschieden werden, haben aber in dreifacher Hinsicht

1 Zu dieser Gattung von φάρμακα *cf.* De comp. med. per gen. II 22: XIII 555,13–561,13 K.

2 Die Glosse ἡ φοινικίνη, welche sich *in margine* in der Handschrift A und, etwas verändert, in der Zwischenzeile von V_b findet, setzt seitens des Annotatoren die Kenntnis des im Similienapparat angegebenen *locus parallelus* voraus; in der Schrift De comp. med. per gen. (I 4: XIII 375,2sq. K.) sagt Galen explizit, dass er selbst das ἔμπλαστρον διὰ χαλκίτεως („das kupferhaltige Emplastron") φοινικίνη nennt.

3 d.h. „wird chronisch".

4 Siehe *supra*, S. 47,7–13 (mit entsprechenden Anmerkungen).

πλεονεκτεῖ· τά τε γὰρ ἀγγεῖα πολὺ σμικρότερα καὶ ἡ ἐκροὴ τῶν ἰχώρων εἰς τὴν εἴσω γίνεται χώραν, ὅλως τε σαρκωδέστερός ἐστι τοῦ πνεύμονος. οὐδὲ γὰρ οὐδ' ἡ τῶν τραχειῶν ἀρτηριῶν οὐσία κατ' ἄλλό τι τοῦ ζῴου μόριόν ἐστιν, ἱκανῶς ἀσάρκων καὶ ξηρῶν ὑπαρχουσῶν. ὧν καὶ αὐτῶν δήπου ῥῆξις ἐν ταῖς τοιαύταις πτώσεσι γίνεται, ὡς εἴ γε τῶν ἄλλων μέν τι ῥαγείη, μένοιεν δ' ἀπαθεῖς αἱ τραχεῖαι ἀρτηρίαι, κατὰ τὰς συναναστομώσεις μόνας ἡ μετάληψις γίνεται· ὥστε οὔτ' ἐρυθρὸν οὔτε θερμὸν οὔτε πολὺ τοῖς τοιού-
345 16 τοις ἀναφέρεται τὸ αἷμα. καὶ δοκεῖ μὲν εἶναι μετριώτερα τὰ τοιαῦτα | παθήματα τήν γε πρώτην, ὡς ἂν μὴ καταπλήττοντα τῷ πλήθει τῆς κενώσεως, ἔστι δὲ χείρω δι' αὐτὸ τοῦτο· κωλύεται γὰρ ἡ σύμφυσις ὑπὸ τοῦ περιθρομβουμένου τοῖς ἐρρωγόσιν ἀγγείοις αἵματος, οὐκ ἔχοντος εὐπετῆ τὴν εἰς τὰς τραχείας ἀρτηρίας διέξοδον.

9. Ὡσαύτως δὲ καὶ τὰ τοῦ διαφράγματος τραύματα τά γε μὴ διασχόντα πρὸς τοὐκτὸς ἐν μὲν τοῖς σαρκώδεσι μέρεσι, πολλάκις ἐκολλήθη, μηδὲν ὑπὸ τῆς κινήσεως αὐτοῦ παραποδισθέντα· τὰ δ' ἐν τοῖς νευρώδεσιν ἀνίατα. χαλεπὴ δὲ καὶ ἡ τῶν ἐν τοῖς σαρκώδεσιν ἴασις, εἰ φλεγμῆναι φθάσειεν, οὐκ αὐτῷ τῷ διαφράγματι μόνῳ, ἀλλὰ καὶ τοῖς ἔνδον τοῦ περιτοναίου πᾶσιν·
2 εἰς ταῦτα γὰρ ἀπορρέουσιν οἱ ἰχῶρες. ξηραίνειν οὖν χρὴ παντὶ τρόπῳ πειρᾶσθαι, διά τε τῶν ἔξωθεν ἐπιτιθεμένων φαρμάκων καὶ τῶν πινομένων δι' ὕδατος ἢ οἴνου λεπτοῦ. ἔστι δ' αὐτῶν ἐπιτηδειότατα τά τε διὰ σπερμάτων λεγόμενα καὶ τὸ σύνηθες ἡμῖν – ᾧ καὶ πρὸς τὰς τοῦ θώρακος συντρή-
346 σεις ἀεὶ χρώμεθα –, τὸ διὰ τῆς κασίας. ἀλλὰ καὶ ταῦτα καί τινες | ἐπιβροχαὶ τοῖς τοιούτοις τραύμασιν ἐπιτήδειοι τῆς Περὶ φαρμάκων εἰσὶ πραγματείας·

2 ἔσω R_b V_b δ ὅλως *sec.* L T P_a Lat.$^{Gr.Lin}$ (in summa) *scripsi*: ὅλος A S R_b F_a V_b ζ N ἀσαρκώτερος S 3 τι *om.* I_a^* μόριον τοῦ ζῴου V_b 5 ἐν ταῖς τοιαύταις] ἐν ἄλλαις πάσαισι I_a^* πτώσεσι α F_a ζ *edd.*: *non vertit* Lat.$^{Ar.Ger}$ 6 ἀρτηρίαι *om.* S ζ *princ. Ald. Bas.* ἀναστομώσεις R_b D 7 θερμὸν οὔτ' ἐρυθρὸν F_a ζ *edd.* τοῖς τοιούτοις] τούτοις δ 10 *post* γὰρ *add.* καὶ T *post* σύμφυσις *add.* καὶ R_b, ἡ D περιθρομβωμένου A R_b I_a^* 12 τραχείας] χρείας F_a, *corr.* F_a^2 ἀρτηρίας *habent* R_b φ *Chart. Kühn* Lat.$^{Ar.Ger}$ (canales pulmonis) Lat.$^{Gr.Lin}$ (asperas arterias): *om.* α S T F_a I_a^* V_b *princ. Ald. Bas.*, *suppl.* F_a^2 13 δὲ *om.* F_a τά *om.* T R_b γε] τε R_b δ 14 μορίοις δ 15 αὐτῶν T: αὐτὰ V_b παρεμποδισθέντα R_b I_a^* ζ *edd.* 16 τῶν *om.* F_a I_a^* ζ *edd.*, *supra lin. suppl.* F_a τοῖς *om.* R_b I_a^* 17 μόνον F_a V_b M δ, *corr.* V_b^2 18 ξηραίνειν οὖν χρὴ] ἀλλὰ χρὴ ξηραίνειν (ξηραίνειν χρὴ V_b) β γ *edd.* 20 ἐστὶ A 21 καί^{II} *om.* R_b V_b συντρήσεις *om.* A: τρώσεις T R_b 22 τὸ] τῷ R_b V_b *Chart.*: τό τε ζ κασσίας φ *edd.* 23 ἐπιτήδειαι α T

einen Vorteil im Vergleich zu denen im Bereich dieses Organs; denn die Gefäße sind viel kleiner, die Ausscheidung[1] des Wundsekrets erfolgt in den inneren Raum, und insgesamt ist (die Brustkorbregion) fleischiger als die Lunge. Denn die Substanz der Bronchien ist in keiner Weise in einem anderen Körperteil des Lebewesens (zu finden), da sie ziemlich fleischlos und trocken sind. Und deren Ruptur entsteht sicherlich bei derartigen Auswürfen[2], (so) wie, wenn eins der anderen (Gefäßen) zerrissen wird, die Bronchien aber unversehrt bleiben, der (Blut)transport ausschließlich durch die gemeinsamen Gefäßmündungen erfolgt; daher wird das Blut in derartigen Fällen weder rot noch warm noch in großer Menge nach oben gebracht. Und derartige Erkrankungen scheinen recht maßvoll 16
zu sein, zumindest zu Beginn, weil sie durch die Menge der Entleerung nicht erschrecken, sie sind aber genau deswegen bösartiger; denn das Zusammenwachsen wird von dem Blut, das um die zerrissenen Gefäße geronnen ist, verhindert, da es keinen leichten Durchgang zu den Bronchien hat.

9. Auf dieselbe Weise wurden auch die Wunden am Zwerchfell, zumindest diejenigen in den fleischigen Teilen, welche keinen Durchgang nach außen haben, häufig verschlossen, wenn sie von seiner Bewegung in keiner Weise behindert werden; diejenigen in den sehnigen Teilen sind aber unheilbar. Schwierig ist auch die Heilung der (Wunden) in den fleischigen Teilen, wenn sie schon an einer Entzündung leiden, nicht nur im Zwerchfell selbst, sondern auch in allen Teilen innerhalb des Bauchfells; denn in diese fließt das Wundsekret ab. Es ist also 2
erforderlich, auf jede Weise zu versuchen, sie durch Heilmittel zu trocknen, die sowohl von außen aufgelegt als auch mit Wasser oder dünnem Wein getrunken werden. Von diesen sind die geeignetsten sowohl diejenigen, von denen man sagt, dass sie aus Samen bestehen, als auch das für uns übliche – das wir auch immer gegen die Risse am Brustkorb anwenden –, (nämlich) das aus Kassia[3]. Doch sowohl diese als auch einige der für derartige Wunden geeignete Spülungen sind Gegenstand der Abhandlung Über die Heilmittel[4]; hier sprechen wir aber nur

1 Der Ausdruck ἐκροὴ τῶν ἰχώρων könnte indirekt die Berechtigung der Lesart ἐκρεῖ (*vs* ἐκκρίνεται) in der vorigen Passage (S. 52,14) bestätigen.

2 Die von den Handschriften S T R_b I_a^* V_b N P_a tradierte Lesart πτύσεσι (*vs* πτώσεσι) begegnet auch als Randbemerkung im annotierten Aldina-Exemplar des Cornarius. An πτύσεσι hatte sich voher auch Thomas Linacre (Lat.$^{Gr.Lin}$) schon orientert: „expuitionibus". Schließlich lässt sich an dieser Stelle der Marginal-Eintrag des Gadaldini zum Text der Iuntina („in eiusmodi reiectioni") erwähnen: „πτύσεσι est. In manuscriptis aliquibus et impressis πτώσεσι, id est casibus" (fol. 33r).

3 Von den Eigenschaften der κασ(σ)ία, deren Orthographie in der handschriftlichen Überlieferung sehr schwankt, ist im galenischen Traktat De simpl. med. temp. et fac. VII 10: XII 13,5–13 K. (und noch ausführlicher in Diosc. I 13: p. 17,7–18,14 Wellmann) die Rede.

4 Es handelt sich hierbei um keinen genauen Verweis. Denn Galen sagt, er werde hier nur die Methode erläutern, und verweist für die Darstellung dieser Sachverhalte auf die pharmakologischen Werke. Zu einigen Anwendungen der ἐπιβροχαί in den pharmakologischen Schriften vgl. insbesondere De simpl. med. temp. et fac. XI 1: XII 348,11–349,5 K.; De comp. med. sec. loc. II 1, II 3, VIII 1: XII 559,14–560,7, 596,18–597,1 K., XIII 118,7–12 K.; De comp. med. per gen. I 4: XIII 380,6–10 K.

ἐνταυθοῖ δὲ τὰς μεθόδους λέγομεν μόνας ἐνδεικνυμένας τῶν φαρμάκων τὸ γένος, ὥστ', εἴποτε λέγεταί τινα τῶν κατὰ μέρος, ὡς παραδείγματα σαφηνείας ἕνεκα γεγράφθαι χρὴ νομίζειν αὐτά.

10. Αὖθις οὖν ἐπὶ τὰς μεθόδους ἀνέλθωμεν ἐπιδεικνύντες ὅσον ἡ κοινὴ πάντων ἑλκῶν ἴασις ἐξαλλάττεται κατ' εἶδος ἐν ἑκάστῳ τοῦ ζῴου μορίῳ. μαθησόμεθα γὰρ ἐκ τοῦδε μάλιστα μὲν ὃ δι' ὅλης πρόκειται τῆς πραγματείας, ἀναμαρτήτους εἶναι κατὰ τὰς ἰάσεις, ἐν παρέργῳ δὲ καὶ τὴν τῶν ἑαυτοὺς ὀνομασάντων μ ε θ ο δ ι κ ο ὺ ς τόλμαν. εἰ γὰρ ἐμοί τι χρὴ πιστεῦσαι – μηδὲν μήτε πρὸς χάριν εἰωθότι μήτε πρὸς ἀπέχθειαν λέγειν –, ἁπάντων τῶν ἰατρῶν ὄντες ἀμεθοδώτατοι κατεγνώκασιν, ὥς γε δὴ γράφουσιν, οὐ μόνον τῶν ἄλλων παλαιῶν, ἀλλὰ καὶ τοῦ πασῶν τῶν μεθόδων ἡμῖν ἡγε-
2 μόνος Ἱ π π ο κ ρ ά τ ο υ ς. ὁ μὲν οὖν ἐ μ π ε ι ρ ι κ ὸ ς ἰατρὸς ἐκ πείρας φησὶν
347 ἐγνῶσθαι πάνθ' ἅπερ ἡμεῖς | δι' ἐνδείξεως εὑρίσκεσθαι δείκνυμεν. τρίτου δὲ οὐδενὸς ὄντος οὐδεμιᾶς εὑρέσεως ὀργάνου παρά τε τὴν ἔνδειξιν καὶ τὴν πεῖραν, οὐδετέρῳ χρώμενοι μ ε θ ο δ ι κ ο ὶ καλεῖσθαι δικαιοῦσιν. ἀκολουθησάτωσαν οὖν ἡμῖν κἂν νῦν γοῦν εἰς τὴν τῶν καθ' ἕκαστον μέρος ἑλκῶν
3 θεραπείαν ἐπιδειξάτωσάν τε μίαν ἁπάντων ἴασιν· ἀκούσωμεν αὐτῶν, ὅπως θεραπεύουσιν ἕλκος ἢ τίνας ἐνδείξεις ἀπ' αὐτοῦ λαμβάνουσιν. ἆρ' ἄλλας τινὰς ἢ τὸ μὲν ὁμαλὲς ἐπουλῶσαι κελεύουσι, τὸ δὲ κοῖλον σαρκῶσαι, τὸ δ' ἔναιμον συμφῦσαι; πῶς οὖν εὕρω τά τε ἐπουλωτικὰ καὶ τὰ σαρκωτικὰ καὶ τὰ συμφυτικά; «μὴ κάμνε», φασίν, «εὕρηται γάρ», ἀλλ' οὐκ οἶδ' εἰ καλῶς ἢ

4–66,7 Αὖθις – φαρμάκων] Meth. fr. 184: p. 492–498 Tecusan

1 λέγωμεν S *princ.*: λέγοιμι V_b 5 *post* πάντων *add.* τῶν R_b ἴασις ἑλκῶν F_a I_a^* ζ ἑκάστῳ – μορίῳ] *post* ἑκάστῳ *supra lin. add.* τῶν *et* μορίῳ *in* μορίων *mut.* V_b^2: ἑκάστῳ τῶν τοῦ ζῴου μορίων R_b φ: ἑκάστῳ μορίῳ τοῦ ζῴου F_a 7 ἀναμαρτήτοις α S R_b I_a^* 8 ἔμοιγέ τι χρὴ R_b V_b δ: ἐμοὶ χρή τι *edd.* 10 ὥς γε *in* ὥσπερ *mut.* F_a 11 τῶν μεθόδων *post* ἡμῖν *trsp.* V_b 12 Ἱπποκράτους *non vertit* Lat.$^{Ar.Ger}$ 13 ἐγνῶσθαι] εὑρῆσθαι δ πάντα A R_b ἐδείκνυμεν R_b 14 ὄντος οὐδενὸς δ 16 οὖν ἡμῖν κἂν νῦν γοῦν] γοῦν ἡμῖν F_a κἂν] καὶ *edd.* γοῦν *om.* R_b δ, *del.* V_b: igitur Lat.$^{Ar.Ger}$ τῶν *om.* F_a 17 ἁπάντων] ἀπ' αὐτῶν ζ *post* ἀκούσωμεν *add.* οὖν F_a V_b D P_a (*supra lin.*) 18 θεραπεύσουσιν A 20 *post* ἐπουλωτικὰ *add.* καὶ τὰ κολλητικὰ α S *edd.*: *non vertit* Lat.$^{Ar.Ger}$ 20sq. καὶ τὰ συμφυτικά *om.* F_a 21 φησίν L

von den (Behandlungs)methoden, die die Gattung der Heilmittel anzeigen, sodass es erforderlich ist, wenn einmal Einzelheiten erwähnt werden, diese (nur) für Beispiele[1] zu halten, die der Klarheit wegen verzeichnet worden sind.

10. Wir wollen nun wieder zu den (Behandlungs)methoden zurückkehren und zeigen, wie weit sich die für alle Wunden gemeinsame Behandlung bei jedem Körperteil des Lebewesens unterscheidet. Denn wir werden daraus in besonderem Maße erfahren, was Aufgabe der ganzen Abhandlung ist, (nämlich) keine Fehler zu machen bei den Behandlungen, und nebenbei auch die Kühnheit von denen, die sich selbst Methodiker nennen, aufzuzeigen. Denn wenn man mir etwas Glauben schenken darf – der ich weder aus Gefälligkeit noch aus einer Gegnerschaft heraus etwas zu sagen pflege –, haben sie jedenfalls in ihren Schriften, obwohl sie die unmethodischsten aller Ärzte sind, nicht nur die anderen Alten kritisiert, sondern auch unser Vorbild Hippokrates[2] für alle (Behandlungs)methoden. Denn der empirische Arzt sagt, er hätte alles aufgrund von 2
Erfahrung erkannt, von dem wir zeigen, dass es durch Beweisführung gefunden wird. Obwohl es außer der Beweisführung und der Erfahrung keinen dritten Weg zum Auffinden gibt, beanspruchen sie, die sie doch keinen von beiden beschreiten, Methodiker genannt zu werden. Sie sollten uns also, und jedenfalls jetzt[3] im Hinblick auf die Behandlung der Wunden entsprechend jedes Körperteils, folgen und auch zeigen, dass es nur eine einzige Heilmethode für alle gibt; wir wollen von ihnen erfahren, wie sie eine Wunde behandeln oder welche 3
Hinweise sie von ihr ableiten. (Geben sie) etwa irgendwelche anderen Hinweise oder befehlen sie nur, die glatte (Wunde) zu vernarben, die hohle mit Fleisch aufzufüllen, die blutende zusammenwachsen zu lassen? Wie nun werde ich die Mittel finden, die vernarben, die mit Fleisch auffüllen und die zusammenwachsen lassen?[4] „Sei ohne Sorge“, sagen sie, „denn sie sind schon gefunden worden“, aber ich

[1] Für eine ähnliche Formulierung zur Notwendigkeit von einigen Beispielen (παραδείγματα) pharmakologischer Behandlungen *cf. supra*, S. 29,9–17, *infra*, S. 115,10–18.

[2] Der Name des Hippokrates wird in der arabisch-lateinischen Übersetzung regelmäßig genannt. Die Tatsache, dass er an dieser Stelle in Lat.$^{\text{Ar.Ger}}$ fehlt, könnte darauf hindeuten, dass es sich um eine Glosse handelt.

[3] Der kritische Apparat zeigt an dieser Stelle (S. 56,15–18) eine gewisse Häufung von Partikeln (οὖν ... κἂν νῦν γοῦν) im ersten Teil der Passage, die in der handschriftlichen Überlieferung unterschiedlich kombiniert, getilgt oder ersetzt wurden. Dagegen ist das Fehlen einer Partikel im zweiten Teil der Periode (ἀκούσωμεν αὐτῶν) von einigen byzantinischen Lesern bemerkt worden. Um das Nichtvorhandensein einer Partikel zu beheben, wurde dem Anschein nach in der rekonstruierten Vorlage β (am Rand oder in der Zwischenzeile) die Konjunktion οὖν hinzugefügt, welche sich in einigen Abkömmlingen *in textu* (F_a V_b D) oder *supra lineam* (P_a) befindet. *Cf.* Lat.$^{\text{Ar.Ger}}$: „ostendunt nobis igitur curam vulnerum unius cuiusque membrorum et concedunt omnia unum medicamen postulare, tunc videamus utrum dent nobis aliquas investigandi significationes *etc.*“.

[4] Die Zufügung von καὶ τὰ κολλητικὰ („[Mittel], die verschließen“) nach τά τε ἐπουλοτικὰ seitens der Handschriften A L (und, durch Kontamination, S) könnte auf eine alternative, wohl in den Text später eingeflossenen Variante hinweisen. Denn die Adjektive κολλητικόν und συμφυτικόν (*scil.* φάρμακον) werden beide in Lat.$^{\text{Ar.Ger}}$ mit „solidativa (*scil.* medicina)“ wiedergegeben.

εἰ πάντα· δύναται γὰρ ἤτοι γε εὑρῆσθαι μέν τινα τῶν φαυλοτέρων, οὐχ
εὑρῆσθαι δὲ τὰ βελτίω ἢ καὶ τὰ δοκοῦντα εὑρῆσθαι, καὶ ταῦτ᾽ εἶναι
μοχθηρά. καὶ διὰ τοῦτο τὰ μὲν μηδόλως θεραπεύεσθαι τῶν ἑλκῶν, τὰ δὲ ἐν
χρόνῳ πλέονι καὶ σὺν ἀλγηδόσι καὶ λιμαγχονίαις.
348 4 Οὐδὲ γὰρ οὐδὲ τολμᾷ τις ἐπιθέσθαι νεωτέρᾳ | πείρᾳ, πρὶν ἢ ἑαυτὸν
πεῖσαι τῆς ἔμπροσθεν ἀγωγῆς ὀρθῶς κατεγνωκέναι, οἷον αὐτίκα περὶ τῶν
ἐν πνεύμονι συνισταμένων ἑλκῶν, ἃ μηδὲ διαγνῶναι τὴν ἀρχὴν οἷόν τ᾽ ἐστὶν
ἄνευ τῆς ἀνατομῆς τε καὶ τῆς τῶν ἐνεργειῶν γνώσεως, ἅπερ ἀμφότερα
5 φεύγουσιν. ἀλλὰ συγκεχωρήσθω κατά γε τὸ παρὸν ἐγνῶσθαι τοῖς περὶ
τὸν Θεσσαλὸν ἕλκος ἐν πνεύμονι γεγονός. πότερον οὖν ὥσπερ τοῦτο
συνεχωρήσαμεν αὐτοῖς, οὕτω καὶ ὅτι ῥυπαρὸν ἢ καθαρὸν ἢ ὅτι κοῖλον ἢ
ὁμαλὲς ἢ ἰχώρων ἢ πύου μεστὸν ἐπίστασθαι συγχωρήσομεν ἤτοι γ᾽ ἐξ
ἐπιπνοίας θεῶν ἢ ὄναρ ἰδοῦσιν; ἢ κἂν τούτων γοῦν ἐρωτήσωμεν αὐτοὺς
τὰς διαγνώσεις, ἢ χωρὶς τοῦ διαγνῶναι διδόναι συγχωρήσομεν ὅ τι
6 βούλοιντο φάρμακον; ἐγὼ μὲν γὰρ ἡγοῦμαι καθῆραι μὲν χρῆναι τοῦ ῥυπα-
ροῦ πρότερον τὸν ῥύπον, σαρκῶσαι δὲ τὸ καθαρὸν ἅμα καὶ κοῖλον, ἀποκα-
θῆραι δὲ τοὺς ἰχῶράς τε καὶ τὸ πῦον, ᾧ περικέχυται ταῦτα, κἄπειθ᾽ οὕτως
ἐπουλοῦν. οἱ δέ γ᾽ οὐκ οἶδ᾽ ὅπως ἰάσονται καὶ τὰ τοιαῦτα τῶν ἑλκῶν· τὴν
349 ἀρχὴν γὰρ οὐδ᾽ ἔγραψέ τι | Θεσσαλὸς ὑπὲρ αὐτῶν, ἵν᾽ ἤτοι τὴν ἄγνοιαν ἢ
τὴν ἀσυμφωνίαν αὐτοῦ πρὸς ἑαυτὸν ἐπιδείξω. ἤτοι γὰρ ἄλογα καὶ ψευδῆ
περὶ αὐτῶν ἐροῦσιν ἤ, εἴπερ ἀληθῆ τις φήσει, τὴν ἔνδειξιν αὐτῶν ἀναγκαῖον
ἐκ τῆς οὐσίας γενέσθαι τοῦ μορίου καὶ προσέτι θέσεώς τε καὶ διαπλάσεως.
7 Ὑποκείσθω γὰρ αὐτοὺς ἐπίστασθαι διαγινώσκειν ἕλκος ἐν πνεύμονι
ῥυπαρὸν καὶ καθαρόν, ἀφλέγμαντόν τε καὶ φλεγμαῖνον, ὁμαλές τε καὶ
κοῖλον· ἔτι δὲ καὶ τοῦτ᾽ αὐτοῖς συγχωρείσθω γινώσκειν. οὐ μὴν οὐδ᾽ αὐτοῦ
καίτοι μικροτάτου γε ὄντος ἔχουσιν εἰπεῖν ἰδίαν εὕρεσιν, ὅτι τὸ τοιοῦτον
ἕλκος ὑπὸ τοῦ χλωροῦ φαρμάκου γίνεται καθαρόν – εἰ βούλει, τοῦ

1 εὑρέσθαι A φαυλοτέρων *e corr.* A: φαυλοτάτων R_b 2 ταῦτ᾽] αὐτὰ *Ald. Bas. Chart. Kühn* 4 *post* χρόνῳ *add.* τε β πλείονι A S R_b V_b ἀλγηδόνι δ λιμαγχονίαις *e* μελαγχολίας *corr.* A^2: λιμαγχίαις S *princ. Ald. Bas.* *post* λιμαγχονίαις *add.* οὐκ ἀναγκαίαις *in textu* S R_b F_a I_a^* φ *edd., supra lin.* L^2: *non vertit* Lat.$^{Ar.Ger}$ 5 οὐδὲ *om.* ζ ἐπιθέσθαι *om. princ. Ald. Bas.* νεωτέραν πεῖραν S *edd.* ἢ *om.* β 9 συγκεχωρήσθω *e* συγχωρείσθω *corr.* M: συγχωρείσθω R_b M 10 *post* Θεσσαλὸν *addiderit* ἐκεῖνον Garofalo *sec.* Ar.: *non habet* Lat.$^{Ar.Ger}$ 11 καθαρὸν ἢ ῥυπαρὸν F_a ζ ὅτι^{II} *om.* F_a V_b ζ 12 ἰχῶρος L συγχωρήσωμεν S 13 ἐπινοίας *Bas. Chart. Kühn* θεῶν] ἐνθέου *edd.* κἂν *om.* F_a τούτῳ δ *edd.* ἐρωτήσομεν A F_a φ *princ. Chart. Kühn* 14 συγχωρήσωμεν S *princ. Ald. Bas.* ὅ τι] εἴ τι V_b 15 βούλοιτο V_b M *Chart. Kühn* *post* φάρμακον *add.* εἰδέναι *Chart. Kühn* μὲν^{I} *om.* α R_b I_a^* καθάραι α: καθᾶραι S *princ.* χρὴ F_a τοῦ ῥυπαροῦ *om.* D: τῶν ῥυπαροῦ M: τὸν (τῶν *Ald.*) ῥυπαρὸν S *Ald. Bas.*: τῶν ῥυπαρῶν *princ. Chart. Kühn* 17 *post* δὲ *add.* καὶ α τε *om.* F_a ζ ᾧ] ὃ α I_a^* V_b φ, *corr.* A^2: ὃ *supra* ᾧ *scr.* F_a ταύτη F_a V_b 18 γ᾽ *om.* S *edd.* *ante* οὐκ *add.* οὖν F_a 19 γὰρ] δὲ V_b 20 ἐπιδείξῃ *edd.* 21 περὶ] ὑπὲρ *in textu* M P_a, περὶ *in marg. scr.* M, *supra lin.* P_a φησι S *edd.* *ante* τὴν ἔνδειξιν *add.* καὶ *in marg.* V_b^2 22 ἐκ τῆς οὐσίας *post* γενέσθαι *trsp.* ζ γίνεσθαι F_a V_b ζ *ante* θέσεώς *add.* γε R_b δ 25 δὲ] τε R_b δ οὗ F_a V_b δ μὴν οὐδ᾽] μὴδ᾽ F_a V_b δ, *in* μὲν *mut.* P_a^3 26 *post* καίτοι *add.* γε S R_b ζ *edd.* γε *om.* F_a V_b ζ: σε N τὸ *om.* F_a 27 *supra* φαρμάκου *scr.* τὸ νάρδον F_a^3

weiß nicht, ob korrekt und ob alle; denn es ist möglich, dass entweder einige von den schlechteren gefunden wurden, aber nicht die besseren, oder dass diejenigen gefunden wurden, die die besseren zu sein scheinen, und dass diese schlecht sind. Und deswegen werden die einen von den Wunden überhaupt nicht behandelt und die anderen über längere Zeit sowohl mit Schmerzen als auch mit Hungerkuren.

Denn in der Tat traut sich keiner, einen neuen Versuch zu unternehmen, 4 bevor er sich selbst überzeugt hat, dass er mit Recht das vorherige Vorgehen verworfen hat, wie zum Beispiel bei den Wunden, die in der Lunge auftreten, die man zu Beginn nicht einmal erkennen kann ohne die Anatomie und die Kenntnis der Funktionen, die sie beide meiden. Es sei aber im vorliegenden Fall 5 zugestanden, dass von den Anhängern des Thessalos[1] erkannt worden ist, dass eine Wunde in der Lunge entstanden ist. Sollen wir nun, wie wir ihnen dies zugestanden haben, so auch zugestehen, dass sie wissen, ob sie schmutzig oder sauber ist, hohl oder glatt, voller Wundsekret oder Eiter (und dies) entweder aufgrund einer göttlichen Inspiration oder weil sie einen Traum gesehen haben? Und sollen wir sie sogar nach deren Diagnosen fragen, oder werden wir erlauben, dass sie, ohne eine Diagnose zu stellen, jedes beliebige Heilmittel verabreichen? Denn ich bin der Ansicht, dass es zunächst notwendig ist, die schmutzige Wunde 6 vom Schmutz zu reinigen, die saubere und hohle mit Fleisch aufzufüllen, das Wundsekret und den Eiter zu beseitigen, von dem diese Wunden umgeben sind, und sie schließlich auf diese Weise zu vernarben. Ich weiß aber nicht, wie sie auch derartige Wunden heilen werden; denn erstens hat Thessalos überhaupt nichts darüber geschrieben, sodass ich zeigen kann, dass er entweder keine Ahnung hat oder sich selbst widerspricht. Denn entweder werden sie darüber unsinnige und falsche Dinge äußern, oder, wenn jemand doch etwas Richtiges sagen wird, wird die Beweisführung in Bezug auf die Wunden zwangsläufig aus der Substanz des Körperteils abgeleitet und außerdem aus dessen Lage und Ausformung[2].

Denn es sei angenommen, dass sie eine schmutzige oder saubere, eine ent- 7 zündungsfreie oder entzündete, eine glatte oder hohle Wunde in der Lunge erkennen können; ferner sei ihnen auch zugestanden, dass sie dies wissen. Nichtdestotrotz können sie, obwohl dies in der Tat von sehr geringer Bedeutung ist, nicht sagen, dass es ihre eigene Entdeckung ist, dass eine derartige Wunde sauber wird mit Hilfe des gelblichen Heilmittels – wenn du so willst, (mit Hilfe) des

1 Zur von Garofalo vorgeschlagenen Zufügung von ἐκεῖνον vor Θεσσαλὸν *cf.* Meth. med. I 1, I 2, III 2: p. 6,16, 10,11, 16,11sq. Lorusso = X 4,18, 7,11, 168,9 K.

2 Die Ableitung des Hinweises aus Lage und Ausformung wurde ausführlich im vorigen Buch von Meth. med. behandelt; *cf.* IV 7: p. 186,13–198,12 Lorusso = X 295,11–304,15 K.

Μαχαιρίωνος ἢ τῆς Ἴσιδος· οὐδὲν γὰρ διαφέρει. τί ποτε οὖν ποιή-
σουσιν ἐπὶ τοῦ κατὰ τὸ σπλάγχνον ἕλκους, ἀποκρινέσθωσαν ἡμῖν. ἆρά γε
καταπιεῖν δώσουσι τοῦ χλωροῦ φαρμάκου; γελοῖον μὲν ὅλως τὸ πρᾶγμα.
350 8 λεγέτωσαν ἡμῖν | πόθεν ἴσασιν ἐνεχθησόμενον εἰς τὸν πνεύμονα τὸ τοιοῦ-
τον φάρμακον. εἰ δ' ἄρα καὶ τοῦτ' ἴσασιν, ἀλλ' ὅτι γε φυλάξει τὴν αὐτὴν
δύναμιν, ἣν ἐπὶ τῶν ἐκτὸς ἑλκῶν εἶχεν, οὐχ οἷόν τε γινώσκειν αὐτοῖς. ἀλλὰ
δὴ καὶ γινωσκέτωσαν ὅτι τε φυλάξει καὶ ὅτι καθαρεῖ τὸν ῥύπον· οὐ μὴν ὅτι
γε βῆχα κινήσει δυνατὸν αὐτοῖς ἐπίστασθαι. χωρὶς δὲ τοῦ διὰ βηχὸς
ἐκκαθαρθῆναι τὸν ῥύπον οὐδὲ τοῦ ῥύπτοντός ἐστι χρεία φαρμάκου.
9 Συγχωρείσθω δ' οὖν καὶ τοῦτ' αὐτοῖς. ἀλλὰ τό γε διάφορον ἐφ' ἕλκους
πεποιῆσθαι θεραπείαν ἐν μηρῷ καὶ πνεύμονι γεγονότος οὐ δύνανται
φυγεῖν, εἴ γε τὸ μὲν ὕδατι περιπλύνουσι, τὸ δὲ ταῖς βηξὶν ἐκκαθαίρουσιν.
10 ὑποκείσθω δὲ πάλιν ἐν τῷ πνεύμονι περικεχύσθαι τῷ ἕλκει παχὺ πῦον.
ἆρά γε καὶ νῦν τὸ χλωρὸν δώσουσι φάρμακον ἢ μέλιτος ἐκλείχειν κελεύ-
σουσιν; ἀλλὰ καὶ τοῦτ' αὐτὸ πόθεν εὑρήκασι λεγέτωσαν· οὐ γὰρ δὴ τοῦτό
γε φήσουσιν, ὅτι λεπτυντικήν τινα καὶ τμητικὴν ἔχει δύναμιν, αὐτοί γε
ἑκόντες ἀποστάντες τοῦ ζητεῖν τὰς τοιαύτας δυνάμεις. οὐ μὴν οὐδ' ὅτι τοῖς
351 ἐμπειρι|κοῖς εὕρηται τὸ μέλι κατὰ τὴν τοιαύτην συνδρομὴν ἐπιτήδειον,
ἔνεστιν αὐτοῖς ὁμοίως ἐκείνοις χρῆσθαι· πρῶτον μὲν ὅτι τῆς ἐμπειρίας
καταφρονοῦσιν, ἔπειτα δὲ ὅτι κατὰ τὰς τοιαύτας συνδρομὰς ὁ ἐμπειρικὸς
ἥτις μέν ἐστιν ἡ ἐν τῷ πνεύμονι διάθεσις ἀγνοεῖν φήσει, τετηρῆσθαι δ' ἐκ
11 πείρας αὐτῷ τὰ συμφέροντα. Θεσσαλῷ δὲ οὐκ ἀρκεῖ θεραπεύειν ὃ
μηδόλως οἶδεν, ἀλλ' ἀπὸ τῆς τῶν παθῶν ἐνδείξεως ὁρμᾶται. εἰ δὲ δὴ καὶ
πάντ' αὐτῷ συγχωρήσαιμεν, ὥσπερ καὶ πρόσθεν, ὁμοίως ἡμῖν ἐπίστασθαι,
τό γ' ἐπὶ τοῖς διαφέρουσι μέρεσιν ἐξαλλάττεσθαι τὴν θεραπείαν κατ' εἶδος

1 Μαχαιρίωνος – Ἴσιδος] *cf.* Gal. De comp. med. per gen. II 21: XIII 554,6

2 ἀποκρινέσθωσαν *ex* ἀποκρινάσθωσαν *corr.* F_a: ἀποκρινάσθωσαν β R_b I_a^* 3 *post* πρᾶγμα *add.* ἐπειδὴ γὰρ ἐκ τῆς ἀνατομῆς ἔγνωσται ἡ εἰς τὸν πνεύμονα τῶν φαρμάκων δίοδος, οἱ δ' ἀπὸ τοῦ Θεσσαλοῦ τὴν ἀνατομὴν διαπτύουσι, πόθεν γνώσονται ὅπως εἰς τὸν πνεύμονα τὸ φάρμακον πορεύεται; F_a *Gad. Chart. Kühn* 4 *post* λεγέτωσαν *add.* δ' οὖν R_b F_a V_b M, οὖν D *Ald. Bas. Chart. Kühn*, δ' δ 6 τῶν ἐκτὸς ἑλκῶν] τῶν ἑλκῶν τῶν ἐκτὸς S *edd.* 7 δὴ *om.* R_b δ *post* φυλάξει *iter.* 7sq. τὴν αὐτὴν – εἶχε S *edd.* καθαρεῖ *scripsi*: καθάρει α S I_a^* V_b: καθαίρει R_b F_a *princ. Ald. Bas.*: καθαρῇ N: καθαροῖ M: καθαριεῖ D P_a *Chart. Kühn* 9 ἐκκαθάραι V_b 10 δ' οὖν] γοῦν β R_b ἐφ' *om.* R_b δ: ἀφ' S *princ.* 12 διαφεύγειν R_b φ τὸ[II]] τὰ F_a 13 κείσθω F_a δὲ] δὴ R_b F_a 14 κελεύουσιν L R_b V_b *princ. Ald.* 15 καὶ *om.* α εὑρήσουσι δ 16 γε[II] *om.* A 18 τὴν *om.* S *edd.* τοιάνδε S V_b *edd.* 21 ἡ *om.* ζ φησί S *edd.* τετηρεῖσθαι S D N 22 ἑαυτῷ L S F_a I_a^* φ *edd.* θεραπεύειν *om.* V_b, *in marg. suppl.* V_b^2 23sq. δὴ – συγχωρήσαιμεν] δὴ *in* δεῖ, συχωρήσαιμεν *in* συγχωρῆσαι μὲν *mutata sunt in* N 24 συγχωρήσομεν A F_a V_b: συγχωρήσωμεν S *princ. Ald. Bas.*: συγκεχωρήσαιμεν D *ante* πρόσθεν *add.* τὰ F_a 25 *ante* τό *add.* ἀλλὰ A

(Heilmittels) des Machairion[1] oder (desjenigen) der Isis; denn es macht
keinen Unterschied[2]. Was sie also bei der Wunde im Bereich des Organs tun
werden, darauf sollen sie uns eine Antwort geben. Werden sie vielleicht von dem
gelblichen Heilmittel zu trinken geben? Das ist vollkommen lächerlich[3]. Sie 8
sollen uns sagen, woher sie wissen, dass ein derartiges Heilmittel in die Lunge
gelangen wird. Wenn sie aber auch dies wissen, werden sie trotzdem nicht wissen
können, dass (das Heilmittel) dieselbe Kraft beibehalten wird, die es bei den
äußeren Wunden entfaltet hat. Doch sie sollen nun auch wissen, dass es sie
beibehalten und den Schmutz beseitigen wird; dass es Husten auslösen wird,
können sie aber sicherlich nicht wissen. Aber ohne dass der Schmutz durch
Husten vollständig beseitigt worden ist, besteht auch kein Bedarf an einem
reinigenden Heilmittel.

Es sei ihnen nun auch dies zugestanden. Dagegen können sie der Tatsache, 9
dass bei einer Wunde, die im Oberschenkel beziehungsweise in der Lunge
entstanden ist, eine unterschiedliche Behandlung vorgenommen worden ist,
nicht entgehen, wenn sie die eine mit Wasser spülen, die andere aber durch
Husten gründlich reinigen. Sei es wiederum angenommen, dass in der Lunge 10
dicker Eiter die Wunde umgibt: Werden sie auch jetzt das gelbliche Heilmittel
verabreichen oder werden sie anordnen, Honig zu lecken? Aber sie sollen auch
sagen, auf welchem Wege sie eben dies gefunden haben; denn dies werden sie
bestimmt nicht sagen[4], dass er eine verdünnende und zerteilende Kraft hat, weil
sie sich absichtlich von der Untersuchung derartiger Wirkungen fernhalten.
Nicht deswegen, weil der Honig von den Empirikern als geeignetes Mittel bei
einem derartigen Syndrom entdeckt wurde, ist es ihnen möglich, ihn ähnlich wie
jene anzuwenden; zunächst, weil sie die Erfahrung verachten, dann aber, weil der
Empiriker bei derartigen Syndromen sagen wird, er wisse nicht, in welchem
Zustand die Lunge ist, er hätte aber aufgrund der Erfahrung die ihm nützlichen
Mittel zur Kenntnis genommen. Thessalos reicht es aber nicht, das, was er in 11
keiner Weise kennt, zu behandeln, vielmehr geht er von dem Hinweis auf die
Krankheiten aus. Wenn wir ihm aber auch zugestehen, wie auch zuvor, dass er
genauso wie wir alles weiß, dürfte ihm die Tatsache nicht entgehen, dass sich die
Behandlung bei verschiedenen Körperteilen der Art nach unterscheidet; denn es

1 Für das innerhalb der Schrift Meth. med. nur an dieser Stelle erwähnte Heilmittel des wenig bekannten Machairion, das Galen über das pharmakologische Werk des Kriton kennt, vgl. De comp. med. per gen. V 3: XIII 796,16–797,17 K.

2 Die Tatsache, dass diese zwei Arzneimittel für gleichwertig erachtet werden, lässt sich dadurch bestätigen, dass ersteres innerhalb des *Corpus Galenicum* immer zusammen mit letzterem erwähnt wird; *cf. e.g.* Ad Glauc. de med. meth. II 11: XI 138,18sq. K. und De comp. med. per gen. II 5: XIII 499,14sq. K.

3 Zur im Kodex F_a an dieser Stelle hinzugefügten Textportion, welche über die Auslegung des Gadaldini in *Chart.* und *Kühn* geraten ist, *cf.* Gal. De usu part. VI 13: p. 340,15–341,19 Helmreich = III 466,14–468,10 K.

4 An dieser Stelle findet sich in Lat.$^{\text{Ar.Ger}}$ die Übersetzung „neque volunt methodoycos imitari dicentes *etc.*", welche auf einer anderen Textgrundlage basiert bzw. eine Verwechselung von den Bezeichnungen „Methodiker" und „Empiriker" voraussetzt.

οὐκ ἄν ποτε ἐκφύγοι· οὐ γὰρ δήπου ταὐτόν ἐστιν ἢ μελίκρατον εἰς μήτραν
ἐγχέαι δι' ἕλκος ῥυπαρόν ἢ μέλιτος ἐσθίειν, ἢ καταπλύνειν σπόγγῳ τὸ
ἕλκος. ἀλλὰ ταῦτα μὲν ἔτι σμικρά, μέγιστα δ' ἐκεῖνα.
12 Χρόνιον ἀφλέγμαντον ἕλκος ἐν πολλοῖς ὑποκείσθω μέρεσιν, ὀφθαλμῷ
καὶ ἀκοῇ καὶ μυκτῆρι καὶ στόματι καὶ μηρῷ καὶ γαστρὶ καὶ μήτρᾳ καὶ ἕδρᾳ
καὶ αἰδοίῳ· προσυποκείσθω δέ, εἰ βούλει, τὸ ἕλκος ἢ ὁμαλὲς ἀκριβῶς ἢ
352 ὀλίγου δεῖν ὑπάρχειν ὁμαλές. ἀποκρι|νάσθωσαν ἡμῖν οἱ ἀπὸ Θεσσαλοῦ,
τοῦ μηδὲν ὅλως περὶ τῶν τοιούτων διορισαμένου, πῶς ἐπουλώσομεν αὐτὸ
τῷ διὰ τῆς καδμείας, νὴ Δία· τοῦτο γὰρ ἐπουλῶσαι καλῶς τὸ κατὰ τὸν
13 μηρὸν ἕλκος. ἆρ' οὖν καὶ τὸ κατὰ τὸν ἀκουστικὸν πόρον; ἄπιστον μὲν ἴσως,
ἀλλ' – ἴσασιν οἱ θεοί – χρόνιον ἕλκος εὗρόν ποτε τῶν σοφωτάτων τινὰ
Θεσσαλείων οὕτω θεραπεύοντα. θᾶττον δ' ἂν ἐσάπη τὸ οὖς τοῦ ἀνθρώ-
που καὶ σκώληκας ἔσχεν ἢ τῷ διὰ τῆς καδμείας ἐπουλώθη φαρμάκῳ.
συγχωρήσαντες δ' ὁμοίως αὐτῷ χρήσασθαι πλείοσιν ἡμέραις, ἐπειδὴ καθ'
ἑκάστην δυσωδέστερόν τε τὸ οὖς ἐγίνετο καὶ ἰχώρων μεστὸν ἀπιστότερον
14 ἔτι τοῦ πρόσθεν ἐθεασάμεθα τολμηθέν. οἰηθεὶς γὰρ φλεγμαίνειν ἐν τῷ
βάθει τὸν πόρον ἐπὶ τὴν τετραφάρμακον ἧκεν, ὃ πολὺ δὴ μᾶλλον ἔμελλε
σήψειν τὸ μόριον· οὐδὲ γὰρ ξηραίνειν ὅλως ἕλκη δυνατόν ἐστιν, ἀλλὰ
πέττειν τὰ φλεγμαίνοντα. ἅτε δ' ἐναντιωτάτῳ τῆς διαθέσεως αὐτοῦ
353 χρησαμένου φαρμάκῳ, μετὰ μίαν ἡμέραν ἐπολλαπλα|σιάσθη μὲν αὐτίκα τὸ
15 τῶν ἰχώρων πλῆθος, ἀφόρητος δ' ἦν ἡ δυσωδία. οὔκουν ἔτι συνεχώρουν οἱ
οἰκεῖοι τοῦ ὠτὸς ἅπτεσθαι τῷ Θεσσαλείῳ. ὁ δ' ὑπ' ἀναισχυντίας τε ἅμα
καὶ ἀναισθησίας ἠξίου μὴ μόνον ἐντιθέναι τι τῆς τετραφαρμάκου δυνάμεως,
ἀλλὰ καὶ καταπλάττειν ἔξωθεν αὐτὸ χαλαστικῷ καταπλάσματι. τῶν δ'
οἰκείων ἀπελαυνόντων τε καὶ δεδιότων ἐν μεγάλῳ κακῷ γενέσθαι τὸν
πάσχοντα, παρεκαλέσαμεν ἡμεῖς ἔτι μίαν ἡμέραν ἐπιτρέψαι τῷ

1 ἐκφύγῃ A R_b: φύγοι F_a N δήπου] δή ζ 2 πλύνειν F_a φ 3sq. ἀλλὰ – Χρόνιον *om.* δ 3 ἔτι] ἔστι R_b V_b 6 βούλοι A: βού^λ (*ambig.*) L 7 ἀποκρινάσθωσαν *in* ἀποκρινέσθωσαν *mut.* F_a: ἀποκρινέσθωσαν α 8 τοῦ *om.* δ περὶ] ὑπὲρ α τοῦ τοιούτου F_a I_a^* D P_a: τοιούτου τοῦ M 9 τῷ] τὸ D N καδμείας *scripsi sec.* φ *hic et infra:* καδμίας *cett. codd.* τοῦτο *e* τούτῳ *corr.* V_b: τούτῳ F_a V_b M ἐπούλωσε A R_b V_b: ἐπουλώσει L D *Ald. Bas. Chart. Kühn* κάλλιστον F_a: καλὸν *princ. Ald. Bas.* 10 τὸ *om.* S D *princ. Ald. Bas.* μὲν *om.* ζ *post* ἴσως *add.* ἐρῶ F_a *princ. Chart. Kühn* 11 οἱ *om.* α S R_b V_b *princ.* ποτὲ εὗρον V_b 11sq. θεσσαλείων τινὰ V_b D: τινῶν θεσσαλείων M 12 θεραπευθέντα I_a^* δ'] γὰρ F_a τἀνθρώπῳ L S *princ. Chart. Kühn*: τ' ἀνθρώπῳ *Ald. Bas.* 13 διὰ *om.* F_a 14 ὁμοίως] ὅμως β R_b *Ald. Bas. Chart. Kühn*: talem (*scil.* curam) Lat.$^{Ar.Ger}$ πλείοσι(ν) χρήσασθαι S V_b *edd.* πλέοσιν L 15 τε *om.* P_a: περὶ D ἐγένετο L R_b F_a I_a^* *princ.* 16 ἐν] ἐπὶ ζ 17 τὴν] τὸ R_b F_a I_a^* V_b δ δὴ] δὲ *Ald. Bas.* 18 σῆψαι α ζ οὐδὲ] οὐ I_a^* ἕλκη ὅλως V_b ἕλκη *om.* ζ: ἕλκει *princ. Ald. Bas.* 20 *post* μίαν *add.* ἢ δευτέραν F_a ζ, *post* ἡμέραν *add.* ἢ δύο *Gad. Chart. Kühn* ἐπολυπλασιάσθη R_b F_a φ (*e corr.* P_a) *edd.* 22 θεσσά^λ (*ambig.*) L: θεσσαλιῶ N, θεσσαλῷ *in textu*, -είῳ *supra lin. scr.* P_a: θεσσαλῷ *princ.* 24 αὐτὸ *ex* αὐτῷ *corr.* F_a^3: αὐτῷ S R_b F_a V_b N *edd.* *ante* τῶν *scr.* εἶθ' οὕτως καὶ τῶν καθημᾶς συγκατώδης ὁρῶν καὶ μυριοστῶν εἰδώλων ὄντα ἰατρόν, ὥσπερ καί περ οὕτως ἔχων αἰσχρῶς μυκτῆρος γέμει καὶ τύφου μεμέστωται F_a, *del.* F_a^3 25 ἀπολαυνόντων *princ. Ald.* 25sq. τὸν πάσχοντα γενέσθαι F_a φ *edd.* 26 ἔτι] ὅτι L

ist in keiner Weise dasselbe, Honigtrank wegen einer schmutzigen Wunde in die
Gebärmutter einzuführen oder Honig zu essen oder die Wunde mit einem
Schwamm zu spülen. Aber dies sind noch Kleinigkeiten, jenes hingegen aus-
gesprochen wichtige Dinge.

Es soll eine chronische Wunde ohne Entzündung in vielen (Körper)teilen 12
angenommen werden, in Auge, Ohr, Nasenloch, Mund, Oberschenkel, Magen,
in der Gebärmutter, im Gesäß und Genital; außerdem soll angenommen werden,
wenn du willst, dass die Wunde vollkommen glatt oder nahezu glatt ist. Die
Anhänger des Thessalos, der in Bezug auf derartige (Wunden) in absolut
keiner Weise Unterscheidungen getroffen hat, sollen uns antworten, wie wir
diese Wunde mit dem (Heilmittel) aus Galmei, bei Zeus, vernarben werden;
denn dies (kann) die Wunde am Oberschenkel gut vernarben. Folglich auch die
im Bereich des Gehörgangs? Es ist vielleicht unglaubhaft, aber – die Götter 13
wissen es – ich habe einmal einen von den weisesten Anhängern des Thessalos
gefunden, der eine chronische Wunde auf diese Weise behandelte. Das Ohr des
Menschen würde aber schneller in Fäulnis übergehen und Würmer haben, als es
durch das Heilmittel aus Galmei vernarbt würde. Nachdem wir ihm aber
zugestanden hatten, dass er es für mehrere Tage auf die gleiche Weise anwandte,
und das Ohr von Tag zu Tag immer übler roch und sich mit Wundsekret anfüllte,
beobachteten wir etwas, was noch unglaublicher gewagt war als das Voher-
gehende. Denn da er glaubte, dass der Gehörgang in der Tiefe entzündet war, 14
ging er zu dem aus vier Bestandteilen zusammengesetzten Heilmittel[1] über, was
den Teil (noch) weitaus mehr faulen lassen sollte; es ist nämlich nicht möglich,
Wunden vollständig zu trocknen, aber die entzündeten Teile reifen zu lassen.
Dadurch aber, dass er ein Heilmittel angewandt hatte, das für den Zustand
äußerst schädlich war, vermehrte sich nach einem Tag unverzüglich die Menge
des Wundsekrets und der üble Geruch wurde unerträglich. Die Angehörigen 15
erlaubten dem Anhänger des Thessalos jetzt also nicht mehr, das Ohr zu
berühren. Aufgrund seiner Unverschämtheit und zugleich Gefühllosigkeit
forderte er aber, nicht nur etwas von dem aus vier Bestandteilen zusammen-
gesetzten Mittel (in das Ohr) einzuführen, sondern es auch außen mit einer
erschlaffenden Salbe zu bestreichen. Als die Angehörigen ihn entließen und
fürchteten, dass sich der Patient in großer Bedrängnis befand, forderten wir sie

[1] Obwohl beide Formen (fem. ἡ τετραφάρμακος; neutr. τὸ τετραφάρμακον) für dieses aus Wachs, Harz, Pech und Fett zusammengesetzte Präparat möglich sind, ist an dieser Stelle das Femininum stemmatisch, nach dem Kriterium der *lectio difficilior* und aufgrund des *usus scribendi* des Autors vorzuziehen; *cf. e.g.* Gal. De constit. artis med. 6: CMG V 1,3, p. 68,25–30. Außerhalb des *Corpus Galenicum* siehe Anon. Lond. XIV: p. 27,19 Manetti.

16 Θεσσαλείῳ τὴν θεραπείαν αὐτοῦ. ἔμελλε δὲ δήπου κατὰ τὴν ὑστεραίαν ὅ
τε ἰχὼρ ἔσεσθαι πολλαπλάσιος ἥ τε ὀσμὴ δυσωδεστάτη. καθ' ἣν ἐπειρά-
θην εἰ οἷόν τ' εἴη μεταπεῖσαι τὸν Θεσσάλειον ὄνον, ὅπως μὴ πάντας
ἐπιτρίβῃ τοὺς πάσχοντας, ἀλλά τινας ἤδη ποτὲ κἂν ὀλίγους δυνηθείη
σῶσαι, τῆς ἀμεθοδωτάτης αἱρέσεως ἀποστάς.

17 Ἠρξάμην μὲν οὖν λόγου τοιοῦδε πρὸς αὐτόν· «ἆρα οὐχὶ φλεγμονή σοι
δοκεῖ κατὰ τὸ βάθος εἶναι τοῦ πόρου καὶ διὰ τοῦτο χαλαστικοῖς χρᾷ βοηθή-
μασιν;» ὁ δὲ καὶ πάνυ διετείνετο καὶ οὕτως ἔχειν ἔφασκε καὶ ἀδύνατον
354 ἄλλως. «ἆρ' οὖν», ἔφην, | «ἐθεάσω ποτὲ φλεγμαῖνον ἕλκος ὄξει δριμυτάτῳ
μετὰ γλαυκίου θεραπευθέν;» «οὐ μὲν οὖν», εἶπεν. «ἀλλ' εἰ τὸν
Ἀνδρώνειόν τις κυκλίσκον ὄξει δεύσας χρῷτο, τάχ' ἄν», ἔφη, «καὶ
σπασθείη.» «ἐὰν οὖν», εἶπον, «ἄλλο τι φάρμακον οὐκ ὀλίγῳ τοῦ
Ἀνδρωνείου σφοδρότερον ὄξει τις δριμυτάτῳ διεὶς χρήσηται καὶ ταῦτ' εἰς
οὖς – ἐγγὺς οὕτω μόριον ἐγκεφάλου καὶ μηνίγγων –, ἆρ' οὐκ ὄντως
σπασθήσεται κατὰ τὸν σὸν λόγον, εἴπερ γε φλεγμονή τις ὑπόκειται;»
18 ταῦτ' ἐδόκει κἀκείνῳ καὶ τοῖς ἄλλοις τοῖς παροῦσιν ἀληθῶς εἰρῆσθαι.
«ὅσον μὲν οὖν», ἔφην, «ἐπὶ τῷ δεῖσθαι τὴν διάθεσιν τῶν μορίων ἐκτεθη-
λυσμένων ὑπὸ τῆς σῆς ἀγωγῆς ἐσχάτως ξηραινόντων φαρμάκων ἐχρησά-
μην ἂν ἤδη τοιούτῳ· νυνὶ δ' ἐπειδὴ κακὸν ἔθος εἴθισας τὰ μόρια πλέοσιν
ἡμέραις, ἐπὶ τοὐναντίον αὐτὰ μεταγαγεῖν ἀθρόως οὐκ ἐγχωρεῖ. σοὶ μὲν γὰρ
καὶ Θεσσαλῷ καταφρονεῖν ἔθους ἔξεστιν, ὥσπερ καὶ φύσεως μερῶν, ἡμῖν
19 δ' οὐκ ἔξεστιν. ἀλλὰ τῇ μὲν πρώτῃ τῶν ἡμερῶν ὄξει χρήσομαι μετὰ γλαυ-
κίου, τῇ δὲ δευτέρᾳ τῷ Ἀνδρωνείῳ, τῇ τρίτῃ δ' ἐπί τι σφοδρότερον ἔτι καὶ
355 αὐτοῦ τοῦ | Ἀνδρωνείου παραγενήσομαι φάρμακον· ᾧ χρησάμενος
ἡμέραις τρισὶν ἢ καὶ τέτταρσιν, ἐάν μοι φαίνηται δεῖσθαι σφοδροτέρου
φαρμάκου τὸ ἕλκος, οὐκ ὀκνήσω κἀκείνῳ χρήσασθαι. ἔξωθεν δ'», ἔφην,
«ἐπιθήσω τῇ κεφαλῇ κατὰ τὸ τοῦ πεπονθότος ὠτὸς χωρίον οὐ μὰ Δί', ὡς
σὺ φῄς, κατάπλασμα χαλαστικόν, ἀλλά τι τῶν ξηραντικωτάτων φαρμάκων,

1 θεσσαλῷ R_b δ, -είῳ *supra lin. scr.* P_a ἔμελλον F_a *edd.*, *postea correctum in* F_a 2 πολυπλάσιος F_a ὀδμὴ F_a φ *edd.* ἐπειράσθην S 4 ἐπιτρίβῃ] ἐπιτρέποι F_a, *in* ἐπιτρίβοι *mut.* F_a^3: ἐπιτρίβοι α S I_a^* V_b *princ.* κἂν *om.* F_a ζ, *supra lin. suppl.* F_a *post* ὀλίγους *add.* γοῦν F_a N, οὖν P_a, δ' οὖν ζ 5 ἀμεθοδωτάτου F_a *edd.*: ἀμεθοδωτάτ (*ambig.*) V_b 6 μὲν *om.* R_b F_a V_b δ, *supra lin. suppl.* F_a: δ' D 7 δοκεῖ *post* εἶναι *trsp.* V_b τὸ *om.* R_b I_a^* N *edd.* χρῶ R_b: χρὴ S^* F_a δ *princ.* 9 *post* ἐθεάσω *add.* σύ F_a I_a^* φ *edd.* 10 οὐ μὲν οὖν *scripsi*: οὔμενουν β R_b I_a^*: οὔμενοῦν (*sic*) L: οὔμεν οὖν A S 11 *post* τάχα *add.* δ' *edd.* 12 ὀλίγον α S V_b M, *in* ὀλίγῳ *corr.* M 13 σφοδροτέρῳ *princ. Ald. Bas.* χρήσεται R_b *princ. Ald. Bas.*: χρήσαιτο ζ ταῦτ'] ταῦτα δ' R_b 14 οὕτω] οὗ τὸ S 15 σὸν *om.* δ γε *om.* F_a V_b *princ.* 16 *post* ἐδόκει *add.* καὶ A συμπαροῦσιν *edd.* 17 τῷ] τὸ R_b V_b: τῶν δ τῶν μορίων *post* ἐκτεθηλυσμένων *trsp.* V_b 19 τοιούτων F_a πλείοσιν S R_b φ *edd.* 20 τοὐναντίου L μετάγειν F_a I_a^* φ *edd.* ἀθρόως *post* τοὐναντίον *trsp.* V_b *post* οὐκ *add.* ἔτ' F_a φ *edd.*: *non vertit* Lat.$^{Ar.Ger}$ σοὶ *e* σὺ *corr.* F_a^3 21 μερῶν] ἡμερῶν ζ *Ald. Bas.* 22 χρῶμαι L 23 ἀνδρωνίῳ V_b δ (*ex* ἀνδρονίκῳ *mut.* N) τι *om.* V_b, *supra lin. suppl.* V_b^2: τὸ F_a ἔτι *om.* R_b, *in* ὅτι *mut.* V_b^2 24 αὐτὸ F_a δ 25 καὶ *secl.* R_b τέτρασιν A V_b φαίνοιτο ζ 25sq. φαρμάκου σφοδροτέρου ζ 26 χρήσεσθαι *princ.* 27 τὸ *om.* V_b ζ P_a, *supra lin. suppl.* V_b^2 M 28 φῄς *scripsi*: ἔφης (*ante* σὺ *transpositum in* L) α S R_b V_b ζ: sic tu fecisti Lat.$^{Ar.Ger}$: *om.* F_a I_a^* δ *edd.* φαρμάκων *om.* F_a

auf, dem Anhänger des Thessalos noch einen Tag seine Behandlung zu über-
lassen. Sicherlich würde am nächsten Tag das Wundsekret noch viel mehr 16
werden, und der Geruch äußerst übel riechend. An diesem (Tag) prüfte ich, ob es
möglich wäre, den thessalischen Esel umzustimmen, damit er nicht alle
Patienten quälte, sondern einmal einige (von ihnen), wenn auch nur wenige,
retten könnte, indem er sich von dieser in höchstem Maße unmethodischen
Schule distanzierte.

Ich begann also folgendes Gespräch mit ihm (zu führen): „Glaubst du nicht, 17
dass eine Entzündung in der Tiefe des Gehörgangs vorhanden ist, weshalb du
erschlaffende therapeutische Maßnahmen anwendest?“ Er reagierte nach-
drücklich und behauptete, dass es sich so verhielte und nicht anders sein könne.
„Hast du einmal“, sagte ich, „eine entzündete Wunde gesehen, die mit sehr
saurem Weinessig zusammen mit Hornmohn behandelt worden ist?“
„Keineswegs“, sagte er. „Wenn aber jemand die Pille des Andron anwenden
würde[1], nachdem er sie in Weinessig eingeweicht hat, würde er vielleicht“, sagte
er, „auch Krämpfe bekommen“. „Wenn nun“, sagte ich, „jemand ein anderes,
nicht weniger starkes Heilmittel als das des Andron in sehr saurem Weinessig
einweichte und dies in das Ohr – ein Körperteil, das so nahe am Gehirn und an
den Hirnhäuten ist – brächte, würde er nicht in der Tat entsprechend deiner
Meinung Krämpfe bekommen, wenn wirklich eine Entzündung vorhanden ist?“
Dies schien sowohl ihm als auch den anderen Anwesenden korrekt gesagt zu sein. 18
„Was nun die Tatsache betrifft,“ sagte ich, „dass der Zustand der Körperteile, die
von deiner Verrichtung geschwächt worden sind, in stärkstem Maße trocknende
Heilmittel erfordert, hätte ich wohl ein derartiges Mittel angewandt; jetzt aber, da
du diese Körperteile für mehrere Tage an eine schlechte Angewohnheit gewöhnt
hast, ist es nicht möglich, sie auf einmal zu der entgegengesetzten Angewohnheit
zu bringen. Denn dir und Thessalos ist es erlaubt, eine Angewohnheit wie
auch die Natur der Körperteile zu verachten, uns aber ist es nicht erlaubt. Aber 19
am ersten Tag würde ich Weinessig mit Hornmohn anwenden, am zweiten das
Mittel des Andron, am dritten würde ich aber zu einem noch stärkeren Mittel
als dem des Andron übergehen; nachdem ich es drei oder vier Tage angewandt
habe, werde ich, wenn mir die Wunde ein noch stärkeres Heilmittel zu erfordern
scheint, nicht zögern, auch dies anzuwenden. Außen aber,“ sagte ich, „auf dem
Kopf im Bereich des erkrankten Ohres werde ich, bei Zeus, nicht, wie du sagst[2],
eine erschlaffende Salbe auftragen, sondern eins von den in stärkstem Maße

[1] Von der Pille/Pastille des Andron war schon zuvor (S. 37,19sq.) die Rede. Zur Gleichwertigkeit der Begriffe κυκλίσκος und τροχίσκος siehe mehr *infra*, S. 123,26sq. (mit entsprechender Anm.).

[2] Die rekonstruierte Lesart φῄς, die sich der tradierten Form ἔφης aufgrund von Hiatmeidung vorziehen lässt, bleibt unsicher. Man ist anhand der lateinisch-arabischen Übersetzung („sic tu fecisti“) versucht, eine Form des kurz davor gebrauchten Verbs (ἐπι)τίθημι zu konjizieren.

ὁποῖόν ἐστι τὸ διὰ τῶν ἰτεῶν ἢ καὶ αὐτοῦ τοῦ Ἀνδρωνείου καταχρίσω μετ' ὄξους ἢ τῶν τούτου τινὶ ξηραντικωτέρων· ἐπεὶ γὰρ ξηρὸν ἐσχάτως ἐστὶ τὸ θεραπευόμενον μόριον, ἀναγκαῖον αὐτὸ ξηραίνειν ἐσχάτως. ἐνδείκνυται γὰρ ὥσπερ τὸ πάθος τὸ ἐναντίον ἑαυτῷ πρὸς τὴν θεραπείαν, οὕτω τὸ μόριον ὅ τί περ ἂν ὁμοιότατον ἑαυτῷ τυγχάνῃ.» καὶ τοίνυν ὥσπερ εἶπον, οὕτω καὶ ἔπραξα, καὶ ὁ ἄνθρωπος ὑγιάσθη μὴ δεηθεὶς ἄλλων ἰσχυροτέρων φαρμάκων.

20 Ἐπ' ἐνίων μέντοι δεηθέντων, οἷς ἐξ ἐνιαυτοῦ καὶ δυοῖν ἐτῶν ἦν ἕλκος ἐν τῷ ὠτί, προσήνεγκα φάρμακον ἁπάντων τῶν ῥηθέντων ἰσχυρότερον· ἔστι δὲ ἡ καλουμένη σκωρία τοῦ σιδήρου, κοπτομένη τε καὶ διαττωμένη λεπτο-
356 τάτῳ κοσκίνῳ, κἄπειτα λειουμένη | μέχρι τοῦ χνοώδης γενέσθαι, μετὰ ταῦτα δὲ σὺν ὄξει δριμυτάτῳ καθεψομένη μέχρι τοῦ σύστασιν ἔχειν μελιτώδη τε καὶ γλοιώδη. δῆλον δ' ὅτι πολλαπλάσιον εἶναι χρὴ τὸ ὄξος ἐν τῇ μίξει. ἀλλ' – ὅπερ εἶπον ἤδη πολλάκις – ἡ μὲν εὐπορία τῆς ὕλης τῶν φαρμά-
21 κων ἐξ ἑτέρων ὑπομνημάτων ἔσται σοι· τὰ δὲ τῆς μεθόδου περαινέσθω. τὸ γάρ τοι τῆς ἀκοῆς χωρίον, ἐπειδὴ ξηρότατόν ἐστι, διὰ τοῦτο τῶν ἄκρως ξηραινόντων δεῖται φαρμάκων· ὧν οὐδὲν οὐδενὶ τῶν ἄλλων μορίων ἁρμόττει προσφέρειν, ἀλλ' ὀφθαλμῷ μὲν ἡλκωμένῳ τὸ διὰ τοῦ λιβανωτοῦ κολλύριον, εἰ οὕτως ἔτυχε, μυκτῆρσι δὲ πολὺ μὲν ξηραντικώτερον ἢ κατ' ὀφθαλμούς, ἧττον δὲ ἢ κατ' οὖς, ὥστε καὶ οἱ κυκλίσκοι πάντες οἱ προειρημένοι χρηστοί, καὶ τὸ τοῦ Μούσα φάρμακον ὅσα τ' ἄλλα τοιαῦτα.

22 Τῶν δ' ἐν τοῖς στόμασιν ἑλκῶν ὅσα μὲν ἱκανῶς πλαδαρὰ τῶν ξηραινόντων ἰσχυρῶς δεῖται φαρμάκων, οἷον τοῦ διφρυγοῦς, αὐτοῦ τε καθ' ἑαυτὸ καὶ μετὰ μέλιτος, οἴνου τε καὶ οἰνομέλιτος, ὡσαύτως δὲ καὶ τῆς ἴρεως καλου-
357 μένης, ἔτι τε τῆς ἀνθηρᾶς, ἤτοι ξηρῶν ἢ μετὰ μέλιτος ἢ οἰνομέλι|τος ἢ οἴνου. ἀγαθὸν δ' εἰς τὰ τοιαῦτα καὶ τὸ τοῦ Μούσα φάρμακον ὅ τε τοῦ ῥοῦ χυλὸς

22–68,10 Τῶν – ξηρόν *exc.* Orib. Ad Eunap. IV 68: CMG VI 3, p. 462,24–32

1 ἢ *om.* V_b καταχρήσω α F_a V_b D N, *corr.* F_a V_b^2 2 τούτου] τοιούτων S F_a *post* τινὶ *add.* τῶν R_b *post* ξηραντικωτέρων *add.* φαρμάκων V_b ἐπειδὴ ζ 4 τοὐναντίον R_b δ *edd.* αὐτῷ A: αὐτὸ D: αὐτοῦ S 5 ὅτιπερ A V_b M τυγχαίνει(ν) δ 6 ὑγιάσθη ὁ ἄνθρωπος V_b ἄλλων *om.* α, *post* ἰσχυροτέρων *trsp.* S R_b V_b *edd.*: aliis Lat.$^{Ar.Ger}$ 8 *post* δεηθέντων *add.* φαρμάκων S *princ.* ἦν ἐτῶν L V_b: ἦν *del. et supra lin. post* ἐτῶν *trsp.* V_b^2 ἦν *om.* S ἕλκη *edd.* 9 προσήνεγκε δ: προσηνέγκαμεν *edd.* ἰσχυρότερον *in textu*, ἰσχυρότατον *in marg. scr.* S: ἰσχυρότατον α R_b 10 *post* δὲ *add.* καὶ *edd.*: δ' *in ras. scr.* F_a^3 διαττωμένη *scripsi*: διαττομένη α R_b I_a^* V_b M: διαπτομένη D: διαπτωμένη S: διαταττομένη F_a: διηθουμένη δ: διακοσκινομένη *edd.* 11 χνοώδη F_a I_a^* φ: χνοώδους R_b 11sq. μετὰ δὲ ταῦτα β S R_b I_a^* *edd.* 12 ἔχει δ: σχεῖν F_a ζ *edd.*: ἴσχειν R_b 13 χρὴ εἶναι α 14 ἤδη *om.* F_a 15 ἔξεσται F_a I_a^* N παραινέσθω S R_b 16 τῶν] καὶ *in textu*, τῶν *supra lin. scr.* F_a 17 οὐδὲν *om.* S D, *radendo del.* V_b μορίων *om.* R_b F_a I_a^* φ: φαρμάκων A S, μορίων *supra lin. scr.* A: μορίων φαρμάκων *scr. et postea del.* L: membra Lat.$^{Ar.Ger}$ 18 ἁρμόζει V_b P_a 20 *ante* οὖς *add.* τὸ F_a D 21 μοῦσα A S R_b φ *princ. Ald.*, *corr.* P_a: μουσᾶ *Bas. Chart. Kühn* 22 ἑλκῶν *om.* F_a I_a^* φ, *in marg. suppl.* F_a^3 23 ἱκανῶς ζ ἑαυτοῦ A: αὐτὸ R_b V_b ἑαυτοῦ A F_a N: ἑαυτὸν D: αὐτὸ V_b *edd.* 24 *post* καὶ^{III} *add.* ἢ δ ἴρεως *e corr.* F_a^3: ἥρης N: ἴρης P_a 25 ἀθήρας L: ἀθηρᾶς S 26 μοῦσα A S R_b ζ *princ. Ald.*: μουσᾶ *Bas. Chart. Kühn* ὅ τε] ἔτι τε F_a I_a^* δ: καὶ ὁ Orib. τοῦ^{II} *om.* F_a I_a^* δ

trocknenden Heilmitteln, wie es das aus den Weidenblättern ist, oder ich werde auch das Mittel des Andron selbst aufstreichen zusammen mit Weinessig oder einem Mittel, das noch stärker trocknet als dieses; denn da der behandelte Teil in höchstem Maße trocken ist, ist es erforderlich, dass er in höchstem Maße getrocknet wird. Denn wie die Krankheit im Hinblick auf die Behandlung auf das ihr Entgegengesetzte hinweist, so weist der Körperteil auf das hin, was ihm am ähnlichsten ist.“ Und in der Tat, wie meine Rede war, so habe ich auch gehandelt, und der Mensch wurde gesund, ohne andere stärkere Heilmittel zu benötigen[1].

Bei einigen jedoch, die sie benötigten, weil bei ihnen seit einem oder zwei 20
Jahren eine Wunde im Ohr vorhanden war, wandte ich ein stärkeres Mittel an als alle genannten: Es ist die sogenannte „Eisenschlacke“, die zerkleinert und durch ein sehr feines Sieb gesiebt wird[2], und dann geglättet, bis sie zu Pulver geworden ist, und danach mit sehr saurem Weinessig gekocht, bis sie eine honigartige und klebrige Konsistenz hat. Es ist klar, dass der Weinessig in großer Menge bei dieser Mischung vorhanden sein muss[3]. Aber – was ich schon häufig gesagt habe[4] – die Inhaltsstoffe der Heilmittel werden dir in anderen Schriften nahegelegt[5]; was aber
die Anwendungsmethode betrifft, dies soll (nun) beendet werden. Denn da die 21
Region des Gehörsinns in der Tat sehr trocken ist, benötigt sie deswegen Heilmittel, die in höchstem Maße trocknen; keines von diesen ist für irgendeins von den anderen Körperteilen geeignet, aber für das an Wunden leidende Auge (ist) die Augensalbe aus Weihrauch (geeignet), wenn es sich so trifft, für die Nasenlöcher aber ein Mittel, das viel stärker trocknet als das für die Augen, aber weniger als das für das Ohr, sodass auch alle zuvor genannten Pillen nützlich sind sowie das Heilmittel des Musas[6] und alle anderen derartigen Mittel.

Von den Wunden im Mund benötigen aber diejenigen, die ziemlich feucht 22
sind, Heilmittel, die stark trocknen, wie das zweimal geröstete (Heilmittel), sowohl für sich als auch zusammen mit Honig, Wein und Honigwein, ebenso aber auch die sogenannte „Iris“ und ferner die Anthera, entweder trocken oder zusammen mit Honig, Honigwein oder Wein. Für derartige Wunden ist aber auch das Heilmittel des Musas geeignet und der Sumachsaft, das *omphakion*

1 Eine Parallelstelle zur in diesen Zeilen besprochenen pharmakologischen Behandlung der Wunden in den Ohren findet sich in der Schrift De comp. med. sec. loc. III 1: XII 608,15–609,13 K.

2 Zur Rechtfertigung dieser Lesart und dem Gebrauch des Verbs διαττάω siehe mehr *infra*, S. 112,20 (mit entsprechender Anm.).

3 Die Wortstellung εἶναι χρή (*vs* χρὴ εἶναι) ist wegen Hiatmeidung plausibler.

4 *cf. e.g. supra*, S. 20,18sq., S. 28,8–14, S. 34,10sq.

5 Es handelt sich hierbei um einen allgemeinen Verweis auf die drei pharmakologischen Schriften De simpl. med. temp. et fac., De comp. med. sec. loc. und De comp. med. per gen.

6 Abgesehen von den orthographischen Schwankungen in der Überlieferung des Eigennamens handelt es sich zweifellos um den griechischen Arzt und Pharmakologen Antonios Musas, der in der zweiten Hälfte des 1. Jahrhunderts v. Chr. als Leibarzt des Kaisers Augustus wirkte; vgl. den Eintrag von V. Nutton in: Der Neue Pauly, Bd. 1 (1996), S. 816.

23 ὀμφάκιόν τε καὶ ὅσα πέρ ἐστιν ἄλλα γενναίως ξηραίνοντα. [τί γὰρ δεῖ τὰς ὕλας ἐπέρχεσθαι;] τὰ δ' ἁπλούστερα τῶν ἐν τοῖς στόμασιν ἑλκῶν ἱκανὰ θεραπεύειν ἐστὶ καὶ τὰ μετρίως ξηραίνοντα φάρμακα, καθάπερ ταυτὶ τὰ διὰ τὸ συνεχὲς τῆς χρείας ὀνομασθέντα στοματικά, τό τε διὰ μόρων καὶ βάτου καρποῦ καὶ καρύων χλωρῶν λέμματος χυλοῦ, καὶ τούτων ἔτι μᾶλλον
24 τὸ διὰ γλεύκους τε καὶ τῶν τῆς κυπαρίττου σφαιρίων. ὅσα δ' ἱκανῶς ὑγρὰ τῶν ἐν τοῖς στόμασιν ἑλκῶν πλησίον ὀστῶν ἐστι – καὶ κίνδυνος διὰ τοῦτο καὶ αὐτὸ τὸ ὀστοῦν σφακελίσαι –, σφοδροτάτων ταῦτα δεῖται φαρμάκων διὰ τὴν τῶν ὀστῶν οὐσίαν ξηρὰν οὖσαν, ὥστ' ἐγὼ λειαίνων ἀεὶ τοὺς προειρημένους κυκλίσκους ἐπιτίθημι τὸ φάρμακον ξηρόν.

11. Εἴρηται δ' ὀλίγον ἔμπροσθεν καὶ τῶν κατὰ κύστιν καὶ μήτραν ἔντερά τε καὶ πνεύμονα τὰ γένη τῶν φαρμάκων, οἷς ἐφ' ἑκάστου χρηστέον, ἀπὸ μὲν
358 τῆς οὐσίας τῶν θεραπευομένων μορίων τοῦ φαρμάκου λαμβα|νομένου μετὰ τοῦ προεπεσκέφθαι τὴν διάθεσιν, τοῦ τρόπου δὲ τῆς χρήσεως αὐτῶν ἀπό τε τῆς διαπλάσεως ἅμα καὶ τῆς θέσεως· ἐντεῦθεν γὰρ ἐπενοήθησαν ὠτεγχύται τε καὶ μητρεγχύται καὶ καθετῆρες καὶ κλυστῆρες. ἐντεῦθεν δὲ καὶ ὅτι τὰ μὲν κατὰ γαστέρα καὶ θώρακα καὶ πνεύμονα συνιστάμενα τῶν ἑλκῶν διὰ τῶν ἐσθιομένων καὶ πινομένων θεραπεύεσθαι χρή. τὰ δὲ κατ' ἔντερον, ὅσα μὲν ἐγγὺς τῇ γαστρὶ διὰ τῶν ἐσθιομένων καὶ πινομένων, ὅσα δ' ἤδη κατωτέρω διὰ τῶν ἐνιεμένων· οὔτε γὰρ τοῖς πλησίον τῆς γαστρὸς ἐπαναβῆναι δύναται τὸ διὰ τῆς ἕδρας ἐνιέμενον, οὔτ' εἰς τὰ κάτω τοῦ διὰ τοῦ
2 στόματος ληφθέντος ἡ δύναμις ἀκραιφνὴς ἐξικέσθαι. διὰ τοῦτο δὲ καὶ ὅσα κατὰ θώρακα καὶ πνεύμονα συνίσταται τῶν ἑλκῶν ἅμα τε δυσιατότερα τῶν κατὰ τὴν γαστέρα – πόρρω γὰρ αὐτῶν ἡ θέσις, ὡς ἐκλύεσθαι τῶν φαρμάκων τὴν δύναμιν –, ἅμα τε διὰ τοῦτ' αὐτὸ πολὺ σφοδροτέρων χρῄζει τῶν καταπινομένων φαρμάκων ἢ εἰ αὐτοῖς τοῖς ἕλκεσιν ἄντικρυς προσεφέρετο. καὶ διὰ τοῦτο ἐξεύρηται τοῖς ἰατροῖς, ἡνίκα ἐκκαθαίρειν δέονται
359 πῦον ἐκ θώρακος ἢ πνεύμονος, ἰσχυρό|τατά τε καὶ τμητικώτατα φάρμακα

16–26 ἐντεῦθεν – προσεφέρετο] Hipp. De vuln. et telis Test. 1c: p. 76 Witt

1 ὀμφάκιόν *in* ὀμφάκινόν *mut.* F_a^3 εἰσὶν A 1sq. τί – ἐπέρχεσθαι *non vertit* Lat.$^{Ar.Ger}$: *seclusi* 1 δεῖ *in textu,* δὴ *supra lin. scr.* P_a: δὴ N 2 ὑπέρχεσθαι A 4 στομαχικὰ F_a, -χ- *in* -τ- *corr.* F_a^3 τότε V_b *supra* μόρων *scr.* συκαμίνων V_b^2: μώρων *princ. Ald. Bas.*: μύρων *Chart. Kühn* 5 βάθου *Bas. Chart. Kühn* 6 κυπαρίττης ζ ὑγρὰ *post* lin. 7 ἑλκῶν *trsp.* ζ 7 πλησίων S ἐστὶν ὀστῶν V_b ἔστι S *edd.*: *ante* ἔστι (ἐστὶ I_a^*) *interp. et* δὲ *add.* S I_a^* *edd.* 8 ταῦτα *post* φαρμάκων *trsp.* L V_b 9 ἐγὼ *ante* τοὺς *trsp.* F_a λειαίνων (λεα- F_a ζ) *post* ἀεὶ *trsp.* F_a I_a^* φ λεαίνων F_a V_b ζ 11 καὶ^{II}] ἢ V_b 12 *post* χρηστέον *add.* ἐστὶ ζ *Ald. Bas. Chart. Kühn* 13 θεραπευσομένων *Chart. Kühn* 14 προεσκέφθαι ζ: προεπισκέφθαι *princ. Ald. Bas.* 15 ὠτρεγχῦται (-εῖ- D) ζ 17 *post* κατὰ *add.* τὴν ζ 18 ἔντερα L R_b ζ *Ald. Bas. Chart. Kühn* 20 τοῖς *om.* R_b ζ 21 δύναται *in textu om., supra lin. suppl.* F_a, *post* lin. 22 ἐξικέσθαι *iter.* R_b V_b οὔτ'] οὐδ' F_a τοῦ^{II} *om.* L S R_b V_b ζ N *Chart. Kühn* 22 *supra* ἀκραιφνὴς *add.* ὡς P_a ἀκραιφνὴς] ἀκριβὴς I_a^* ἐξικέσθαι *in textu,* ἐξικνεῖσθαι *in marg. scr.* P_a: ἐξικνεῖσθαι F_a V_b N *edd.*: ἐξικνεῖται I_a^* δὲ *om. edd., supra lin. scr.* R_b 23 συνίστανται F_a V_b M δυσιατώτερα α F_a I_a^* δ *princ. Ald. Bas.* 24 τὴν *om.* R_b F_a φ 25 τε *om.* L, *supra lin. suppl.* L^2: δὲ A: τὸ S δι' αὐτὸ τοῦτο *edd.* 27 ἐκκαθαίρειν *post* lin. 28 πύον *trsp.* F_a δέονται *om.* V_b, *supra lin. suppl.* V_b^2 28 τμητικώτερα R_b V_b *ante* φάρμακα *add.* τὰ F_a

und alle anderen, die zweckmäßig trocknen.[1] Die einfacheren von den Wunden 23
im Mund können auch durch die mäßig trocknenden Heilmittel behandelt werden, wie diejenigen, die aufgrund des häufigen Gebrauchs *stomatika* genannt werden, und durch das (Heilmittel) aus Maul- und Brombeere und das aus dem Saft von grünen Walnussschalen, und von diesen noch eher das (Heilmittel) aus Most[2] und Kätzchen der Zypresse. Alle ziemlich feuchten Wunden im Mund, die 24
in der Nähe von Knochen liegen – und deswegen besteht die Gefahr, dass auch der Knochen selbst brandig wird –, benötigen sehr kräftige Heilmittel wegen der Substanz der Knochen, die trocken ist, sodass ich die zuvor genannten Pillen immer glätte und das trockene Heilmittel auflege.

11. Es wurde kurz zuvor[3] auch von den Gattungen der Heilmittel für Harnblase, Gebärmutter, Eingeweide und Lunge gesprochen, die man bei jedem einzelnen anwenden muss, indem das Heilmittel von der Beschaffenheit der Teile, die behandelt werden, abgeleitet wird in Zusammenhang mit der zuvor erfolgten Einschätzung des Zustandes, die Art der Anwendung aber sowohl von der Ausformung und zugleich auch von der Lage; deshalb sind nämlich Ohrenspritzen, Gebärmutterspritzen, Katheter und Klistierspritzen erfunden worden. Daraus (ergibt sich) aber auch, dass die Wunden, die in Magen, Brustkorb und Lunge entstehen, mit dem, was gegessen und getrunken wird, behandelt werden müssen. Aber was die (Wunden) im Bereich des Darmes betrifft, (müssen) die (Wunden) in der Nähe des Magens mit dem (behandelt werden), was gegessen und getrunken wird, die aber noch weiter unten befindlichen durch Mittel, die eingeführt werden; denn weder kann das, was durch den After eingeführt wird, bis zu den sich in der Nähe des Magens befindlichen (Körperteilen) hinaufsteigen, noch gelangt die Wirkung des Mittels, das durch den Mund eingenommen wurde, wohlbehalten in die unteren (Körperteile). Deswegen sind aber zum 2
einen alle Wunden, die im Brustkorb und in der Lunge entstehen, schwerer zu behandeln als die im Magen – denn ihre Lage ist so weit entfernt, dass sich die Kraft der Heilmittel auflöst –, und zugleich benötigen sie eben deswegen viel stärkere von den Heilmitteln, die getrunken werden, als diejenigen, die man direkt auf die Wunden legt. Und deswegen wurden von den Ärzten, als sie gezwungen waren, Eiter aus dem Brustkorb oder aus der Lunge zu entfernen, besonders starke und zerteilende Heilmittel erfunden, und diejenigen, die

1 Der beiläufige Satz τί γὰρ δεῖ τὰς ὕλας ἐπέρχεσθαι, der in Lat.$^{\text{Ar.Ger}}$ nicht vorhanden ist, scheint eine Glosse zu sein, die in einem sehr frühen Stadium der griechischen Überlieferung in den Text eingeführt wurde.

2 Siehe *supra*, S. 17,8 mit Anm.

3 Siehe *supra*, *e.g.* S. 35,18–37,16, S. 45,20–47,6, S. 53,16–21.

καὶ τοιαῦτα τὴν δύναμιν ὡς παροξῦναι τὸ ἕλκος, εἴπερ ἦν ἐν τῇ γαστρί.

3 Καὶ μέντοι γε καὶ τὸ διὰ τῶν βηχῶν ἐκκαθαίρειν αὐτὰ παρὰ τῆς διαπλάσεως ἐλήφθη τῶν μορίων οὐδεμίαν ἐχόντων ἐκροὴν τοιαύτην οἵαν μήτρα καὶ κύστις καὶ ἕδρα καὶ ὦτα καὶ μυκτῆρες καὶ στόμα. διὰ τοῦτο καὶ ἡ γαστὴρ κατ' ἄμφω τὰ μέρη καθαίρεσθαι δύναται, ἄνω μὲν διὰ τῶν ἐμέτων, κάτω δ' ὡς ἡ φύσις· ἀπὸ γάρ τοι τῶν μορίων ὡς ὀργανικῶν αἱ τοιαῦται τῶν ἐνδείξεων, ὥσπερ αἱ κατὰ τὸ ξηραίνειν ἀπὸ τῆς οὐσίας αὐτῶν ὡς ὁμοιο-
4 μερῶν. ἀπὸ δέ γε τῶν παθῶν αἱ τοιαῦται πάλιν οἷον ἀπὸ τῶν ἑλκῶν – ἐπειδὴ περὶ τούτων ὁ λόγος – ὅτι τε ξηραντέον, ὡς ἔμπροσθεν ἐδείκνυτο, καὶ ὅτι τῶν κατὰ τὴν γαστέρα τὸ πῦον ἀποπλῦναι βουλομένοις οὐκ ἀκίνδυνον ἐμεῖν – ὥσπερ εἰ καὶ ἄλλως ἀπορρύπτοις ἐμπεπλασμένον αὐτῇ φλέγμα δι' ὀξυμέλιτός τε καὶ ῥαφανίδων –, ἀλλὰ βέλτιον ὑπάγειν κάτω· κίνδυνος γὰρ ἐμοῦντι καὶ σπαράξαι τὸ ἡλκωμένον καί τινα χυμὸν οὐ
5 χρηστὸν ἐκ τῶν πλησίον ἐπισπάσασθαι. διὰ τοῦτο δέ, ὡς ἔφην, καὶ τὰ κατὰ
360 πνεύμονα τῶν | ἑλκῶν δυσιατότατα· χωρὶς μὲν γὰρ τοῦ βήττειν οὐκ ἂν ἐκκαθαρθείη, βηττόντων δὲ περιρρήγνυται. δι' ἀλλήλων οὖν αὐτοῖς κυκλεῖται τὸ κακόν· ἐπιφλεγμαίνοντα γὰρ αὖθις τὰ σπαραχθέντα δεύτερον αὖθις δεῖται πεφθῆναί τε τὴν φλεγμονὴν ἀποκαθαρθῆναί τε τὸ πῦον, ὥστ' ἐκ πάντων αὐτοῖς παρεσκεύασται τὸ δυσίατον, οὔτε τῶν οἰκείων ἕλκεσι φαρμάκων ψαῦσαι δυναμένων τοῦ ἕλκους, ὡς ἐν γαστρί, καὶ φθανόντων ἐκλύεσθαι μεταξύ, καὶ ὅτι κινεῖται κατὰ τὰς ἀναπνοὰς καὶ σπαράττεται κατὰ τὰς βῆχας. ὥσθ', ὅταν ἀγγεῖον ἐν πνεύμονι ῥαγῇ, γινώσκειν χρὴ σαφῶς εἰ μὴ παραχρῆμα πρὶν φλεγμῆναι κολληθείη· μετὰ ταῦτά γε ἀνίατον ἐσόμενον.

12. Ὅσα μέντοι τῶν ἑλκῶν ἐν ταῖς τραχείαις ἀρτηρίαις γίνεται κατὰ τὸν ἔνδον αὐτῶν χιτῶνα, καὶ μάλισθ' ὅσα τοῦ λάρυγγος πλησίον ἢ καὶ κατ' αὐτόν, ἔνεστι ταῦτα θεραπεῦσαι· καὶ ἡμεῖς οὐκ ὀλίγους ἰασάμεθα τῶν οὕτω καμνόντων. εὕρομεν δὲ μάλιστα τὴν θεραπείαν αὐτῶν ἐνθένδε κατὰ τὸν
361 μέγαν τοῦτον λοιμόν – ὃν εἴη ποτὲ παύσασθαι – πρῶ|τον εἰσβάλλοντα.

1 γαστὶ F_a I_a^*, *corr.* F_a^3 2 μέντοι] μέν R_b F_a φ *edd.* γε *om.* A V_b καὶ *om. Ald. Bas. Chart. Kühn* παρὰ] ἐκ F_a I_a^* φ *edd.* 3 οἵαν α R_b: οἷα S 6 τοι *om.* F_a 7 *post* ξηραίνειν *add.* ἐνδείξεις *edd.* 8 γε *om.* F_a ἀπὸ[II]] ἐπὶ A 9 *post* λόγος *add.* ἢ S, ἦν *edd.* 10 τὴν *om.* V_b βουλομένων A F_a 11 ἀπορρύπτεις F_a V_b, *in* ἀπορρύπτειν *mut.* F_a^3: ἀπορρίπτοις R_b *edd.* 12 ἀπάγειν I_a^* 14 ἐπισπᾶσθαι V_b *edd.* διὰ τοῦτο] διὰ τὴν θέσιν καὶ διάπλασιν μορίου *in marg. scr.* F_a^4 τὰ *om.* F_a V_b, *supra lin. suppl.* F_a V_b^2 15 δυσιατώτατα F_a I_a^* δ *post* ἂν *add.* τις I_a^* 16 ἐπι(ρ)ρήγνυται (-ράγ- D) β R_b I_a^* *edd.* οὖν] γὰρ α V_b: γ' οὖν S 17 ἐπιφλεγμαίνονται R_b F_a, *corr.* F_a^3 σπαραχθέντα] σπλάγχνα I_a^* 18 τε[I] *om.* R_b F_a τὴν φλεγμονὴν ἀποκαθαρθῆναί *om.*, τε τὸ πῦον *radendo del. et* τὴν φλεγμονὴν ἀποκαθαρθῆναί τε τὸ πῦον *in marg. suppl.* F_a τε[II]] δὲ M 19 παρεσκευάσθαι F_a I_a^* P_a *Chart. Kühn*: παρασκευάσθαι N *princ. Ald. Bas.* 20 καὶ *om.* R_b ζ, *del.* V_b 22 ὥσθ'] σημείωσαι ὡς ἀναγκαῖον <ὅτι> τὰ ἕλκη τὰ κατὰ τὸν πνεύμονα ἀνίατα, τὰ δὲ τῶν τραχειῶν ἀ<ρτη>ριῶν εὐίατα *in marg. scr.* F_a^4 23 *post* σαφῶς *add.* ὡς T φληγμήνῃ α T 26 ἢ R_b 27 ἔνεστι] ἐστι F_a N *edd.*: ἐστι, ἔνεστι ζ: ἔνεστι, ἐστι V_b, ἐστι *del.* V_b^2: γίνεται P_a θεραπεῦσαι *in* θεραπεύεται *mut.* V_b: θεραπεύεται γ F_a M δ *edd.* 29 τοῦτον *om.* T, *in* τουτονὶ *mut.* F_a^3: ἐκεῖνον A *post* εἴη *supra lin.* εἴθε *add.* I_a^* παύσεσθαι *edd.* εἰσβαλόντα L

aufgrund ihrer Kraft so beschaffen sind, dass sie die Wunde reizen würde, wenn sie sich im Magen befände.

Und in der Tat wird auch die Reinigung der Wunden durch Husten von der 3
Ausformung der Körperteile abgeleitet, die keinen derartigen Abfluss wie Gebärmutter, Harnblase, After, Ohren, Nasenlöcher und Mund haben. Deshalb kann auch der Magen in beide Richtungen gereinigt werden, nach oben durch Erbrechen, nach unten aber wie die Natur (es vorgibt); denn derartige Hinweise ergeben sich aus den Körperteilen in ihrer Eigenschaft als Organe, ebenso wie sich die Hinweise in Bezug auf das Trocknen aus deren Substanz in ihrer Eigenschaft als homoiomere Teile ergeben. Aber aus den Krankheiten, wie zum 4
Beispiel aus den Wunden – da von denen die Rede ist –, ergeben sich wiederum derartige (Hinweise), und die Tatsache, dass sie getrocknet werden müssen, wie zuvor gezeigt wurde[1], und dass es für diejenigen, die den Eiter aus den Wunden im Bereich des Magens ausspülen wollen, nicht ungefährlich ist zu erbrechen – wie wenn jemand das ihm anhaftende Phlegma durch Oxymel und Rettiche reinigen würde –, sondern besser ist, es nach unten abzuleiten: Denn es besteht für denjenigen, der erbricht, auch die Gefahr, dass er den verwundeten Teil zerreißt und irgendein schädlicher Saft aus den in der Nähe liegenden Teilen angezogen wird. Deswegen sind aber, wie ich gesagt habe, auch die Wunden im 5
Bereich der Lunge sehr schwer zu behandeln; denn ohne Husten würden sie nicht gereinigt, beim Husten aber werden sie zerrissen. Also bewegt sich aufgrund von beiden das Übel bei ihnen im Kreis; denn wenn sich die zerrissenen Wunden wiederum entzünden, ist es zum zweiten Mal wiederum erforderlich, dass die Entzündung zum Reifen gebracht und der Eiter durch Reinigung entfernt wird, sodass sich für sie aus allem die Schwierigkeit der Behandlung ergibt, weil die für die Wunden geeigneten Heilmittel die Wunde nicht berühren können wie im Magen und sich währenddessen vorher auflösen, und weil (die Wunden) sich beim Atmen bewegen und beim Husten zerrissen werden. Daher ist es notwendig, wenn ein Gefäß in der Lunge reißt, eindeutig festzustellen, ob man die Wunde nicht sofort verschließen kann, bevor sie sich entzündet; danach wird sie auf jeden Fall unheilbar sein.

12. Alle Wunden jedoch, die in den Bronchien an deren innerer Haut entstehen, und besonders alle diejenigen, die sich in der Nähe des Kehlkopfes oder auch an ihm befinden, diese kann man behandeln; und wir haben nicht wenige von denen, die auf diese Weise erkrankt waren, geheilt. Wir haben aber deren Behandlung vor allem damals zur Zeit dieser großen Seuche[2] – würde sie (doch nur) einmal aufhören – ausfindig gemacht, als sie zum ersten Mal auftrat.

[1] Siehe *supra*, S. 65,21–69,10.

[2] Es handelt sich um die sog. „antoninische Pest“, höchstwahrscheinlich eine Pockenepidemie, die sich ab circa 165 in Europa ausbreitete. Die Ausweitung der Krankheit, die noch bis Anfang der achtziger Jahre zirkulierte, steht im Zusammenhang mit der Rückkehr der Truppen des Kaisers Lucius Verus aus dem Osten; vgl. Boudon, Galien, Tome I, S. LXV.

2 τότε νεανίσκος τις ἐναταῖος ἐξήνθησεν ἕλκεσιν ὅλον τὸ σῶμα, καθάπερ καὶ οἱ ἄλλοι σχεδὸν ἅπαντες οἱ σωθέντες· ἐν τούτῳ δὲ καὶ ὑπέβηττε βραχέα. τῇ δ' ὑστεραίᾳ λουσάμενος αὐτίκα μὲν ἔβηξε σφοδρότερον, ἀνηνέχθη δ' αὐτῷ μετὰ τῆς βηχὸς ἣν ὀνομάζουσιν ἐφελκίδα. καὶ ἡ αἴσθησις ἦν τἀνθρώπῳ σαφὴς κατὰ τὴν τραχεῖαν ἀρτηρίαν ἐν τῷ τραχήλῳ πλησίον τῆς σφαγῆς ἡλκωμένου τοῦ μέρους. καὶ μέντοι καὶ διοίξαντες αὐτοῦ τὸ στόμα κατεσκεψάμεθα τὴν φάρυγγα, μή πῃ κατ' αὐτὴν εἴη τὸ ἕλκος. οὔτ' οὖν οὕτως ἐπισκοπουμένοις ἐφαίνετο πεπονθέναι, καὶ πάντως ἂν ἐδόκει τῇ διόδῳ τῶν ἐσθιομένων τε καὶ πινομένων αἴσθησις ἔσεσθαι τῷ κάμνοντι σαφής, εἴπερ ἕλκος ἦν αὐτόθι.

3 Καὶ μέντοι καὶ δι' ὄξους τέ τινα καὶ διὰ νάπυος ἐδώκαμεν αὐτῷ προσενέγκασθαι βεβαιοτέρας ἕνεκα διαγνώσεως. οὔτ' οὖν τούτων ἔδακνεν αὐτόν τι καὶ ἡ αἴσθησις ἦν ἐν τῷ τραχήλῳ σαφής, ἠρεθίζετό τε κατ' ἐκεῖνο τὸ χωρίον ὡς ἐξορμᾶν εἰς βῆχα. συνεβουλεύομεν οὖν ἀντέχειν αὐτῷ καθό-
362 σον οἷός τ' ἐστὶ καὶ μὴ βήττειν· ἔπραττε δὴ τοῦτο. βραχύ τε γὰρ | ἦν τὸ ἐρεθίζον ἡμεῖς τε τρόπῳ παντὶ συνεπράττομεν εἰς οὐλὴν ἀχθῆναι τὸ ἕλκος, ἔξωθεν μὲν ἐπιτιθέντες τι τῶν ξηραινόντων φαρμάκων ὕπτιόν τε κατακλίνοντες, εἶτα διδόντες ὑγρὸν φάρμακον τῶν πρὸς ἕλκη τοιαῦτα καὶ τοῦτ' ἐν τῷ στόματι κατέχειν ἀξιοῦντες, ἐπιτρέποντα βραχύ τι παραρρεῖν εἰς τὴν τραχεῖαν ἀρτηρίαν. καὶ τοίνυν οὕτω προσταττόντων αἰσθάνεσθαι σαφῶς ἔφασκε τῆς ἀπὸ τοῦ φαρμάκου στύψεως περὶ τὸ ἕλκος, εἴτε κατὰ διάδοσιν γινομένης, εἴτε καὶ αὐτοῦ τοῦ φαρμάκου δροσοειδῶς παραρρέοντος εἰς τὴν ἀρτηρίαν καὶ παρηθουμένου.

4 Ἦν δὲ οὐδ' αὐτὸς ὁ κάμνων ἄπειρος ἰατρικῆς, ἀλλά τις τῶν ἐκ τριβῆς τε καὶ συγγυμνασίας ἐμπειρικῶς ἰατρευόντων. αἰσθάνεσθαί τε οὖν ἔλεγε παραρρέοντος εἰς τὴν ἀρτηρίαν τοῦ φαρμάκου καί ποτε καὶ βῆχα κινοῦντος,

17–20 ἔξωθεν – ἀρτηρίαν] *cf.* Orib. Ad. Eunap. IV 75: CMG VI 3, p. 466,14–18

1 ἕλκεσιν *om.* A ζ 2 οἱ σωθέντες *secl. Gad.*: in ceteris eorum mortalitatem illam evadentibus Lat.$^{Ar.Ger}$ 3 ἔβηττε A T ἀνήχθη A 4 τῆς *om.* R_b D ἐφελκίδα] ἐφελκὶς λέγεται τὸ δέρμα τὸ περιέχον τὸν ἐντὸς ἰχῶρα *in marg. scr.* F_a^3 ἡ *del.* F_a^3 τ' ἀνθρώπῳ L 5 *post* ἀρτηρίαν *add.* τὴν S *edd.* 6 μέντοι καὶ *in* μέν τοι *mut.* F_a^3 διανοίξαντες T R_b F_a δ *edd.* 7 τὴν] τὸν *Ald. Bas.* μήπως A T D: μή πω F_a *princ.*: μή που *Ald. Bas. Chart. Kühn* οὔτ' οὖν] οὕτως οὖν *scr., postea in* οὕτω γοῦν *mut.* F_a οὕτω F_a V_b ζ N: οὗτος A R_b: αὐτοῖς T 8 σκοπουμένοις β: σκοπουμένος R_b ἐδόκῃ F_a ζ 11 τέ τινα καὶ] τέ καί τινα F_a δ, *corr.* F_a^3: καί τινα *edd.*: καὶ D διὰ *om.* ζ ἐκδεδωκάμεν F_a αὐτὸ A προσεπενέγκασθαι F_a 12 ἔδακεν L S F_a, *postea in* ἔδακνεν *correctum in* L *et* F_a 13 τι αὐτὸν R_b V_b ἠρεθίζε τότε T *Chart. Kühn* 14 βῆχας F_a ζ *edd.* αὐτῷ ἀντέχειν *edd.* αὐτὸν δ 15 οἷός *in* οἷόν *mut.* L^2: οἷόν R_b V_b P_a *post* ἔπραττε *add.* τε V_b, δὲ S δὴ] δὲ A T R_b τε *om.* R_b φ 17 τε] δὲ β R_b *edd.* κατακλίνοντες *in* κατακλίναντες *mut.* F_a: κατακλίναντες *edd.* 18 ὑγρὸν] ξηρὸν *prop.* Garofalo *coll.* Ar. *post* τοιαῦτα *add.* ποιούντων *edd.* 19 τῷ *om.* ζ ἐπιτρέποντες R_b D: ἐπιτρέπομεν S: ἐπετρέπομεν T F_a I_a^* 20 πραττόντων β T R_b *edd.*: *non vertit* Lat.$^{Ar.Ger}$ 21sq. εἴτε – φαρμάκου *om.* F_a N 22 *ante* δροσοειδῶς *add.* περὶ τὸ ἕλκος *in textu* φ (*deest* N) *edd.*, *in marg.* V_b^2 23 καὶ παρηθουμένου *om.* T R_b F_a V_b N, *non vertit* Lat.$^{Ar.Ger}$: *fortasse secludendum* 24 *post* ἄπειρος *add.* τῆς F_a D *Ald. Bas. Chart. Kühn* ἰατρικῶν F_a ἐκτριβῆς I_a^* V_b 25 γυμνασίας R_b ζ *edd.* ἐμπειρικῆς I_a^* N

Damals brachen bei einem Jungen am neunten Tag[1] Wunden am ganzen Körper 2
aus, genauso wie bei fast allen anderen, die sie überlebt haben; zu diesem (Zeitpunkt) hat er auch ein wenig gehustet. Nachdem er sich aber am folgenden Tag gewaschen hatte, begann er sofort stärker zu husten, und zusammen mit dem Husten wurde das von ihm heraufgebracht, was man als „Schorf" bezeichnet. Und der Mensch nahm sie im Hals im Bereich der Luftröhre[2] in der Nähe der Kehle deutlich wahr, da dieser Teil Wunden aufwies. Und in der Tat öffneten wir seinen Mund weit und untersuchten die Kehle, ob die Wunde nicht etwa in ihrem Bereich ist. Denjenigen nun, die (ihn) untersuchten, schien er nicht auf diese Weise erkrankt zu sein, und sicherlich wäre es dem Patienten vorgekommen, beim Durchgang von dem, was er gegessen und getrunken hat, eine deutliche Empfindung davon zu haben, wenn eine Wunde genau an dieser Stelle vorhanden gewesen wäre.

Und in der Tat gaben wir ihm zum Zweck einer zuverlässigeren Diagnose 3
Präparate aus Essig und Senf zum Einnehmen. Keines von diesen nun bereitete ihm einen beißenden Schmerz, und die Empfindung fand deutlich im Hals statt, und in jener Region wurde er zu einem Hustenanfall gereizt. Wir forderten ihn nun auf, dem Anfall, solange er konnte, zu widerstehen und nicht zu husten; und er tat es. Denn die Reizung war gering, und wir haben auf jede Weise dazu beigetragen, dass die Wunde zur Vernarbung gebracht wurde, indem wir eins von den trocknenden Heilmitteln außen aufgetragen, (den Patienten) auf den Rücken gelegt, ihm dann ein feuchtes Heilmittel von denen gegen derartige Wunden gegeben haben (und) ihn aufforderten, dies im Mund zu behalten, wobei er zulässt, dass ein wenig (davon) in die Luftröhre fließt. Und als wir es so anordneten, sagte er, dass er das von dem Heilmittel ausgehende Zusammenziehen im Bereich der Wunde deutlich spürte, sei es dass dies aufgrund von dessen Verbreitung entstand oder auch dass das Heilmittel selbst tropfenweise in die Luftröhre floss und gefiltert wurde[3].

Der Patient[4] selbst war auch nicht unerfahren in der Heilkunst, vielmehr war 4
er einer von denen, die aufgrund von Praxis und Übung die ärztliche Tätigkeit empirisch ausübten. Er sagte also, dass er spürte, dass das Heilmittel in die

1 i.e. acht Tage nach dem ersten Auftreten.

2 Ebenso wie τραχεῖαι ἀρτηρίαι im Plural die Bronchien bezeichnet (siehe *supra*, S. 49,2 mit Anm.), weist die Form τραχεῖα ἀρτηρία im Singular immer auf die Luftröhre hin.

3 Das Fehlen der Wörter καὶ παρηθουμένου bei einer großen Zahl von griechischen Textzeugen sowie in der lateinisch-arabischen Übersetzung könnte darauf hindeuten, dass es sich um eine erläuternde Glosse zu (δροσοειδῶς) παραρρέοντος handelt, die in einem bestimmten Überlieferungszweig weitergegeben wurde (= direkt in A und L, durch Kontamination in S MD).

4 Der klinische Fall dieses jungen Patienten (νεανίσκος; *cf. supra*, S. 72,1) sowie der lange Exkurs über Kampanien sind Gegenstand des Aufsatzes von Raiola u. Mascolo, Galeno e la Campania, S. 125–136. Siehe auch Petit, Galien de Pergame, S. 149–153.

ἀντεῖχε μέντοι τὰ πολλὰ μὴ βήττων. καὶ τοίνυν αὐτὸς προθυμηθεὶς ἐν
Ῥώμῃ μέν, ἔνθα περ ἐλοίμωξεν, ἄλλας τρεῖς ἡμέρας ἐπέμεινε μετὰ τὴν
ἐννάτην· μετὰ ταῦτα δ' ἐνθεὶς ἑαυτὸν πλοίῳ κατέπλευσε μὲν πρῶτον ἐπὶ
363 τὴν θάλατταν διὰ τοῦ ποταμοῦ. τετάρτῃ | δ' ὕστερον ἡμέρᾳ πλέων ἐν
Σταβίαις γίνεται καὶ χρῆται τῷ γάλακτι θαυμαστήν τινα δύναμιν ὄντως
ἔχοντι καὶ οὐ μάτην ἐπῃνημένῳ.
5 Καί μοι δοκεῖ καιρὸς ἥκειν εἰπεῖν τι περὶ γάλακτος χρήσεως, οὐ τοῦ κατὰ
τὰς Σταβίας μόνον, ἀλλὰ καὶ τοῦ ἄλλου παντός· οὐδὲ γὰρ τοὺς ἐν Ἰταλίᾳ
μόνῃ χρὴ θεραπεύειν, ἀλλ' ὅσον οἷόν τε τοὺς πανταχόθι. τῷ μὲν οὖν ἐν ταῖς
Σταβίαις γάλακτι πολλὰ συνετέλεσεν εἰς ἀρετήν· αὐτό τε τὸ χωρίον
ὑψηλὸν ὑπάρχον αὐτάρκως ὅ τε πέριξ ἀὴρ ξηρὸς ἥ τε νομὴ τοῖς ζῴοις
χρηστή. ταύτην μέν γε καὶ ἀλλαχόθι τεχνήσασθαι δυνατὸν ἐν λόφῳ
μετρίως ὑψηλῷ φυτεύσαντας βοτάνας καὶ θάμνους, ὁπόσοι γάλα χρηστόν
τε ἅμα καὶ στῦφον ἐργάσονται· λεχθήσεται δ' αὐτῶν ὀλίγον ὕστερον
6 παραδείγματα. τὸν μέντοι πέριξ ἀέρα κατασκευάσαι μὲν ὅμοιον ἀδύνατον,
ἐκλέξασθαι δὲ τῶν ὄντων τὸν ὁμοιότατον οὐκ ἀδύνατον. ὁμοιότατος δ' ἂν
εἴη ὁ ταῦτ' ἔχων, ἅπερ ἐκείνῳ πάρεστιν· ὕψος μὲν τοῦ λόφου μέτριον, ὁδὸς
δ' ἐπ' αὐτὸν ἀπὸ τῆς θαλάττης εἰς τριάκοντα στάδια καί τι πλέον οὐ
364 πολλῷ. τὸ δὲ χωρίον αὐτὸ τὸ ἐπὶ τῇ θα|λάττῃ [αἱ Σταβίαι] κατὰ τὸν
πυθμένα τοῦ κόλπου μάλιστά ἐστι τοῦ μεταξὺ Σουρρέντου τε καὶ Νέας
Πόλεως, ἐν τῇ πλευρᾷ μᾶλλον τῇ κατὰ Σούρρεντον.
7 Αὕτη δ' ἡ πλευρὰ πᾶσα λόφος ἐστὶν εὐμεγέθης, μακρός, εἰς τὸ
Τυρρηνικὸν ἐξήκων πέλαγος. ἐγκέκλιται δ' ἠρέμα πρὸς τὴν δύσιν ὁ λόφος

1 τὰ *om.* S *edd.*: κατὰ δ   βήττειν δ   2 περ ἐλοίμωξεν] περιελοίμωξεν V_b ὑπέμεινε R_b 3 *ante* πλοίῳ *add.* ἐν F_a δ   4 τὴν *om.* ζ   *supra* ποταμοῦ *scr.* θύμβριδος V_b^2 *post* ἐν *add.* ταῖς V_b *edd.*   5 Σταβίαις *hic et infra sec.* δ *correxi*: ταβίαις (-εί- S) *cett. codd. edd.*: castrum quod dicitur Stabium Lat.$^{Ar.Ger}$ κέχρηται F_a φ *princ.*   ὄντως δύναμιν α γ I_a^* V_b 7 ἥκειν *om.* F_a 8 Σταβίας] βείας S, βίας R_b: τα- *supra lin. suppl. et verbum in* ταβίας *mut.* R_b^2 *post* γὰρ *add.* οὐδὲ T   9 μόνους A   πανταχόθι *in* ἁπανταχόθι *mut.* F_a: πανταχόθεν *princ. Ald. Bas.*   12 *post* μὲν *add.* οὖν α S   καὶ *om.* L *princ. Chart. Kühn*   τεχνήσεσθαι *edd.*   13 φυτεύσαντα V_b: φυτεύσαντι R_b *ante* βοτάνας *add.* καὶ F_a I_a^* δ *edd.*   ὁπόσαι T R_b 14 στῦφον *in* στρυφνὸν *mut.* F_a: στρυφνὸν S T: stipticum Lat.$^{Ar.Ger}$ ἐργάζονται R_b I_a^* P_a 15 παράδειγμα I_a^*: παραδείγμασι D   16 ἐκλέξεσθαι *Ald. Bas.*   τὸν *om.* R_b V_b, *supra lin. suppl.* V_b^2 ὅμοιος A   17 ὁ *om.* δ   18 ἐπ' ... ἀπὸ] ἀπ' ... ἐπὶ V_b εἰς *om.* A V_b: ὡς F_a *post* τι *add.* καὶ A S R_b πλεῖον R_b V_b 19 *post* αὐτὸ *add.* τε A   τὸ^{II} – Σταβίαι] τὸ ἐπὶ τῆς θαλάττης αἱ Ταβίαι *in textu* L, γρ τὸ ἐπὶ τῇ θαλαττεία ταβεία *in marg. scr.* L^2: τὸ ἐπὶ τῇ θαλαττεία ταβεία S   ἐπὶ τῇ θαλάττῃ *in* ἐπὶ τῆς θάλασσης *mut.* V_b: ἐπὶ θαλάττῃ P_a: ἐπὶ τῆς θαλάττης (-σσης T ζ, τῆς *om.* T) α T I_a^* ζ   *ante* αἱ ταβίαι *add.* ἐν ᾧ V_b αἱ Σταβίαι *seclusi*: Stabium Lat.$^{Ar.Ger}$ αἱ *om.* T   20 ἐστι *om.* α   Σουρρέντου *sec. Chart. Kühn scripsi*: σουρέντου L S ζ: σουρεντοῦ A T R_b F_a V_b δ *princ. Ald. Bas.*: sirrentum Lat.$^{Ar.Ger}$ τε *om.* T F_a 20sq. νεαπόλεως F_a V_b δ *edd., postea corr.* F_a: perthonopem Lat.$^{Ar.Ger}$ 21 *post* κατὰ *add.* τὸν A   Σούρρεντον *sec. Chart. Kühn scripsi*: σούρεντον L S ζ: σουρεντὸν A T R_b F_a V_b δ *Ald. Bas.*: σουρεντοῦ *princ.*: sirrento Lat.$^{Ar.Ger}$ 22 αὐτὴ α R_b I_a^* V_b 23 Τυρρηνικὸν *sec.* R_b V_b ζ *scripsi*: τυρ(ρ)ήνιον α S: τυρ(ρ)ηνὸν δ *edd.*: τυρινὸν T: τυρηναῖος F_a: ratusi Lat.$^{Ar.Ger}$ ἐκκέκλιται (-κλη- S) S T R_b V_b: ἐγκέκλεισται ζ

Luftröhre floss und gelegentlich auch Husten hervorrief und dass er allerdings
meistens widerstand zu husten. Da er selbst es gern wollte, blieb er ferner in
Rom, wo er sich mit der Seuche angesteckt hatte, weitere drei Tage nach dem
neunten (Tag); danach bestieg er ein Schiff und fuhr zuerst auf dem Fluss[1] zum
Meer. Nach vier Tagen Seefahrt befand er sich in Stabiae und wandte die Milch
an, die in der Tat eine wunderbare Kraft hat und nicht umsonst gelobt wird.

Und mir scheint jetzt der richtige Zeitpunkt gekommen zu sein, etwas über 5
den Gebrauch von Milch zu sagen, nicht nur von der aus Stabiae, sondern auch
von der von überall; denn es ist notwendig, die Menschen nicht nur in Italien
zu behandeln, sondern, soweit möglich, überall. Viele Faktoren tragen also zu der
Vortrefflichkeit der Milch von Stabiae bei: die Region selbst, die ziemlich hoch
gelegen ist, die umgebende trockene Luft und das Weideland, das für die Tiere
angemessen ist. Diese Lage kann man eigentlich auch an anderen Orten auf
einem mäßig hohen Hügel schaffen, indem man Pflanzen und Sträucher
anpflanzt, die Milch bekömmlich und zugleich auch zusammenziehend[2] machen
werden; dafür werden etwas später Beispiele genannt werden. Die umgebende 6
Luft in einen ähnlichen Zustand zu versetzen, ist zwar unmöglich, es ist aber
nicht unmöglich, die ähnlichste von den schon existierenden (Lagen) auszuwählen.
Am ähnlichsten dürfte aber die Lage sein, die diejenigen Eigenschaften
hat, welche bei jener vorhanden sind: die mäßige Höhe des Hügels, ein Weg zu
ihm vom Meer von dreißig Stadien und (auch) etwas mehr, aber nicht viel. Der
Ort selbst, der direkt am Meer liegt,[3] befindet sich zum größten Teil an der
tiefsten Stelle der Bucht zwischen Sorrent und Neapel, mehr auf der Seite in
Richtung Sorrent.

Diese ganze Seite ist ein großer, langgestreckter Hügel, der sich bis zum 7
Tyrrhenischen[4] Meer erstreckt. Dieser Hügel ist leicht nach Westen geneigt,

1 Dem Leser und Korrektor von Kodex V_b (= V_b^2) lässt sich an dieser Stelle die Identifikation des Flusses mit dem Tiber zuweisen; *cf. app. crit.*

2 Zur Plausibilität der in den Handschriften S T und F_a (*e corr.*) dokumentierten Variante στρυφνὸν *cf.* Aet. Amid. Libri med. II 90: CMG VIII 1, p. 181,20.

3 Obwohl sie in der gesamten griechischen und arabisch-lateinischen Überlieferung vorhanden sind, handelt es sich bei den Wörtern αἱ Σταβίαι höchstwahrscheinlich um eine Glosse, die in einem sehr frühen Stadium in den Text aufgenommen wurde.

4 Übernommen wird hier die Form τυρρηνικόν, die in Verbindung mit dem Wort πέλαγος sowohl im klassischen Griechisch (Thukydides) als auch im Griechisch der Kaiserzeit (*cf. e.g.* Dion. Hal., Strab., Athen.) am gebräuchlichsten ist. Zur *iunctura* τυρηναῖον πέλαγος siehe aber Herod. Ab. exc. divi Marci VIII 1.

οὗτος, οὐκ ἀκριβῶς δ' ἐπὶ τὴν μεσημβρίαν ἐκτέταται. οὗτος μὲν οὖν ὁ λόφος ἄκλυστον τοῖς ἀνατολικοῖς ἀνέμοις φυλάττει τὸν κόλπον, εὔρῳ καὶ ἀπηλιώτῃ καὶ βορρᾷ· συνάπτει δ' αὐτῷ κατὰ τὸν μυχὸν τοῦ κόλπου λόφος ἕτερος οὐ σμικρός, ὃν ἔν τε τοῖς συγγράμμασιν οἱ παλαιοὶ Ῥωμαῖοι καὶ τῶν νῦν οἱ ἀκριβέστεροι Βεσουβῖνον ὀνομάζουσι. τὸ δ' ἔνδοξόν τε καὶ νέον ὄνομα τοῦ λόφου, Βέσβιον, ἅπασιν ἀνθρώποις γνώριμον διὰ τὸ κάτωθεν ἀναφερόμενον ἐκ τῆς γῆς ἐν αὐτῷ πῦρ – ὅ μοι δοκεῖ καὶ αὐτὸ μεγάλα συντελεῖν εἰς τὴν ξηρότητα τῷ πέριξ ἀέρι –, καὶ χωρὶς δὲ τοῦ πυρὸς οὔτε λίμνη τις ἐγγὺς οὔθ' ἕλος οὔτε ποταμὸς ἀξιόλογος οὐδαμόθι τοῦ κόλπου. τῶν δ' ἀρκτικῶν πνευμάτων ἁπάντων ἄχρι δύσεως θερινῆς ὁ Βεσουβῖνος λόφος
365 πρόβλημά ἐστι, καὶ πολλὴ τέφρα μέχρι τῆς θαλάττης ἀπ' | αὐτοῦ καθήκει, λείψανόν τι τῆς ἐν αὐτῷ κεκαυμένης τε καὶ νῦν ἔτι καιομένης ὕλης. ταῦτα πάντα ξηρὸν ἐργάζεται τὸν ἀέρα.

8 Δύναιτ' ἂν οὖν τις ἑτέρωθι τῆς οἰκουμένης ἐκλέξασθαι λόφον οὕτω ξηρόν, οὐ πόρρω θαλάττης, οὔτε μέγαν ὡς ἐκκεῖσθαι ταῖς τῶν ἀνέμων ἐμβολαῖς, οὔτε πάνυ ταπεινὸν ὡς τὰς ἐκ τῶν ὑποκειμένων πεδίων ἀναθυμιάσεις ἑτοίμως δέχεσθαι. πεφυλάχθαι δ' αὐτὸν τετράφθαι πρὸς ἄρκτον· οὕτω γὰρ ἂν ἀπεστραμμένος εἴη τὸν ἥλιον. εἰ δὲ κἂν τοῖς εὐκράτοις τῆς ὅλης οἰκουμένης ὁ λόφος ὑπάρχοι, καθάπερ ὁ κατὰ τὰς Σταβίας ἐστίν, ἄμεινον
9 μακρῷ. ἐν τοιούτῳ λόφῳ πόαι μὲν ἔστωσαν – ἄγρωστις καὶ λωτὸς καὶ πολύγονον καὶ μελισσόφυλλον –, θάμνοι δέ – σχῖνος καὶ κόμαρος καὶ βάτος καὶ κισσὸς καὶ κύτισος – ὅσοι τ' ἄλλοι τούτοις ἐοίκασιν. οὕτω μέντοι τὰ τοῦ
10 λόφου παρεσκευάσθω. τὰ δὲ ζῷα, βόες μέν εἰσιν ἐν τῷ κατὰ τὰς Σταβίας,

1 οὗτος^{I} – λόφος *om.* F_a δ' *om.* α R_b V_b, *supra lin. suppl.* V_b^2 οὖν *om.* T φ *edd.* 2 ἄκλειστον R_b D *Ald. Bas. Chart. Kühn*: εὔκλειστον *princ.* τὸν κόλπον *om.* V_b, *supra lin. suppl.* V_b^2 3 αὐτῷ] τῷ V_b 4 μικρὸς F_a I_a^* φ *edd.* 5 οἱ *om.* R_b I_a^* V_b, *supra lin. suppl.* V_b^2 βαισουβῖνον V_b: μεσουβῖνον T: βεσσουβιν` (*sic*) N: βεσουβὶν S *princ.*: pusari Lat.$^{Ar.Ger}$: βεσούβιον *Ald. Bas. Chart. Kühn* 6 *ante* τοῦ *add.* τοῦτου F_a Βέσβιον *in* λέσβιον *radendo mut.* F_a: λέσβιον V_b *princ.*, γρ. βέσβιον *in marg.* V_b^2: λέσβον α: βέσβον I_a^*: βέσβιος R_b: λέβην (*sic*) S*: thesius Lat.$^{Ar.Ger}$ διὰ] δὴ δ 8 τὴν *om.* β R_b I_a^* *edd.* 9 ἐγγὺς *om.* R_b F_a δ *princ.*, *in marg. suppl.* F_a ἕλως *Ald. Bas.*: ἕλκος *Kühn* 10 ἁπάντων πνευμάτων T F_a φ βαισουβῖνος V_b: βεσουβηνὸς *Ald. Bas. Chart. Kühn*: μεσουβῖνος T: κμεσουβινὸς N: μεσουβινὸς P_a: μεσεβηνὸς *princ.*: *non vertit* Lat.$^{Ar.Ger}$ λόφος] κόλπος T 11 *post* καὶ *add.* ἣ S T 12 τῆς *om. Chart. Kühn* 13 ξηρὸν *in* ξηρότερον *mut.* F_a 14 οὖν ἂν α ζ 15 οὔτε] οὐδὲ R_b V_b ἐγκεῖσθαι *edd.* 16 εἰσβολαῖς F_a I_a^* δ *edd.*, γρ ἐμβολαῖς *in marg. scr.* F_a ἐκ *om.* α 17 πεφυλάχθω R_b V_b δ *edd.* πρὸς ἄρκτον αὐτὸν ἐστράφθαι *in textu scr.*, *ord. verb. in* αὐτὸν πρὸς ἄρκτον ἐστράφθαι *supra lin. mut.* F_a ἐστράφθαι β T I_a^* *edd.*: ἐστράφαι R_b 19 ὑπάρχει A R_b F_a V_b *princ. Ald. Bas.* *post* ἐστίν *add.* δ' L ἀμείνων T R_b F_a V_b δ, *corr.* V_b^2 20 μακρῶν R_b: μακρὸν δ *post* τοιούτῳ *add.* μὲν V_b *ante* καὶ^{I} *add.* τε F_a δ 21 πολύγνον T F_a: πολύγωνον *princ. Ald. Bas.* *post* δέ *add.* καὶ F_a D, *del.* F_a^3 καὶ^{II} *om.* A 22 κιττὸς T R_b F_a V_b καὶ κύτισος *om.* T κύτισσος α I_a^* V_b M (*e mut.*) P_a *princ. Ald. Bas.*: ἐφ' οὗ γίγνεται τὸ λάδανον *in marg. scr.* V_b^2: κίθαρος *in textu scr.*, *postea in* κίσθαρος *mut. et supra lin.* ἀσκωληκόκλαδον *add.* F_a: κύτινος D μέντοι] μέν σοι R_b I_a^* V_b φ *edd.* τοῦ] τῆς δ 23 παρεσκευάσθω *in* παρασκευάσθω *mut.* V_b^2: παρασκευάσω F_a, *in* παρασκευάσθω *mut.* F_a: παρασκευάσθω *princ. Ald. Bas.* τὰς *om. edd.*

erstreckt sich aber nicht genau nach Süden. Dieser Hügel schützt also die Bucht vor den Ostwinden, (nämlich) vor Euros, Apeliotes und Boreas; neben ihm, im innersten Teil der Bucht, liegt ein anderer, nicht kleiner Hügel, den die alten Römer in ihren Schriften und von den jetzt lebenden die zuverlässigsten *Besubinos* nennen[1]. Der landläufige und neue Name des Hügels, (nämlich) *Besbios*[2], ist allen Menschen verständlich aufgrund des Feuers in ihm, das von unten aus der Erde heraufgebracht wird – das scheint mir auch seinerseits viel zur Trockenheit in der umgebenden Luft beizutragen –, und abgesehen vom Feuer gibt es nirgends in der Bucht einen naheliegenden See, einen Sumpf oder einen erwähnenswerten Fluss. Bis zum sommerlichen Sonnenuntergang ist der als *Besubinos* bezeichnete Hügel für alle nördlichen Winde ein Hindernis, und von ihm gelangt viel Asche bis zum Meer hinab, ein Überbleibsel der in ihm verbrannten und auch jetzt noch brennenden Materie. Alle diese Faktoren machen die Luft trocken.

Es könnte vielleicht jemand an einer anderen Stelle der bewohnten Welt einen 8 derart trockenen Hügel auswählen, der nicht weit entfernt vom Meer ist, weder so groß, dass er den Windstößen ausgesetzt ist, noch sehr niedrig, sodass er die Dämpfe aus den tiefliegenden Ebenen bereitwillig empfängt. Man sollte aber darauf achten, dass dieser Hügel nicht nach Norden ausgerichtet ist; denn auf diese Weise wäre er von der Sonne abgewandt. Wenn sich der Hügel aber auch in den gemäßigten Gegenden der ganzen bewohnten Welt befinden würde, wie der bei Stabiae, dann wäre es noch viel besser. Auf einem derartigen Hügel soll es 9 Kräuter geben – Agrostis, Lotos, Polygonon und Melisse – und Sträucher – Mastixpistazie, Erdbeerbaum, Brombeerstrauch, Efeu und Schneckenklee – und alle anderen, die diesen ähnlich sind. Auf diese Weise soll nun die (Pflanzenwelt) des Hügels gestaltet sein. Was die Tiere betrifft, gibt es auf dem Hügel von 10

1 Es handelt sich offensichtlich um den Vulkan Vesuv. Hier und im Folgenden übernehme ich die in den Handschriften überlieferte Form.

2 Diese orthografische Form wird von einer großen Anzahl von Autoren bezeugt, die vor, zeitgleich mit oder nach Galen geschrieben haben: Strab., Flav. Joseph., Appian, Plut., Philostr., Cass. Dio.

καὶ ἔστι τούτου τοῦ ζῴου παχὺ τὸ γάλα, καθάπερ τὸ τῶν ὄνων λεπτόν.
ἐγὼ δ’ ἂν καὶ βοῦς καὶ ὄνους καὶ αἶγας ἀφείην ἐπὶ τὰς νομάς, ὥστ’ ἔχειν
χρῆσθαι γάλακτι παντί· παχεῖ μὲν ἐκ τῶν βοῶν, λεπτῷ δ’ ἐκ τῶν ὄνων,
366 μέσῳ δ’ | ἀμφοῖν ἐκ τῶν αἰγῶν. οἱ παλαιοὶ δὲ καὶ γυναῖκα θηλάζουσαν
ἐφίστων τοῖς φθόῃ κάμνουσι· κἀγὼ δ’ ἀποδέχομαι τὴν γνώμην αὐτῶν, ὅτι
τε τὸ οἰκεῖον ᾑροῦντο καὶ ὅτι πρὶν ψυγῆναι τῷ πέριξ ἀέρι. καί σοι τοῦτ’
ἔστω μέγιστον παράγγελμα γάλακτος χρήσεως ἐπὶ πάντων οἷς γάλακτος
χρεία· αὐτίκα πίνειν ἀμελχθὲν τῷ ζῴῳ παρεστῶτα, προσεπεμβάλλειν δὲ
μέλιτος, ὅτῳ τυροῦσθαι πέφυκεν ἐν τῇ γαστρί. εἰ δ’ ὑπελθεῖν αὐτό ποτε
θᾶττον βουληθείης, καὶ ἁλῶν.

11 Ἐκεῖνος μὲν οὖν ὁ νεανίσκος ἐκ τῆς λοιμώδους νόσου κατὰ τὴν ἀρτηρίαν
ἕλκος ἔχων ὑγιὴς ἐγένετο καὶ ἄλλοι μετ’ αὐτὸν ὁμοίως. ἑτέρῳ δὲ μειρακίῳ
περὶ ἔτος ὀκτωκαιδέκατον ἐκ κατάρρου πλείοσιν ἡμέραις γενομένου τὰ μὲν
πρῶτα μετὰ βηχὸς αἷμα θερμὸν εὐανθὲς οὐ πολύ, μετὰ δὲ ταῦτα ἀνε-
πτύσθη τι μέρος καὶ τοῦ χιτῶνος αὐτοῦ, ὅς ὑπαλείφων ἔνδοθεν ὅλην τὴν
ἀρτηρίαν εἰς τὴν φάρυγγά τε καὶ τὸ στόμα διὰ τοῦ λάρυγγος ἀναφέρεται.
ἐδόκει δέ μοι τῷ τε πάχει τεκμαιρομένῳ καὶ τῇ τοῦ κάμνοντος αἰσθήσει τοῦ
367 λάρυγγος ὑπάρχειν τὸ ἔνδον σῶμα· καὶ μέντοι καὶ ἐβλάβη τοὐντεῦθεν | εἰς
τὴν φωνὴν ὁ ἄνθρωπος, ἀλλὰ [καὶ οὗτος] ἐν χρόνῳ μὲν πλείονι, ἐσώθη δ’
12 οὖν καὶ αὐτός. οἱ δ’ ἐκ τοῦ λοιμοῦ ῥᾳδίως ὑγιάζεσθαί μοι δοκοῦσι τῷ
προεξηράνθαι τε καὶ προεκκεκαθάρθαι σύμπαν τὸ σῶμα· καὶ γὰρ ἔμετοί
τισιν αὐτῶν ἐγένοντο καὶ ἡ γαστὴρ ἅπασιν ἐξεταράχθη. καὶ οὕτως ἤδη
κεκενωμένων τοῖς σῴζεσθαι μέλλουσιν ἐξανθήματα μέλανα διὰ παντὸς τοῦ
13 σώματος ἀθρόως ἐπεφαίνετο· τοῖς πλείστοις μὲν ἑλκώδη, πᾶσι δὲ ξηρά. καὶ
ἦν εὔδηλον ἰδόντι τοῦ σεσηπότος ἐν τοῖς πυρετοῖς αἵματος εἶναι τοῦτο

1 τούτου *post* ζῴου *trsp.* F_a, *post* τοῦ M παχὺ *post* γάλα *trsp.* R_b F_a **2** καὶ^{I} *in textu om., supra lin. suppl.* F_a αἶγας καὶ ὄνους F_a ἀφείην *sec.* R_b V_b *Chart. Kühn scripsi*: ἀφίην α S T F_a I_a^* ζ: ἀφίειν δ *princ. Ald. Bas.* **3** χρήσασθαι S T F_a V_b, *corr.* F_a δ’ *om.* A **4** καὶ *om.* S R_b **5** ἐφιστῶνται S: ἐπέταττον R_b V_b, *punctis del. et* ἐφίστων *in marg. scr.* V_b^2 *post* τοῖς *add.* τῇ S *edd.*, ἐν F_a φθίσει F_a ζ κἀγὼ δ’] καὶ ἔγωγ’ L γ V_b ζ: ἐγὼ δὲ A F_a: δ’ *om. princ. Ald. Bas.* **6** ψυχθῆναι S T F_a V_b, -γῆ- *supra* -χθῆ- *scr.* V_b **7sq.** γάλακτος χρεία *in* χρεία γάλακτος *mut.* F_a **8** τῶν ζῴων φ παρεστῶτι S F_a I_a^* *princ.* προσεπεμβάλλειν *e* προσεπιβάλλειν *corr.* F_a **9** *ante* μέλιτος *add.* καὶ T R_b I_a^* V_b φ *edd.* ὅτῳ τυροῦσθαι *ex* ὅτ’ ἐντυροῦσθαι *corr.* F_a τῇ *om.* ζ ποτε *om.* R_b F_a φ **11** *post* μὲν *add.* γε I_a^* δ *edd.* οὖν *in textu om., post* μὲν *supra lin. suppl.* F_a νεανίας T *edd.* **12** σχῶν R_b V_b καὶ – ὁμοίως *non vertit* Lat.$^{Ar.Ger}$ **13** πλέοσιν α V_b γινομένου S T F_a D **14** μετὰ ταῦτα δ’ F_a **15** μέρος *post* αὐτοῦ *trsp.* S R_b I_a^* V_b *edd.* *ante* καὶ *iter.* αὐτοῦ, *postea punctis del.* F_a ἔνθεν, *ut vid.*, A ὅλην *om. edd.*, *post* τὴν *trsp.* R_b, *post* lin. 16 ἀρτηρίαν T F_a N **16** ἀνεφέρετο D *Ald. Bas. Chart. Kühn* **18** ἔνδοθεν S *edd.* **19** καὶ οὗτος *in* καὶ οὕτω *mut.* F_a: καὶ οὕτως *edd.*: *post* lin. 18 ἐβλάβη *iter.* οὗτος V_b: *non vertit* Lat.$^{Ar.Ger}$: *seclusi* διεσώθη I_a^* φ *edd.* **19sq.** δ’ οὖν *om.* D *Ald. Bas. Chart. Kühn* **20** καὶ αὐτός] ὅμως R_b οἱ δ’ *e corr.* F_a: *om.* V_b, *supra lin. suppl.* V_b^2 *post* ὑγιάζεσθαί *add.* τε I_a^*, δὲ R_b τῷ] τὸ S δ **21** προκεκαθάρθαι F_a M *Chart. Kühn*, *postea corr.* F_a: προεκκαθάρθαι T D: ἐκκεκαθάρθαι R_b **21sq.** ἔμετοί ... ἐγένοντο] ἔμετός ... ἐγένετο T I_a^* δ *edd.* **22** ἡ *om.* ζ ἅπασα R_b F_a ἐταράχθη α S *edd.* **23** κεκενωμένοις *edd.* **24** ἐφαίνετο α S **25** εὔδηλον ἰδόντι] εὔδηλον ἴδιόν τι S T: εὔδηλον ἤδη ὅτι R_b: arbitratus sum quod causa horum sit id quod ... remansit Lat.$^{Ar.Ger}$

Stabiae Kühe, und von diesem Tier ist die Milch dick, wie die von den Eseln dünn ist. Ich würde Kühe, Esel und Ziegen auf die Weiden treiben, sodass man jede Art von Milch gebrauchen kann: dicke von den Kühen, dünne von den Eseln, mittlere zwischen beiden von den Ziegen. Die Alten pflegten auch eine stillende Frau zu den Patienten zu bringen, die an Auszehrung litten; auch ich schließe mich ebenfalls ihrer Ansicht an, weil sie die richtige (Milch) ausgewählt haben und weil (sie getrunken wird), bevor sie durch die umgebende Luft abgekühlt wurde. Und dies soll dir die wichtigste Lehre für den Gebrauch von Milch sein bei allen, bei denen Bedarf an Milch besteht: (Sie) frisch gemolken sofort zu trinken, wenn man sich in der Nähe des Tieres befindet, und etwas Honig hinzuzufügen, durch den sie im Magen von Natur aus gerinnt. Wenn du willst, dass sie einmal schneller heruntergeht, dann füge auch etwas Salz hinzu.

In der Tat wurde jener junge Mann, der aufgrund der Seuche eine Wunde in 11
der Luftröhre[1] hatte, (wieder) gesund und andere nach ihm in gleicher Weise. Von einem anderen jungen Mann, der etwa achtzehn Jahre alt war, wurde aufgrund eines Katarrhs, der sich über mehrere Tage hinzog, zunächst zusammen mit dem Husten Blut (ausgehustet), das warm, frisch und nicht viel war, danach aber wurde auch ein Teil der Wand selbst ausgehustet, die die ganze Luftröhre innen auskleidet und sich bis zur Kehle und durch den Kehlkopf bis zum Mund hinauf erstreckt. Es schien mir angesichts der Dicke, die als Beweis diente, und angesichts der Wahrnehmung des Kranken, dass es sich um den inneren Körper des Kehlkopfs handelte; und in der Tat hatte der Mensch deswegen einen Schaden an seiner Stimme, aber selbst wenn (sich dies) über einen längeren
Zeitraum (hinzog), wurde er auch geheilt.[2] Diejenigen, die an der Seuche 12
erkrankt sind, scheinen mir dadurch leicht gesund zu werden, dass ihr ganzer Körper zuvor getrocknet und gereinigt wurde; denn bei einigen von ihnen trat auch Erbrechen auf, und alle litten an Magenstörungen. Und von denjenigen, die auf diese Weise schon entleert wurden, zeigten sich bei denjenigen, die im Begriff waren, geheilt zu werden, schwarze Hautausschläge in großer Menge auf dem ganzen Körper; bei den meisten waren sie geschwürig, bei allen aber trocken.
Und es war für (jeden) Betrachter eindeutig, dass dies ein Überbleibsel des bei 13

1 Gemeint ist an dieser Stelle <τραχεῖα> ἀρτηρία; *cf. supra*, S. 73,6.

2 Die Passage ist in der handschriftlichen Überlieferung etwas gestört. Besonders problematisch sind die Wörter καὶ οὗτος, welche – wohl nicht zufällig – von einem Leser des Kodex F_a in καὶ οὕτω umgewandelt wurden. Sie könnten eine alternative Lesart zu καὶ αὐτός darstellen, die sich nachträglich in den Text eingeschlichen hat. Kodex R_b tradiert am Satzende ὅμως statt καὶ αὐτός.

λείψανον, οἷον τέφραν τινὰ τῆς φύσεως ὠθούσης ἐπὶ τὸ δέρμα, καθάπερ ἄλλα πολλὰ τῶν περιττῶν. οὐ μὴν ἐδέησέ γε πρὸς τὰ τοιαῦτα τῶν ἐξανθημάτων φαρμάκου· καθίστατο γὰρ αὐτόματα τρόπῳ τοιῷδε. τινῶν μέν, οἷς γε καὶ ἡλκώθη, τὸ ἐπιπολῆς ἀπέπιπτεν, ὅπερ ὀνομάζουσιν ἐφελκίδα – κἀντεῦθεν ἤδη τὸ λοιπὸν ἐγγὺς ἦν ὑγείας, καὶ μετὰ μίαν ἢ δύο ἡμέρας ἐπουλοῦτο· τινῶν δέ, οἷς οὐχ ἡλκώθη, τὸ μὲν ἐξάνθημα τραχύ τε καὶ ψωρῶ-
368 δες ἦν, ἀπέπιπτε δ' οἷόν τι λέμμα, κἀκ τούτου πάντες | ὑγιεῖς ἐγίνοντο.
14 Θαυμαστὸν οὖν οὐδὲν εἰ καὶ κατὰ τὸν πνεύμονα τοιούτων ἐξανθημάτων γενομένων ἐσῴζοντο διὰ τὴν ξηρότητα τῶν ἑλκῶν· ὃν γὰρ ἐπὶ τῶν ἄλλων ἁπάντων ἑλκῶν ὁ πρόσθεν λόγος ἐδείκνυε σκοπὸν εἶναι τῆς θεραπείας, τοῦθ' ὑπῆρχεν ἤδη τοῖς ἐκ τοῦ λοιμοῦ γινομένοις. ἅπαντα γὰρ ἦν ξηρὰ καὶ τραχέα, τὰ μὲν πλεῖστα ψώρᾳ, τινὰ δ' αὐτῶν καὶ λέπρᾳ παραπλήσια. μαρτυρούσης οὖν τῷ λόγῳ τῆς πείρας καὶ τοῖς ἕλκεσιν ἕνα τοῦτον ἐχούσης σκοπὸν τῆς ἰάσεως, τὸ ξηρανθῆναι, δύναιτ' ἂν τις σῴζειν παμπόλλους τῶν αἷμα πτυσάντων ἐκ πνεύμονος, ὥσπερ καὶ ἡμεῖς ἐσῴσαμεν.

13. Ὅπως μὲν οὖν χρὴ θεραπεύειν οἷς ἀγγεῖον ἀξιόλογον ἐρράγη κατενεχθεῖσιν ἢ μέγα βοήσασιν ἢ βάρος ἀραμένοις ὑπὲρ τὴν δύναμιν ἤ τινος ἐμπεσόντος τῷ θώρακι σκληροῦ καὶ βαρέος ἔξωθεν σώματος, εἴρηται πρόσθεν. ὡς δ' ἄν τις κάλλιστα καὶ τοὺς ἐπὶ κατάρρῳ πτύσαντας αἷμα
369 μεταχειρίζοιτο, νῦν εἰρήσεται, σαφηνείας ἕνεκα | προχειρισαμένων ἡμῶν ἣν
2 ἐποιησάμεθα θεραπείαν ἐν Ῥώμῃ γυναικὸς τῶν ἐν τέλει· αὕτη γὰρ ἀκηκουῖα λόγων τοιούτων οἵους νῦν διεληλύθαμεν ὑπὲρ τῶν ἐκ πνεύμονος αἷμα πτυσάντων, εἴτ' ἐκ κατάρρου τινὸς εἴτ' ἐκ βηχὸς ἰσχυρᾶς ὀλίγον τι πτύσασα διὰ νυκτός, ἔπεμψεν αὐτίκα πρός με παρέχειν ἑαυτὴν φάσκουσα πᾶν ὅ τι ἂν ἐθελήσαιμι πράττειν. ἠκηκόει δὲ κατὰ τοὺς ἔμπροσθεν χρόνους ὡς εἰ μή τις αὐτίκα βοηθήσειε δραστηρίως πρὶν φλεγμῆναι τὸ ἕλκος, οὐδὲν ἀνύσει, καὶ ὡς τοῦτ' εἴη μάλιστα τὸ αἴτιον τοῦ διαφθείρεσθαι τοὺς ἀναβή-

19–84,4 ὡς – εὐχύμῳ *exc.* Aet. Amid. Libri med. VIII 66: CMG VIII 2, p. 523,3–25 Paul. Aeg. III 31: CMG IX 1, p. 213,24–26; 214,1–5

2 *post* μὴν *add.* οὐδ' F_a ἐδεήθησάν R_b V_b 3 καθίσταντο F_a ζ, *postea corr.* F_a τῷδε L S R_b I_a^* M δ *edd.* 4 ἡλκώθη *ex* ἑλκώθη *corr.* F_a: ἐλκώθη S ἐπὶ πολλῆς N: ἐπιπολλῆς P_a ἀπέπιπτεν *e corr.* F_a 5 τὸ *om.* T R_b F_a, *in marg. suppl.* F_a 6 τε *om.* V_b σκληρῶδες R_b 7 ἀνέπιπτε L *edd.* δ'] καὶ T F_a *princ. Chart. Kühn* πάντες *in* πάντως *mut.* F_a: πάντῃ T ἐγένοντο T R_b F_a I_a^* V_b ζ 9 γι(γ)νομένων F_a ζ: γεγενημένων *edd.* ὃν] ὃ γ F_a V_b *post* γὰρ *add.* ἂν *edd.* 10 ἑλκῶν ἁπάντων A D *edd.*: *post* ἁπάντων *iter.* ἑλκῶν A ἁπάντων *om.* R_b V_b δ ἐδείκνυ A T εἶναι *om.* ζ 11 τοῦτο A τοῦ *om.* A γενομένοις R_b V_b δ: γεγενημένοις *edd.* 13 *post* μαρτυρούσης *add.* δὲ F_a δ οὖν *om.* F_a: ἂν S: ἐν R_b τῶν λόγων δ *post* λόγῳ *add.* καὶ F_a *post* ἕνα *add.* καὶ T F_a τοῦτον] ταυτὸν T F_a: τὲ αὐτὸν S ἐχούσης *sec.* L R_b P_a *scripsi*: ἔχουσι A γ F_a I_a^* V_b ζ N *edd.* 14 τῆς ἰάσεως *om.* V_b τὸ ξηρανθὲν *in textu*, γρ τὸ ξηρανθῆναι *in marg. scr.* V_b 15 πτυόντων R_b V_b ζ 16 μὲν *om.* ζ 17 μέγα βοήσασιν] μεταβοήσασιν δ 18 βαρέος] μεγάλου *edd.* 19 τάχιστα R_b V_b καὶ *om.* R_b V_b τοὺς] τὰ δ κατάρρου *edd.* 20 προχειρησαμένων S F_a *princ. Ald. Bas.* 21 αὐτὴ *edd.* 22 οἵους *e corr.* A F_a 23 ἐκ^{I} *om.* L εἴτ' ἐκ^{II}] ἢ F_a *edd.*: καὶ R_b V_b ἰσχυρᾶς *om.* A *post* τι *add.* αἷμα T 24 ἑαυτὴν *ex* ἑαυτῇ *corr.* F_a: αὐτὴν R_b 26 δραστικῶς *edd.* *post* πρὶν *add.* ἢ *edd.* 27 ἀνύσοι α S I_a^* δ *post* τοῦτ' *add.* ἂν *edd.*

Fieberanfällen verfaulten Blutes war, wie zum Beispiel wenn die Natur eine Art Asche auf die Haut bringt, wie viele andere von den Überschüssen. Allerdings besteht kein Bedarf an einem Heilmittel gegen derartige Hautausschläge; denn sie wurden auf folgende Art von selbst geheilt. Bei den einen, bei denen sich auch Wunden gebildet hatten, fiel das ab, was sich an der Oberfläche befand, und zwar das, was man „Schorf" nennt – und von da an war das, was übrigblieb, nahe der Heilung, und nach einem oder zwei Tagen vernarbte es; bei den anderen aber, bei denen sich keine Wunden gebildet hatten, war der Hautausschlag rau und krätzig, es fiel aber etwas wie eine Schuppe ab, und von da an wurden alle gesund.

Es ist also nicht verwunderlich, wenn derartige Ausschläge auch im Bereich 14
der Lunge aufgetreten sind, dass (die Patienten) durch die Trockenheit der Wunden geheilt wurden; denn das, was bei allen anderen Wunden die vorangegangene Diskussion als Ziel der Behandlung gezeigt hat, dies ist nun bei denen aufgetreten, die aufgrund der Seuche entstanden sind. Denn alle Wunden waren trocken und rau, die meisten ähnlich der Krätze, andere von ihnen aber auch dem Aussatz. Da die Erfahrung also für die Theorie beweiskräftig ist und bei den Wunden die Behandlung dieses eine Ziel hat, nämlich das Austrocknen, könnte jemand sehr viele von denjenigen retten, die Blut aus der Lunge spucken, wie auch wir sie gerettet haben.

13. Wie man also die Patienten behandeln muss, bei denen ein beachtliches Gefäß dadurch eine Ruptur bekommen hat, dass sie von oben gestürzt sind oder laut geschrien haben oder eine Last gehoben haben, die ihre Kraft übersteigt, oder dass ein harter und schwerer Körper von außen auf ihren Brustkorb gefallen ist, (das) ist (schon) zuvor ausgeführt worden[1]. Wie aber jemand auch diejenigen am besten behandeln kann, die beim Katarrh Blut gespuckt haben, davon wird jetzt die Rede sein, wobei wir wegen der Klarheit die Behandlung ausgewählt haben, die wir in R o m bei einer Frau von gehobenem Stand vorgenommen haben; denn als diese von derartigen Begebenheiten gehört hatte, wie wir sie jetzt 2
in Bezug auf Patienten, die Blut aus der Lunge spuckten, dargelegt haben, schickte sie sofort nach mir, da sie entweder wegen eines Katarrhs oder aufgrund eines starken Hustens während der Nacht ein wenig (Blut) gespuckt hatte, und sagte, dass sie (alles) täte, was auch immer ich wolle. Sie hatte in früheren Zeiten gehört, dass man, wenn man nicht sofort effektiv interveniert, bevor sich die Wunde entzündet hat, nichts erreicht, und dass dies meistens der verursachende

[1] *cf. supra*, S. 17,9 – 33,19.

3 ξαντας αἷμα. φλέβα μὲν οὖν τεμεῖν αὐτῆς οὐκ ἠξίωσα, τεττάρων ἡμερῶν ἤδη
διὰ τὸν κατάρρουν ὀλίγου δεῖν ἀσίτου γεγενημένης. κλύσματι δὲ δριμεῖ
κελεύσας χρήσασθαι καὶ τρίψασθαι τά τε σκέλη καὶ τὰς χεῖρας ἐπὶ
πλεῖστον ἅμα φαρμάκῳ θερμαίνοντι καὶ διαδήσας, εἶτα ξυρήσας τὴν
κεφαλὴν ἐπέθηκα τὸ διὰ τῆς κόπρου τῶν ἀγρίων περιστερῶν φάρμακον.
4 ὡρῶν δὲ μεταξὺ τριῶν γενομένων ἐπὶ τὸ βαλανεῖον ἤγαγον καὶ λούσας
ἄνευ τοῦ ψαῦσαι λίπους τῆς κεφαλῆς, εἶτα σκεπάσας αὐτὴν συμμέτρῳ
370 πίλῳ | πρὸς τὴν ἐνεστηκυῖαν ὥραν ἔθρεψα ῥοφήματι μόνῳ τῶν αὐστηρῶν
ὀπωρῶν ἐπιδούς. εἶθ' ὑπνοῦν μελλούσῃ τὸ διὰ τῶν ἐχιδνῶν ἔδωκα φάρμα-
κον ὡς πρὸ τεττάρων μηνῶν ἐσκευασμένον· ἔτι γὰρ ἔχει τὸ τοιοῦτον τὸν
τοῦ μήκωνος ὀπὸν ἰσχυρόν, ἐν δὲ τοῖς κεχρονικόσιν ἐξίτηλος γίνεται. διὰ
τοῦτο οὖν ὑπνῶδές τέ ἐστι καὶ ξηραίνει τὰ ῥεύματα σὺν τῷ καὶ παχύνειν
ἀτρέμα. παυσαμένου δὲ τελέως τοῦ κατάρρου δῆλος μὲν ἦν ὁ πνεύμων ἔκ τε
τοῦ τῆς ἀναπνοῆς εἴδους καὶ τοῦ ψόφου τῆς γενομένης ἅπαξ που βηχὸς
5 ἐκκαθάρσεως δεόμενος. οὐ μὴν συνέπραξά γε εἰς τοῦτο κατὰ τὴν δευτέραν
ἡμέραν, ἀλλ' ἐφ' ἡσυχίας τε καὶ σιγῆς ἁπάσης φυλάξας τὴν γυναῖκα καὶ
τρίψας τὰ κῶλα καὶ διαδήσας ἐκέλευσα καὶ τἆλλα πάντα μέρη τρίψασθαι
πλὴν τῆς κεφαλῆς· ἔτι γὰρ ἦν ἀπὸ τοῦ φαρμάκου θερμή. αὖθις δ' εἰς τὴν
ἑσπέραν ἔδωκα τοῦ διὰ τῶν ἐχιδνῶν φαρμάκου μέγεθος, ὅσον γε ὁ παρ'
6 ἡμῖν κύαμος· ἦν δὲ πολὺ τούτου μεῖζον ὃ κατὰ τὴν προτεραίαν εἰλήφει. ὡς δὲ
καὶ ταύτῃ τῇ νυκτὶ καλῶς ἐκοιμήθη, τῇ τρίτῃ τῶν ἡμερῶν ἕωθεν δοὺς
371 μέλιτος ἡψημένου συχνὸν ἐφ' ἡσυ|χίας ἐφύλαξα. προηκούσης δὲ τῆς ἡμέρας
ἅπαν ὁμοίως τρίψας τὸ σῶμα τροφὴν ἐκέλευσα λαβεῖν πτισάνης χυλὸν σὺν
7 ἄρτῳ βραχεῖ. κἄπειτα τῇ τετάρτῃ τῶν ἡμερῶν ἕωθεν μὲν τοῦ διὰ τῶν
ἐχιδνῶν φαρμάκου ἀκμαίου κατὰ τὴν ἡλικίαν ἅμα συχνῷ μέλιτι προσέδωκα,
τῇ κεφαλῇ δὲ τοῦ αὐτοῦ φαρμάκου πάλιν ἐπιθείς, ὃ θερμαίνει τε καὶ ξηραίνει
σφοδρῶς. εἶτα λούσας καὶ θρέψας μετρίως, ἐκκαθαίρειν ἤδη σφοδρότερον
ἐπεχείρησα τὸν πνεύμονα τῇ πέμπτῃ τῶν ἡμερῶν. εἶτ' αὖθις καὶ αὖθις

2–84,26 κλύσματι – ἕλκος *exc.* Orib. Synops. ad Eustath. IX 1: CMG VI 3, p. 273,2–274,15

1 *ante* αἷμα *add.* τὸ F_a M *edd.* μὲν *om.* F_a οὖν *post* τεμεῖν *trsp.* F_a αὐτῆς τεμεῖν A τέμνειν R_b V_b φ 3 τά *om.* A *Chart. Kühn* *post* τε *add.* καὶ *Chart. Kühn* 4 ξυρίσας R_b V_b *princ. Ald.*: κείρας ζ 6 δὲ] τε Orib. Aet. τριῶν μεταξὺ R_b V_b Orib. γενομένων *e corr.* V_b: γινομένων A 7 λίπους *om.*, λύπους *in marg. scr.* F_a: λείπους V_b: λίπους ἢ τίπως I_a^*: λίπος L T τῆς κεφαλῆς *in textu*, τὴν κεφαλὴν *in marg. scr.* V_b: τὴν κεφαλὴν R_b N 9 ἐπιδιδούς F_a ζ *Ald. Bas. Chart. Kühn*: διδούς *princ.* δέδωκα α 10 πρὸς I_a^* ἔχει *om.* S τὸ τοιοῦτον *om.* I_a^* δ *princ.*, *post* lin. 11 ἰσχυρὸν *trsp.* ζ *Ald. Bas. Chart. Kühn* 11 τοῦ μήκωνος *post* ὀπὸν *trsp.* F_a τοῦ] τῆς A V_b D 12 καὶ^{II} *om.* α S 13 *supra* ἀτρέμα *scr.* κατ' ὀλίγον F_a *post* μὲν *add.* οὖν A ὁ πνεύμων ἦν *edd.* 14 γινομένης A T που *om.* A T R_b: πω D: πως P_a: τῆς I_a^* 16 ἁπάσης *om.* F_a τὴν γυναῖκα φυλάξας *edd.* 17 *ante* μέρη *add.* τὰ R_b 19 ὅσον γε] ὅσος γε T P_a: ὅσον περ V_b: οἷόν περ α S: οἷός περ F_a 20 μεῖζον τούτου (τοῦτο T) *scr.* T F_a, *postea ord. verb. rest.* F_a προτέραν α S ζ *edd.* 21 τῇ^{II} *om.* F_a 22 ἑψημένου R_b F_a V_b ζ P_a *edd.*, *ante* μέλιτος *trsp.* F_a 25 φαρμάκου *om.* T δ 25sq. ἀκμαίου – φαρμάκου *om.* α, *in marg. suppl.* A^2 L^3 (τοῦ αὐτοῦ *omisso in* L^3) 25 συχνῷ ἅμα *scr.*, *postea ord. verb. rest.* F_a: ἅμα σὺν χρηστῷ A^2 (*vide supra*) *edd.*: ἅμα πλείστῳ Aet. 26 ἐπιτιθείς A 27 τρίψας F_a

Faktor dafür ist, dass diejenigen, die Blut ausgehustet haben, zugrunde gegangen
sind. Bei ihr eine Vene zu öffnen, hielt ich nun nicht für sinnvoll, da sie schon seit 3
vier Tagen aufgrund des Katarrhs nahezu ohne Nahrung war. Nachdem ich aber
angeordnet hatte, ein scharfes Klistier anzuwenden und die Beine und die Arme
zusammen mit einem wärmenden Heilmittel soweit wie möglich zu massieren,
und sie mit Verbänden versehen hatte, legte ich dann, nachdem ich ihren Kopf
rasiert hatte, das Heilmittel aus den Exkrementen von wilden Tauben auf[1]. Nach 4
einer Zwischenzeit von drei Stunden führte ich sie zum Bad und wusch sie, ohne
ihren Kopf mit Seife in Berührung zu bringen, dann bedeckte ich ihren Kopf mit
einem passenden Tuch und ernährte sie angesichts der Uhrzeit nur mit Brei, dem
ich getrocknete Früchte beigefügt hatte. Als sie dann im Begriff war zu schlafen,
gab ich ihr das Heilmittel aus Vipern[2], das ungefähr vor vier Monaten zubereitet
worden war; denn ein derartiges Heilmittel hat immer noch den Saft des Mohns
in voller Stärke, bei älteren (Heilmitteln) wird sie geringer. Deswegen ist es also
schlafferdernd und trocknet die Flüsse, indem es zugleich auch zu einer leichten
Verdickung führt. Als der Katarrh vollständig aufgehört hatte, war es sowohl
wegen der Art der Atmung als auch wegen des Klanges des Hustenanfalls, der
gerade einmal auftrat, klar, dass die Lunge einer Reinigung bedurfte. In der Tat 5
habe ich am zweiten Tag nichts in diese Richtung unternommen, vielmehr hielt
ich die Frau ruhig und völlig still, und nachdem ich die Gliedmaßen massiert und
mit Verbänden versehen hatte, ordnete ich an, dass auch alle anderen Körperteile
mit Ausnahme des Kopfes massiert wurden: Denn er war von dem Heilmittel
immer noch warm. Gegen Abend gab ich ihr wieder von dem Heilmittel aus
Vipern eine Menge so groß wie bei uns eine Bohne; die Menge, die sie am Vortag
genommen hatte, war (aber) viel größer als diese. Da sie aber auch in dieser Nacht 6
gut geschlafen hatte, gab ich ihr am dritten Tag frühmorgens viel gekochten
Honig und hielt sie ruhig. Im Laufe des Tages massierte ich auf ähnliche Weise
den ganzen Körper und ordnete an, Gerstenschleim mit etwas Brot als Nahrung
zu sich zu nehmen. Und dann gab ich ihr zwar am vierten Tag frühmorgens auch 7
das Heilmittel aus Vipern in voller Stärke und entsprechend ihres Alters zusammen mit viel Honig[3], legte aber auf ihren Kopf wieder etwas von demselben
Heilmittel, das stark wärmt und trocknet. Nachdem ich sie gewaschen und
mäßig ernährt hatte, versuchte ich am fünften Tag die Lunge schon kräftiger zu

1 Zur von Natur aus wärmenden Wirkung dieses Arzneimittels, *cf.* Gal. De simpl. med. temp. et fac. X 2: XII 302,12–303,9K.

2 Zur Verarbeitung von Vipernfleisch und zur Herstellung der entsprechenden θηριακή, *cf.* Gal. Ad Glauc. de med. meth. II 12: XI 143,13–144,16 K. Ein Bericht zu diesem Thema findet sich in De simpl. med. temp. et fac. XI 1: XII 311,14–323,15 K. Die ausführlichste Beschreibung der Zubereitung des Arzneimittels findet sich in De antid. I 15–16: XIV 82,12–102,17 K. Für eine Übersicht über die therapeutische Verwendung der θηριακή siehe Stein, La thériaque chez Galien, S. 199–209.

3 Diese Textpassage, die in allen historischen Drucken ἅμα σὺν χρηστῷ liest, wurde von Cornarus am Rand seines eigenen Exemplars der Aldina wie folgt annotiert: „<ἅμα> πλείστῳ vel ἅμα συχνῷ". In der Auslegung des Cornarius erscheinen also sowohl die hier in den Text aufgenommene Lesart (συχνῷ) als auch die von Aetius tradierte Variante (πλείστῳ).

ἐχρησάμην ἐκ διαλειμμάτων κατὰ μὲν τῆς κεφαλῆς τῇ συνήθει κηρωτῇ τῇ
διὰ τῆς θαψίας, τὴν δ' ὅλην τοῦ σώματος ἐπιμέλειαν ἀναθρεπτικὴν ἐποιη-
σάμην [ἐν] αἰωρήσεσι καὶ τρίψεσι καὶ περιπάτοις καὶ ἀλουτίᾳ καὶ διαίτῃ
μετρίᾳ τε ἅμα καὶ εὐχύμῳ. αὕτη καλῶς ἔσχεν ἡ γυνὴ μὴ δεηθεῖσα τοῦ
γάλακτος.
8 Ἄλλον δέ τινα νεανίσκον οὐκ ἐκ κατάρρου τινὸς βηχὸς ὁρμηθείσης, ἀλλ'
ἐπὶ ψύξει τῶν ἀναπνευστικῶν, αἷμα καὶ αὐτὸν πτύσαντα πλῆθος ὅσον
372 ἥμισυ κοτύλης, παραχρῆμα μὲν ἐφλεβοτόμησα καὶ δὶς τῆς αὐτῆς | ἡμέρας
ἐπαφεῖλον, εἶτα δὶς κατὰ τὴν ὑστεραίαν· τρίψει δὲ τῶν κώλων καὶ δεσμοῖς ἐν
τῇ πρώτῃ χρησάμενος, εἰς ἑσπέραν ἔδωκα τὸ διὰ τῶν σπερμάτων ἡμέτερον
9 φάρμακον. ἐν δὲ τῇ δευτέρᾳ μετὰ τὴν ἐπαφαίρεσιν ἐπέθηκα παντὶ τῷ
θώρακι τὴν διὰ τῆς θαψίας κηρωτήν, εἶτ' ἄρας αὐτὴν εἰς ἑσπέραν, ὅπως μὴ
θερμήνειε περαιτέρω τοῦ δέοντος, ἐν τῇ τρίτῃ πάλιν ἐπιθεὶς ὥραις που
τρισὶν ἔλουσα τὸν ἄνθρωπον ἔθρεψά τε ταῖς τρισὶν ἡμέραις παραπλησίως,
ῥοφήμασι μὲν ἐν ταῖς πρώταις δύο, τῇ τρίτῃ δὲ χυλὸν μὲν πτισάνης
προδούς, ἰχθὺν δέ τινα τῶν εὐπέπτων ἐπιδοὺς ἁπλῶς ἠρτυμένον. ἔδωκα δὲ
καὶ τὸ διὰ τῶν σπερμάτων φάρμακον, ἔν τε τῇ δευτέρᾳ καὶ τρίτῃ τῶν
ἡμερῶν ὁμοίως εἰς ἑσπέραν· ὑπνοποιόν τε γάρ ἐστι καὶ ἀνώδυνον καὶ
10 ξηραντικόν. ἤδη δὲ καὶ τῶν ἀναπνευστικῶν ἐν εὐκρασίᾳ τῇ κατὰ φύσιν
ὄντων καὶ τοῦ παντὸς σώματος κεκενωμένου καὶ μηδὲ μιᾶς ὑποψίας φλεγμο-
νῆς ὑπολειπομένης κατὰ τὸ ἐρρωγὸς ἀγγεῖον, ἀνακαθαίρειν ἠρξάμην. εἶτα
πίνοντα τὸ διὰ τῶν ἐχιδνῶν φάρμακον ἀκμαῖον κατὰ τὴν ἡλικίαν ἐπὶ τὰς
373 Σταβίας ἐξέπεμψα. | πάντας οὕτως ἐγὼ τοὺς κατὰ τὴν πρώτην ἡμέραν
ἑαυτοὺς ἡμῖν ἐγχειρίσαντας ἰασάμην.

14. Οὐ μὴν τούς γε μετὰ δύο ἢ τρεῖς <ἡμέρας> ἅπαντας, ἀλλ' ἔνιοί τινες αὐτῶν ἀνίατον ἔσχον τὸ ἕλκος, ὅσοι δ' ἔφθασαν οὕτω φλεγμήναντες ὡς πυρέξαι, τούτων οὐδεὶς ἐθεραπεύθη τελέως. ἀλλ' ὅσοι μετὰ ταῦτα διὰ πάντων ὀρθῶς τῶν βοηθημάτων διεξῆλθον, ὡς ξηρανθῆναι τὸ ἕλκος, ἐκέρδαναν οὗτοι τοσοῦτον ὡς μήτ' ἐπινέμεσθαι μήτε μεῖζον γίνεσθαι, ξηρανθὲν δὲ καὶ τυλωθὲν ἐπιτρέψαι χρόνῳ πλέονι ζῆσαι τὸν ἄνθρωπον.

1 συνήθη S R_b 2 τῆς *om.* F_a φ Orib. 3 ἐναιωρήματι F_a: ἐναιωρήμασι T ἐν *seclusi* ἀλουσίᾳ S R_b F_a V_b D: ἀλουσίαις *edd.* 4 ἅμα *om.* T, *supra lin. scr.* F_a, *post* εὐχύμῳ *trsp.* M μὴ] μηδὲ *edd.* 6 τινὸς] τῆς γ β *edd.* 7 πλῆθος *om.* T 8 κοτύλης ἥμισυ T F_a 9 ἐπαφελῶν ζ δὲ] τε F_a δεσμῷ *edd.* 15 ῥοφήματα Orib. *edd.* *post* πρώταις *add.* ἡμέραις R_b F_a V_b δυσὶ R_b πτισάσης μὲν χυλὸν F_a 16 δέ] τε F_a δοὺς ζ *edd.* δὲ *om.* ζ 17 ἔν τε] ἐν δὲ *edd.* *ante* τρίτῃ *add.* τῇ T R_b M δ *edd.* 19 *ante* κατὰ *add.* τῆς N, τῶν P_a 20 *post* σώματος *add.* ἤδη ζ ἐκκενωμένου F_a, *in* ἐκκενουμένου *mut.* F_a^3 μηδεμιᾶς β T I_a^* 21 διερρωγὸς F_a 22 πινόντι T R_b 24 ἐγχειρήσαντας S R_b I_a^* V_b 25 ἢ] καὶ R_b V_b ἡμέρας *sec.* Orib. *addidi*: menses Lat.$^{Ar.Ger}$ ἔνιοί *om.* T R_b F_a: ἐνίοτέ Orib.: in quibusdam (eorum) Lat.$^{Ar.Ger}$ 26 φλεγμῆναι ζ 28 ἐξῆλθον A 29 ἐκέρδανον A V_b: ἐκέρδηναν T F_a: ἐκέρδιναν D: ἐκέρδησαν S M *edd.* *ante* μεῖζον *add.* ἐπὶ R_b V_b γενέσθαι F_a: ἐργάζεσθαι ζ 30 *ante* χρόνῳ *add.* τῷ F_a πλείονι T R_b F_a V_b ζ, *in* πλεῖον *mut.* F_a^3

reinigen. Dann habe ich wieder und wieder in Abständen die übliche Salbe aus der Thapsia auf dem Kopf angewandt, ich versorgte aber den Körper mit einer insgesamt regenerierenden Pflege durch passive Bewegungsübungen[1], Massagen, Spaziergänge, Abstinenz von Bädern und eine Diät, die mäßig ist und zugleich gute Säfte enthält. Diese Frau begann sich gut zu fühlen, ohne Milch zu brauchen.

Einem anderen jungen Mann dagegen, bei dem das Husten nicht aus einem 8
Katarrh[2], sondern aufgrund einer Abkühlung der Atmungsorgane entstanden war und der auch seinerseits eine Menge Blut von ungefähr einer halben Kotyle gespuckt hatte, habe ich sofort eine Vene geöffnet und zweimal an demselben Tag (Blut) abgenommen, dann noch zweimal am folgenden Tag; nachdem ich aber am ersten Tag eine Massage der Gliedmaßen vorgenommen und Verbände angelegt hatte, gab ich gegen Abend unser eigenes Heilmittel aus Samen. Am 9
zweiten Tag trug ich nach der Blutabnahme die Salbe aus der Thapsia auf die ganze Brust auf, und dann entfernte ich sie gegen Abend, damit sie nicht mehr als nötig wärmt, und nachdem ich sie am dritten Tag wiederum ungefähr für drei Stunden aufgetragen hatte, wusch ich den Menschen und ernährte ihn drei Tage lang auf ähnliche Weise, an den ersten beiden Tagen mit Haferbrei, am dritten Tag aber indem ich Gerstenschleim verabreichte und einen der leicht verdaulichen Fische hinzufügte, der einfach zubereitet war. Ich gab (ihm) auch das Heilmittel aus Samen am zweiten und dritten Tag auf ähnliche Weise gegen Abend: Denn es ist schlafffördernd, schmerzstillend und trocknend. Als die 10
Atmungsorgane bereits in einer naturgemäßen guten Mischung waren und der ganze Körper entleert worden war und kein Verdacht auf eine Entzündung an dem zerrissenen Gefäß zurückgeblieben war, begann ich mit einer gründlichen Reinigung. Dann, nachdem er das Heilmittel aus Vipern in voller Stärke (und) entsprechend seinem Alter getrunken hatte, schickte ich ihn nach Stabiae. Alle (Patienten), die sich mir am ersten Tag anvertraut haben, habe ich auf diese Weise geheilt.

14. Allerdings (habe ich) diejenigen, (die sich mir) nach zwei oder drei Tagen (anvertraut haben), nicht alle (geheilt), vielmehr hatten einige[3] von ihnen eine Wunde, die unheilbar war, und von all denen, die zuvor in solchem Maße eine Entzündung hatten, dass sie Fieber bekamen, wurde keiner vollständig geheilt. Aber all diejenigen, die danach alle therapeutischen Maßnahmen richtig angewandt haben, sodass die Wunde trocken wurde, diese hatten in dem Maße Erfolg, dass die Wunde sich weder ausbreitete noch größer wurde, vielmehr

1 Eine Alternative zum Ausschluss der Präposition ἐν könnte die Einführung des Wortes ἐναιώρησις sein, das jedoch weder im *Corpus Galenicum* noch anderswo bezeugt ist, oder der Variante ἐναιώρημα (F_a T).

2 Für die an dieser Stelle nicht einstimmig überlieferte *iunctura* ἐκ κατάρρου τινός *cf. supra*, S. 80,23.

3 Der verstärkte unbestimmte Ausdruck ἔνιοί τινες, der einigen Lesern des Werkes wohl wie eine Wiederholung vorkam, ist charakteristisch für den Sprachgebrauch des Autors; *cf. e.g.* De plen. 10: p. 64,30 Otte = VII 565,1 K.

2 μόνοι δ' ἀνιάτως διακεῖσθαί μοι δοκοῦσι τῶν ἕλκος ἐν πνεύμονι σχόντων οἱ διὰ κακοχυμίαν ἀναβρωθέντες, ὧν ἔνιοι καὶ τοῦ σιάλου φασὶν ὥσπερ ἅλμης αἰσθάνεσθαι. χρόνου μὲν γὰρ οἶμαι πάντως δεῖν μακροῦ πρὸς τὴν τῆς κακοχυμίας ἐπανόρθωσιν, ἀνάγκη δ' ἐν τῷ χρόνῳ δυοῖν θάτερον· ἢ ξηραινόμενον τὸ ἕλκος τυλωθῆναι καὶ διὰ τοῦτο ἀνίατον γενέσθαι παντάπασιν ἢ μὴ ξηραινόμενον αὐτό τε πρῶτον ἀποδειχθῆναι σηπεδονῶδες ἐπινέμεσθαί
374 3 τε τὰ πέριξ καὶ οὕτως ἐν τῷ χρόνῳ διασῆψαι τὸν πνεύ|μονα. πολλοὶ δὲ τῶν ἠθροικότων τοιαύτην κακοχυμίαν ἤδη βήττοντες ἐξ αὐτῆς, οὐ μέντοι γ' ἐπτυκότες οὐδέπω τὸ αἷμα, τῆς παρ' ἡμῶν προνοίας τυχόντες εἰς τέλος ὑγιάσθησαν. χρὴ δ' ἐν ἀρχῇ μὲν οὐδενὸς οὕτως ὡς τοῦ μήτε βήττειν αὐτοὺς φροντίσαι μήτ' ἐκ τῆς κεφαλῆς τι καταρρεῖν εἰς τὸν πνεύμονα. καὶ γίνεται τοῦτο τρισὶ βοηθήμασι, καθάρσει μὲν πρώτῃ, δευτέρῳ δὲ τῷ διὰ τῶν σπερμάτων φαρμάκῳ, τρίτῃ δὲ τῇ προνοίᾳ τῆς κεφαλῆς. δεῖ δὲ τὸ μὲν καθαῖρον εἶναι μικτὸν ἐκ διαφερουσῶν δυνάμεων, οἷά πέρ ἐστι τὰ ἡμέτερα καταπότια δι' ἀλόης καὶ σκαμμωνίας καὶ κολοκυνθίδος καὶ ἀγαρικοῦ καὶ βδελλίου καὶ κόμμεως Ἀραβικοῦ συγκείμενα, πρὸς τὸ πλέονας ἰδέας ἐκκαθαίρειν τῶν περιττωμάτων – ἱκανὸν δ' ὠφελῆσαι καὶ τὸ χωρὶς τοῦ κόμμεως· ὕστερον δ' ἄν, εἰ δεήσειε, καὶ τοῖς τὰ μέλανα καθαίρουσι χρήσαιο –, τὴν δὲ τῆς κεφαλῆς πρόνοιαν ἐπιτρέψαι τῇ διὰ θαψίας κηρωτῇ.

4 Ταῦτα μὲν ἐν ἀρχῇ ποιητέον ἐστίν· ἐφεξῆς δ' ἀνατρέφειν χρηστῶς εὐχύμοις ἐδέσμασι καὶ τρίψεσι καὶ περιπάτοις καὶ λουτροῖς. εἰρήσεται δὲ ἡ
375 περὶ τὰ τοιαῦτα μέθοδος ἐν τῷ προσήκοντι | χωρίῳ τῆς συγγραφῆς – οὗτοι γὰρ μάλιστα δέονται τοῦ γάλακτος, ἀμελήσαντες δὲ πάντων ἀνιατότατοι γίνονται. περὶ δὲ φλεβοτομίας αὐτῶν ὧδε χρὴ γινώσκειν. ὅσοι μὲν ἂν δόξωσιν ὀλίγον ἔχειν αἷμα, καθ' ὃν εἴρηκα τρόπον εἰς εὐχυμίαν τινὰ προαγαγὼν αὐτοὺς φλεβοτομῆσαί τε δυνήσῃ καὶ πάλιν ἀναθρέψαι, καὶ πάλιν καθῆραι

1sq. μόνοι – ἀναβρωθέντες *exc.* Orib. Synops. ad Eustath. IX 1: CMG VI 3, p. 274,29sq.

1 ἐχόντων R_b V_b *edd.* 2 *post* κακοχυμίαν *add.* τινα *edd.* φασὶν *post* ἔνιοι *trsp.* ζ 3 γὰρ *in textu om., postea suppl.* F_a πάντως δεῖν *post* μακροῦ *trsp.* F_a πάντως *om.* φ δεῖ R_b δ 6 αὐτῷ *princ. Ald. Bas.* ἐπιδειχθῆναι ζ 7 τῷ *om. edd.* δὲ *om.* α S I_a^* δ 8 ἠθροικότων] ἐσχηκότων φ *edd.*: habentes Lat.$^{Ar.Ger}$ 9 οὐδέπω *in textu om.*, οὐδέπου *supra lin. suppl.* S τυχόντες προνοίας *edd.* 10 μηδενὸς α S T 11 καταρρεῖν τι *edd.* 12 πρώτῳ L *edd.*: πρώ$^{\tau}$ (*ambig.*) T V_b: πρῶτα πρῶτα A: πρῶτον F_a δευτέρῳ *e* δευτέρᾳ *corr.* R_b: δευτέρᾳ R_b φ *princ.*: δεύτερον F_a δὲ *om.* V_b τῶν *om.* φ 13 τρίτον F_a: τρί$^{\tau}$ (*ambig.*) T: τρίτῳ L *Ald. Bas. Chart. Kühn* 14 *ante* μικτὸν *add.* σφοδρὸν T 16 κόμεως S R_b *princ. Ald. Bas.*: κόμμεος L: κόμεος V_b: κόμιος F_a (*idem infra*) τὸ] τῷ *princ. Ald. Bas.* πλείονας T F_a M 17 τῶν *radendo del.* V_b περιττῶν α S T ζ ὠφελεῖν F_a τὸ *om.* T F_a τοῦ *om.* I_a^* V_b *edd.*: τῆς P_a 18 *ante* ὕστερον *add.* ἐς R_b V_b εἰ *om.* ζ *princ. Ald. Bas.* δεήσειεν A D: δεήσει I_a^* *princ. Chart. Kühn*: δεήσεις *Ald. Bas.* 19 ἄνοιαν S *post* διὰ *add.* τῆς A F_a 20 *post* μὲν *add.* οὖν A 21sq. ἡ περὶ] ὑπὲρ *princ.* 22 *ante* οὗτοι *add.* ὁποῖοι S *edd.* 23 *ante* μάλιστα *add.* γὰρ L T F_a, δὲ R_b *post* δὲ *add.* μᾶλλον F_a ἀνιατώτατοι F_a V_b 24 *ante* φλεβοτομίας *add.* τῆς T F_a 25 *post* ὃν *add.* ἂν L εἴρηται *in textu*, γρ εἴρηκα *in marg. scr.* F_a τινὰ *om.* T, *post* προαγαγὼν *trsp.* F_a 25sq. αὐτοὺς προαγαγὼν T F_a 25 προσαγαγὼν R_b V_b *edd.* 26 ἀνατρέψαι *Ald. Bas.* (*idem infra*) 26–88,1 καὶ^{II} – ἀναθρέψαι *om.* ζ 26 καθᾶραι T ζ N *edd.*: καθάραι R_b I_a^*

erlaubte sie, nachdem sie trocken und hart geworden war, dass der Mensch noch für längere Zeit am Leben blieb. Unter denen, die eine Wunde in der Lunge 2
haben, scheinen sich mir allein diejenigen in einem unheilbaren Zustand zu befinden, die aufgrund ihrer schlechten Mischung an Zerfressen gelitten haben, von denen einige auch behaupten, dass sie ihren Speichel wie Salzwasser wahrnehmen. Denn ich glaube, dass für die Verbesserung der schlechten Mischung auf jeden Fall eine lange Zeit erforderlich ist, eins der (folgenden) beiden (Phänomene) tritt aber zu diesem Zeitpunkt notwendigerweise ein: Entweder verhärtet sich die Wunde, wenn sie trocken wird, und wird deshalb völlig unheilbar oder, wenn sie nicht trocken wird, zeigt sie sich zunächst eitrig und dehnt sich dann in die Umgebung aus und lässt auf diese Weise mit der Zeit auch die Lunge faulen. Viele von jenen aber, bei denen sich eine derartige 3
schlechte Mischung entwickelt hatte[1] und die deswegen schon gehustet, aber doch noch kein Blut gespuckt hatten, wurden durch unsere Voraussicht wieder vollständig gesund. Zu Beginn ist es aber notwendig, dass sie sich um nichts anderes so kümmern wie darum, dass sie weder husten noch etwas aus dem Kopf in die Lunge fließen lassen. Und dies geschieht durch drei therapeutische Maßnahmen, durch Reinigung als erste, als zweite durch das Heilmittel aus Samen und als dritte durch die Vorsorge um den Kopf. Es ist aber erforderlich, dass die Reinigung aufgrund einer Mischung verschiedener Kräfte erfolgt, wie es zum Beispiel unsere Tränke sind, die aus Aloe, Purgierwinde, Kürbis, Lärchenschwamm, Bdellium und arabischem Gummi zusammengesetzt sind, um mehrere Arten von Rückständen vollständig zu beseitigen – die Mischung ohne Gummi kann ebenfalls nützlich sein; später aber, wenn es nötig sein sollte, könnte man auch die Mittel benutzen, die die schwarzen (Rückstände) beseitigen –, und dass die Vorsorge um den Kopf der Salbe aus Thapsia überlassen wird.

Diese Maßnahmen sind zu Beginn zu ergreifen; anschließend (muss man den 4
Patienten) in angemessener Weise mit bekömmlichen Speisen, Massagen, Spaziergängen und Bädern versorgen. Von der (Behandlungs)methode bei derartigen Verrichtungen wird aber an der entsprechenden Stelle der Abhandlung die Rede sein[2] – denn diese (Patienten) brauchen vor allem Milch, aber wenn sie alles andere vernachlässigen, (dann) sind sie besonders schwer zu heilen. Über den Aderlass bei ihnen muss man Folgendes wissen. Bei all denjenigen, die wenig Blut zu haben scheinen, könnte man, indem man sie auf die Weise, die ich beschrieben habe, zu einer guten Mischung gebracht hat, einen Aderlass vornehmen und sie erneut mit Nahrung versehen, und wieder reinigen und wiederum mit

1 Die Form ἐσχηκότων (*vs* ἠϑροικότων), die sich in den Handschriften MDNP$_a$ (= φ) findet und der Übersetzung „habentes“ (Lat.$^{\text{Ar.Ger}}$) zugrunde liegt, ist die *lectio facilior*. Da es sich um eine Trivialisierung handelt, könnte sie unabhängig in der griechischen und arabischen Überlieferung entstanden sein.

2 Trotz der Ankündigung findet sich weder im sechsten Buch noch im zweiten Teil des Werkes eine systematische Darstellung dieses Themas.

καὶ αὖθις ἀναθρέψαι, καὶ αὖθις, εἰ δεήσειε, φλεβοτομῆσαι, καὶ μάλισθ' ὅσοις
ἐστὶν οἷον ἰλύς τις μοχθηρὰ καὶ παχεῖα τὸ σύμπαν αἷμα· τοὺς δ' ἰσχυρούς τε
καὶ πολυαίμους εὐθὺς ἐξ ἀρχῆς φλεβοτομεῖν.

15. Οὐδὲν ὧν εἶπον οὔτε νῦν οὔτε πρόσθεν ὧν αὐτὸς ἐξεῦρον ἢ κατὰ τὴν
Ἱπποκράτους ὁδὸν ἐχρησάμην, ἀβασάνιστόν ἐστιν οὐδ' ἄκριτον, ἀλλ'
ὑπὸ τῆς πείρας ἅπαντα κέκριται, τὸν μὲν τῆς ἀποτυχίας κίνδυνον ἡμῶν
ὑπομεινάντων, τὸν καρπὸν δὲ τῆς χρήσεως ἐξόντων ἁπάντων οἷς ἂν μέλῃ
τῶν ἔργων τῆς τέχνης. ἄλλοι μὲν γάρ εἰσιν οἱ ἀληθεῖς, ἄλλοι δὲ οἱ τῶν
σοφιστῶν λόγοι. καὶ τί δεῖ λέγειν περὶ τῶν σοφιστῶν, ὅπου καὶ τῶν ἀξιο-
376 λόγων ἰατρῶν | ἔνιοι γράψαντες ὅλα βιβλία περὶ αἵματος ἀναγωγῆς, ἄλλα
μέν τινα πολλὰ καὶ μικρὰ καλῶς διεξῆλθον, οὐδενὸς δὲ τῶν μεγίστων
ἐμνημόνευσαν, οὐκ ἐννοοῦντες ὡς διὰ μὲν τὰ πολλὰ καὶ σμικρὰ τὰ καλῶς ὑπ'
αὐτῶν παρῃνημένα μακρὸς ὁ θάνατος αὐτοῖς τοῖς κάμνουσι γενήσοιτο, διὰ
δὲ τρία ταυτὶ σῴζονται πάντες οἱ σωθῆναι δυνάμενοι, φλεβοτομίαν καὶ
κάθαρσιν καὶ τὰ ῥωννύντα τὴν κεφαλὴν φάρμακα;

2 Εἰρήσεται δὲ τελεώτερον ἐν τοῖς ἑξῆς περὶ φλεβοτομίας, ὅταν ὑπὲρ τῆς
τῶν χυμῶν θεραπείας διερχώμεθα. μὴ τοίνυν ὥσπερ ἔνιοι τῶν ἰατρῶν ἀπὸ
τῶν μικρῶν ἄρχεσθαι βοηθημάτων, μηδ' – ὅπερ ἐκεῖνοι λέγουσιν – ἐννοεῖν
ὡς ἀποπειρατέον ἐστὶ τούτων πρότερον, εἶτ', εἴπερ ἀνύει μηδέν, ἐπι-
τίθεσθαι τοῖς μείζοσιν. ἐπὶ μὲν γὰρ τῶν ἀκινδύνων παθῶν ἀληθὴς ἡ τοι-
αύτη δόξα· τεθνηξομένου δὲ πάντως τοῦ κάμνοντος, ἐὰν εἰς ἀρχὴν καταστῇ
φθόης, ἀλογώτατόν ἐστιν ἀπὸ τῶν μικροτέρων ἄρχεσθαι. τά τε γὰρ ἄλλα
πάντα καλῶς ὑφ' Ἱπποκράτους εἴρηται καὶ σὺν αὐτοῖς ὁ ἀφορισμὸς ὅδε· |
377 «ἐς δὲ τὰ ἔσχατα νοσήματα αἱ ἔσχαται θεραπεῖαι ἐς ἀκριβείην κράτισται».
3 τί ποτ' οὖν Ἐρασιστράτῳ δόξαν; ἀργός τε καὶ ῥᾴθυμος ἐν ἀρχῇ τῶν

24 ἐς^{I} – κράτισται] Hipp. Aphor. I 6: p. 378,9sq. Magdelaine = IV 462,10sq. L.

1 αὖθις^{II} *om.* α S φλεβοτομήσειν F_a 2 τε *om.* F_a 4 οὐδὲν *post* εἶπον *trsp.* ζ *post* Οὐδὲν *add.* δὲ F_a *post* ὧν^{II} *add.* ἢ F_a V_b^2 (*supra lin.*), ἂν ἢ *edd.* 5 ἐστιν *om.* D P_a 6 πάντα F_a κρίνεται L 7 τῶν καρπῶν A R_b τῆς χρήσεως *om.* A ἐξόντων A I_a^*: ἐξεόντων S: ἐξ ὄντων δ *princ. Ald.* μέλλῃ A R_b V_b: μέλλει T *princ.*: μέλει *Ald. Bas. Chart.* 8 οἱ^{II} *om.* φ 10 ὅλα γράψαντες *edd.* 11 πολλὰ *ante* τινα *trsp.* S *post* μεγίστων *add.* οὐκ P_a 12 μὲν διὰ T F_a *edd.* μὲν *om.* V_b, *supra lin. scr.* D μικρὰ V_b ὑπ'] παρ' F_a *edd.* 13 παρηγμένα *in textu*, γρ παρῃνημένα *in marg. scr.* F_a: παρημένα R_b δ αὐτοῖς *om.* T R_b V_b τοῖς κάμνουσι *om.* A, *post* θάνατος *trsp.* F_a: *non vertit* Lat.$^{Ar.Ger}$ 14 ταῦτα R_b *edd.* οἱ] ὅσοι I_a^* *ante* φλεβοτομίαν *add.* διὰ S *edd.* 16 ὑπὲρ] ὑπὸ R_b: περὶ T P_a 17 *ante* χυμῶν *add.* κακο- F_a: κακοχύμων *Gad. Chart. Kühn* διεξερχώμεθα P_a *post* τοίνυν *add.* χρὴ I_a^* 18 τῶν *om.* φ σμικρῶν δ ἐκεῖνοι] ἔνιοι α ζ: illi Lat.$^{Ar.Ger}$ 19 ἀνύοι L S T I_a^* δ 22 σμικροτέρων T D: σμικροτάτων R_b F_a M ἄρξασθαι F_a 23 πάντα *om.* A ζ 24 ἐς^{I}] εἰς A *edd.* νοσήματα *om.* δ ἔσχατα A: ἔσχατοι F_a V_b D ἐς^{II}] εἰς *edd.* ἀκριβίην L R_b F_a I_a^* δ (*e corr.*) *edd.* 25 Ἐρασιστράτῳ] archistrates Lat.$^{Ar.Ger}$ ἐν ἀρχῇ *om.* T, *ante* p. 90,1 γενόμενος *trsp.* P_a

Nahrung versehen, und (bei ihnen) wiederum, wenn es nötig wäre, einen Aderlass vornehmen, und (dies alles) besonders bei denjenigen, bei denen das ganze Blut wie Schleim ist, der eine schlechte Qualität hat und dick ist; bei allen denjenigen aber, die kräftig und reich an Blut sind, (könnte man) sofort zu Beginn einen Aderlass vornehmen.

15. Nichts von dem, was ich jetzt oder früher gesagt habe, was ich selbst entdeckt oder nach Art von Hippokrates verwendet habe, ist unerprobt oder ungeprüft, vielmehr wurde alles von der Erfahrung bestätigt, indem wir uns einerseits dem Risiko des Scheiterns unterworfen haben, andererseits aber alle, die Interesse an der Kunst dieser Verrichtungen haben, die Früchte von deren Anwendung genießen werden. Denn die einen sind die Aussagen entsprechend der Wahrheit, die anderen die Aussagen der Sophisten. Und was soll man von den Sophisten sagen, wenn auch einige von den angesehenen Ärzten, obwohl sie ganze Bücher über das Heraufbringen des Blutes geschrieben haben[1], irgendwelche anderen – (und zwar) viele und unbedeutende – Dinge vortrefflich ausgeführt, aber nichts von den wichtigsten erwähnt haben, weil sie sich keine Gedanken darüber gemacht haben, dass bei den Patienten selbst[2] wegen der von ihnen mit Recht empfohlenen vielen kleinen Dinge der Tod langsam[3] eintreten könnte, während alle, die gerettet werden können, durch folgende drei Maßnahmen gerettet werden, nämlich Aderlass, Reinigung und die Heilmittel, die den Kopf stärken?

Es wird aber in den folgenden Ausführungen ausführlicher über den Aderlass 2
gesprochen werden, wenn wir uns über die Behandlung der Säfte äußern werden. Man darf also nicht, wie einige Ärzte, mit den kleinen therapeutischen Maßnahmen beginnen, und auch nicht – was jene behaupten – denken, dass man sie zuerst ausprobieren muss, und erst dann, wenn sie nichts ausrichten, die größeren anwenden. Denn bei den ungefährlichen Krankheiten ist eine derartige Meinung richtig; wenn sich der Patient aber in höchster Lebensgefahr befindet, ist es völlig absurd, mit den kleineren (Maßnahmen) zu beginnen, selbst wenn sich die Auszehrung bei ihm (noch) im Anfangsstadium befindet. Denn alles andere ist von Hippokrates richtig dargestellt worden und damit zusammen der folgende Aphorismus: „Bei extremen Krankheiten sind die extremen Behandlungen bei weitem die wirksamsten“. Was ist nun mit Erasistratos? Zu 3
Beginn von derartigen Krankheiten war er untätig und sorglos, und (dann) wieder aufmerksam, wenn es zu nichts nütze war. Denn er hat bei dem Herauf-

1 Einer der an diesen Stellen angesprochenen Ärzte ist aller Wahrscheinlichkeit nach Erasistratos, der ein Werk mit dem Titel Περὶ αἵματος ἀναγωγῆς („Über das Heraufbringen des Blutes“) geschrieben hatte, das sich mit der Anatomie des Brustfells und der Gefäße des Brustkorbs und des Bauchraums befasste; *cf.* fr. 227–239 Garofalo.

2 Wie aus dem kritischen Apparat hervorgeht, sind in einigen Handschriften die Wörter αὐτοῖς auf der einen und τοῖς κάμνουσι auf der anderen Seite als Alternativen zueinander verstanden worden, als ob letzteres eine Glosse zu αὐτοῖς wäre; *cf.* „quibus mors aliquantum prolongari ... videtur“ (Lat.$^{\text{Ar.Ger}}$), „longum ipsis aegrotis comparandum interitum“ (Lat.$^{\text{Gr.Lin}}$).

3 Zur Interpretation von μακρὸς ὁ θάνατος *cf. app. crit.*

τοιούτων παθημάτων γενόμενος, ἐπιμελὴς αὖθίς ἐστιν, ὅτε οὐδὲν ὄφελος.
φλεβοτομίᾳ τε γὰρ ἐπ' οὐδενὸς οὐδόλως ἐφ' αἵματος ἀναγωγῆς χρῆται,
λογισμῷ φαυλοτάτῳ πιστεύσας, ἐκάθηρέ τε οὐδένα, καθάπερ οὐδὲ τὴν
κεφαλὴν ἐξήρανεν. ἅπερ εἴ τις ἐξέλοι τῶν κινδυνευόντων ἁλῶναι φθόῃ, κἂν
τἄλλα πάντα διέλθοι καλῶς, οὐδέν, οἶμαι, πλέον ἀνύσει. φλεβοτομίαν γοῦν
παραιτεῖται, δεσμοῖς μόνοις χρώμενος ἐπὶ τῶν κώλων ὑπὲρ ἀντισπάσεως,
ἵν' – ὡς αὐτός φησιν – εἰς τοὺς τῆς φλεγμονῆς καιροὺς ἔχωμεν αὔταρκες αἷμα
4 καὶ μὴ διὰ τὴν ἔνδειαν αὐτοῦ τρέφειν ἀναγκαζώμεθα τὸν ἄρρωστον. «ἀλλ',
ὦ γενναιότατε – φαίη τις ἄν, οἶμαι, πρὸς αὐτόν –, ἐὰν φθάσῃ φλεγμῆναι
πνεύμων ἐπ' ἀγγείου ῥήξει, μηκέτ' ἔλπιζε τοῦτον ἰαθήσεσθαι δι' οὓς ὀλίγον
ἔμπροσθεν εἶπον λογισμούς· ὥστ' οὐδὲν ἔτι σου χρῄζει, προδοθεὶς ἐν ἀρχῇ.
παραπλήσιον γάρ τι ποιεῖς κυβερνήτῃ δι' ἀμέλειαν περιτρέψαντι τὸ πλοῖον,
378 εἶτ' ἐγχειρίζοντι σανίδα τῶν πλω|τήρων τινὶ καὶ συμβουλεύοντι διὰ ταύτης
πορίζεσθαι τὴν σωτηρίαν.»
5 Ἀλλ' ἴσως Ἐρασίστρατος ἡγεῖτο τῶν ἐξ ἀνάγκης ἑπομένων τραύμα-
σιν εἶναι τὴν φλεγμονήν. ἀγνοεῖ δ', εἴπερ οὕτω γινώσκει, μεγάλα. πάρεστι
γοῦν θεάσασθαι τῷ βουλομένῳ μυρίους τῶν ὁσημέραι μονομαχούντων
ἄνευ φλεγμονῆς τραύματα μέγιστα κολληθέντας, ὥστε τῇ τετάρτῃ τῶν
ἡμερῶν ἐν ἀσφαλείᾳ πάσῃ καθεστηκέναι. παμπόλλους δὲ καὶ ἡμεῖς ἐθερα-
πεύσαμεν ἀγγεῖον ἐν πνεύμονι ῥήξαντας ἐκ καταπτώσεως ἢ βοῆς ἢ πληγῆς,
πρὶν φλεγμῆναι τὸ ῥαγέν. εἰ δὲ καὶ τούτων φήσει φλεγμῆναι τὸν πνεύμονα,
τοῖς ἑαυτοῦ μαχεῖται δόγμασιν, ἅμα μὲν φλεγμαίνειν λέγων κύριον σπλάγ-
χνον ἐγγυτάτω κείμενον καρδίας, ἅμα δ' ἀπύρετον φαίνεσθαι τὸν ἄνθρω-
6 πον, ἔτι τε λυθείσης τῆς φλεγμονῆς, μηδὲν ἀναπτυσθῆναι. ἀντακουσάτω
τοιγαροῦν παρ' ἡμῶν ὡς οὔτε κολληθῆναι τὸ ἕλκος οἷόν τ' ἐστίν, ἐὰν ὁ
πνεύμων φλεγμήνῃ, καὶ πάντως πυρέξει φλεγμήναντος· ἀναπτύσει δ' ἑξῆς
σὺν βηχὶ πυώδη πτύσματα, λυομένης τῆς φλεγμονῆς. ἐὰν τοίνυν μήτε

5–8 φλεβοτομίαν – ἄρρωστον] *cf.* Gal. De venae sect. adv. Erasistr. 1: XI 148,6–15 K.

1 τοιούτων] οὕτω S παθῶν γ F_a I_a^* V_b δ *edd.*: passionis Lat.Ar.Ger 2 φλεβοτομίᾳ τε] φλεβοτομία *edd.* ἐπ' οὐδενὸς οὐδόλως] οὐδόλως ἐπ' οὐδενὸς ζ N *edd.*: ὅλως ἐπ' οὐδενὸς P_a: ἐπ' οὐδενὸς ὅλως T F_a, *postea* ὅλως *in* οὐδόλως *corr. et supra lin. ante* ἐπ' οὐδενὸς *trsp.* F_a ἐφ' *om.* I_a^* δ: τοῦ *Chart. Kühn* ἀναγωγῆς *in* ἀναγωγῇ *mutatum in* V_b: ἀναγωγῇ T R_b F_a D δ *edd.* 3 ἐκάθηρέ τε] ἐκαθήρετ' I_a^* 5 τἄλλα *in* τἆλλα *mut.* A^2: τἆλλα L R_b F_a: τ' ἄλλα S διέλθῃ L S R_b N: διεξέλθοι T F_a P_a *post* οὐδέν *add.* ἂν V_b ἀνύσοι M: ἀνύσῃ R_b: ἀνύσειν F_a γοῦν] γὰρ ζ *edd.* 7 φησι V_b 8 ἀναγκαζοίμεθα ζ: ἀναγκαζόμεθα *princ. Ald. Bas.* 9 οἶμαι *om.* ζ φλεγμήνας *edd.* 12 τι *om.* δ *post* κυβερνήτῃ *add.* τῷ F_a V_b παρα-τρέψαντι V_b τὸ πλοῖον] τὸ σκάφος *in textu*, γρ τὸ πλοῖον *in marg. scr.* F_a 13 σανίδα *post* τινὶ *trsp.* F_a: σανίδι R_b: σανίδας *edd.* 16 τὴν *om.* A S P_a *princ.* 17 θεάσασθαι *post* βουλομένῳ *trsp.* F_a ὁσημέρα V_b 18 μεγάλα τραύματα F_a κολληθέντα S T P_a: κολληθέ^ντ (*ambig.*) R_b V_b: κολούμενα F_a τῇ δευτέρᾳ T: τῇ δευτέρᾳ (-τέρῃ *Ald. Bas.*) ἢ τῇ τετάρτῃ S P_a *edd.* 20 βοῆς ἢ πληγῆς] πληγῆς ἢ βοῆς R_b V_b: ἐκ πληγῆς ἢ ἐκ βοῆς ζ: ἐκ πληγῆς ἢ βοῆς δ *edd.* 21 τοῦτον A D *edd.* φησι φ *Chart. Kühn* 22 μάχεται β R_b *edd.* φλεγμῆναι F_a σπλάγχνον *e* σπλάγχνων *corr.* L^2 23 ἀπύρεκτον *edd.* 25 *post* τοιγαροῦν *add.* νῦν R_b V_b ἐὰν] καὶ A 26 φλεγμαίνῃ S *princ.* πυρέξῃ *Ald. Bas.* δ'] τ' δ: θ' S T F_a *princ.*

bringen des Blutes in absolut keinem Fall bei einem Patienten[1] einen Aderlass
vorgenommen, weil er einer äußerst falschen Überlegung vertraut hat, noch hat
er jemanden gereinigt, wie er auch (bei keinem) den Kopf trocken gemacht hat.
Wenn jemand von denjenigen, die in Gefahr sind, der Auszehrung zu erliegen,
diese Maßnahmen außer Acht lässt, wird er, so glaube ich, selbst wenn alle
anderen (Maßnahmen) Erfolg hätten, nichts mehr erreichen. Einen Aderlass
lehnt er also ab und wendet nur Verbände an den Gliedmaßen zum Zweck der
(Blut)ableitung an, damit wir – wie er selbst sagt – genügend Blut für die Dauer
der Entzündung haben und nicht aufgrund von dessen Mangel gezwungen
werden, den Kranken zu ernähren. „Aber, mein Bester“ – könnte ihm jemand, so 4
glaube ich, erwidern – „wenn sich die Lunge zuvor aufgrund der Ruptur eines
Gefäßes entzündet hat, hoffe nicht mehr, dass dieser Patient aufgrund der Überlegungen, die ich kurz zuvor erwähnt habe[2], geheilt wird; daher braucht er dich
nicht mehr, weil er (schon) zu Beginn (von dir) verraten worden ist. Denn du
tust etwas Ähnliches wie ein Steuermann, der, wenn er das Schiff aus
Nachlässigkeit kentern lässt, einen der Seemänner mit einer Bohle versieht und
ihm den Rat gibt, sich mit seiner Hilfe Rettung zu verschaffen.“

Aber vielleicht hat Erasistratos geglaubt, dass die Entzündung zu jenen 5
Erscheinungen gehört, die notwendigerweise einer Verletzung folgen. Es zeugt
aber von großer Unwissenheit, wenn er diese Ansicht vertritt. Denn wer will,
kann sich beispielsweise zahllose Fälle von Männern anschauen, die jeden Tag
Zweikämpfe ausführen, bei denen große Wunden ohne Entzündung verschlossen wurden, sodass sie sich am vierten Tag in völliger Sicherheit befanden.
Wir haben aber auch sehr viele (Patienten) behandelt, bei denen ein Gefäß in der
Lunge durch einen Sturz, durch Schreien oder einen Schlag eine Ruptur bekommen hatte, bevor sich das zerrissene (Gefäß) entzündet hatte. Wenn er aber sagen
wird, dass auch deren Lunge entzündet war, wird er im Widerspruch zu seinen
eigenen Lehrmeinungen stehen, wenn er einerseits sagt, dass ein Hauptorgan, das
sehr nahe am Herzen liegt, entzündet ist, andererseits aber, dass der Patient kein
Fieber zu haben scheint, und ferner, wenn die Entzündung aufgehört hat, nichts
ausgespuckt worden ist. Er soll also von uns als Entgegnung hören, dass die 6
Wunde nicht verschlossen werden kann, wenn die Lunge entzündet ist, und dass
(der Patient), wenn eine Entzündung vorhanden ist, auf jeden Fall Fieber haben
wird; er wird aber anschließend zusammen mit dem Husten eitrige Auswürfe
ausspucken, wenn die Entzündung aufhört. Wenn (der Patient) also weder

1 Das Syntagma ἐπ' οὐδενὸς οὐδόλως („nusquam prorsus“ Lat.$^{\mathrm{Gr.Lin}}$) ist in unterschiedlichen Kombinationen tradiert worden; *cf. app. crit.*

2 *cf. supra*, S. 53,7–55,14.

379 πυρέξῃ μήτε βήξῃ μήτ' ἀνα|πτύσῃ τι τῶν ἐφ' ἕλκει καὶ φλεγμονῇ, τίνα νοῦν ἔχει φλεγμῆναι φάναι τούτῳ τὸν πνεύμονα; τοῦτό τε οὖν τὸ βοήθημα μέγιστον ὑπάρχον οὐκ ὀρθῶς ὑπ' αὐτοῦ κατέγνωσται, τούτῳ τ' ἐφεξῆς ἡ κάθαρσις ἀμνημόνευτος εἴαται, καὶ φάρμακον ἀγωνιστικὸν οὐδὲν εἴρηται τἀνδρὶ κατ' οὐδὲν γένος τῶν προειρημένων. ἀλλ' ἐάν τε κεφαλὴ πέμπῃ τὸ ῥεῦμα, φυλαχθήσεται πέμπουσα, ἐάν τε διὰ δυσκρασίαν αὐτῶν τῶν ἀναπνευστικῶν ἡ βὴξ γίνηται, καὶ αὐτὴ φυλαχθήσεται. παραπλήσιος γοῦν ἐστιν ὁ Ἐρασίστρατος ἀγαλματοποιῷ τὰ μὲν ἄλλα πάντα κοσμήσαντι, τυφλὸν δ' ἐργασαμένῳ τὸ ἄγαλμα. τί γὰρ ὄφελος τοῦ λοιποῦ κάλλους, ὀφθαλμῶν μὴ παρόντων;

7 Εἶτα τῶν τηλικούτων ἀνδρῶν μέγιστα σφαλλομένων ὁ θαυμασιώτατος Θεσσαλὸς οὐδ' ἐννοήσας τὴν τέχνην ἀξιώσει μεθοδικὸς ὀνομάζεσθαι· καὶ νῦν ὁρῶμεν σχεδὸν ἅπαντας τοὺς ἀπ' αὐτοῦ φλεβοτομοῦντας ἄλλους τε πολλοὺς τῶν καμνόντων, οἷς οὐχ ὅπως ὠφέλιμον, ἀλλὰ καὶ βλαβερὸν ἐχρῆν ὑπειλῆφθαι τὸ βοήθημα, φυλαττόντων γ' αὐτῶν τὰς οἰκείας ὑποθέσεις, οὐχ
380 ἥκιστα δὲ καὶ τοὺς αἷμα πτύσαντας εἴτε | σὺν ἐμέτοις εἴτε σὺν βηξίν, ὅταν ὦσιν ἰσχυροὶ τὴν δύναμιν. εἶτα πῶς ἀλλήλοις ὁμολογεῖ ταῦτα, φλεβοτομεῖν τινα τῶν αἷμα πτυσάντων αὐτούς, ἐν τοῖς ἰδίοις συγγράμμασι γράφοντας τοῖς στεγνοῖς πάθεσιν ἐπιτήδειον εἶναι τὸ βοήθημα; μὴ τοίνυν ἔτι μήτε μεθοδικοὺς ἑαυτοὺς ὀνομαζέτωσαν, ἀλλ' ἐμπειρικούς, εἰ παρέντες τὸν λόγον, ὃν ἐνόμιζον ὑπάρχειν ὑγιῆ, τῇ πείρᾳ χρῶνται πρὸς τὴν τῶν βοηθη-
8 μάτων εὕρεσιν. ἆρ' οὖν ἐν τούτοις μὲν ἐναργῶς ἐξελέγχονται μηδὲν μήτε μεθόδῳ μήθ' ὅλως λόγῳ τινὶ πράττοντες, ἐν οἷς δὲ τὰ μέρη φασὶν ὑπάρχειν ἄχρηστα πρὸς τὴν τῆς θεραπείας εὕρεσιν, οὐ πολὺ μᾶλλον; καὶ μὴν εἴ τις ἀναμνησθείη τῶν εἰρημένων ἡμῖν ἐπὶ ὤτων καὶ μυκτήρων καὶ ὀφθαλμῶν καὶ στόματος καὶ θώρακος καὶ πνεύμονος, ἔτι τε μήτρας καὶ κύστεως καὶ τῶν κατὰ τὴν γαστέρα, τοῦ παντὸς ἁμαρτάνοντες φανοῦνται. τοιοῦτος γοῦν καὶ ὁ τῷ Μακεδονικῷ φαρμάκῳ χρώμενος ἐπ' αἰδοίου φλεγμαίνοντος ἅμα

7–96,13 παραπλήσιος – ἅπασιν] Meth. fr. 185: p. 498–500 Tecusan   19–22 μὴ – εὕρεσιν] Empirikerschule fr. 96: p. 146,19–21 Deichgräber

1 μήτε βήξῃ *om.* φ   ἀναπτύσει A   *post* φλεγμονῇ *add.* τινὶ R_b, ἰχώρα *princ.*, ἰχόρον (*sic*) *Ald.*, ἰχώρων *Bas. Chart. Kühn*   2 τούτῳ *e* τούτου *corr.* V_b: τούτου V_b *princ.*: τοῦτον δ   τε *om.* A S D   3 ὑπάρχων *Ald. Bas. Chart. Kühn*   ὑπ'] παρ' ζ *edd.*   τούτῳ τ' *e* τοῦτ' *corr.* V_b^2: τοῦτ' V_b δ: τοῦτο γ' ζ: τούτῳ δ' F_a 4 ἐᾶται R_b F_a V_b N *Chart. Kühn*: ἰᾶται ζ *princ. Ald. Bas.*: praetermittitur Lat.$^{Gr.Lin}$ 5 τ' ἀνδρὶ L S T I_a^* V_b M N: τῷ ἀνδρὶ F_a *edd.*   τε] ἡ R_b 7 ἡ βὴξ *post* γίνηται *trsp.* V_b *edd.*   γένηται *edd.*   αὔτη S T δ   *post* φυλαχθήσεται *iter.* lin. 6 πέμπουσα *supra lin.* S, *in textu* T *princ.*   παραπλήσιος *e* παραπλησίως *corr.* M: παραπλήσια D   οὖν L S R_b I_a^* V_b D   8 ἐστιν *om.* ζ   ὁ *om.* A P_a πάντα *om.* δ   10 *ante* ὀφθαλμῶν *add.* τῶν F_a 11 τῶν τηλικούτων] τῶν τοιούτων *in textu*, γρ τῶν τηλικούτων *in marg. scr.* F_a 12 οὐδὲ νοήσας α β S R_b, *postea corr.* F_a V_b^2: οὐδὲν νοήσας I_a^* 13 νῦν *in* μὴν *mutatum in* V_b 15 γ' *om.* α S   ὑποθήκας ζ   16 εἴτε σὺν] ἢ F_a 17 *ante* φλεβοτομεῖν *add.* τὸ F_a *edd.*   18 τινὰς R_b F_a V_b αὐτῶν S: αὐτῆς R_b 19 *ante* τοῖς *add.* ἐν F_a μήτε] μηδὲ R_b V_b δ *edd.* Deichgräber   20 εἰ] οἳ *edd.*   παρόντες δ   23 ὅλως *om.* F_a μέρη] κεφάλαια R_b 25sq. καὶ στόματος *om.* α: ore Lat.$^{Ar.Ger}$ 26 πνεύμονος καὶ θώρακος F_a 27 ἁμαρτάνοντος D *princ.*: ἁμαρτανόντων N: ἁμαρτάνοντα P_a φανεῖται δ   γοῦν] δ' οὖν ζ

Fieber hat noch hustet noch etwas von dem, was bei einer Wunde und einer Entzündung auftritt, ausspuckt, welchen vernünftigen Grund hat (Erasistratos) zu sagen, dass bei diesem Patienten die Lunge entzündet ist? Und diese therapeutische Maßnahme[1], die die wichtigste ist, ist also von ihm nicht richtig erkannt worden, und nach dieser bleibt (auch) die Reinigung unerwähnt, und kein wirksames Heilmittel, in keiner der zuvor erwähnten Arten, ist von jenem Mann genannt worden. Aber wenn der Kopf den Fluss in Gang setzt, wird er dadurch, dass er ihn in Gang setzt, unbeschadet bleiben, und wenn der Husten wegen der schlechten Mischung der Atmungsorgane selbst auftritt, wird er auch seinerseits erhalten bleiben. Jedenfalls ist Erasistratos einem Bildhauer ähnlich, der zwar alles andere schmückt, die Statue aber ohne Augen fertigstellt. Denn was ist der Nutzen der übrigen Schönheit, wenn die Augen nicht vorhanden sind?

Ferner wird sich von derartigen Menschen, die sich in höchstem Grade 7
täuschen, der bewundernswerteste Thessalos, der von der Heilkunst keine Ahnung hat, für würdig halten, Methodiker genannt zu werden; und jetzt sehen wir, dass nahezu alle aus seiner Nachfolge bei vielen anderen von den Kranken den Aderlass vornehmen, bei denen diese Maßnahme in keiner Weise für vorteilhaft, sondern sogar für schädlich gehalten werden musste, wenn sie ihre eigenen Meinungen bewahren wollten, und (zwar) nicht am wenigsten auch bei denjenigen, die Blut entweder zusammen mit Erbrechen oder mit Husten spucken, wenn sie in Bezug auf ihren Kräftezustand stark sind. Wie stimmt dies miteinander überein, nämlich dass sie bei einem von denen, die Blut spucken, einen Aderlass vornehmen, obwohl sie (selbst) in ihren eigenen Büchern schreiben, dass diese therapeutische Maßnahme für die mit Verstopfung verbundenen Krankheiten geeignet ist? Sie sollten sich daher nicht mehr als Methodiker, sondern als Empiriker bezeichnen, wenn sie die Theorie, die sie immer für richtig gehalten haben, missachten und für das Auffinden von therapeutischen Maßnahmen die Erfahrung anwenden. In diesen Schriften werden sie also 8
deutlich überführt, dass sie weder auf der Grundlage einer Methode noch überhaupt einer Theorie etwas unternehmen, werden sie aber nicht viel deutlicher dort überführt, wo sie sagen, dass die Körperteile zum Auffinden der Behandlung nichts beitragen? Und in der Tat, wenn man sich daran erinnert, was wir bei den Ohren, den Nasenlöchern, den Augen, dem Mund, der Brust und der Lunge und ferner bei der Gebärmutter, der Harnblase und den Teilen im Bereich des Magens gesagt haben, wird es deutlich, dass sie sich in allem geirrt haben. Von dieser Art ist beispielsweise auch derjenige, der das Mazedonische Heilmittel[2]

1 i.e. der Aderlass („flobotomiam" Lat.$^{Ar.Ger}$).

2 Es gibt keine detaillierten Angaben zu diesem Arzneimittel im *Corpus Galenicum* oder bei anderen Autoren. Die einzige weitere Erwähnung dieses Medikaments in Galens Werk findet sich in der Schrift Ad Glauc. de med. meth. II 2: XI 83,15–84,3 K. In den *Eclogae* des Ps.-Orib. (89: CMG VI 2,2, p. 268,28–38) zählt es zu den Heilmitteln gegen Entzündungen bei Wunden.

τῷ χαλαστικῷ καταπλάσματι – τῷ συνήθει δὴ τούτῳ – τῷ δι' ἄρτου καὶ
381 ὑδρελαίου σκευαζομένῳ, καί τις ἄλλος αὐτῷ παραπλήσιος ἐφ' | ἕδρας ἡλκω-
μένης τοῖς αὐτοῖς χρώμενος· ἀλλ' ἐν τοῖς περὶ τῶν φλεγμονῶν λόγοις ὑπὲρ
τῶν τοιούτων ἐροῦμεν.

9 Ἕλκη δὲ χωρὶς φλεγμονῆς ἐν αἰδοίῳ καὶ ἕδρᾳ καταπλάσματος μὲν
οὐδενὸς δεῖται, φαρμάκου δ' ἐπουλοῦντος, οὐ, μὰ Δία, τοιούτου τὴν φύσιν
οἷον εἰς οὐλὴν ἀγαγεῖν τὰ κατὰ τὰς σάρκας, ἀλλ' εἰς τοσοῦτον ξηροτέρου
τὴν δύναμιν εἰς ὅσον ἐστὶ καὶ τὰ μόρια σαρκὸς ξηρότερα. καὶ τό γε θαυμα-
σιώτερον, αὐτῶν τῶν ἐν αἰδοίῳ συνισταμένων ἑλκῶν ἐπὶ μᾶλλον δεῖται
ξηραίνεσθαι τά τε τοῦ καυλοῦ σύμπαντος ὅσον τε ἐκτὸς αὐτοῦ κατὰ τὸ
πέρας ἐστίν, ὃ προσαγορεύουσι βάλανον. ἧττον δὲ τούτων χρῄζει ξηραι-
νόντων φαρμάκων ὅσα τῆς πόσθης ἐστιν ἕλκη, καὶ τούτων ἔθ' ἧττον ὅσα
10 κατὰ τοῦ λοιποῦ δέρματος ὃ περὶ σύμπαν ἐστὶ τὸ αἰδοῖον. ὑγρὸν γοῦν ποθ'
ἕλκος ἐπὶ τῆς βαλάνου τῶν ἀμεθόδων ἰατρῶν τις – τούτων δὴ τῶν
Θεσσαλείων –, οὐ δυνάμενος ἰάσασθαι τούτοις τοῖς ἐπουλωτικοῖς ὀνομα-
ζομένοις φαρμάκοις, εἰς συμβουλὴν ἡμᾶς παρεκάλεσεν. ἀκούσας οὖν ὅτι
πολὺ ξηροτέρου δεῖται φαρμάκου τὸ μόριον τοῦτο, παρ' ὅσον ἐστὶ καὶ φύσει
382 ξηρότερον, | ἠπίστει μὲν τὸ πρῶτον· ὡς δ' ὑπ' ἀνάγκης εἰς τὸ χρήσασθαί
τινι τῶν ἡμετέρων ἀφίκετο, τρισὶ μὲν ἡμέραις ὑγιάσθη τὸ ἕλκος. εὔδηλος δ'
ἦν ὁ ἰατρὸς οὗτος τοσοῦτον χαίρων ἐπὶ τῷ τεθεραπεῦσθαι τὸν ἄνθρωπον,
ὅσον ἀνιώμενος ἐπὶ τῷ μοχθηρᾷ συντετράφθαι δογμάτων αἱρέσει.

11 Τὸ γάρ τοι διὰ χάρτου κεκαυμένου – τοῦτο δὴ τὸ σύνηθες ἡμῖν – ἰᾶται τὰ τοιαῦτα τῶν ἑλκῶν, ὥσπερ γε καὶ ἄνηθον κεκαυμένον ὁμοίως ἐπιπαττόμενον· καὶ κολοκύνθη δὲ [ἡ ξηρὰ] κεκαυμένη κατὰ τὸν αὐτὸν τρόπον, ἄλλα τε πολλὰ τῶν οὕτως ἰσχυρῶς ξηραινόντων. ὅσα δ' ἄνικμα τῶν τοιούτων ἑλκῶν ἐστι καὶ πρόσφατα, τούτοις καὶ ἡ ἀλόη μόνη φάρμακον ἀγαθὸν

22–96,2 Τὸ – καλῶς] *cf.* Gal. De comp. med. sec. loc. IX 8: XIII 315,16–316,3 22 τοῦτο – ἡμῖν] *cf.* Gal. Ad Glauc. de med. meth. II 10: XI 125,8sq. K.

1 δὴ *om.* D *Ald. Bas. Chart. Kühn*: δὲ *princ.* 2 παραπλησίως F_a V_b 3 φλεγμαινόντων R_b V_b 7 ἀγαγεῖν τὰ] ἄγει τὰ (τὸ I_a^*) T R_b F_a I_a^* V_b ζ *edd.*: ἄγειται δ *post* σάρκας *add.* ἕλκη *edd.* τοσοῦτον *e* τοσούτων *corr.* V_b: τοσούτῳ A: τοσοῦτο L 8 ἐστὶ *om.* I_a^* φ ξηρότερα σαρκὸς S *edd.*: τῆς σαρκὸς ξηρότερα V_b: ξηρότερα τῆς σαρκὸς F_a θαυμασιώτατον F_a 9 ἐπὶ] ἔτι I_a^* φ 10 σύμπαντα R_b F_a V_b ὅσων I_a^*: ὅσα β R_b *edd.* ἐκτὸς *om.* ζ αὐτῷ ζ 12 πόσθης *sec. Chart. Kühn scripsi*: ποσθῆς *codd. princ. Ald. Bas.* ἐστιν *om.* A καὶ] κἀκ *edd.* ἔθ'] ἔτι L S D 13 ὃ περὶ] ὅπερ V_b δ γοῦν] οὖν δ *edd.* 14 τις ἰατρῶν R_b F_a V_b δ τις *om.* M, *post* lin. 15 θεσσαλείων *trsp.* D 15 οὐ] μὴ φ *edd.* ἰᾶσθαι V_b τούτοις *om.* R_b φ 17 φαρμάκου δεῖται A 19 τινι] τι α 20 οὗτος τοσοῦτον] οὐ τοσοῦτον S *edd.*: οὗτος οὐ τοσοῦτον (τοσούτῳ δ) β R_b: οὐ *non vertit* Lat.$^{Ar.Ger}$ θεραπεῦσθαι S: θεραπεύεσθαι R_b V_b: θεραπεῦσαι φ *edd.* 21 μοχθηρῷ S R_b: πονηρᾷ *edd.* αἱρέσει συντετράφθαι δογμάτων *scr., postea* -ανα- *supra* συντετράφθαι *add. et ord. verb. in* συνανατετράφθαι αἱρέσει δογμάτων *mut.* F_a συντετράφαι A 22 τοι *om.* V_b 23 ἐπιπαττόμενον] desuper aspersis Lat.$^{Ar.Ger}$ 24 ἡ ξηρὰ *non vertit* Lat.$^{Ar.Ger}$: ἡ *om.* φ *edd.*: *seclusi* 25 ὄντως F_a *Bas. Chart. Kühn* ἰσχυρῶς *om.* ζ *post* ξηραινόντων *add.* φαρμάκων *Ald. Bas. Chart. Kühn* ὅσα δ' ἔνικμα V_b, γρ ὅσα δ' ἄνικμα *in marg. corr.* V_b^3 26 καὶ πρόσφατα ἐστι *scr., postea ord. verb. in* καί ἐστι πρόσφατα *mut.* F_a: καὶ *secl.* D

im Falle eines entzündeten Geschlechtsorgans zugleich mit einem lockernden Umschlag anwendet – und zwar dem üblichen –, der mit Brot und einer Öl-Wasser-Emulsion hergestellt wird, und ein anderer ihm ähnlicher, der dieselben Mittel bei einem Gesäß anwendet, bei dem Wunden vorhanden sind; über derartige Sachverhalte werden wir aber in den Büchern über die Entzündungen sprechen.

Die Wunden ohne Entzündung am Geschlechtsorgan und am Gesäß benöti- 9
gen keinen Umschlag, sondern ein Heilmittel[1] für den Wundverschluss, aber, bei Zeus, nicht ein seiner Natur nach solches, dass es die Ränder des Fleisches zur Vernarbung führt, sondern eines, das seiner Wirkung nach um so viel trockener ist, wie auch die Teile trockener sind als das Fleisch. Und was noch erstaunlicher ist, die Wunden, die am Geschlechtsorgan entstanden sind, müssen in noch stärkerem Maße getrocknet werden, sowie alle Teile des männlichen Gliedes und alles, was außen von ihm an seinem Ende ist, was man Eichel nennt. Weniger trocknende Heilmittel als diese benötigen alle (Wunden) an der Vorhaut, und noch weniger als diese jene in der restlichen Haut, die das ganze Geschlechtsorgan umgibt. Einmal bat mich jedenfalls einer von den unmethodischen Ärzten – also 10
einer von den Anhängern des Thessalos – um Rat, da er eine feuchte Wunde an der Eichel mit Hilfe der sogenannten narbenbildenden Heilmittel nicht heilen konnte. Als er nun hörte, dass dieser Körperteil ein Heilmittel benötigt, das um so viel trockener ist, wie der Teil auch von Natur aus trockener ist, war er zunächst ungläubig; als er aber gezwungen war, eines von unseren (Heilmitteln) anzuwenden, wurde die Wunde in drei Tagen geheilt. Offensichtlich war dieser Arzt in dem Maße froh, dass der Patient erfolgreich behandelt wurde, wie er betrübt war, dass er mit einer schlechten Auswahl von Lehrmeinungen ausgebildet worden war.

Das Heilmittel aus verbranntem Papyrus – das ist nämlich das bei uns 11
übliche[2] – heilt in der Tat derartige Wunden, wie auch gerösteter Dill, der auf gleiche Art verstreut wird; aber (das bewirkt) auch der Kürbis[3], der auf dieselbe Weise geröstet worden ist, und viele andere von den so stark trocknenden Heilmitteln. Aber was alle derartigen Wunden betrifft, die feuchtigkeitsarm und frisch sind, bei diesen (ist) auch die Aloe allein als Heilmittel gut – sie wird aber

1 Die pharmakologische Behandlung, die sich für Erkrankungen des Genitalbereichs eignet und etwas weiter unten (Z. 27 – S. 97,11) vorgestellt wird, ist eine (teilweise wörtliche) Reprise dessen, was bereits in der Schrift De comp. med. sec. loc. (IX 8: XIII 315,10–318,2 K.) behandelt wurde; *cf. infra, app. loc. sim.*

2 *cf. supra*, S. 37,20sq.

3 Das Adjektiv ξηρός, -ά, -όν, welches im lateinisch-arabischen Text von Meth. med. nicht vorhanden ist und sich in der Parallelstelle auf das vorangehende ἄνηθον bezieht, könnte eine später eingeführte Glosse sein (*cf.* Gal. De simpl. med. temp. et fac. VI 1: XI 806,10sq. K. als mögliche Quelle der Glosse).

– ἐπιπάττεται δὲ χνοώδης ξηρά –, αὕτη δὲ καὶ τὰ κατὰ τὴν ἕδραν ἕλκη τὰ
12 ξηρὰ θεραπεύει καλῶς. ὁμοιοτάτην δ' αὐτῇ δύναμιν ἔχει καδμεία δι' οἴνου πεπλυμένη ξηρά· καὶ ταύτης ἐγγύς ἐστιν ἡ καλουμένη λιθάργυρος, εἶθ' ἑξῆς ἡ μολύβδαινα. πάντων δ' αὐτῶν ἀνωδυνώτατόν τε καὶ οὐδενὸς ἧττον δραστήριον ὁ πομφόλυξ ἐστίν. εἰ δ' ὑγρότερα τύχοι πίτυός τε φλοιὸς αὐτὸς
383 καθ' ἑαυτὸν ὅ τε λίθος ὁ αἱματίτης ὀνομαζό|μενος. εἰ δὲ καὶ βάθος αὐτοῖς συνείη τι, μετὰ τὸ ξηρᾶναι τῶν εἰρημένων τινὶ μάννης αὐτοῖς τοσοῦτον μικτέον ὅσον αὔταρκες εἰς γένεσιν σαρκός.

13 Τούτων τ' οὖν οὐδὲν οὐδ' ὄναρ ἴσασιν οἱ ἀπὸ τῆς ἀμεθοδωτάτης αἱρέσεως ἅπαν ἕλκος ἡγούμενοι τῆς αὐτῆς δεῖσθαι θεραπείας, ἐν ᾧπερ ἂν ᾖ τοῦ ζῴου μορίῳ, καὶ πρὸς τούτοις ἔτι μηδ' ὅπως χρὴ ῥάπτειν αὐτῶν ἔνια, καθάπερ εἰ τύχοι τὰ κατ' ἐπιγάστριον· ὑπὲρ ὧν ἐν τῷ μετὰ ταῦτα λόγῳ λεχθήσεται σὺν τοῖς ὑπολοίποις ἅπασιν.

4–8 πάντων – σαρκός] *cf.* Gal. De comp. med. sec. loc. IX 8: XIII 316,3–7

1 δὲ^{II} *om.* I_a^* φ   τὰ^{I} *om.* R_b I_a^* 2 *post* ἔχει *add.* καὶ φ *edd.*   4 *post* ἡ *supra lin. add.* καλουμένη F_a δ' *om.* α   ἀνοδυνώτατον V_b: ἀνωδυνώτατός F_a τε *om.* R_b V_b D   5 δραστήριον *in* δραστήριος *mut.* F_a^2 ὁ *in* ἡ *mut.* F_a V_b ὑγρότερον F_a τύχοιο R_b *post* αὐτὸς *add.* τε V_b 7 τι *om.* F_a *post* ξηρᾶναι *add.* μετὰ S I_a^* N *princ.*, διὰ R_b F_a V_b P_a τινὶ *om.* R_b δ, *in* τινὸς *mut.* F_a^2: τινὸς V_b: *ante* τῶν εἰρημένων *trsp.* ζ   αὐτοῖς] αὖθις *Corn.* τοσούτῳ A: τοσοῦτο L S   9 οὖν *om.* α M: enim Lat.$^{Ar.Ger}$ ἀμεθοδωτάτης *ex* ἀμεθοδωτάτου *corr.* F_a 11 ῥάπτειν] θεραπεύειν I_a^* M   12 τύχῃ A   13 ἅπασι R_b ζ *edd.*

in flaumigem und trockenem Zustand aufgetragen –, sie heilt aber auch die trockenen Wunden im Bereich des Gesäßes gut. Eine sehr ähnliche Kraft wie sie 12
hat die trockene Galmei, die mit Wein gespült worden ist; und dieser kommt die sogenannte Silberglätte[1] nahe, dann anschließend das Blei. Von allen diesen ist der Pompholyx[2] das Mittel, das am wenigsten Schmerzen verursacht und um nichts weniger wirksam ist. Wenn (die Wunden) aber ziemlich feucht sind, (sind) auch die Rinde der Kiefer selbst für sich und der Stein, der Blutstein genannt wird, (geeignet). Wenn aber bei diesen Wunden auch eine gewisse Tiefe hinzukommt, muss ihnen nach dem Trocknen mit einem[3] von den genannten Heilmitteln von der Manna so viel beigemischt werden, wie für die Entstehung von Fleisch ausreichend ist.

Von diesen Dingen nun wissen die Anhänger der unmethodischsten Schule 13
nicht einmal im Traum etwas, da sie der Meinung sind, dass jede Wunde die gleiche Behandlung erfordert, unabhängig davon, in welchem Körperteil des Lebewesens (sie sich befindet), und außerdem (wissen sie nicht) einmal, wie man einige von ihnen zu nähen hat, wenn sie sich zum Beispiel im Oberbauch befinden; über diese Wunden wird zusammen mit allen übrigen im folgenden Buch gesprochen werden.

1 i.e. Bleioxyd. Es handelt sich um einen laut Galen hervorragenden Inhaltsstoff für die Herstellung von Heilmitteln, die bei der Vereiterung angeschwollener Körperteile angewendet werden; *cf.* Ad Glauc. de med. meth. II 10: XI 133,6–134,11 K. Für einen Überblick über die Eigenschaften des *lithargyros* siehe De simpl. med. temp. et fac. IX 3: XII 224,11–225,9 K.

2 Im *Corpus Galenicum* findet sich das Wort πομφόλυξ, -υγος in beiden Formen, maskulin und feminin. Beides wird von Galen selbst für gleichwertig erachtet; *cf.* De comp. med. sec. loc. IV 1: XII 704,13–15 K. (εἴτε δὲ ἀρσενικῶς καλεῖν ἐθέλοι τις εἴτε θηλυκῶς τὴν πομφόλυγα, διήνεγκεν οὐδέν) und De comp. med. per gen. III 7: XIII 639,15–18 K. (δωδέκατον δ᾽ αὐτῇ μέρος ἔμιξα πομφόλυγος, εἴτε πεπλυμένου λέγειν ἐθέλοις ἀρρενικῶς, εἴτε πεπλυμένης θηλυκῶς· οὐδὲν γὰρ ὁποτέρως ἂν εἴποις οὔτ᾽ ὠφελήσεις οὔτε βλάψεις τὸ φάρμακον). Was die Überlieferung von Meth. med. betrifft, wird die maskuline Form von den meisten Handschriften bevorzugt, mit Ausnahme von F_a V_b; siehe *infra*, S. 118,14–24.

3 Nach dem Verb ξηρᾶναι ist keine Präposition erforderlich. Was διά (R_b F_a V_b P_a) betrifft, könnte es sich um einen in der Majuskel durch Dittographie bedingten Fehler handeln. Die Lesart μετά (S I_a^* N *princ.*) scheint wiederum ein späterer Versuch zu sein, διά zu korrigieren.

ΓΑΛΗΝΟΥ

ΘΕΡΑΠΕΥΤΙΚΗΣ ΜΕΘΟΔΟΥ

ΒΙΒΛΙΟΝ ΕΚΤΟΝ

X 384 K. 1. Οἶδ' ὅτι μηκύνειν δόξω τισὶν ἕν γέ τι γένος νοσήματος ἐξηγούμενος ὅπως χρὴ ϑεραπεύεσϑαι μεϑόδῳ· προσήκει δ' αὐτοὺς οὐκ ἐμοὶ τοῦ μήκους ἐγκαλεῖν, ἀλλὰ τοῖς ἃ μηδόλως ἔγνωσαν ὑφ' Ἱπποκράτους ὀρϑῶς εἰρημένα διαβάλλειν ἐπιχειρήσασιν, οὓς οὐδ' ἕλκος ἰᾶσϑαι καλῶς ἐπισταμένους ἔδειξα, μήτι γε δὴ τῶν ἄλλων τι τῶν μειζόνων.

2 Αὐτὸ μὲν οὖν τὸ γένος τοῦ πάϑους οὗ τῶν εἰδῶν ἕν ἐστι τὸ ἕλκος εἴτε
385 συνεχείας λύσιν εἴϑ' ἑνώσεως ὀνομάζοι τις, οὐ | διοίσει. δέδεικται δ' ὅτι καϑ' ἕκαστον μέλος τοῦ σώματος ἡ μέϑοδος τῆς ϑεραπείας αὐτοῦ τὰς μὲν ἐξ αὐτοῦ τοῦ πάϑους ἐνδείξεις φυλάττει κοινάς, ἐπικτᾶται δ' ἀπὸ τοῦ μέρους ἄλλοτ' ἄλλας. ἐν μὲν γὰρ τοῖς σαρκώδεσι μορίοις ἐγγινόμενον ὀνομάζεται μὲν ἕλκος, ἔχει δὲ τὸν μὲν κοινὸν σκοπὸν ἁπάντων τῶν παρὰ φύσιν ἀναίρεσιν ἑαυτοῦ, τὸν δ' ὡς διαϑέσεως τὴν διὰ τῶν ἐναντίων, τὸν δ' ὡς διαιρέσεως ἕνωσιν· ἡ γάρ τοι τοῦ νοσήματος τοῦδε γένεσις ἐν τῇ διαιρέσει τῆς ἑνώσεώς ἐστι. καὶ διὰ τοῦτο κατὰ μὲν ὀστοῦν ὀνομάζεται κάταγμα, κατὰ δὲ τὰς νευρώδεις ἶνας σπάσμα, κατὰ δὲ τοὺς μῦς ἕλκος τε καὶ ῥῆγμα· προείρηται δ' αὐτῶν ἡ διαφορά. νεύρῳ μέντοι καὶ ἀρτηρίᾳ καὶ φλεβὶ ταὐτὸ τοῦτο τὸ πάϑος ἐγγινόμενον οὐδὲν ἴδιον ὄνομα κέκτηται· συγχρῆται δ' ἐνίοτε μὲν τῇ

4–100,14 Οἶδ' – μεϑόδῳ] Meth. fr. 186: p. 500–502 Tecusan 13–100,1 ἐν – προσηγορίᾳ] *cf.* Gal. Meth. med. III 1, IV 1: p. 6,3–8, 104,6–12 Lorusso = X 160,7–13, 232,3–233,3 K.

1–3 Inscriptio] *vd. praef.*, p. LXIsq. 4 ἕν γέ τι γένος νοσήματος *scripsi*: ἓν ἔτι γένος νοσήματος F_a: ἓν γένος νοσήματος ἔτ' R_b: ἓν γένος ἔτι νοσήματος *ex* ἕν γέ τινος ἔτι νοσήματος *mutatum in* A: ἓν γένος ἔτι νοσήματος α S T V_b M δ *edd.*: ἔτι γένος ἓν (*supra lin.*) νοσήματος D: de uno genere morbi Lat.$^{Ar.Ger}$ 5 αὐτοῖς R_b F_a ζ 7 ἰάσασϑαι *in textu*, γρ ἰᾶσϑαι *in marg. scr.* F_a καλῶς] δεόντως F_a 8 μήτι *in* μή τοί *mut.* V_b: μή τοί T I_a^* F_a *edd.* 9 πά^{ϑ} (*ambig.*) V_b: πάϑος *Chart. Kühn* ἕν ἐστι] ἔνεστι(ν) L N 10 ὀνομάζει A T V_b 11 μέλος *e* μέρος *corr.* V_b^2: μέρος V_b F_a 13 γινόμενον T F_a: ἐπιγιγνόμενον δ *edd.* 14 μὲν^{I} *om.* ζ *ante* ἀναίρεσιν *add.* τὴν A R_b F_a 15 *ante* ἑαυτοῦ *add.* τὴν A τὴν] τὸν *Ald. Bas. Chart. Kühn* τὸν^{II}] τῶν R_b δ 17 *ante* ὀστοῦν *add.* τὸ D *Ald. Bas. Chart. Kühn* 19 ταὐτὸν S F_a φ *edd.* τοῦτο *om.* S: τούτῳ F_a τὸ *om.* T I_a^* P_a, *del.* V_b

GALEN

DIE THERAPEUTISCHE METHODE

BUCH VI

1. Mir ist bewusst, dass ich einigen meinen Bericht darüber, wie man eine bestimmte Gattung von Krankheiten[1] mit Hilfe einer Methode behandeln muss, in die Länge zu ziehen scheinen werde; es ist jedoch nicht angebracht, dass sie mich der Langwierigkeit bezichtigen, vielmehr (sollten sie) denjenigen (Vorwürfe machen), die versuchen, über Dinge zu streiten, ohne überhaupt zu wissen, dass sie von H i p p o k r a t e s richtig dargelegt worden sind, (und) von denen ich gezeigt habe, dass sie nicht einmal wissen, wie man eine Wunde richtig heilt, geschweige denn irgendeine der anderen wichtigeren (Dinge).

Möge also jemand die Gattung der Erkrankung selbst, zu der die Wunde als 2
eine ihrer Arten gehört, entweder Lösung des Zusammenhangs beziehungsweise der Einheit nennen, dies wird keinen Unterschied machen. Es hat sich aber gezeigt, dass die Methode der Behandlung in jedem Körperteil zwar die allgemeinen Hinweise, die aus der Erkrankung selbst abgeleitet werden, bewahrt, sie aber von dem (betroffenen) Teil zu unterschiedlichen Zeiten unterschiedliche Hinweise erhält. Denn die Erkrankung, die in den Fleischteilen entsteht, wird zwar Wunde genannt, sie hat aber als allgemeines Ziel die Beseitigung aller (Dinge), die ihrer eigenen Natur nicht gemäß sind, als (Ziel) für den Zustand die Beseitigung durch das Entgegengesetzte, als (Ziel) für die Trennung das Zusammenfügen; denn mit Sicherheit liegt der Grund der Entstehung dieser Krankheit in der Unterbrechung der Einheit. Auch deswegen spricht man beim Knochen von einem Bruch, bei den Nervenfasern aber von einem Krampf, ferner bei den Muskeln sowohl von einer Wunde als auch von einem Riss; über deren Unterscheidung wurde (bereits) früher gesprochen. Wenn jedoch dieselbe Erkrankung bei einem Nerven, einer Arterie oder einer Vene entstanden ist, verfügt sie über keinen speziellen Namen; bisweilen wird der Begriff Wunde verwendet, manch-

[1] Die hier vorgeschlagene Lesart ἕν γέ τι γένος ist eine Konjektur, welche den Buchstabenbestand des syntaktisch unterschiedlich übelierferten Worts ἔτι berücksichigt; *cf. app. crit.* Das Syntagma ἕν γέ τι γένος lässt sich bei Galen an zwei Stellen finden: De motu musc. II 1: p. 27,23; 31,8 Rosa = IV 426,2; 435,1 K. Für die *iunctura* ἕν γέ τι νόσημα *cf.* De san. tuenda VI 2: CMG V 4,2, p. 171,25. Siehe auch *e.g.* ἕν γέ τι ... μόριον (De cris. III 4: p. 175,7 Alexanderson = IX 715,7 K.), ἑνός γέ τινος ... σώματος (Meth. med. XII 7: X 855,2 K.). Es ist wohl nicht bedeutungslos, dass das Incipit vom vierten Buch von Meth. med. (IV 1: p. 104,4 Lorusso = X 232,1 K.) wie folgt lautet: ἕν τι γένος ἣν νόσου κτλ. Die auf dem Kühn-Text basierende Korrektur von Tecusan ἐν γένει ἑνὶ νοσήματος erweist sich als nicht plausibel.

3 τοῦ ἕλκους, ἔστι δ' ὅτε τῇ τοῦ τραύματος ἢ ῥήξεως προσηγορίᾳ. ἀλλ' ὅτι
βραχὺ χρὴ φροντίζειν ὀνομάτων ὅτῳ σπουδὴ τῶν πραγμάτων αὐτῶν
ἐξευρίσκειν τὴν ἐπιστήμην εἴρηταί μοι πολλάκις. ἐπὶ ταύτην οὖν σπεύδω-
386 μεν | ἀμελήσαντες τῶν ὀνομάτων· οὐδὲ γὰρ ἐκ τῆς τούτων ἀκριβοῦς θέσεως,
ἀλλ' ἐκ τῶν προσηκόντων ἰαμάτων οἱ κάμνοντες ὀνίνανται.
4 Πάλιν οὖν ἀναμνηστέον ὡς ὁ τολμηρότατος Θεσσαλὸς οὐδεμίαν εἰπὼν
μέθοδον ἑλκῶν ἰάσεως οἴεται πάσας εἰρηκέναι. τὸ γάρ, εἰ οὕτως ἔτυχε, «τὸ
μὲν κοῖλον ἕλκος δεῖσθαι σαρκώσεως, τὸ δ' ἁπλοῦν κολλήσεως» οὐδὲ τοὺς
ἰδιώτας λανθάνει. ὅπως δ' ἄν τις εὕροι μεθόδῳ φάρμακα δι' ὧν ἤτοι σαρκω-
θήσεται τὸ κοῖλον ἢ κολληθήσεται τὸ ἁπλοῦν ἕλκος οὐκέτ' οὐδεὶς ἰδιώτης
ἐπίσταται, καὶ τοῦτό ἐστιν ὃ πρόκειται σκοπεῖσθαι τοῖς ἰατροῖς, κἂν τούτῳ
βελτίων ἐστὶν ἕτερος ἑτέρου· καὶ γὰρ εὑρήσει φάρμακα καὶ τοῖς εὑρημένοις
ὀρθῶς χρήσεται, καθάπερ ἐπεδείκνυμεν ἐν τοῖς ἔμπροσθεν, ὁ γεγυμνασμέ-
νος ἐν τῇ θεραπευτικῇ μεθόδῳ.
2. Ἵνα γὰρ ἤδη τινὸς ἐχώμεθα τῶν ἀκολούθων τοῖς ἔμπροσθεν, ὑποκεί-
σθω τις ἥκων πρὸς ἡμᾶς νενυγμένος αὐτὸ μόνον τὸ δέρμα βελόνῃ. τοῦτον
τὸν ἄνθρωπον, εἰ μὲν εὐελκὴς εἴη, κἂν χωρὶς φαρμάκου γυμνὸν ἔχοντα τὸ |
387 μέλος ἐπὶ τὰς συνήθεις ἀπολύσῃς πράξεις οὐδὲν πείσεται φαῦλον· εἰ δὲ
δυσελκὴς εἴη, πρῶτα μὲν ὀδυνήσεται, μετὰ ταῦτα δ' ἤδη καὶ σφύξει καὶ
φλεγμανεῖ τὸ μέρος.
2 Ὁ μὲν οὖν ἐμπειρικὸς ἐξ ἀνακρίσεως εἴσεται τὴν φύσιν τἀνθρώπου,
ἡμεῖς δὲ κἀκ ταύτης μὲν ἅπασί γε χρώμενοι τοῖς ἐκ τῆς πείρας εὑρισκομένοις,
οὐδὲν δ' ἧττον κἀξ ὧν ἔχομεν γνωρισμάτων εὐχύμου καὶ κακοχύμου
φύσεως, εὐαισθήτου τε καὶ δυσαισθήτου, πληθωρικῆς τε καὶ συμμέτρως
ἐχούσης χυμῶν, εὖ εἰδότες ὡς ὁ μὲν πληθωρικὸς ἢ κακόχυμος ἢ εὐαίσθητος
ἤ τινα τούτων ἢ πάντ' ἔχων φλεγμήνῃ· ὅτῳ δ' ὑπάρχει τἀναντία δεινὸν
3 οὐδὲν πείσεται. καὶ ταῦτα προγνόντες οὐ – μὰ Δία – τὸ κολλητικὸν ἐπιθή-

3 εἴρηταί – πολλάκις] *cf. e.g.* Gal. Meth. med. I 5, I 9, II 3, II 7, III 10: p. 88,20–90,3, 96,3–8, 122,22–124,8, 190,8–18, 88,20–90,3 Lorusso = X 45,1–15, 70,11–71,1, 90,16–91,14, 139,9–140,4, 221,17–222,5 K. **15–104,26** Ἵνα – τρόπον] Meth. fr. 187: p. 502–504 Tecusan **27–102,3** καὶ – μεγάλη *exc.* Aet. Amid. Libri med. XIV 24 (anecdoton)

2 *post* βραχὺ *add.* τι *in textu* δ *edd., supra lin.* F_a *ante* ὀνομάτων *add.* τῶν F_a ζ *post* ὅτῳ *add.* περ φ *edd.* σπουδῆς L **3** σπεύσωμεν R_b V_b **4** διαθέσεως L **5** *post* ἐκ *add.* τῆς *in textu* S T F_a, *supra lin.* V_b^2 *post* ἰαμάτων *add.* εὑρέσεως *in textu* T F_a, *supra lin.* V_b^2 **7** τὸ^1] τότε I_a^* **9** πῶς R_b I_a^* V_b δ *edd.* τις *om.* V_b ἐφεύροι F_a ὧν *in textu*, οὗ *supra lin. scr.* P_a: οὗ T **11** ὃ] ὅπερ I_a^* **12** *ante* φάρμακα *add.* τὰ L^2 T φάρμακον δ **13** ἐδείκνυμεν β T R_b *edd.* πρόσθεν α R_b V_b **14** τῇ *om.* R_b δ **16** πρὸς ἡμᾶς ἥκων F_a πρὸς] ὡς δ βελόνῃ μόνον αὐτὸ τὸ δέρμα F_a **17** εὐελκὴς *ex* εὐελκὶς *correctum in* P_a: εὔελκις A: εὐέλκις T R_b: εὖ ἑλκὶς N **18** ἀπολύσεις *Ald. Bas.* **19** δυσελκὴς *e* δυσελκὶς *correctum in* P_a: δύσελκις T R_b: δυσελκὶς δ πρῶτον R_b I_a^* V_b F_a ὀδυνήσεται *in* ὀδυνηθήσεται *mut.* V_b^2: ὀδυνηθήσεται A R_b F_a **20** φλεγμήνει A S F_a, *in* φλεγμήνῃ *mut.* F_a^3: φλεγμήνῃ L: φλεγμανῇ I_a^* **22** γε *om.* T R_b δ, *del.* V_b χρώμενοι *post* εὑρισκομένοις *trsp.* F_a ἐκ πείρας α S: ἐκ τῆς ἐμπειρίας T: δι' ἐμπειρίας R_b V_b **23** γνωρίσματα F_a *post* εὐχύμου *add.* τε V_b **24** φύσεως *ante* lin. 23 εὐχύμου *trsp.* F_a **26** φλεγμήνῃ *e* φλεγμήνει *corr.* F_a^3: φλεγμήνει A F_a ζ: φλεγμανεῖ R_b V_b: φλεγμαίνει T δ *edd.* 26sq. οὐδὲν δεινὸν α S R_b V_b P_a

mal aber Verletzung oder Riss. Dass sich aber derjenige über Namen wenig 3
Gedanken machen muss, der vorhat, das Verständnis der Sachverhalte selbst zu
erschließen, ist von mir schon oft gesagt worden. Wir wollen uns also darauf
konzentrieren und den Namen keine große Aufmerksamkeit schenken; denn die
Patienten haben keinen Nutzen von der genauen Namensgebung, sondern von
den geeigneten therapeutischen Maßnahmen.

Es soll wiederum daran erinnert werden, dass der äußerst kühne Thessalos, 4
obwohl er keine Methode zur Heilung von Wunden genannt hat, (dennoch) der
Meinung war, sie alle genannt zu haben. Denn dass „die hohle Wunde“, wenn es
sich so verhält, „mit Fleisch gefüllt werden muss, die einfache aber der Verschließung bedarf“, (dies) ist nicht einmal den Laien verborgen. Wie aber jemand mit Hilfe einer Methode Heilmittel ausfindig machen kann, durch die entweder die hohle Wunde mit Fleisch gefüllt oder die einfache verschlossen wird, weiß noch kein Laie, und dies ist es, was den Ärzten zur Betrachtung vorliegt, und auch in dieser Hinsicht ist der eine (Arzt) besser als der andere; denn derjenige wird Heilmittel ausfindig machen und, wie wir in den vorigen Büchern gezeigt haben, die Mittel, die er gefunden hat, auch richtig anwenden, der in der therapeutischen Methode Erfahrung hat.

2. Damit wir uns nun mit einer der Folgen der zuvor betrachteten Dinge beschäftigen, soll angenommen werden, dass jemand zu uns kommt, der durch eine Nadel nur in die Haut gestochen worden ist. Dieser Mensch wird, wenn es sich um jemanden handelt, bei dem die Wunden gut heilen, nichts Schlimmes erleiden, selbst wenn man ihn zu seinen gewohnten Tätigkeiten mit bloßem Körperteil ohne (Anwendung von) Heilmitteln zurückkehren lässt; sollte es sich aber um jemanden handeln, bei dem die Wunden nicht gut heilen, wird dieser zunächst Schmerzen haben, und danach wird der Körperteil bald pochen und sich entzünden.

Der Empiriker wird also die Natur des Menschen aufgrund einer Unter- 2
suchung erkennen, wir aber (erkennen sie) zwar aufgrund dieser (Untersuchung), indem wir wohl alle Gegebenheiten berücksichtigen, die wir durch die Erfahrung ausfindig gemacht haben, aber auch nicht weniger aufgrund der Anzeichen, ob es sich um eine Natur handelt, die in Bezug auf die Mischung der Säfte gut oder schlecht ist, die wahrnehmungsfähig oder wahrnehmungsgestört ist, die über ein Übermaß oder eine Ausgewogenheit an Säften verfügt, sehr wohl wissend, dass derjenige, der ein Übermaß an Säften oder eine schlechte Mischung aufweist oder wahrnehmungsfähig ist oder einige oder alle diese Gegebenheiten aufweist, an einer Entzündung leiden wird; derjenige aber, bei dem das Gegenteil
der Fall ist, wird nichts Ernsthaftes[1] erleiden. Und da wir dies im Voraus wissen, 3
werden wir – beim Zeus! – kein Heilmittel auftragen, das verschließt, wie es

[1] Die Reihenfolge τἀναντία δεινὸν οὐδὲν lässt sich aufgrund von Hiatmeidung der alternativen Wortstellung τἀναντία οὐδὲν δεινὸν vorziehen.

σομεν φάρμακον, ὁποῖα τὰ πλεῖστα τῶν καλουμένων ἐναίμων ἐστὶν ἃ προσφάτοις ἐπιτίθεται τραύμασιν, ἀλλὰ μαλακόν τε καὶ παρηγορικὸν καὶ ἀνώδυνον. ἔνθα μὲν γὰρ ἡ διαίρεσις μεγάλη, σπουδὴν χρὴ ποιεῖσθαι ξηραντικωτέροις φαρμάκοις εἰς ἕνωσίν τε καὶ σύμφυσιν ἄγειν τὰ χείλη τοῦ
388 ἕλκους· | ἔνθα δ' ἐκ βελόνης ἢ γραφείου διαίρεσις, ἑνὸς χρὴ μόνου φροντίσαι, τοῦ μὴ φλεγμῆναι.

4 Κἀν τῷδε δῆλον ὡς ὁ γεγραμμένος ὑπὸ Θεσσαλοῦ σκοπὸς τῶν ἐναίμων ἑλκῶν οὐδὲν ἡμᾶς οὐδέπω διδάσκει πλέον οὗ καὶ τοῖς ἰδιώταις μέτεστιν· οὐ γὰρ ὃ χρὴ ποιῆσαι γινώσκειν μέγα – φύσει γε ὑπάρχον ἅπασιν ἀνθρώποις –, δι' ὧν δ' ἄν τις αὐτὸ ποιήσειεν ἐπίστασθαι τῶν τεχνιτῶν ἐστι. καὶ γὰρ εἰ ναῦν τις μέλλει πήξασθαι καλῶς, ἴσμεν δήπου καὶ ἡμεῖς ἅπαντες οὐκ ὄντες ναυπηγοί, ποῦ μὲν χρὴ τάξαι τὰ πηδάλια, ποῦ δὲ τὴν πρύμναν καὶ τὴν πρῷραν ἕκαστόν τε τῶν ἄλλων· ἀλλ' οὐδὲν ἡμῖν πλέον πρόσεστιν ἀγνοοῦσι πῶς αὐτὰ δημιουργήσομεν. οὕτω δὲ καὶ οἰκίαν κατασκευαζόμενός τις οὐκ ἀγνοεῖ δήπουθεν οὔθ' ὡς πρῶτα χρὴ θέσθαι τὰ θεμέλια τῶν τοίχων, οὔθ' ὡς ἐπ' αὐτοῖς ὀρθοὺς καὶ ἀκλινεῖς ἐγεῖραι τοὺς τοίχους, οὔθ' ὡς κατὰ τούτων πήξασθαι τὴν ὀροφήν, οὔθ' ὡς θύρας τε καὶ θυρίδας ἕκαστόν τε τῶν ἄλλων μερῶν τῆς οἰκίας ἐν οἰκείῳ διατάξαι χωρίῳ·
389 ἀλλ' οὐ|δὲ τοῦτο πλέον οὐδὲν εἰς οἰκίας κατασκευήν, ἄχρι περ ἂν ἀμαθὴς ὑπάρχων οἰκοδομικῆς ἀγνοεῖ δημιουργεῖν αὐτά.

5 Μόνῳ τοίνυν τῶν ἁπάντων ἀνθρώπων ἀρκεῖ Θεσσαλῷ πρὸς ἐπιστήμην τεχνικὴν ὃ χρὴ ποιῆσαι γινώσκειν. ἀλλ' ἡμεῖς γε καὶ διὰ τῶν ἔμπροσθεν ἐδείξαμεν, ὡς ἀρχὴ μέν τίς ἐστι τοῦτο τῶν κατὰ τὰς τέχνας πράξεων, οὔπω

1 ποῖα A   ἐναίμων καλουμένων F_a 2 ἐπιτίθενται S R_b *edd.*   *post* ἀλλὰ *add.* καὶ F_a τε] τι R_b V_b παρηγορητικὸν V_b *ante* καὶ[II] *add.* ἢ F_a 3 *post* ἀνώδυνον *add.* καὶ ἀκίνδυνον ζ   *post* διαίρεσις *add.* ᾖ *in textu edd., supra lin.* V_b, ἐστὶν *add.* N   *ante* σπουδὴν *add.* καὶ T V_b *in textu, supra lin.* L^2, *postea punctis del.* V_b^2 ποιεῖσθαι *in* πεποιεῖσθαι *mut.* F_a: πεποιῆσθαι δ   *post* ξηραντικωτέροις *add.* χρῆσθαι A   4 σύμφυσίν τε καὶ ἕνωσιν ζ *Ald. Bas. Chart. Kühn*: ἔμφυσίν τε καὶ ἕνωσιν *princ.*   ἀγαγεῖν ζ Aet.   5 *post* ἢ *add.* ἐκ F_a *ante* διαίρεσις *add.* ἡ R_b F_a δ   μόνου *post* ἑνὸς *trsp.* R_b ζ *edd.*, *post* φροντίσαι T F_a φροντίζειν *edd.*   7 προγεγραμμένος R_b F_a σκοπὸς ὑπὸ Θεσσαλοῦ F_a 9 ποιεῖσθαι *edd.*   10 *ante* ἀνθρώποις *add.* τοῖς F_a 11 τεχνιτῶν *in* τεχνικῶν *mut.* F_a: τεχνικῶν R_b V_b φ *edd.*   μέλλει τις A   μέλλοι I_a^* V_b N: μέλλῃ R_b πήξασθαι, καλῶς ἴσμεν *interp.* α   πήγνυσθαι *in ras.* V_b, γρ πήξασθαι *supra lin. scr.* V_b^3: πήξεσθαι S I_a^* *edd.*   12 ἅπαντες *om.* F_a μὲν] μέντοι ζ   τάξαι *post* lin. 13 πρύμναν *trsp.* F_a 13 πλέον ἡμῖν R_b V_b 14 πρόσεστιν *om.* β R_b: *ante* πλέον *scr.* ἔσται F_a πῶς *in* ὅπως *mut.* F_a: ὅπως R_b I_a^* V_b φ   δημιουργήσωμεν A R_b I_a^* M, *postea corr.* A   15 τίθεσθαι ζ   16 ὡς *om.* F_a αὐτοῖς *ex* αὐτοὺς *corr.* V_b^2: αὐτοὺς R_b V_b ὀρθοὺς *om. Ald. Bas. Chart. Kühn*: ὀρθῶς L N   17 τοῦτον S *edd.*   18 ἕκαστόν τε τῶν ἄλλων] καὶ τῶν ἄλλων ἕκαστον ζ   τάξαι φ *edd.*   19 οὐδὲ] οὐδὲν *edd.*   τοῦτο *in* τούτου *mut.* V_b^2: τούτου A V_b: τούτῳ R_b N: τούτων S P_a πλέον *om.* φ   οὐδὲν *om.* α, *in marg. suppl.* L^2: οὐδὲν *ex* οὐδ' *corr.* F_a ἂν *om.* δ   19sq. οἰκοδομικῆς (*e corr.*) ἀμαθὴς ὑπάρχων F_a 20 οἰκοδομικῶς δ: δημιουργικῆς ζ   ἀγνοῇ S V_b F_a M   21 τῶν *om.* R_b V_b F_a ἀνθρώπων ἀρκεῖ πάντων *in textu scr.*, πάντων *in* ἁπάντων *corr. et ord. verb. rest.* F_a *post* ἀνθρώπων *add.* σοφοτάτῳ ζ *Ald. Bas. Chart. Kühn*   ἀρκεῖ *om.* S, *post* ἐπιστήμην *trsp.* α, *supra lin. ante* Θεσσαλῷ *iter.* L^2 22 ὃ] τὸ τί R_b V_b ποιεῖν *in ras.* V_b, γρ ποιῆσαι *in marg. scr.* V_b^3 γε *om. edd.*   23 οὔπου L

zum Beispiel die meisten der sogenannten blutstillenden[1] tun, die auf frische Verletzungen aufgetragen werden, sondern ein mildes, beruhigendes und schmerzlinderndes. Wenn die offene Stelle nämlich groß ist, müssen wir schnell handeln mit Hilfe von stärker trocknenden Heilmitteln, um die Wundränder dazu zu bringen, sich zu schließen und sich zusammenzufügen. Wenn die offene Stelle aber von einer Nadel oder einem Stilett verursacht worden ist, muss man nur eins beachten, nämlich, dass sie sich nicht entzündet.

Auch in diesem Fall ist es klar, dass der von Thessalos gegebene Hinweis 4
auf blutende Wunden uns nichts weiter lehrt als das, worüber auch die Laien verfügen; denn zu wissen, was jemand tun soll, ist nichts Besonderes – darüber verfügen eigentlich alle Menschen von Natur aus –, aber zu erkennen, mit Hilfe von welchen Mitteln jemand dies tun kann, (dies) ist Sache der Handwerker[2]. Denn auch wenn jemand beabsichtigt, ein Schiff richtig zu bauen, wissen wir sicherlich alle, obwohl wir keine Schiffbauer sind, wo wir die Ruder anbringen müssen, wo das Heck und den Bug und jeden von den übrigen (Teilen); aber von uns wird nichts weiter dazu beigetragen, da wir nicht wissen, wie wir diese (Teile) gestalten werden. Auf diese Weise ist es auch jemandem, der ein Haus baut, sicherlich nicht unbekannt, dass es erforderlich ist, zunächst die Grundmauern der Wände anzubringen, die Wände auf diesen (Grundmauern) aufrecht stehend und ohne Neigung zu errichten, das Dach auf diesen (Wänden) entsprechend zu befestigen, Türen und Fenster und jeden anderen Teil des Hauses an der richtigen Stelle anzubringen; aber im Hinblick auf den Hausbau (kann er) nichts weiter (beitragen), solange er unerfahren in der Baukunst bleibt und nicht weiß, wie er diese Teile gestalten soll.

Es genügt daher von allen Menschen allein dem Thessalos zu wissen, was in 5
Hinblick auf die technischen Kenntnisse zu tun erforderlich ist. Wir haben aber zumindest auch durch die vorangegangenen Beispiele gezeigt, dass dies zwar ein Prinzip der handwerklichen Tätigkeiten ist, aber auf keinen Fall ein spezifischer

[1] Von dieser Gattung von Medikamenten war schon mehrfach in den vorigen Büchern von Meth. med. die Rede; siehe *supra*, S. 41,5 (mit Anm.). Die meisten Einträge zu diesen besonders kräftigen blutstillenden Heilmitteln kommen aber in den pharmakologischen Werken Galens vor. Hier eine Auswahl von Passagen: De simpl. med. temp. et fac. XI 2: XII 376,14 K.; De comp med. per gen. (XIII K.): I 14: 423,2; II 2: 478,4; II 17: 539,14 (Rezept des Klaudios Philossenos); II 21: 551,14 (ἔργον δ' αὐτῶν [*scil.* ἐναίμων καὶ τραυματικῶν φαρμάκων] ἐστι συμφύσαι τε καὶ κολλῆσαι τὰς διῃρημένας σάρκας, ὡς εἰς τὴν ἀρχαίαν ἕνωσιν ἀχθῆναι τὸ μόριον); II 22: 557,1 (Rezept des Iulianos); III 2: 584,14 (Erwähnung des Präparats des Andromachos); IV 13: 735,12 (Erwähnung des Präparats des Andreas); IV 14: 751,3; V 2: 765,13.

[2] Die Lesart τεχνιτῶν (*vs* τεχνικῶν) lässt sich aufgrund von Parallelstellen innerhalb von Meth. med. (*e.g.* II 7: p. 202,1–7 Lorusso = X 147,13–148,2 K.) verteidigen; siehe auch *infra*, S. 104,3.

μὴν ἴδιον οὐδὲν αὐτῶν μόριον, ἀλλ' ἔτι κοινὸν ἰδιώταις ἅπασιν – αἱ γὰρ ἐνδείξεις αἱ πρῶται καθ' ἑκάστην τέχνην φύσει πᾶσιν ἀνθρώποις ὑπάρχουσιν – ὥστ' εἴπερ εἰσὶν ἱκαναὶ τεχνίτας αὗται ποιεῖν, οὐδὲν κωλύσει καὶ ναυπηγεῖν ἡμᾶς καὶ τεκταίνεσθαι δύνασθαι πάντας ὑποδήματά τε κατασκευάζεσθαι καὶ ἱμάτια καὶ οἰκίας ἀρχιτεκτονεῖν τε καὶ κιθαρίζειν καὶ ῥητορεύειν. ἀλλ' οὐχ οὕτως ἔχει τἀληθές, οὐδ' ὁ γινώσκων ὅτι τῷ τρωθέντι μορίῳ τὴν κατὰ φύσιν ἕνωσιν ἐκποριστέον ἰατρός ἐστιν, ἀλλ' ὁ δι' ὧν ἐκπορισθήσεται· καίτοι γ' οὐδ' αὐτὸ τοῦτο μόνον ἱκανόν, ἐὰν ἀγνοῇ τις ὅπως χρηστέον αὐτοῖς ἐστιν, ἀλλ' ὁ τὴν ὁδὸν ἅπασαν ἐπιστάμενος τῆς
390 θεραπείας, ἄχρι τοῦ τυχεῖν | τοῦ σκοποῦ, μόνος οὗτός ἐστιν ὁ γινώσκων ἰᾶσθαι.

6 Συμβαίνει τοιγαροῦν τοῖς ἀμεθόδοις Θεσσαλείοις ἐξ ὧν μείζω τολμῶσιν ἢ δύνανται μηδὲ τῶν δυνατῶν ἐφικνεῖσθαι. γραφείῳ γοῦν τινος ἔναγχος εἰς τὴν χεῖρα πληγέντος, ὡς διαιρεθῆναι μὲν ὅλον τὸ δέρμα, νυχθῆναι δέ τι τῶν ὑποκειμένων αὐτῷ νεύρων, ἐν ἀρχῇ μὲν ἐπέθηκεν ἔμπλαστόν τι φάρμακον ὁ σοφώτατος Θεσσάλειος, ᾧ πολλάκις ἐπὶ μεγίστων τραυμάτων εὐδοκίμει χρώμενος – ᾤετο γάρ, οἶμαι, τῆς αὐτῆς δεῖσθαι θεραπείας ἅπαν τραῦμα. φλεγμονῆς δ' ἐπιγενομένης, ἐπὶ τὸ δι' ἀλεύρου πυρίνου κατάπλασμα μεταβὰς ἐν τούτῳ τε σήπων τὸν ἄνθρωπον ἀπέκτεινεν ἐντὸς τῆς
7 ἑβδόμης ἡμέρας. οὐδ' ἀριθμῆσαι δυνατὸν ὅσοι σπασθέντες ἀπέθανον εἰς τὰς Παιωνείας χεῖρας ἐμπεσόντες αὐτῶν, ἵνα δηλαδὴ σώζηται τὸ Θεσσάλειον θέσπισμα, «πᾶν ἕλκος ἔναιμον ὁμοίως θεραπεύεσθαι, μηδὲν τῶν πεπονθότων μορίων συνενδεικνυμένων». ἀλλ' οὐχ ἥ γ' ὄντως μέθοδος εἰς τοσοῦτον ἀμέθοδός ἐστιν εἰς ὅσον ἡ Θεσσάλειος· εὑρίσκειν δὲ δύναται
391 καὶ νῦν ἔτι μετὰ τοσούτους τε καὶ τηλι|κούτους ἰατροὺς οὐ μόνον φάρμακα βελτίω τῶν ἔμπροσθεν, ἀλλὰ καὶ τὸν σύμπαντα τῆς θεραπείας τρόπον.

8 Οὐδεὶς γοῦν χρώμενος εὐθὺς ἐξ ἀρχῆς οἷς ἡμεῖς εὕρομεν φαρμάκοις ἐπὶ

1 οὐδὲν *om.* P_a, *post* ἴδιον *trsp.* ζ, *post* αὐτῶν F_a *post* αὐτῶν *add.* ἐστι R_b V_b, *postea deletum in* V_b *ante* ἰδιώταις *add.* καὶ τοῖς A 2 καθ' ἑκάστην] κατὰ πᾶσαν φ *edd.* 3 ὥστ'] ὡς V_b τεχνίτην α S κωλύει φ *edd.* 4 *post* τεκταίνεσθαι *add.* καὶ φ *edd.* *post* τε *add.* καὶ I_a^* 5 σκευάζεσθαι A: κατασκευάζειν φ *edd.* 6 τὸ ἀληθές F_a *edd.* 8 αὐτὸ τοῦτο] τοῦτό γ' αὐτὸ N *edd.*: τοῦτο ζ P_a 9 αὐτοῖς χρηστέον α 10 τοῦ τυχεῖν τοῦ σκοποῦ] τοῦ σκοποῦ τυχεῖν *scr.* V_b, *postea* τοῦ^{II} *supra lin. suppl. et ord. verb. rest.* V_b^2 ἐστὶν οὗτος F_a 12 τοιγαροῦν συμβαίνει R_b V_b *ante* τοῖς *add.* γε S *edd.* *post* ἀμεθόδοις *add.* τούτοις F_a 13 τις δ 15 νεύρων αὐτῶ F_a αὐτῶν I_a^* ἔμπλαστρόν S I_a^* 17 ηὐδοκίμει R_b V_b F_a ζ: εὐδοκιμήκει L δ: εὐδοκιμήση I_a^* 18 ἐπιγιγνομένης ζ: γενομένης δ *post* κατάπλασμα *add.* τι F_a 20 ἀριθμήσασθαι *edd.* *ante* δυνατὸν *add.* γε R_b V_b, *post* ὅσοι ζ ἐς δ 21 παιονίας δ: παιωνίας D: παιόνας (*ambig.*) V_b, παίηων ὁ τῶν θεῶν ἰατρὸς *in marg. scr.* V_b^2 σώζεται A 22 *ante* πᾶν *add.* τὸ R_b V_b F_a θεραπευθῆναι M *edd.* 23 συνεκδεικνυμένων *princ. Ald.* 24 δύναται *post* νῦν *trsp.* P_a, *post* ἔτι F_a 25 ἔτι *om.* P_a, *supra lin. scr.* V_b *ante* μετὰ *add.* γε ζ τόσους δ τοιούτους ζ 27 οὖν A

Teil von diesen, sondern (immer) noch Allgemeingut bei allen Laien – denn alle Menschen verfügen von Natur aus über die in jeder Kunst grundlegenden Hinweise – wenn diese daher genügen, um (Menschen) zu Handwerkern zu machen, dann wird uns nichts daran hindern, ein Schiffbauer zu sein oder sich als Zimmermann beschäftigen zu können, Sandalen und Kleidung anzufertigen, Häuser zu bauen, Zither zu spielen, die Redekunst auszuüben. Dies entspricht aber eigentlich nicht der Wahrheit, und ein Arzt ist nicht jemand, der weiß, dass man bei der verletzten Stelle für ein natürliches Zusammenfügen sorgen muss, sondern derjenige, der weiß, mit welchen Mitteln dies erreicht wird; doch ist dies allein keineswegs ausreichend, wenn dem Betroffenen nicht bewusst ist, wie diese Mittel anzuwenden sind, vielmehr ist derjenige, der den gesamten Behandlungsverlauf bis zum Erreichen des Ziels kennt, der einzige, der imstande ist zu heilen.

Daher ist es bei den unmethodischen Anhängern des Thessalos der Fall, 6
dass sie sich mehr zutrauen als das, was sie können, und dass sie nicht einmal das erreichen, was sie tun können. Beispielsweise hat der äußerst kühne Anhänger des Thessalos, als jemand vor kurzem durch ein Stilett an der Hand verletzt wurde, sodass die ganze Haut entfernt und einer der darunter liegenden Nerven durchstochen wurde, zunächst ein (gewisses) verstopfendes Heilmittel aufgetragen, das er oft erfolgreich bei sehr großen Wunden angewendet hat – denn er war der Meinung, so glaube ich, dass jede Verletzung die gleiche Behandlung erfordere. Als aber eine Entzündung hinzukam, ging er zu dem aus Gerstenmehl hergestellten Umschlag über, wodurch er den Menschen septisch machte, und tötete ihn innerhalb von sieben Tagen. Es ist nicht möglich, zu zählen, wie viele 7
Menschen an Krämpfen gestorben sind, nachdem sie in die „päonischen" Hände der Anhänger des Thessalos geraten sind, damit der Orakelspruch des Thessalos dem Anschein nach seine Gültigkeit behält: „Jede Wunde, die mit Blut versehen ist, wird auf die gleiche Weise behandelt, da von den erkrankten Körperteilen keine Hinweise abgeleitet werden". Aber keine Methode ist jedenfalls in dem Maße unmethodisch wie die des Thessalos: Auch jetzt, nach so vielen und so renommierten Ärzten, ist es immer noch möglich, nicht nur Heilmittel ausfindig zu machen, die besser sind als die früheren, sondern auch die gesamte Weise der Behandlung.

Jedenfalls hat keiner, der gleich von Anfang an die von uns ausfindig gemach- 8

νεύροις τρωθεῖσιν ἐσπάσθη. κατενόησα γὰρ ὡς, ἐπειδὰν νυγῇ νεῦρον,
ἀναγκαῖον αὐτῷ διὰ τὸ περιττὸν τῆς αἰσθήσεως ὀδυνᾶσθαί τε μειζόνως ἢ
τἆλλα καὶ φλεγμαίνειν ἐξ ἀνάγκης, εἰ μή τις ἄκος ἐξεύροι τῶν ὀδυνῶν
9 ἐπίσχοι τε τὴν γένεσιν τῆς φλεγμονῆς. εὔλογον οὖν ἐφαίνετό μοι τὴν μὲν τοῦ
δέρματος τρῶσιν ἀκόλλητον φυλάττειν, ὅπως ἐκρέοιεν δι' αὐτῆς οἱ ἐκ τῆς
τοῦ νεύρου τρώσεως ἰχῶρες, ἀπέριττον δ' ἐργάζεσθαι τὸ σύμπαν σῶμα καὶ
τοῦ μηδεμίαν ὀδύνην ἐγγίνεσθαι τῷ τετρωμένῳ μορίῳ μεγάλην ποιεῖσθαι
φροντίδα. καὶ τοίνυν ἐξεῦρον οὐκ ὀλίγα φάρμακα κατὰ τοῦ τραύματος
ἐπιτιθέμενα πρὸς ἄμφω θαυμαστῶς παρεσκευασμένα, τό τε τὴν ὀδύνην
ἰᾶσθαι καὶ τὴν ἐκροὴν ἀναστομοῦν τοῖς ἰχῶρσιν. ἀσφαλέστερον δ' ἂν εἴη καὶ
προσανατέμνειν τὸ δέρμα, τὸ δ' ὅλον σῶμα διὰ φλεβοτομίας ἐκκενοῦν,
392 ἐρρωμένης τῆς δυνά|μεως· εἰ δ' εἴη κακόχυμον, ἐκκαθαίρειν αὐτίκα.

10 Τὸ δὲ τὰς ἄλλας φλεγμονὰς ἱκανῶς παραμυθούμενον ὕδωρ θερμὸν
πολεμιώτατον ἡγεῖσθαι νεύρου τρώσει, γεγενημένης γε τῆς οὐσίας αὐτοῦ
κατὰ ψῦξιν τε καὶ πῆξιν ἐξ ὑγροτέρας ὕλης· ἅπασαι γὰρ αἱ τοιαῦται συστά-
σεις ὑπὸ τῶν θερμαινόντων τε καὶ ὑγραινόντων ἅμα διαλύονταί τε καὶ
11 σήπονται. τοῦ μὲν οὖν ὕδατος τοῦ θερμοῦ παντάπασιν ἀπέσχον τοὺς οὕτω
τρωθέντας, ἐλαίῳ δὲ καταιονᾶν ἄμεινον εἶναι κρίνας θερμῷ. διότι καὶ τοῦτ'
ἀποδέδεικταί μοι· ψυχρὸν μὲν προσφερόμενον ἐμπλάττειν, θερμὸν δὲ
διαφορεῖν. ἔφυγον δὲ καὶ τούτου τό τ' ὠμοτριβὲς ὀνομαζόμενον καὶ ὅλως τὸ
στῦφον, εἱλόμην δὲ τὸ λεπτομερέστατον, οἷόν πέρ ἐστι τὸ Σαβῖνον.
ἄμεινον δ' εἰ καὶ δυοῖν ἢ τριῶν ἐτῶν εἴη, διαφορητικώτερον γὰρ τοῦτο τοῦ
προσφάτου. τὸ δ' ἔτι παλαιότερον, ἀεὶ μὲν καὶ μᾶλλον ἑαυτοῦ γίνεται
διαφορητικώτερον, ἀνώδυνον δ' ἧττον.

12 Ἐν δὲ τοῖς φαρμάκοις ἐθέμην σκοπόν, ὧν ἡ δύναμις λεπτομερής τέ ἐστι
393 καὶ θερμὴ συμμέτρως καὶ ξηραίνειν ἀλύπως ἱκανή· | μόνη γὰρ αὕτη δύναιτ'

1–108,6 κατενόησα – ἐλαίων *exc.* Orib. Synops. ad Eustath. VII 22: CMG VI 3, p. 226,2–12 Ad Eunap. III 38: CMG VI 3, p. 418,25–35 Aet. Amid. Libri med. XIV 24 (anecdoton) Paul. Aeg. IV 54: CMG IX 1, p. 376,17–377,7

1 νεύρων τρώσεσιν N *edd.*: νευροτρώσεσιν P_a **2** *ante* ἀναγκαῖον *add.* οὐκ A αὐτῷ *in* αὐτὸ *mut.* P_a: αὐτὸ I_a^* N τὸ *om. edd.* **3** ἐξεύροι ἄκος *edd.* **4** ἐπίσχῃ F_a γοῦν T D 5sq. ἐκρέοιεν ... οἱ ... ἰχῶρες] ἐκρέοι ... ὁ ... ἰχὼρ V_b **6** τοῦ *om.* T M δ'] τ' V_b F_a, τε R_b τὸ σύμπαν] σύμπαν τὸ ζ: τὸ πᾶν V_b **7** ἐπιγίγνεσθαι I_a^* ζ N *edd.* 7sq. μεγάλας ... φροντί-δας *in textu* F_a, γρ μεγάλην φροντίδα *in marg. scr.* F_a **8** *ante* φροντίδα *add.* τὴν V_b **9** τό τε *e* τῷ τε *corr.* F_a^3: τῷ τε T R_b F_a δ **10**sq. εἴη καὶ προσανατέμνειν] τις καὶ προσανατέμοι S T 10 καὶ^{II} *om.* ζ **11** δ'] θ' R_b ἐκκενοῦν *e* κενοῦν *corr.* F_a^2 **12** *post* αὐτίκα *add.* μήλου R_b 13 *post* θερμὸν *add.* δὲ δ **14** τρώσεως F_a γε] τε δ *Bas.* **17** *post* οὖν *add.* γὰρ S **18** δὲ *om.* α αἰονᾶν T R_b I_a^* F_a δ *post* εἶναι *add.* μονῳ R_b **19** μοι *om.* δ **20** δὲ *in* μὲν *mut.* F_a^3: μὲν οὖν R_b I_a^* φ *edd.*: tamen Lat.$^{Ar.Ger}$ τ'] γε V_b **21** τὸ^{I}] τὸν A **22** *post* δ' *add.* εἴη *edd.* ἢ] καὶ V_b: ἢ καὶ ζ **25** σκοπὸν ἐθέμην F_a τέ *om.* R_b V_b δ

ten Heilmittel bei verletzten Nerven angewendet hat, an Krämpfen gelitten.
Denn ich habe beobachtet, dass der Schmerz, wenn ein Nerv durchstochen
worden ist, wegen des Übermaßes an Empfindung in ihm notwendigerweise
stärker empfunden wird als an (allen) anderen (Stellen), und dass sich (die Stelle)
notwendigerweise entzündet, wenn man kein Heilmittel gegen die Schmerzen
findet und die Entstehung der Entzündung nicht verhindert. Deshalb schien es 9
mir vernünftig, die Wunde an der Haut unverschlossen zu lassen, damit das
Wundsekret, das von der Verletzung des Nerven herrührt, aus der Verletzung
selbst abfließt, den ganzen Körper von Überfluss zu entlasten und besonders
darauf zu achten, dass bei dem verletzten Teil kein Schmerz auftritt. Und in der
Tat habe ich nicht wenige Heilmittel ausfindig gemacht, die, wenn sie auf die
Wunde aufgetragen werden, erstaunlicherweise beides gewährleisten, sie heilen
(nämlich) den Schmerz und öffnen einen Weg zum Abfließen des Wundsekrets.
Es könnte jedoch auch sicherer sein, die Haut aufzuschneiden und den ganzen
Körper durch Aderlass zu reinigen, wenn seine Kraft dies erlaubt; wenn er aber
eine schlechte Mischung an Säften aufweist, (muss man) ihn sofort reinigen.

Das warme Wasser, das (sonst) zur Linderung anderer Entzündungen 10
ausreicht, wird für eine Verletzung an einem Nerven dadurch, dass dessen
Substanz wohl durch Abkühlung und Verfestigung aus einer ziemlich feuchten
Materie entstanden ist, als äußerst schädlich angesehen: Denn alle so beschaffenen
Substanzen werden durch Mittel, die erwärmen und feucht machen, gleichzeitig
aufgelöst und zum Faulen gebracht. Ich habe mich also bei den Patienten, die 11
auf diese Weise verletzt worden sind, vollkommen von warmem Wasser fern-
gehalten, da ich der Meinung war, dass es besser ist, (die Wunde) mit warmem Öl
zu benetzen. Deswegen habe ich auch Folgendes gezeigt: Wenn es kalt auf-
getragen wird, verstopft es, wenn es warm aufgetragen wird, zerstreut es. Ich
habe von diesen (Ölen) auch das sogenannte „kalt-gepresste" und überhaupt das,
was zusammenziehend ist, vermieden, entschieden habe ich mich aber für ein
sehr feingliedriges Öl wie eben beispielsweise das Sabinische.[1] Es wäre aber
besser, wenn es sogar zwei bis drei Jahre alt ist, denn dies verteilt sich besser als
das in frischem Zustand. Das noch ältere verteilt sich zwar immer noch besser, es
ist aber weniger schmerzlindernd.

Bei den Heilmitteln habe ich als Ziel festgelegt, dass diejeningen, deren Kraft 12
feingliedrig und mäßig erhitzend ist, vor allem ausreichend und schmerzfrei
trocknen; denn nur diese Kraft könnte das Wundsekret aus der Tiefe ziehen,

1 Es handelt sich um Öl von überreifen Oliven, welches in mehreren Rezepten begegnet; seine Haupteigenschaft liegt darin, dass es besonders λεπτομερές („feingliedrig / feinteilig") ist. In der Pharmakologie Galens bezieht sich das „feinteilig"-Sein auf die Substanz (οὐσία) eines Arzneimittels und bestimmt somit dessen besondere Kraft und Wirkung. Eine λεπτομερὴς οὐσία ist durch die schnelle Veränderbarkeit, insbesondere durch Wärmeeinwirkung, und die Fähigkeit, Körper zu durchdringen, gekennzeichnet; *cf.* Debru, Philosophie et pharmarcologie, S. 85–102. Über die rein pharmakologischen Abhandlungen hinaus *cf. e.g.* Ad Glauc. de med. meth. II 6: XI 105,16–106,2 K.; De san. tuenda IV 8: CMG V 4,2, p. 127,23–28; Meth. med. X 9, XIV 5: X 702,17sq., 958,16–959,1 K.

ἂν ἐκ βάθους ἕλκειν ἰχῶρας ἄνευ τοῦ συντείνειν καὶ δάκνειν τὸ μόριον.
13 ἐχρησάμην οὖν πρῶτον μὲν τῇ τερμινθίνῃ ῥητίνῃ καθ' ἑαυτήν τε καὶ βραχὺ
προσμίξας εὐφορβίου· καθ' ἑαυτὴν μὲν ἐπί τε παίδων καὶ γυναικῶν καὶ
ὅλως τῶν ἁπαλοσάρκων, σὺν εὐφορβίῳ δ' ἐπὶ τῶν σκληροσάρκων. οὕτω δὲ
καὶ προπόλει, καθ' ἑαυτήν τε καὶ σὺν εὐφορβίῳ μαλάττων αὐτήν· εἴπερ εἴη
14 σκληροτέρα, σύν τινι τῶν λεπτομερῶν ἐλαίων. καὶ σαγαπηνῷ δ' ἐχρησά-
μην κατὰ τὰ σκληρότερα σώματα μετ' ἐλαίου τε καὶ τῇ τερμινθίνῃ μιγνύς·
15 ὀποπάνακί τε κατὰ τὸν αὐτὸν τρόπον, ὡς καὶ τῷ σαγαπηνῷ. δοκεῖ δέ μοι
καὶ ὁ Κυρηναικὸς ὀπὸς ὀνήσειν, εἴ τις δι' αὐτοῦ σκευάσειε φάρμακον
ἐπίπαστον [ἢ ἐμπλαστόν], ὁποῖον ἡμεῖς τὸ δι' εὐφορβίου συνεθήκαμεν, ἀλλ'
οὐδέπω τοῦθ' ἡμῖν ἐκρίθη τῇ πείρᾳ, καθάπερ τἆλλα σύμπαντα. χρὴ γὰρ
ἡγεῖσθαι μὲν τὴν ἐκ τῆς ἀληθινῆς μεθόδου τῶν ἰασομένων εὕρεσιν, ἐπι-
μαρτυρεῖν δ' αὐτῇ καὶ τὴν πεῖραν εἰς ἀκριβεστέραν πίστιν.
16 394 Ἀπὸ γοῦν τῆς αὐτῆς μεθόδου καὶ τὸ θεῖον τὸ ἄπυρον, ὅταν | μὴ λιθῶδες,
ἀλλ' ἱκανῶς ὑπάρχῃ λεπτομερές, ἠλπίσαμεν ὀνήσειν τοὺς τὰ νεῦρα
τρωθέντας εἰς τοσοῦτον ἐλαίῳ λεπτομερεῖ μιγνύντες, ὡς ἐργάσασθαι
17 γλοιῶδες τὸ μικτὸν ἐξ ἀμφοῖν. ἐπὶ δὲ τῶν ἰσχυροτέρων τε καὶ σκληροτέρων
σωμάτων, εἰ καὶ μελιτῶδες ἐργάσαιο τῇ συστάσει, καὶ οὕτως ὀνήσεις·
ἐκρίθη γὰρ καὶ τοῦτο τῇ πείρᾳ. καὶ τὴν πεπλυμένην δὲ τίτανον
ἐπενοήσαμεν ὁμοίως μιγνύντες ἐλαίῳ προσφέρειν αὐτοῖς· καὶ μᾶλλόν γ'
ὀνίνησιν, ἐπειδὰν θαλάττῃ πλυθῇ – καλλίστη δ' ἡ πλύσις ὥρᾳ θέρους ἐν
τοῖς ὑπὸ κύνα καύμασιν. εἰ δὲ καὶ δὶς αὐτὴν ἢ τρὶς πλύναις, ἄμεινον ἐργάσῃ
τὸ φάρμακον.
18 Ὅπως δὲ χρὴ σκευάζειν τὰ τοιαῦτα διὰ τῶν Περὶ φαρμάκων συνθέσεως

1 *post* ἐκ *add.* τοῦ F_a τοῦ συντήκειν *in textu*, γρ τοῦ συντείνειν *in marg. scr.* F_a 2 οὖν] δὲ *edd.* πρώτη F_a: ἀεὶ δ τερεβινθίνη γ I_a^* V_b ζ *edd.*: τερεβενθίνη F_a ῥητίνῃ *om.* T δ Paul. Aeg. 3 παιδίων Orib. (Synops. ad Eustath.) Paul. Aeg. 4 τῶν^{I} *om.* ζ δὲ *om. edd.*: γε P_a 5 καὶ^{I} *om.* V_b εἴποτ(ε) β T R_b *ante* εἴη *add.* δ' S R_b *edd.* 6sq. σκληροτέρα – ἐλαίου] σκληροτέρου σώματος μετ' ἐλαίου *in textu scr.*, *postea in* σκληρότερα σύν τινι τῶν λεπτομερῶν ἐλαίων *mut.* F_a 6 σκληρὰ A 7 σκληρὰ *edd.* τε *om.* α S T V_b F_a τερεβινθίνῃ γ I_a^* V_b ζ *edd.*: τερεβενθίνη F_a *post* τερμινθίνῃ *add.* ὀποπάνακα *in textu* α, *in marg.* V_b^3, καὶ ὀποπάνακι S F_a: *non habet* Lat.$^{Ar.Ger}$ μιγνύς *om.* T V_b, *in marg. suppl.* V_b^3: συμμιγνύς F_a: ἐπιμιγνύς α S 8 *ante* ὀποπάνακί *add.* καὶ ζ *edd.* δέ] δ' ἂν V_b φ 9 κυρηναῖος β γ I_a^* *edd.* ἑαυτοῦ R_b I_a^* V_b N σκευάσει α S F_a, *in* σκευάζοιεν *mutatum in* F_a: σκευάζοιε(ν) ζ: σκευάσαι T: σκευάσοι *princ. Ald. Bas.* 10 ἐπίπαστον *om.* T *Ald. Bas.* ἢ ἐμπλαστόν *non vertit* Lat.$^{Ar.Ger}$, *sec.* R_b *Gad. seclusi*: ἢ *non habent* T *edd.* τὸ *om.* A I_a^* 11 οὐδέπω τοῦθ' *ex* οὐδέποτ' οὐθ' *correctum in* F_a 12 τὴν *e* τὰ *corr.* F_a^3: τὰ F_a δ ἰασομένων *in textu scr.* R_b, ἰαθησομένων *in marg.* R_b^2: ἰασαμένων L S δ: ἰαμάτων I_a^* 13 ἀκριβεστάτην δ 14 αὐτῆς] τοιαύτης φ *edd.* τὸ^{II} *om.* A R_b F_a D, *deletum in* V_b *post* ὅταν *add.* γε *edd.* *ante* λιθῶδες *add.* ᾖ α F_a: *post* λιθῶδες *add.* ᾖ V_b, εἴη R_b 15 ὑπάρχει R_b F_a δ (*post* λιθῶδες *trsp.* P_a) ἠλπισάμην F_a 16 μιγνύντας (μιγνῦ- A M) α φ: μιγνύοντες R_b ἐργάσεσθαι *edd.* 18 καὶ^{I} *om.* A 19 πεπλυμμένην F_a ζ 20 ἐπενοησάμην F_a μιγνύντες ὁμοίως V_b γ' *om.* ζ 21 *post* πλύσις *add.* αὐτῆς *supra lin.* F_a *post* ὥρᾳ *add.* τοῦ I_a^* δ 22 καὶ *om.* α ζ αὐτὴν *ante* πλύναις *trsp.* S R_b V_b ἢ *e* καὶ *corr.* F_a^3: καὶ α S R_b V_b F_a πλύναις *in* πλύνεις *mut.* F_a: πλύνεις P_a: ἐκπλύναις *edd.* 24 *post* διὰ *add.* τῆς *edd.* συνθέσεως φαρμάκων R_b V_b F_a P_a

ohne den Körperteil zusammenzuziehen und zu stechen. Zunächst habe ich also 13
das Terpentinharz verwendet, sowohl für sich allein als auch gemischt mit ein
wenig Euphorbium[1]: Für sich allein bei Kindern und Frauen und allgemein bei
Menschen mit weichem Fleisch, aber (gemischt) mit Euphorbium bei Menschen
mit hartem Fleisch. Auf die gleiche Weise (habe ich) auch Propolis (verwendet),
sowohl für sich allein als auch nachdem ich sie mit Euphorbium weich gemacht
habe; wenn sie härter war, (habe ich) sie mit einem von den feingliedrigen Ölen
(weich gemacht). Ich habe aber auch Sagapen[2] bei den härteren Körpern ver- 14
wendet, sowohl[3] mit Öl als auch nachdem ich es dem Terpentinharz beigemischt
habe; und (ich habe auch) Opopanax auf die gleiche Weise (verwendet) wie das
Sagapen. Es scheint mir, dass auch der Kyrenische Saft hilfreich wäre, wenn 15
jemand daraus ein Heilmittel in Form von Streupulver zubereitete, wie ich das
aus Euphorbium (hergestellte Heilmittel) zusammengesetzt habe, ich habe aber
dies noch nicht aufgrund von Erfahrung überprüft wie alle anderen. Denn die
Entdeckung der Mittel, die heilen sollen, aufgrund der richtigen Methode muss
zwar die erste Stellung einnehmen, aber auch die Erfahrung muss für sie als
Zeuge einstehen, um sie genauer zu bestätigen.

Aufgrund derselben Methode haben wir also auch gehofft, dass der un- 16
gebrannte Schwefel dann, wenn er nicht steinig, sondern ausreichend feingliedrig
ist, für Menschen mit Nervenverletzungen nützlich wäre, wenn wir ihn in dem
Maße mit feingliedrigem Öl gemischt haben, dass die Mischung aus beiden zäh-
flüssig wird. Bei den stärkeren und härteren Körpern würde man auch auf diese 17
Weise helfen, wenn man (die Mischung) auch in der Konsistenz von Honig zu-
bereitete: Denn auch dies wurde aufgrund der Erfahrung überprüft. Wir haben
auch daran gedacht, bei ihnen gewaschene Kreide aufzutragen, nachdem wir sie
auf die gleiche Weise mit Öl gemischt hatten; und es ist in der Tat besonders hilf-
reich, wenn (die Kreide) mit Meerwasser gewaschen wird – das Waschen erfolgt
aber am besten in der brennenden Hitze der Hundstage im Sommer. Wenn man
die Kreide auch zwei- oder dreimal wäscht, wird das Heilmittel besser wirken.

Wie man aber so beschaffene Mittel zubereiten muss, ist in den Abhandlun- 18

1 Aus dem Stängel des Euphorbium, auf das Galen in dieser und in den kommenden Passagen mehrfach verweist, wird ein gleichnamiges Harz extrahiert; nützlich sind auch die Blätter dieser in Afrika wachsenden Pflanze, aus denen ein reinigender Saft gewonnen wird. Zur Anwendung des Euphorbium *cf. e.g.* Gal. De comp. med. sec. loc. I 2: XII 389,5–391,10 K. Mehr zu Mutterpflanze und Inhaltsstoff in Diosc. III 82: p. 98,1–99,7 Wellmann.

2 Es handelt sich um den Saft einer Pflanze (vermutlich der *Ferula persica*), die in Medien wuchs. Siehe Gal. De simpl. med. temp. et fac. VIII 18: XII 117,7–18 K. Mehr in Diosc. III 81: p. 97,7–21 Wellmann.

3 Das Vorhandesein des Enklitikums τε, das an dieser Stelle von den meisten Handschriften ausgelassen wurde, scheint aufgrund der Analogie zur unmittelbar vorangehenden Konstruktion (καθ' ἑαυτήν τε καὶ σὺν εὐφορβίῳ μαλάττων αὐτήν) gerechtfertigt.

ὑπομνημάτων εἴρηται. νυνὶ δ' ἀρκεῖ μοι λεχθῆναι τοσοῦτον, ὡς καὶ ταῦτα καὶ τἆλλα πλείω φάρμακα πρὸς νεύρων τρώσεις ἐξεῦρον οὔτε τῶν διδασκάλων τινὰ θεασάμενος χρώμενον οὔτ' ἀναγνούς που γεγραμμένα κατά τι θεραπευτικὸν σύγγραμμα τῶν πρεσβυτέρων ἢ τούτων δή τι τῶν ἐπιγραφομένων αὐτοῖς δυναμερῶν ἐξ ἰδίας σοφίας, ἀλλ' ἐξ αὐτῆς τῶν πραγμά-
395 των | τῆς φύσεως ἐνδεικτικῶς ὁρμηθείς, ὅπερ ἐστὶν ἴδιον ἰατροῦ μεθόδῳ χρωμένου.

19 Θεσσαλὸς δ' ὁ θαυμασιώτατος οὐδὲν φάρμακον εὑρὼν ἐγνῶσθαί φησι τὴν ὕλην αὐτῶν ἐκ πολλοῦ, καὶ μὴν οὐκ ἔγνωστό γε παμπόλλων φαρμάκων ὧν ἡμεῖς εὑρήκαμεν οὐ μόνον Θεσσαλῷ καὶ τοῖς πρὸ αὐτοῦ πᾶσιν ἰατροῖς, ἀλλ' οὐδὲ τοῖς μετ' αὐτὸν ἄχρι δεῦρο. ἀπαχθεὶς γοῦν ἐγώ ποτε πρός τινα τῶν σηπομένων ὑπὸ Θεσσαλείων ἰατρῶν ἀμεθόδων καὶ θεασάμενος αὐτὸν μέλλοντα καταπλάττεσθαι τῷ δι' ἀλεύρου πυρίνου καταπλάσματι, μηδὲν ἐν τῷ παραχρῆμα φάρμακον ἔχων, ᾔτησα κονίαν στακτὴν ἑωρακὼς ἐκ γειτόνων τοῦ κάμνοντος πηλοποιόν· ἑψήσας δὲ δι' αὐτῆς ἄλευρον κρίθινον – οὐχ ὡς ἐκεῖνοι δι' ὑδρελαίου τὸ πύρινον ἑψοῦσιν – ἐπέθηκα. καὶ αὖθις ὀρόβινον ἄλευρον ὁμοίως ἑψήσας, ἐπιφλεγμαίνοντός τε

8–112,2 Θεσσαλὸς – ἄνθρωπον] Meth. fr. 188: p. 504–506 Tecusan

1 ὑπομνημάτων *om.* F_a ἀρκέσει *edd.* *ante* τοσοῦτον *add.* τό γε ζ **2** τἆλλα] τἆλλα *in* ἄλλα *radendo mut.* V_b: ἄλλα α S R_b I_a^* F_a: τ' ἄλλα D N: τἆλλα P_a *edd.* **5** δυναμερῶν *con.* Garofalo *coll.* Ar.: in libro qui dicitur dinamidie id est experimentorum Lat.$^{Ar.Ger}$: δυνάμεων *codd.* ἐξ ἰδίας σοφίας *punctis del.* L: *om.* V_b, γρ. ἐξ ἰδίας σοφίας *in marg. scr.* V_b^3: ἐξ αὐτῆς τῆς σοφίας P_a: *non vertit* Lat.$^{Ar.Ger}$ αὐτῶν R_b N **6** τῆς *om. Bas.*, *ante* lin. 5 τῶν πραγμάτων *trsp.* α S D *princ. Ald. Bas.* ἴδιόν ἐστιν F_a **8** θεσσάλειος ζ οὐδὲν φάρμακον *sec.* V_b F_a *scripsi*, ἓν ἢ *ante* οὐδὲν *supra lin. add.* V_b^2: ἓν ἢ οὐδὲν φάρμακον A: ἐν οὐδενὶ φάρμακον *in textu scr.* L ζ, οὐδὲν *post* οὐδενὶ *supra lin. add. et* γρ ἓν ἢ οὐδὲν φάρμακον *in marg. scr.* L^2: ἓν οὐδὲν φάρμακον S I_a^*: ἢ ἓν ἢ οὐδὲν φάρμακον R_b: ἓν φάρμακον δ, ἢ οὐδὲν *post* εὑρὼν *add.* N: de nullo horum (tractavit) Lat.$^{Ar.Ger}$: ne unum quidem medicamentum Lat.$^{Gr.Lin}$ **9** πολλῶν α καὶ μὴν οὐκ ἔγνωστό γε] καὶ μὴν οὐκ ἔγνωκέ τι V_b, γρ. καὶ μὴν οὐκ ἔγνωσται *in marg. scr.* V_b^3 ἔγνωσται F_a φ, -ο *supra* -αι *scr.* P_a: ἔγνω (*spat. rel.*) R_b γε *e* τε *corr.* L^2: *om.* β R_b I_a^*: τι V_b (*in ras.*) *edd.* **10** ηὑρήκαμεν A μόνῳ F_a 10sq. Θεσσαλῷ καὶ τοῖς ... πᾶσιν ἰατροῖς ... τοῖς] θεσσαλὸς καὶ οἱ ... πάντες ἰατροὶ ... οἱ R_b V_b **11** ἅπασιν α *post* ἄχρι *add.* τοῦ V_b, τῆς R_b F_a ἀναχθεὶς S: ὑπαχθεὶς *edd.* γοῦν] οὖν A R_b V_b P_a, *post* ἐγώ *add.* γέ P_a **12** ποτε *om.* R_b V_b, *supra lin. suppl.* V_b^2, *post* τινα *trsp. edd.* Θεσσαλείων ἰατρῶν ἀμεθόδων *in* ἰατρῶν θεσσαλείων τῶν ἀμεθόδων *mut.* V_b^2: τῶν ἀμεθόδων θεσσαλείων ἰατρῶν R_b: θεσσαλείων ἀμεθόδων τῶν ἰατρῶν F_a **14** ᾐτησάμην δ **15** ἐκ γειτόνων] ἐν γείτωνι A: ἐγγειτόνων L πηλοποιὼν V_b, γρ πιλοποιὸν *in marg. scr.* V_b^3 δὲ] τε β R_b **16** αὐτῆς *in* αὐτὴν *mut.* P_a ὡς] ὅπως φ ἑψῶσιν D: ἕψουσιν R_b I_a^* **17** ἐπιφλεγμαίνοντός *in* ἐπὶ φλεγμαίνοντός *mut.* V_b^2: ἐπὶ φλεγμαίνοντός A S R_b I_a^* *edd.*

gen Über die Zusammensetzung der Heilmittel dargelegt worden[1]. Jetzt habe ich aber genug darüber gesprochen, dass ich sowohl diese als auch (alle) anderen, zahlreicheren Heilmittel gegen Verletzungen der Nerven ausfindig gemacht habe, obwohl ich weder bei einem meiner Lehrer gesehen habe, dass er sie verwendet hat, noch etwas Verschriftlichtes darüber irgendwo in irgendeinem Handbuch zur therapeutischen Behandlung meiner Vorgänger oder in einer (anderen) der von ihnen aus eigenem Wissensschatz heraus als *dynamera* betitelten Schriften[2] gelesen habe, vielmehr bin ich bezeichnenderweise von der Natur der Gegebenheiten selbst ausgegangen, was speziell dem Arzt zusteht, der einer Methode folgt.

Obwohl der überaus bewundenswerte Thessalos nicht einmal ein Heil- 19
mittel[3] ausfindig gemacht hat, sagt er, ihr Stoff sei schon lange bekannt, und doch war (der Stoff) sehr vieler Heilmittel, die ich ausfindig gemacht habe, keineswegs bekannt, nicht nur dem Thessalos und allen Ärzten[4] vor ihm, sondern auch nicht denjenigen, die bis heute nach ihm gekommen sind. Beispielsweise habe ich einmal, als ich zu einem von denen geschickt wurde, der durch die unmethodischen Ärzte aus dem Umkreis von Thessalos an Fäulnis gelitten hatte, und gesehen habe, wie er gerade dabei war, sich einen Umschlag aus Gerstenmehl auftragen zu lassen, weil ich selbst in dem Augenblick über kein Heilmittel verfügte, um Myrrhenpulver gebeten, da ich bei den Nachbarn des Patienten einen Töpfer gesehen hatte; und nachdem ich den Gerstenbrei mit dem Myrrhenpulver aufgekocht hatte – nicht wie jene, die das Mehl mit in Öl vermischtem Wasser aufkochen –, habe ich (ihn) aufgetragen. Und nachdem ich

1 Der Zubereitung von Heilmitteln im Fall von Nervenverletzungen ist das ganze dritte Buch des Werks De comp. med. per gen. gewidmet: *cf.* XIII 562,1–651,5 K.

2 Das griechische Wort δυναμερῶν (*hapax legomenon* bei Galen) gegen das in den griechischen Handschriften tradierte δυνάμεων ist eine Konjektur von Ivan Garofalo, welche auf der arabischen Version (Ar) und deren lateinischen Übersetzung (Lat.$^{Ar.Ger}$) basiert; *cf.* Garofalo, Collazioni, congetture [2014], S. 221. Unter den Autoren, die vor bzw. kurz nach Galen lebten und Werke mit dem Titel Δυναμερά verfassten, lassen sich an dieser Stelle Apollonios Mys (I. Jhdt. v.Chr.–I. Jhdt. n.Chr.) und Bolos von Mendes (III. Jhdt. n.Chr.; *cf.* Suid. β 482) erwähnen. In den Handschriften von Meth. med. finden wir Korrekturversuche, die zeigen, dass diese Stelle in dem tradierten Wortlaut als problematisch angesehen wurde: 1. ἐπιγραφομένων αὐτοῖς περὶ δυνάμεων ist die Umformulierung von Kodex I_a*; 2. der gelehrte Arzt und Kopist von Kodex D, Demetrios Angelos, modifizierte in einer noch stärkeren Weise die Passage: ἐπιγραμμάτων αὐτοῖς δυναμένων; 3. die Tilgung bzw. Auslassung der folgenden Wörter (ἐξ ἰδίας σοφίας) in den Handschriften L und V_b ist sehr wahrscheinlich auch durch die unbefriedigende Textsituation bedingt; 4. ἐπιγεγραμμένων αὐτοῖς δυναμένων ist die Textgestalt der jüngeren historischen Drucke (*Bas. Chart. Kühn*).

3 Wie der kritische Apparat nahelegt, war diese Textstelle schon in einem sehr frühen Stadium der Überlieferung gestört. Die Lesart vom Kodex A (ἓν ἢ οὐδὲν) ist attraktiv; sie wurde von einer späteren Hand auch in der Handschrift L als Variante zu der sehr wahrscheinlich aussprachebedingten Mutation bzw. Umstellung (ἐν οὐδενὶ) übernommen und erscheint in einer leicht erweiterten Form auch in R_b (ἢ ἓν ἢ οὐδὲν); *cf.* Gal. De anat. administr. III 2: p. 145,3sq. Garofalo = II 353,5sq. K. (ἢ γὰρ ἓν ἢ οὐδὲν οὕτως διατεμεῖς νεῦρον: „Denn du wirst so entweder einen oder keinen Nerven durchschneiden").

4 Die Lesart πᾶσιν lässt sich aufgrund von Hiatmeidung der Variante ἅπασιν vorziehen.

καὶ σηπομένου τοῦ νεύρου διὰ τὰς καλὰς αὐτῶν θεραπείας, ἐπιθεὶς ἔπαυσα τούτῳ τῆς σηπεδόνος τὸν ἄνθρωπον. ἀλλὰ περὶ μὲν τῶν φλεγμαινόντων
396 καὶ σηπομένων ἕτερός με | λόγος ἐκδέχεται μακρὸς ἐν ἰδίῳ καιρῷ τῆς πραγματείας· τῆς δὲ τοῦ νεύρου τρώσεως ἀρκεῖ τὰ εἰρημένα φάρμακα.

20 Καὶ πάμπολλοί γε τῶν εὑρημένων ἡμῖν ἑνὶ χρῶνται, μάλιστα τῷ δι' εὐφορβίου καὶ κηροῦ καὶ φρυκτῆς ῥητίνης ἐμπλαστῷ φαρμάκῳ. εἶτα – οὐκ οἶδ' ὅπως – ἔνιοι μὲν ἔμιξαν αὐτῷ Σινωπίδος, ἔνιοι δ' ὤχρας, ὑπὲρ τοῦ χρωσθὲν ἐκ τίνων σύγκειται λανθάνειν· οὐ μὴν ὑπ' ἐμοῦ γ' ἐξ ἀρχῆς οὕτω συνετέθη. τινὲς δ' ἂν ἴσως αὐτῷ μίξαιεν ἁλὸς ἄνθος ἤ τι τοιοῦτον ἕτερον, ὃ καὶ τὴν χρόαν ὑπαλλάξει καὶ τὴν δύναμιν οὐ βλάψει· δύναιτο δ' ἄν τις ὑπ'
21 ἀγνοίας μῖξαί τι καὶ τοιοῦτον, ὃ βλάψει καὶ τὴν δύναμιν. ἀλλ' ἡμεῖς γε συνεθήκαμεν αὐτὸ διὰ κηροῦ καὶ ῥητίνης τερμινθίνης καὶ πίττης καὶ εὐφορβίου, τοῦ μὲν κηροῦ βάλλοντες μέρος ἕν, τῆς τερμινθίνης δὲ καὶ τῆς πίττης ἑκατέρας ἥμισυ, ὥστε τὸ ἐξ ἀμφοῖν ἶσον εἶναι τῷ κηρῷ. δύναιτο δ' ἂν ποτε καὶ πλέον γε τὸ ἐξ ἀμφοῖν γίνεσθαι τοῦ κηροῦ· δύναιτο δ' ἂν καὶ τὸ ἕτερον
397 αὐτῶν μόνον μίγνυσθαι τῷ κηρῷ. καὶ | μέντοι καὶ μὴ παρούσης τερμινθίνης ἥ τ' ἐκ τῶν κεραμίων ὑγρὰ καὶ ἡ φρυκτὴ καλῶς ἂν μιχθεῖεν· οὐδὲν δ' ἧττον αὐτῶν καὶ ἡ ἐλατίνη μιγνύοιτ' ἄν. ἡ δὲ στροβιλίνη μόνων τῶν σκληρῶν σωμάτων ἐστὶ φάρμακον· ἐπὶ δὲ τῶν μαλακωτέρων οὐ χρὴ μιγνύειν.

22 Εἰ μὲν οὖν ὑγρὰ ῥητίνη μιγνύοιτο, κόψας καὶ διαττήσας τὸ εὐφόρβιον

1 τοῦ *om.* R_b 2 τούτῳ] ταύτης S V_b δ *edd.* μὲν *om.* ζ *post* φλεγμαινόντων *add.* τε ζ 3 με] μὲν δ *edd.* 5 τῶν εἰρημένων R_b F_a ζ, γρ τῶν εὑρημένων *in marg. scr.* F_a 7 Σινώπιδος M *edd.* 8 *post* λανθάνειν *add.* ἵνα μὴ δοκῇ εἶναι τὸ ἐμὸν φθονοῦντες *edd.* ὑπ'] παρ' ζ 9 μίξειαν R_b V_b φ *edd.* 10 χρείαν D P_a, -ω- *supra* -ει- *scr.* P_a: χροιὰν *edd.* 11 ὅ] ὅπερ I_a^* φ *edd.* καὶ^{II} *om.* β R_b I_a^* *Ald. Bas. Chart. Kühn* 12 *post* αὐτὸ *add.* καὶ V_b *post* ῥητίνης *add.* καὶ *in textu* α D, *supra lin.* F_a, *postea deletum in* L τερεβινθίνης γ I_a^* D: τερεβενθίνης F_a 13 βάλλοντες *in* βαλόντες *mutatum in* F_a: βαλόντες T R_b: βάλοντες (*sic*) V_b: βάλοντές (*sic*) N τερεβινθίνης γ I_a^* D: τερεβενθίνης F_a δὲ] τε T τῆς^{II} *om.* δ 14 ἑκατέρων A: ἑκάτερον T 15 πλεῖον α R_b ζ γε *om.* β R_b *edd.* γίνεσθαι (μίγνυσθαι V_b^2) *ante* τὸ ἐξ ἀμφοῖν *trsp.* β R_b I_a^* *edd.* *post* ἂν *add.* ποτε V_b F_a ζ, *postea deletum in* F_a 16 τερεβινθίνης γ I_a^* D: τερεβενθίνης F_a 17 κεραμείων α S R_b M 18 ἡ^{I} *om.* S *edd.* μιγνύοιτ' *e* μίγνυτ' *corr.* F_a^3, *e* μίγνοιτ' *corr.* A: μίγνοιτ' I_a^*: μίγνυτ' F_a D μόνον D δ *Ald. Bas. Chart. Kühn* 20 μιγνύοιτο *e* μίγνυτο *corr.* F_a^3: μίγνυτο F_a D διηττήσας δ: διασείσας S R_b F_a *edd.*: διασήσας ζ

wiederum auf ähnliche Weise das Mehl aus Linsenwicke gekocht habe, habe ich, da der Nerv aufgrund deren guter therapeutischer Behandlungen an einer hinzugekommenen Entzündung[1] und an Fäulnis litt, dies aufgetragen und dadurch der Fäulnis des Menschen ein Ende bereitet. Über Körperteile, die sich entzünden und in Fäulnis übergehen, erwartet mich aber zu gegebener Zeit in der Abhandlung eine weitere ausführliche Diskussion; im Fall einer Verletzung bei einem Nerven genügen dagegen die oben erwähnten Heilmittel.

Und in der Tat wenden sehr viele (Ärzte) eines der von mir entdeckten 20
Heilmittel an, insbesondere das als Umschlag geeignete aus Euphorbium, Wachs und geröstetem Harz. Ferner mischten einige – ich weiß nicht, wie – Erde aus Sinope[2] bei, einige aber Ocker, um die in der Zusammensetzung verwendeten Komponenten zu verbergen; ich habe sie auf jeden Fall nicht so zu Beginn zusammengesetzt. Einige mischen aber wohl Salzblume[3] oder etwas anderes Derartiges bei, was die Farbe verändern und nicht die Wirkung beeinträchtigen wird; jemand könnte aber auch aus Unwissenheit etwas so Beschaffenes beimischen, was (doch) auch die Wirkung beeinträchtigen wird. Aber wir unsererseits haben 21
es aus Wachs, Terpentinharz, Pech und Euphorbium zusammengesetzt, indem wir jeweils einen Teil Wachs, die Hälfte aber von Terpentinharz und Pech hinzugefügt haben, sodass die Menge von beiden zusammen der des Wachses entspricht. Bisweilen könnte aber die Menge von beiden zusammen auch größer sein als die des Wachses; es könnte aber auch möglich sein, dass eins der beiden allein mit dem Wachs vermischt wird. Wenn jedoch kein Terpentinharz vorhanden ist, könnte man aber auch gut feuchtes Harz aus Töpfererde oder geröstetes Harz beimischen; nicht weniger gut als diese ist auch das Mischen von Tannenharz möglich. Das Harz aus Kiefernzapfen ist aber nur für harte Körper ein Heilmittel; bei den weicheren sollte man ihn nicht beimischen.[4]

Wenn man also feuchtes Harz mischt, sollte man es, nachdem man das 22

[1] Zur Verteidigung der Lesart ἐπιφλεγμαινοντός τε (*vs* ἐπὶ φλεγμαινοντός τε) und zur Verwendung des Verbs ἐπιφλεγμαίνω („an einer hinzugekommenen Entzündung leiden") in unserer Schrift *cf. supra*, S. 70,17.

[2] Zur Beschreibung der Heilwirkung der Erde aus Sinope *cf.* Diosc. V 96: p. 67,1–9 Wellmann.

[3] Dem Wort Salzblume („florem salis") folgt in Lat.$^{\text{Ar.Ger}}$ die Glosse „qui est in flumine Egypti"; *cf.* Diosc. V 112: p. 82,10sq. Wellmann (ἄνθος δὲ ἁλὸς καταρρεῖ μὲν ἐν τῷ Νείλῳ ποταμῷ *etc.*).

[4] Eine kompakte Darstellung der Eigenschaften von Harzen findet sich in Gal. De simpl. med. temp. et fac. VIII 17: XII 113,1–114,7 K. (Grundlage für die Abhandlung in De comp. med. per gen. II 2: XIII 474,16–476,13 K.). Interessant ist auch Galens Auseinandersetzung mit Dioskurides' Behandlung der Harze (De mat. med. I 69–71: p. 65,5–70,14 Wellmann): *cf.* De comp. med. per gen. III 2: XIII 589,17–591,1 K. Aufgrund der antiseptischen Wirkung wurde das Harz in der mittelalterlichen Klostermedizin ebenso als Wundheilmittel verwendet; *cf.* u.a. die Erwähnung der Heilwirkungen des Harzes in der Schrift der sachkundigen Äbtissin Hildegard von Bingen (1098–1179) (Physica III).

ἀναμίγνυε τοῖς ἄλλοις τακεῖσιν· ἔστω δ' ὁ σταθμὸς αὐτοῦ τὸ δωδέκατον
μέρος τοῦ κηροῦ, καί ποτε καὶ πλέον, εἰ βούλοιο ποιεῖν ἰσχυρότερον. εἰ δὲ
ξηρά, καθάπερ ἡ φρυκτή, δεήσεται βραχέος ἐλαίου τὸ εὐφόρβιον. ὥστ'
ἔγωγε τηνικαῦτα λειῶν αὐτὸ σὺν ἐλαίῳ καὶ γλοιῶδες ἐργαζόμενος ἐψυγμέ-
νοις τοῖς ἄλλοις μετὰ τὸ τακῆναι ξύσας μιγνύω· πολλάκις δὲ καὶ ὕδατος
ἔμιξα σκευαζομένῳ τῷ φαρμάκῳ τοσοῦτον ὅσον ἐν αὐτῷ τῷ τήκεσθαι τὰ
23 μιγνύμενα δαπανηθῆναί τε δύναται καὶ ἀφανισθῆναι τελέως. ἀλλὰ τὰ μὲν
τοιαῦτα σύμπαντα τῆς Περὶ φαρμάκων συνθέσεως πραγματείας ἐστὶν
οἰκειότερα· νυνὶ δ' ἀρκεῖ, καθάπερ ἔμπροσθεν ἐποιήσαμεν, ὁποῖον εἶναι χρὴ
398 τὸ γένος τῶν φαρμάκων δηλώσαντας ὀλίγα προσ|τιθέναι τῶν κατὰ μέρος
ἕνεκα παραδείγματος – ἄφθονον γὰρ ἁπάντων ὕλην ἐν τῇ Περὶ τῶν ἁπλῶν
φαρμάκων ἔχεις πραγματείᾳ. σκευάζειν δ' ὡς ἐν τῇ Περὶ συνθέσεως αὐτῶν
εἴρηται. νῦν οὖν ἀρκεῖ τοῦτ' εἰπόντα μόνον ἐπ' ἄλλα μεταβαίνειν.
24 Ἡ τοῦ τετρωμένου νεύρου θεραπεία φαρμάκων δεῖται θερμασίαν μὲν ἐγειρόντων χλιαράν, ξηραινόντων δ' ἱκανῶς, καὶ τῇ φύσει τῆς οὐσίας ἑλκτικῶν τε ἅμα καὶ λεπτομερῶν. οὐ μόνον δ' εἰς εὕρεσιν φαρμάκων τε καὶ διαιτημάτων ἡ θεραπευτικὴ μέθοδος ἐπιτήδειός ἐστιν, ἀλλὰ καὶ εἰς τὴν τῶν εὑρημένων χρῆσιν. ὥσπερ γὰρ ἐν τοῖς ἔμπροσθεν ἐδείκνυμεν οὐδὲ τῷ τυχόντι φαρμάκῳ τῶν πρὸς ἕλκη καλῶς δύνασθαι χρῆσθαι τὸν ἄνευ μεθόδου μεταχειριζόμενον αὐτά, κατὰ τὸν αὐτὸν τρόπον ἔνεστι καὶ νῦν ἐπιδεικνύναι. γνωρίζειν γὰρ εἰς ὅσον ἤτοι γ' ἐξήρανεν ἢ ἐθέρμηνεν ἢ παρηγόρησεν ἢ ἠρέθισε τὴν διάθεσιν ἡ τοῦ φαρμάκου προσφορά, μόνος ὁ κατὰ μέθοδον ἰατρεύων ἱκανός ἐστιν. οὗτος δ' αὐτὸς οἶδε μόνος ἤτοι γ' ἐπιτεῖναι τὴν ἐξ ἀρχῆς χρῆσιν ἢ ἐκλῦσαι.

1 ἀναμίγνυε *ex* ἀναμιγνύειν *corr.* L^2: ἀναμιγνύειν α S 2 πλεῖον V_b βούλ (*ambig.*) T V_b F_a: βούλει φ 3 δεήσειε V_b: δεήσει R_b 4 ἐγὼ R_b V_b φ λεῖων (*sic*) S I_a^*: λεῖον *princ. Bas. Chart. Kühn*: λείων *Ald.* αὐτὸ *ex* αὐτῶν *corr.* P_a: αὐτῶν δ: αὐτὰ ζ ἐργαζόμενον S D P_a ἐψυγμένοις *e corr.* V_b: ἐψημένοις S 5 *post* καὶ *add.* δι' α, *postea deletum in* L 8 συνθέσεως *om. edd.*, *ante* φαρμάκων *trsp.* A S V_b ζ 9 οἰκειότερον δ ἔμπροσθεν] καὶ πρόσθεν F_a ἐποιησάμην F_a εἶναι *om.* R_b, *post* lin. 10 φαρμάκων *iter.* A, *trsp.* L, *post* lin. 10 γένος *trsp.* S φ 10 δηλώσαντας *in* δηλώσαντα *mutatum in* L: δηλώσαντες S R_b V_b D *Ald. Bas.* 11 παραδειγμάτων δ ὕλην ἁπάντων F_a *post* ἁπάντων *add.* τὴν R_b *edd.*, *post* γὰρ F_a 12 πραγματείᾳ ἔχεις R_b ζ τῇ] τοῖς α αὐτῶν *om. Bas. Chart. Kühn* 13 τοῦτον δ εἰπόντι R_b *edd.* 15 *post* φύσει *add.* δὲ S F_a *edd.* 18 ἐν τοῖς *om.* R_b V_b οὐδὲ] οὔτε I_a^* 19 χρήσασθαι β *edd.* 19sq. τῶν ... μεταχειριζομένων δ 20 κατὰ *om.* φ *edd.* 21 ἤτοι] ἤ τί *princ. Chart. Kühn* εἴ τί *Ald. Bas.* ἐπαρηγόρησεν V_b ζ 22 ἐρέθισε(ν) φ 23 οὗτος *punctis del.*, ὁ *supra lin. scr.* F_a δ' *om.* V_b D: τ' M δ αὐτὸς] ταυτὸν D ἤ τί *edd.* 24 ἐξ ἀρχῆς] ἑξῆς V_b χρῆσιν *in textu*, γρ κράσιν *in marg. scr.* F_a: κράσιν S: κρίσιν M

Euphorbium zerstoßen und durchgesiebt hat[1], mit den anderen gelösten Stoffen mischen; es soll aber ein Zwölftel des Gewichts von Wachs sein, und bisweilen sogar mehr, wenn man (das Mittel) stärker machen will. Wenn es aber trocken ist, wie das geröstete (Harz), wird das Euphorbium ein wenig Öl benötigen. Deshalb mische ich (das Euphorbium) unter diesen Umständen meinerseits, nachdem ich es mit Öl weich und klebrig gemacht habe, mit den anderen abgekühlten Bestandteilen und zermahle es, nachdem sie aufgelöst worden sind; häufig habe ich dem zubereiteten Heilmittel aber auch Wasser in dem Maße beigemischt, dass es möglich ist, die vermischten Bestandteile durch das Auflösen selbst zu zersetzen und völlig unsichtbar zu machen. Alle derartigen Sachverhalte sind 23
jedoch eher Gegenstand der Abhandlung Über die Zusammensetzung der Heilmittel[2]; im Augenblick genügt es aber, einige der Heilmittel, wie wir es vorher getan haben, einzeln als Beispiel vorzustellen, nachdem wir deutlich gemacht haben, um welche Gattung von Heilmitteln es sich handeln soll – denn zu allen diesen Sachverhalten findest du in der Abhandlung Über die einfachen Heilmittel reichlich Material. Wie man sie zubereitet, ist hingegen in den Abhandlungen Über ihre Zusammensetzung gesagt worden. Jetzt genügt es mir also, nur dies gesagt zu haben, damit ich zu anderen Themen übergehen kann.

Die Behandlung des verletzten Nerven erfordert Heilmittel, die zwar eine 24
lauwarme Wärme hervorrufen, aber ausreichend trocknen, und die aufgrund der Natur ihrer Substanz zugleich ziehend wirken und feingliedrig sind. Aber nicht nur für das Auffinden von Heilmitteln und Therapieformen ist die therapeutische Methode geeignet, sondern auch für die Anwendung der (bereits) ausfindig gemachten Heilmittel. Denn wie wir in den vorangegangenen Ausführungen gezeigt haben, dass (nämlich) derjenige, der sich ohne Methode mit diesen Mitteln beschäftigt, nicht einmal in der Lage sein kann, ein beliebiges Heilmittel gegen die Wunden richtig anzuwenden, ist es ebenso möglich, es auch jetzt zu zeigen. Denn zu wissen, in welchem Ausmaß die Anwendung des Heilmittels den Zustand entweder getrocknet, erhitzt, beruhigt oder gereizt hat, ist nur derjenige in der Lage, der die Heilkunst entsprechend der Methode ausübt. Nur dieser aber weiß, ob die ursprüngliche Anwendung zu verlängern oder zu beenden ist.

1 An dieser Stelle lässt sich die von den Handschriften A, L, V_b, überlieferte Lesart διαττήσας (von διαττάω, „durchsieben") den Varianten διασήσας (von διασήθω, ebenso „durchsieben") und διασείσας (von διασείω, „kräftig schütteln") vorziehen. Lat.$^{Ar.Ger}$ übersetzt nur das vorangehende Partizip κόψας mit „subtiliter tritum (*scil.* euphorbium)". Ein Beleg für den Gebrauch von διαττάω ergibt sich aus einer vergleichbaren Stelle (κοπτομένη τε καὶ διαττωμένη [*scil.* σκωρία]) aus Buch V von Meth. med. (*cf. supra*, S. 66,10sq.); *cf.* Meth. med. XI 16: X 793,5 K. (κόψαντες καὶ διαττήσαντες). Interessante Parallelstellen zur *iunctura* κόπτειν ... διαττᾶν aus anderen Schriften des *Corpus Galenicum* sind *e.g.*: De san. tuenda IV 5: CMG V 4,2, p. 119,15 (κοπέντων ... διαττηθέντων); De simpl. med. temp. et fac. VI 3: XI 859,4sq. (κόπτειν ... διαττᾶν); De comp. med. per gen. III 4: XIII 627,3 K. (κόπτεσθαι καὶ διαττᾶσθαι).

2 Die auf einer pharmakologischen Grundlage basierende therapeutische Indikation für die Behandlung von Nervenverletzungen findet sich in der ausführlichen Darstellung von Gal. De comp. med. per gen. III 2: XIII 564,4–609,8 K.

25 Τὸ γοῦν δι' εὐφορβίου φάρμακον ἐπιθείς τις παραχρῆμα νευροτρώτῳ – |
399 πολλάκις δ' ἄρα πρόσθεν εὐδοκιμοῦντος αὐτοῦ πεπείρατο – τριταῖον
ἐπεδείκνυέ μοι τὸ τετρωμένον μόριον ὀδυνώμενόν τε ἅμα καὶ φλεγμαῖνον,
ἀπορῶν ὅπως οὐδὲν ἤνυσε τὸ φάρμακον. ἠρόμην οὖν τὸν τετρωμένον εἰ
θερμασίας τινὸς οἷον ἐξ ἡλίου πραέος ᾔσθετο τῇ πρώτῃ τῶν ἡμερῶν
26 ἐπιβληθέντος αὐτοῦ· ὁ δ' ἀπεκρίνατο μηδενὸς ᾐσθῆσθαι τοιούτου. πάλιν
οὖν ἠρόμην τὸν ἰατρὸν ἐκ πόσου χρόνου τὸ φάρμακον ἐσκευασμένον ἔχοι
καὶ τίνας αὐτῷ ἐθεράπευσεν. ὁ δὲ τὸν μὲν χρόνον ἐνιαυτοῦ πλέονα, τοὺς
θεραπευθέντας δ' ἔλεγε δύο μὲν παῖδας, ἓν δὲ μειράκιον εἶναι. πυθομένου δέ
μου καὶ περὶ τῆς τοῦ μειρακίου σχέσεως τῆς κατὰ τὸ σῶμα, λευκὸν ἔφησεν
27 αὐτὸ καὶ μαλακὸν εἶναι. τούτων ἀκούσας ἐγὼ καὶ συνεὶς ἐλλείπειν ὡς πρὸς
τὴν τοῦ παρόντος νεανίσκου κρᾶσιν τὸ εὐφόρβιον αἰτήσας τε τὸ ἐμπλαστὸν
φάρμακον καὶ τὸ εὐφόρβιον ἀνελόμενος, ὅσον ἤλπιζον αὐτάρκως αὐτῶν
ἀλλήλοις μιχθήσεσθαι, μαλάττειν μὲν ταῖν χεροῖν ἐκέλευσα τὸ φάρμακον,
28 ἀκριβῶς δὲ λειῶσαι τὸ εὐφόρβιον. ὡς δὲ ταῦτ' ἐγένετο, μιγνύειν αὐτὰ πρὸς
400 ἄλληλα | κελεύσας, εἶτ' αὐτὸς ἔλαιον Σαβῖνον ἠρέμα παλαιὸν θερμήνας
συμμέτρως κατήντλησα τὸ τετρωμένον μόριον ἀνακείρας τε βραχὺ μεμυκυῖαν αὐτοῦ τὴν ὀπὴν τῆς νύξεως, ἐπέθηκα τὸ φάρμακον ἀσιτῆσαι προστάξας τὸν ἄνθρωπον· εἰς ἑσπέραν τε πάλιν ἐκέλευσα τὸν ἰατρὸν ἐπιλῦσαί
τε καὶ χρήσασθαι κατὰ τὸν αὐτὸν τρόπον ἐλαίῳ καθ' ὃν ἐμὲ χρώμενον
29 ἐθεάσατο. τούτων γενομένων ἀνώδυνόν τε ἅμα καὶ ἀφλέγμαντον ἐφάνη
κατὰ τὴν ὑστεραίαν τὸ πεπονθὸς μέρος, ἔγνωσάν τε πάντες οἱ παραγενόμενοι τῷ ἔργῳ τῷδε τὸ πολλάκις ἡμῖν λεγόμενον ἀληθέστατον ὑπάρχον, ὡς οὐδέν τι μέγα δύναται τὰ φάρμακα χωρὶς τῶν χρωμένων ἐπιτηδείως αὐτοῖς.
30 Τοῦτο δ' αὐτὸ τὸ χρῆσθαι δεξιῶς εὔδηλον δήπου μεθόδῳ γιγνόμενον,

11–18 τούτων – τὸ] Meth. fr. 189: p. 506 Tecusan **21–118,3** τούτων – κανόνας] Meth. fr. 189: p. 506 Tecusan **26–118,6** Τοῦτο – ἅλις] Meth. fr. 189: p. 506 Tecusan

2 δ' *om.* δ **3** ἐπεδείκνυ L S T ἅμα *post* φλεγμαῖνον *trsp.* F_a **4** *ante* ἤνυσε *spat. 4 fere litt. rel. in* V_b: ὤνησε R_b F_a P_a: ἢ ὤνησε (*sic*) N **6** αὐτοῦ] αὐτῷ τοῦ φαρμάκου V_b αἰσθῆναι R_b: αἰσθᾶναι F_a **7** *post* πόσου *add.* τε *in textu* V_b φ *edd., supra lin.* F_a ἔχει T φ *edd.* **8** *ante* αὐτῷ *add.* ἐν V_b ἐθεράπευσεν *sec.* γ V_b F_a Lat.$^{Ar.Ger}$ (curaverat) *scripsi*: θεραπεύσειεν α φ *edd., in* ἐθεράπευσεν *correctum in* L: ἐθεράπευεν I_a^* πλείονα T R_b F_a: πλέον δ **9** δὲ *ante* θεραπευθέντας *trsp.* φ *edd.* ἓν] ἕτερον R_b **10** ἔφρασε(ν) ζ *edd.* **11** *post* τούτων *add.* οὖν V_b, δὲ D τούτων *e* τοῦτον *corr.* D P_a συνεὶς *in* συνιεὶς *mutatum in* F_a: συνιεὶς R_b D **12** κρᾶσιν νεανίσκου ζ **14** μὲν] μέντοι R_b F_a ἐκέλευσα] ἐποίησα α: dedi ut Lat.$^{Ar.Ger}$ **15** δὲ λειῶσαι] δ' ἐλείωσα α ἐγεγένητο ζ: ἐγίνετο A αὐτὰ] ταῦτα (*post* lin. 16 ἄλληλα *trsp.*) T R_b F_a **16** σαβῖνον ἔλαιον V_b **17** μεμηκυῖαν L: μεμηκυίαν A F_a D **18** προστάξας] κελεύσας ζ **19** ἐς V_b *edd.* τὸν ἰατρὸν *post* ἐπιλῦσαί τε *trsp.* α R_b **20** τε *om.* S T F_a **21** ἐτεθέατο T R_b V_b δ *post* τούτων *add.* οὖν V_b *edd.*, δὲ D γινομένων A ἅμα *om.* F_a *post* ἀφλέγμαντον *add.* ἅπαν F_a **22** μόριον *in textu*, μέρος *supra lin. scr.* P_a: μόριον *edd.* παραγινόμενοι A R_b **23** ὑπάρχειν ζ *edd.* **24** δύναιτο β *edd., in* δύναται *corr. in* F_a, *in* ἀδύνανται *mutatum in* V_b **24sq.** αὐτοῖς ἐπιτηδείως R_b F_a **26** αὐτὸ *in* αὐτοῖς *mutatum in* L *post* δεξιῶς *add.* αὐτοῖς R_b F_a, *postea punctis del.* F_a εὔδηλον] ἔστι δῆλον *in textu* R_b F_a, γρ εὔδηλον *in marg. scr.* F_a δήπουθεν R_b F_a

Beispielsweise hat mir jemand, nachdem er das aus Euphorbium hergestellte 25
Heilmittel sofort auf einen verletzten Nerven aufgetragen hatte – er hatte dies aber vorher schon oft angewendet, da es einen guten Ruf hatte –, am dritten Tag die verletzte Stelle gezeigt, die sowohl schmerzhaft als auch entzündet war, und seiner Verwunderung Ausdruck gegeben, dass das Heilmittel nichts bewirkt hatte. Daher fragte ich den verletzten Patienten, ob er am ersten Tag, als das Heilmittel aufgelegt wurde, eine gewisse Wärme wie von mildem Sonnenschein gespürt hatte; er antwortete aber, dass er nichts dergleichen gespürt habe. Ich 26
fragte nun wiederum den Arzt, seit wann das Heilmittel zubereitet worden war und wen er damit behandelt hatte. Er sagte, es sei länger als ein Jahr her, und die Behandelten seien zwei Kinder und ein Jugendlicher[1]. Als ich mich aber auch nach dem Zustand des Körpers des Jugendlichen erkundigte, antwortete er, dass er weiß und weich sei. Nachdem ich dies gehört und festgestellt hatte, dass die 27
der Mischung des betroffenen jungen Mannes gemäße Menge an Euphorbium fehlte, und (nachdem) ich um das als Umschlag geeignete Heilmittel gebeten und von dem Euphorbium so viel aufgenommen hatte, wie ich glaubte, dass sie ausreichend miteinander vermischt sein würden, ordnete ich an, das Heilmittel mit den Händen weich zu machen und das Euphorbium gründlich zu zerreiben. Als dies geschehen war, habe ich, nachdem ich angeordnet hatte, sie miteinander 28
zu vermischen, und ich dann selbst langsam gereiftes Sabinisches Öl mäßig erwärmt, über die verwundete Stelle gegossen und die Stichwunde des Patienten, die sich geschlossen hatte, leicht aufgeschnitten hatte, das Heilmittel aufgetragen und den Menschen aufgefordert, zu fasten; und gegen Abend ordnete ich wiederum an, dass der Arzt den Verband entfernen und das Öl auf dieselbe Weise verwenden soll, wie er gesehen hatte, dass ich es verwendet habe. Nachdem dies 29
geschehen war, schien die betroffene Stelle am nächsten Tag frei von Schmerzen und ohne Entzündung zu sein und alle, die bei dieser Tat anwesend waren, erkannten durch dieses Vorgehen, dass das, was von mir oft gesagt worden ist, absolut richtig war, und zwar, dass Heilmittel, ohne jemanden, der sie richtig anwendet, nichts Bedeutendes erreichen können.

Es ist aber klar, dass diese geschickte Anwendung sicherlich aufgrund einer 30

1 Es dürfte an dieser Stelle von Interesse sein, die unterschiedlichen lateinischen Wiedergaben der Wörter παῖς und μειράκιον zu betrachten: „pueri et unus iuvenis“ (Lat.$^{\text{Ar.Ger}}$); „pueros duos et adolescentem unum“ (Lat.$^{\text{Gr.Lin}}$).

οἷαν ἡμεῖς ἤδη πολλάκις ἐν τοῖς πρὸ τοῦδε διήλθομεν ὑπομνήμασιν, ἐπὶ τὸ
θερμὸν καὶ ψυχρὸν καὶ ξηρὸν καὶ ὑγρὸν ἁπάσης χρήσεως φαρμάκων ὡς ἐπὶ
κανόνας ἀναφερομένης. ἣν οὐ μόνον οἱ ἀμέθοδοι Θεσσάλειοι μεταχειρί-
ζεσθαι καλῶς ἀδυνατοῦσιν, ἀλλὰ καὶ οἱ περὶ τὸν Ἐρασίστρατόν τε καὶ
401 τοὺς ἄλλους ἰατροὺς ὅσοι τὰ | στοιχεῖα τοῦ σώματος ἢ οὐδόλως ἐζήτησαν ἢ
ἄλλ' ἄττα τῶν εἰρημένων ἔθεντο. περὶ μὲν δὴ τούτων ἅλις.

3. Εἰ δὲ μὴ νυγείη τὸ νεῦρον, ἀλλὰ τρωθείη σαφεῖ τῇ τομῇ, σκέπτεσθαι
τὴν τρῶσιν ὁποία τις ἐγένετο, πότερον ἐγκαρσία τις ἢ κατὰ τὸ τοῦ νεύρου
μῆκος ὁπόσον τέ τι τοῦ προκειμένου διῄρηται δέρματος. ὑποκείσθω δὴ
πρότερον ἀνεπτύχθαι πολὺ τοῦ δέρματος, ὡς γυμνὸν φαίνεσθαι τὸ νεῦρον,
ὄρθιον, οὐκ ἐγκάρσιον διῃρημένον. οὐ χρὴ τούτῳ τῷ νεύρῳ τῶν προειρη-
μένων φαρμάκων οὐδὲν προσφέρειν, ὅσα δι' εὐφορβίου καὶ τῶν οὕτω
δριμέων ἐμπλαστὰ γίνεται· γεγυμνωμένον γὰρ οὐκ οἴσει τὴν δύναμιν
2 αὐτῶν, ὥσπερ ὅτε διὰ μέσου τοῦ δέρματος ἔφερεν. ἄριστον οὖν τηνικαῦτα
τὴν πεπλυμένην τίτανον ἐλαίῳ πλείονι δεύσαντα χρῆσθαι. ἀγαθὸν δὲ καὶ
τὸ διὰ πομφόλυγος φάρμακον ἐν πλείονι ῥοδίνῳ τακέν. ἄμεινον δ' εἰ καὶ τὸ
ῥόδινον εἴη καὶ τοὔλαιον ἄναλον· σκοπὸς γάρ σοι γινέσθω τῆς θεραπείας
ἁπάσης ἐπὶ νεύρου γεγυμνωμένου τὸ ξηραίνειν ἀδηκτότατα, πάνυ δ' |
402 ὀλίγιστα φάρμακα τὸ τοιοῦτον πέφυκε δρᾶν. ἔστω τοίνυν ἥ τε τίτανος
3 τηνικαῦτα πολλάκις ὕδατι χρηστῷ πεπλυμένη θέρους ὥρᾳ. πεπλύσθω δ',
ὡς εἴρηται, καὶ ὁ πομφόλυξ, ὥσπερ οὖν καὶ πέπλυται κατὰ τὸ σύνθετον
φάρμακον ᾧ συνήθως χρώμεθα πολλὰ καὶ ἄλλα πεπλυμένα δεχόμενον· ὅσα
γὰρ ἐκ μετάλλων ἐστὶ πεπλύσθαι χρὴ πάντα μέλλοντά γε ξηραίνειν
ἀδήκτως. ἀγαθὸν δὲ καὶ τὸ διὰ μέλιτος ἐμπλαστὸν φάρμακον, ὅταν ἐκ
καλλίστου μέλιτος ᾖ. λύειν δὲ καὶ τοῦτο χρὴ ῥοδίνῳ τά τε ἄλλα καλλίστῳ
4 καὶ τῶν ἁλῶν ἥκιστα μετέχοντι. καὶ τὸν κηρὸν δὲ χρὴ πεπλύσθαι τὸν εἰς τὰ
τοιαῦτα φάρμακα βαλλόμενον. εἰ δὲ καὶ τερμινθίνης τι ῥητίνης μιγνύοιτο,

7–26 Εἰ – μετέχοντι *exc.* Orib. Synops. ad Eustath. VII 22: CMG VI 3, p. 226,27–227,4 Ad Eunap. III 38: CMG VI 3, p. 419,14–21 Aet. Amid. Libri med. XIV 25 (anecdoton) Paul. Aeg. IV 54: CMG IX 1, p. 378,8–15

1 πολλάκις ἤδη F_a ζ ἤδη] δὴ V_b 2 ὑγρὸν καὶ ξηρὸν δ 6 ἄλλά τα (*sic*) α: ἄλλάττα (*sic*) V_b D: ἄλλαττα R_b: ἀλλάττα M: ἄλλως ἄττα δ 7 σαφῇ S D N Aet.: σαφῶς *edd.* τῇ *om.* T R_b F_a, *supra lin. suppl.* F_a 8 τὸ *om.* T δ, *supra lin. suppl.* N τοῦ *om.* L 9 τέ τι] τ' ἔτι T (τ' *supra lin. scriptum*) V_b δ: τε F_a 11 εἰρημένων φ *edd.* 12 *ante* καὶ *add.* τε ζ 14 ὅτου δ 15 πλέονι α S N 16 *post* διὰ *add.* τοῦ φ *edd.* πομφόλυγος *in* πομφόλυγγος *mut.* V_b^2: πομφόλυγγος A R_b F_a πλείονι *cum* A V_b F_a ζ Orib. Aet. Paul. Aeg. *scripsi*: πλέονι L S V_b δ *edd.* 17 ἄναλκες L: ἄναλες A S γινέσθω *e* γενέσθω *corr.* F_a^3 18 ἀδηκτότατα *e corr.* F_a^3: ἀδήκτως V_b F_a 19 ὀλίγα α F_a ζ τοιοῦτο A *edd.* τοιγαροῦν T R_b V_b F_a τε *om.* R_b F_a φ *edd.* 20 πεπλυμένη *ante* πολλάκις *trsp.* T R_b F_a θέρους ὥρᾳ *non vertit* Lat.$^{Ar.Ger}$: ὥρᾳ θέρους R_b V_b D *edd.*: ἐν ὥρα θερινῇ Orib.: ἐν ὥρᾳ θερμῇ Paul. Aeg. 21 ὁ *deletum in* F_a, *in* ἡ *mutatum in* P_a: ἡ V_b *princ. Ald. Chart. Kühn* σύνηθες A 23 πάντα *om.* D, *in* πάντως *mut.* F_a^3 25 ᾖ] εἴη F_a ζ 26 ἁλῶν *e corr.* V_b^2: ἅλων δ 27 τερεβινθίνης R_b I_a^* V_b D: τερεβενθίνης F_a, -μιν- *supra* -εβεν- *scr.* F_a^3 τι *e corr.* P_a: ἢ (*e mut.*) F_a, *postea punctis deletum*: τίς L: τί καὶ I_a^* *princ.*: τε καὶ S

Methode geschah, wie wir schon (oft) in den Büchern, die diesem vorangehen, abgehandelt haben, wobei sich jede Anwendung von Heilmitteln nach dem Heißen, Kalten, Trockenen, Feuchten wie nach bestimmten Regeln richtet. Es sind nicht nur die unmethodischen Anhänger des Thessalos, die nicht in der Lage sind, sich dieser Methode angemessen zu bedienen, sondern auch die Anhänger des Erasistratos und anderer Ärzte, die die Elemente des Körpers entweder gar nicht untersucht[1] oder andere von den erwähnten Dingen angewandt haben. Aber was dies betrifft, ist es hiermit genug.

3. Wenn der Nerv nicht durch einen Stich, sondern eindeutig durch einen Schnitt verletzt ist, muss untersucht werden, um welche Art von Verletzung es sich handelt, ob sie schräg oder (an) dem Nerven entlang liegt, und wie viel von der darüberliegenden Haut von dem Schnitt betroffen ist. Es sei zunächst (der Fall) angenommen, dass viel von der Haut durchtrennt worden ist, sodass der Nerv freiliegend erscheint, senkrecht und nicht schräg von dem Schnitt betroffen. Auf diesen Nerven ist auf keinen Fall eins von den zuvor genannten Heilmitteln aufzutragen, wie emplastische Mittel aus Euphorbium oder ebenso scharfen (Stoffen): Denn (der Nerv), wenn er frei liegt, wird die Kraft dieser Mittel nicht in der Weise ertragen, wie er sie (bei einer Verabreichung) durch die Haut ertragen
würde. Unter diesen Umständen ist es also am besten, wenn man die gewaschene 2
Kreide anwendet, nachdem man (sie) mit viel Öl angefeuchtet hat. Gut ist aber auch das aus Pompholyx hergestellte Heilmittel, das in einer größeren Menge Rosenöl gelöst ist. Es ist aber besser, wenn sowohl das Rosenöl als auch das Öl ungesalzen sind; denn Ziel jeder Behandlung eines freiliegenden Nerven soll für dich sein, auf die am wenigsten ätzende Weise zu trocknen, aber nur sehr wenige Heilmittel können etwas Derartiges von Natur aus leisten. Darum soll auch die Kreide unter diesen Umständen im Sommer häufig mit förderlichem Wasser
gewaschen werden. Man sollte aber, wie gesagt, auch den Pompholyx[2] waschen, 3
so wie es auch im Fall des von uns üblicherweise verwendeten zusammengesetzten Heilmittels gemacht wird, das zahlreiche andere gewaschene Bestandteile enthält; denn die aus Metall (hergestellten Heilmittel) müssen alle gewaschen werden, wenn sie auf eine wenig stechende Weise trocknen sollen. Gut ist auch das stopfende Heilmittel aus Honig, wenn es aus besonders gutem Honig besteht. Es ist notwendig, auch dieses in Rosenöl aufzulösen, das generell
das beste ist und möglichst wenig Salz enthält. Auch das Wachs, das derartigen 4
Heilmitteln beigefügt wird, muss gewaschen werden. Wenn aber auch etwas Terpentinharz beigemischt wird, muss auch dies gewaschen werden, und in noch

1 Dieser Vorwurf wurde bereits zu Beginn des fünften Buchs formuliert; *cf. supra*, S. 5,6–10.

2 Zum Genus des Worts πομφόλυξ, -λυγος siehe *supra*, S. 97,5 (mit Anm.).

πεπλύσθαι χρὴ καὶ ταύτην, ἔτι δὲ μᾶλλον, εἰ ἄλλης ἡστινοσοῦν· ἐξ ἁπάντων γὰρ ὧν ἂν πλύνῃς φαρμάκων οἱ δριμεῖς καὶ δακνώδεις ἰχῶρες ἐκκλύζονταί τε καὶ ἀπορρύπτονται.

5 Εἰ δ' ἰσχυρὸς ὁ τετρωμένος εἴη καὶ σὺν τούτῳ καὶ ἀπέριττος τὸ σῶμα,
δυνατὸν ἐπ' αὐτοῦ χρῆσθαι καὶ τῶν ἰσχυροτέρων φαρμάκων ἐνίοις, ὥσπερ
403 ἐγώ ποτε, τοι|αύτης τρώσεως ἐν καρπῷ γενομένης ἐπὶ νεανίσκου † φιλοσο-
φοῦντος † εὐέκτου τε τἆλλα καὶ κατωπτηκότος ἐν ἡλίῳ θερινῷ τὸ σῶμα,
τὸν Πολυείδου τροχίσκον ἀνεὶς σιραίῳ, κἄπειτα χλιάνας ἐφ' ὕδατος
θερμοῦ, βάψας ἐν αὐτῷ μοτοὺς ἐπέθηκα· καὶ γὰρ καὶ τούτου χρὴ μάλιστα
φροντίζειν ἀεί, τοῦ μηδὲν τῶν ψαυόντων τῆς τρώσεως ψυχρὸν εἶναι, ἐπειδὴ
τὸ πεπονθὸς μόριον αἰσθητικώτατόν ἐστι καὶ τῇ κυριωτάτῃ τῶν ἀρχῶν
6 συνεχὲς ἔτι τε τῇ κράσει ψυχρότερον. ἐξ ὧν ἁπάντων ἑτοίμως μὲν ὑπὸ τοῦ
ψυχροῦ βλάπτεται, διαδίδωσι δ' ἐπὶ τὸν ἐγκέφαλον τὸ πάθος. εἰ δὲ καὶ τῶν
εἰς μῦς καθηκόντων εἴη, καὶ σπασμοὺς ἐπικαλεῖται ῥᾳδίως – ἐδείχθησαν
γὰρ οἱ μύες ὄργανα τῆς κατὰ προαίρεσιν κινήσεως· οὕτω δὲ κἀπὶ τῶν
7 τενόντων προσδόκα γενήσεσθαι διὰ τὰς αὐτὰς αἰτίας. ἀλλὰ τό γε προειρη-
μένον φάρμακον ἐπιθεὶς τῷ νεανίσκῳ κατά τε τοῦ τραύματος αὐτοῦ καὶ
μέντοι καὶ τῶν ὑπερκειμένων μερῶν, οὐκ ὀλίγον ἐπιβαλὼν αὐτῷ τὰ κατὰ
μασχάλας καὶ τράχηλον καὶ κεφαλήν, ἐλαίῳ θερμῷ διέβρεχον ἅπαντα
404 συνεχῶς. ἀφεῖλον δὲ καὶ τοῦ αἵματος αὐτοῦ σχάσας τὴν | φλέβα κατὰ τὴν
πρώτην ἡμέραν. εὐθέως γοῦν τῇ τετάρτῃ τῶν ἡμερῶν οὗτος ὁ νεανίσκος
οὕτως ἔσχε καλῶς, ὥστε ῥυσὸν καὶ βραχὺ καὶ προσεσταλμένον φαίνεσθαι
τὸ ἕλκος. οὐ μὴν ἀλλὰ καὶ προμηθέστερον ἐδόκει μηδὲν νεωτεροποιεῖν ἄχρι
τῆς ἑβδόμης, μεθ' ἣν τελέως ἦν ὑγιής.

8sq. τὸν – ἐπέθηκα] *cf.* Paul. Aeg. IV 54: CMG IX 1, p. 378,20sq. **9–12** καὶ^{I} – ψυχρότερον] *cf.* Orib. Synops. ad Eustath. VII 22: CMG VI 3, p. 227,4–6 Ad Eunap. III 38: CMG VI 3, p. 419,21–23 Aet. Amid. Libri med. XIV 25 (anecdoton) Paul. Aeg. IV 54: CMG IX 1, p. 378,15–17

1 ταύτην *e* τοῦτο *corr.* F_a^3: τοῦτο R_b F_a: ταυτὸν I_a^* δὲ] τε F_a *ante* μᾶλλον *add.* δὴ V_b *post* εἰ *add.* καὶ *in textu* V_b, *supra lin.* F_a **2** ἂν *om.* R_b ζ πλύνεις I_a^* ζ: πλύνοις T P_a **5** χρήσασθαι β T R_b **6** ἐν] ἐκ *Ald. Bas. Chart. Kühn* γενομένης *ante* τρώσεως *trsp.* ζ, *post* τρώσεως I_a^* δ *edd.* γεγενημένης R_b V_b F_a νεανίσκῳ δ φιλοσοφοῦντος] φιλοπονοῦντος *con.* Garofalo *coll.* Ar.: rusticus Lat.$^{Ar.Ger}$ (*sed cf. supra*, p. 42,2): *an* φιλαγροῦντος *?* **7** τε τἆλλα *e mut.* F_a: τε τ' ἄλλα α: τε τἆλλα D: τά τε ἄλλα T I_a^*: τ' ἄλλα S N: τὰ ἄλλα P_a **8** ἀνιεὶς F_a D δ **11** τὸ πεπονθὸς μόριον] τὸ νεῦρον Orib. Paul. Aeg.: μόριον *punctis del.* F_a αἰσθητικώτερόν *in textu scr.*, *in* εὐαισθητικότατόν *mut.* F_a: sensibilissimum Lat.$^{Ar.Ger}$ *ante* ἐστι *add.* τ' *in textu* A T R_b V_b, *supra lin.* S **12** τε *om.* T, *post* τῇ *trsp.* S **13** δ'] τε R_b V_b **14** *post* εἰς *add.* τοὺς V_b P_a, τὸν N **15** *post* κινήσεως *add.* ὄντες R_b V_b F_a, *postea deletum in* V_b καὶ ἐπὶ ζ *edd.* **16** γενέσθαι T F_a **17** ἐπιτιθεὶς V_b **18** *post* ὑπερκειμένων *add.* αὐτοῦ T, αὐτῷ P_a ἐπιβάλλων φ: ἐπιλαβὸν F_a: ἐπιλαβὼν T: λαβὼν V_b, *in* ἐπιλαμβάνων *mut.* V_b^2: ἐπιλαμβάνων R_b *edd.*: cepi infundere Lat.$^{Ar.Ger}$ αὐτῷ *om.* T P_a, *ex* αὐτὸ *corr.* D: αὐτὸ α F_a D *ante* τὰ *add.* καὶ I_a^* τὰ *om.* R_b V_b, *supra lin. suppl.* V_b^2 *post* κατὰ *add.* τὰς F_a ζ **21** *post* πρώτην *add.* ἢ δευτέραν S *post* εὐθέως *interp.* R_b V_b^2 F_a δ *edd.* γοῦν] ἐν δὲ *scr.*, *postea in* ἐν οὖν *mut.* F_a: ἐν οὖν δ *edd.*: ἐν γοῦν R_b: *post* γοῦν *add.* ἐν I_a^* ζ: *ante* γοῦν *add.* ἐν *et post* εὐθέως *interp.* V_b^2 δευτέρᾳ T οὗτος *in* οὕτως *mut.* F_a^3 **22** οὕτως *om.* V_b F_a *edd.*, *suppl.* V_b^2 ὥστε] ὡς φ ῥυσὸν *scripsi*: ῥυσσὸν *codd. edd.* καὶ^{II} *om.* T F_a προσεσταλμένον] desiccatius Lat.$^{Ar.Ger}$: contractum Lat.$^{Gr.Lin}$ **24** μεθ' ἣν *in* καθ' ἣν *mut.* V_b^2

stärkerem Maße, wenn eine beliebige Art (Harz beigemischt wird); denn das scharfe und stechende Wundsekret wird mit Hilfe aller Heilmittel, die man waschen kann, abgewaschen und gründlich gereinigt.

Wenn der verletzte (Patient) aber kräftig ist und zugleich in Bezug auf seinen 5
Körper keinen Überfluss (an Säften) aufweist, ist es möglich, bei ihm einige von den stärkeren Heilmitteln anzuwenden, wie ich es selbst einmal (getan habe), indem ich bei einer solchen Verletzung am Handgelenk eines jungen Mannes †...†,[1] der sich sonst in einem guten Zustand befand und einen von der Sommersonne gebräunten Körper hatte, die Tupfer aufgetragen habe, nachdem ich die Pastille des Polyeides in frisch gekochtem Wein aufgelöst und dann (den Wein) mit heißem Wasser erwärmt und (die Tupfer) darin hineingetaucht hatte; denn in der Tat muss man immer besonders darauf achten, dass keines der Dinge, die mit der Verletzung in Berührung kommen, kalt ist, da der erkrankte Körperteil sehr empfindlich ist und in Zusammenhang mit dem wichtigsten der Hauptteile steht, und ferner aufgrund (seiner) Mischung ziemlich kalt ist. Wegen aller dieser 6
(Dinge) wird (der Nerv) zwar durch die Kälte (nur) leicht geschädigt, er überträgt aber die Erkrankung auf das Gehirn. Wenn (der Nerv) aber auch zu denen gehört, die in Muskeln übergehen, ruft er auch leicht Krämpfe hervor – denn es hat sich gezeigt, dass die Muskeln Organe der willentlichen Bewegung[2] sind; erwarte aber, dass das Gleiche aus denselben Gründen auch bei den Sehnen geschehen wird. Aber nachdem ich das zuvor erwähnte Heilmittel bei dem jungen 7
Mann sowohl im Bereich der Wunde selbst als auch auf die darüberliegenden Teile aufgetragen hatte, indem ich den Bereich von Achselhöhle, Hals und Kopf in nicht geringem Maße mit einbezogen habe, benetzte ich alle (diese Teile) ständig mit warmem Öl. Ich nahm aber (dem Patienten) auch Blut ab, nachdem ich am ersten Tag eine Vene geöffnet hatte. Am vierten Tag ging es jedenfalls diesem jungen Mann sofort so gut, sodass die Wunde geschrumpft, klein und zusammengezogen aussah. In der Tat schien es aber auch vernünftiger, bis zum siebten Tag nichts Neues zu unternehmen, und danach war er wieder völlig gesund.

1 Die von allen griechischen Handschriften tradierte Lesart φιλοσοφοῦντος („[ein Junge], der sich mit Philosophie beschäftigte"; *cf. app. crit.*) ist aller Wahrscheinlichkeit nach fehlerhaft.

2 Zur Lehre der Muskel als „Organe der willentlichen Bewegung" siehe *e.g.* De usu part. IV 19: p. 246,8–10 Helmreich = III 334,19–335,1 K. (οἱ γὰρ δὴ μύες ἅπαντες ὄργανα τῆς κατὰ προαίρεσιν ὑπάρχοντες κινήσεως οὐκ ἐπιτρέπουσι τοῖς περιττώμασιν ἔξω φέρεσθαι πρὶν κελεῦσαι τὸν λογισμόν).

8 Ἐλαίῳ δ' αἰονᾶν οὐ χρὴ τὸ τοιοῦτον ἕλκος, καὶ μάλισθ' ὅταν ὡς νῦν εἴρηται θεραπεύηται· τῇ γὰρ τοῦ τροχίσκου δυνάμει τὸ ἔλαιον ἐναντίον ἐστὶ καὶ ῥυπαίνει τὸ ἕλκος. οὐ γὰρ δήπου ταὐτόν ἐστιν ἢ γυμνῷ τῷ νεύρῳ
9 προσφέρειν τοὔλαιον ἢ διὰ προβεβλημένου τοῦ δέρματος. ἀποπλύνειν οὖν αὐτοῦ τοὺς ἰχῶρας ἔριον μαλακὸν ὑπαλείπτρῳ πρῶτον περιελίττοντας· ἀποβρέχειν δ' εἰ βούλοιο τὸ ἔριον, ὅπως μὴ ξηρῷ ψαύοις τοῦ ἕλκους, ἀρκέσει σοι τὸ σίραιον, ὅπερ καὶ ἕψημα καλοῦσι παρ' ἡμῖν ἐπὶ τῆς Ἀσίας συνήθως· ἐν τούτῳ βάψας τὸ ἔριον εἶτ' ἀποθλίψας, οὕτως ἀπομάττειν τὸ ἕλκος. ἔστω δὲ καὶ αὐτὸ τοῦτο χλιαρόν, ἐν ταῖς πρώταις μάλισθ' ἡμέραις.
10 Εἰ δὲ πάντα κατὰ γνώμην περαίνοιτο, καὶ οἴνῳ γλυκεῖ βρέχειν ἀκίνδυ-
405 νον· ἄδηκτος δ' ὁ γλυκὺς οἶνος ἔστω παντάπασιν, οἷος ὁ Θηραῖός | τε καὶ Σκυβελίτης ἐστὶ καὶ μετ' αὐτοὺς ὁ Καρύϊνος ὀνομαζόμενος. ὅσοι δὲ γλυκεῖς τε ἅμα καὶ κιρροὶ τῶν οἴνων εἰσίν, ὥσπερ ὁ Φαλερῖνος, ἀνεπιτήδειοι· δριμεῖς γὰρ ἅπαντες οἱ τοιοῦτοι καὶ πέρα τοῦ μετρίου θερμοί. ἤδη δ' εἰς οὐλὴν ἰόντων τῶν ἑλκῶν, ὅσοι λευκοὶ τῶν οἴνων ἀκριβῶς εἰσι καὶ λεπτοὶ
11 καὶ ὀλιγοφόροι καὶ ἄνοσμοι βελτίους τῶν γλυκέων εἰσίν. ὕδατος δὲ χρῆσιν ἀεὶ φεῦγε τρωθέντος νεύρου, καθάπερ γε καὶ καταπλάσματος χαλαστικοῦ. τῇ δ' εἰρημένῃ τοῦ τροχίσκου χρήσει πλησίον ἥκει τὸ διὰ τῆς χαλκίτεως φάρμακον, ᾧ συνήθως χρώμεθα. τετῆχθαι δὲ καὶ τοῦτο χρή, θέρους μὲν ῥοδίνῳ, χειμῶνος δ' ἐλαίῳ Σαβίνῳ· γέγραπται δ' ἐν τῷ πρώτῳ Περὶ φαρμάκων συνθέσεως. ὁ δὲ Πολυείδου τροχίσκος ἢ κυκλίσκος ἢ ὅπως ἂν ἐθέλῃ τις ὀνομάζειν, γινώσκεται σχεδὸν ἅπασι· καὶ εἰ μὴ παρείη, τὸν Ἄνδρωνος ἢ τὸν Πασίωνος ἀντ' αὐτοῦ παραλαμβάνειν ἢ τὸν ἡμέτερον ἰσχυρότερον ἁπάντων αὐτῶν ὑπάρχοντα.
12 Προείρηται δ' ὅτι τοῖς μὲν ἰσχυροῖς σώμασι τὰ ἰσχυρὰ φάρμακα, τοῖς δ'
406 ἀσθενέσι τὰ μαλακὰ προσφέρειν χρή· ταῦθ' εὑρίσκει μὲν ἡ ἀλη|θὴς

1–10 Ἐλαίῳ – ἀκίνδυνον *exc.* Orib. Synops. ad Eustath. VII 22: CMG VI 3, p. 227,6–9 Ad Eunap. III 38: CMG VI 3, p. 419,23–26 Aet. Amid. Libri med. XIV 25 (anecdoton) Paul. Aeg. IV 54: CMG IX 1, p. 378,17–20 **18–21** τὸ – συνθέσεως] *cf.* Gal. De comp. med. per gen. I 4: XIII 375,1–394,11 K. **25–124,11** Προείρηται – λαμβάνοντες] Meth. fr. 190: p. 506 Tecusan

2 τῇ ... δυνάμει *e* τῆς ... δυνάμεως *corr.* F_a^3 **5** μαλακὸν ἔριον Paul. Aeg. ὑπ' ἀλείπτρῳ R_b V_b πρῶτον *om.* I_a^* V_b F_a δ *edd.*, *non vertit* Lat.$^{Ar.Ger}$ **6** ξηρῶς V_b ψαύοι F_a (*e corr.*) Aet.: ψαύῃς T R_b D: ψαύσῃς P_a *edd.* τὸ ἕλκος *edd.* **7** σοι *om.* T R_b V_b φ *edd.*: μοι *scr.*, *postea punctis del.* F_a **9** δὲ] οὖν α S ζ ἐν – ἡμέραις *non vertit* Lat.$^{Ar.Ger}$ **10** *post* πάντα *add.* τὰ α S T ζ **11** οἷος *e* οἷον *corr.* F_a^3: οἷον I_a^* F_a *post* καὶ *add.* ὁ R_b **13** τε *om.* φ: θ' F_a *post* Φαλερῖνος *add. supra lin.* καὶ ἀρούσιος F_a **15** *ante* εἰς *add.* καὶ I_a^* εἰσὶν ἀκριβῶς P_a *edd.* ἀκριβεῖς ζ λεπτοὶ] λευκοὶ A ζ **16** ἄοσμοι V_b εἰσίν *om.* I_a^* φ **17** καθάπερ] ὥσπερ A γε *om.* T I_a^* φ **18** *ante* πλησίον *add.* καὶ F_a, *postea deletum* **19** δὲ] δὴ S χρὴ καὶ τοῦτο V_b *ante* θέρους *add.* ὥρᾳ R_b, *post* μὲν F_a **20** ἐλαίῳ *om.* S *edd.* **21** συνθέσεως φαρμάκων F_a P_a **21sq.** ἄν τις ὀνομάζειν ἐθέλῃ F_a φ *edd.* **22** ἐθέλοι L F_a ζ: ἐθέ^λ (*ambig.*) V_b *post* γινώσκεται *add.* τε V_b δ, γε ζ **23** πασίνος F_a *post* αὐτοῦ *add.* χρὴ I_a^* λαμβάνειν A: περιλαμβάνειν *edd.* **24** ἰσχυρότατον T R_b V_b φ (*e* -τερον *mutatum in* P_a): fortiora Lat.$^{Ar.Ger}$ ἁπάντων (*ante* ὑπάρχοντα *transpositum*) *e* πάντων *corr.* F_a αὐτῶν *om.* R_b: αὐτὸν F_a **26** προσφέρειν χρή] προσφέρεσθαι δεῖ F_a μὲν εὑρίσκει V_b

Es ist nicht notwendig, eine derartige Wunde mit Öl anzufeuchten, und 8
besonders nicht, wenn sie so behandelt wird, wie es jetzt gesagt wurde; denn das
Öl widerspricht der Wirkung der Pastille und verschmutzt die Wunde. Es ist
sicherlich nicht dasselbe, das Öl auf den freiliegenden Nerven aufzutragen oder
durch die dazwischenliegende Haut. Also soll man das Wundsekret des Nerven 9
abwaschen, indem man zunächst weiche Wolle um einen Spatel wickelt. Wenn
du aber die Wolle anfeuchten willst, damit du die Wunde nicht mit etwas Trockenem in Berührung bringst, wird dir frisch gekochter Wein[1], den man bei uns in
Asien auch als *hepsēma* zu bezeichnen pflegt, ausreichen; nachdem man die
Wolle in diesen eingetaucht und sie dann ausgedrückt hat, soll man die Wunde
auf diese Weise abwischen. Aber auch die Wunde ihrerseits soll lauwarm sein,
besonders in den ersten Tagen.

Wenn alle diese Vorgänge erwartungsgemäß ablaufen, besteht keine Gefahr, 10
sie auch mit süßem Wein zu benetzen; dieser darf aber auf keinen Fall ätzend
sein, so wie es der Theraios und der Skybellites sind, und nach diesen der
sogenannte Karyinus[2]. Alle Weine, die sowohl süß als auch orangefarbig sind,
wie der Falerner, sind ungeeignet; denn alle derartigen Weine sind scharf und
übermäßig warm. Wenn aber die Wunden bereits dazu übergehen, eine Narbe zu
bilden, sind Weine, die ganz weiß und dünn sind, nicht viel Wasser vertragen und
geruchlos sind, besser als die süßen. Wenn ein Nerv verletzt ist, soll man aber 11
immer die Anwendung von Wasser vermeiden, wie auch die von einem entspannenden Breiumschlag. Der erwähnten Anwendung der Pastille kommt das
aus Kupfer hergestellte Heilmittel nahe, das wir üblicherweise anwenden. Es ist
aber erforderlich, auch dies aufzulösen, im Sommer in Rosenöl, im Winter aber
in Sabinischem Öl; darüber ist aber im ersten Buch (der Schrift) Über die
Zusammensetzung der Heilmittel geschrieben worden. Die Pastille des
Polyeides oder Pille oder wie auch immer man sie nennen will[3], ist fast jedem
bekannt; und wenn diese nicht vorhanden ist, soll man statt ihrer die von
Andron oder Pasion nehmen oder meine eigene, die stärker ist als diese alle.

Es ist schon zuvor gesagt worden[4], dass es notwendig ist, starke Heilmittel bei 12
starken Körpern und milde Heilmittel bei schwachen Körpern anzuwenden;

[1] Zu σίραιον und ἕψημα siehe den Beitrag von L. Perilli zu den Lemmata ε 87 und σ 18 im Hippokratesglossar des Galen (CMG V 13,1, p. 202sq., 334; 258sq., 364).

[2] Die Bezeichnung dieses Weins zeigt Schwankungen in der handschriftlichen Überlieferung: καρῆνος F_a: καρίοινος D: καρυῆνος δ: καρυῖνος R_b.

[3] Ähnliche Aussagen zur Gleichsetzung von τροχίσκος und κυκλίσκος finden sich an vier anderen Stellen des *Corpus Galenicum*: *cf. e.g.* De comp. med. per gen. III 2, V 11: XIII 577,8sq. K. (ἀνιεὶς οὖν ἕνα τῶν τροχίσκων ἢ κυκλίσκων ἢ ὅπως ἂν ὀνομάζειν ἐθέλοι τις), XIII 824,8sq. K. (εἴτε κυκλίσκους εἴτε τροχίσκους, ἑκατέρως γὰρ αὐτοὺς ὀνομάζουσι).

[4] *cf. supra* S. 115,30 – 117,1.

μέθοδος, ἐπισφραγίζεται δ' ἡ πεῖρα. Θεσσαλὸς δ' ἅμα τοῖς ἑαυτοῦ σοφισταῖς ἐφ' ὑψηλοῦ θρόνου καθήμενος «ἐν κριομύξοις ἀνδράσιν» – ὡς ὁ Κερκίδας φησίν – εὐδοκιμήσει κατασκευάζων τῷ λόγῳ παντὸς ἕλκους προσφάτου τὴν αὐτὴν εἶναι θεραπείαν, οὐδεμίαν ἔνδειξιν ἐκ τῆς τῶν μορίων φύσεως λαμβάνουσαν. εἷς δέ τις τῶν ὑπὸ τῆς σοφίας αὐτοῦ κεκοσμημένων θαυμαστὴν ἐξευρίσκει θεραπείαν τῶν νευροτρώτων· αὐτίκα γὰρ ὅλα διέκοπτεν ἐξαίφνης αὐτά, μηδὲ προειπών τι τῷ τρωθέντι. καίτοι κἀνταῦθα προὐδίδου τὴν αἵρεσιν· ἐχρῆν γὰρ ἢ καὶ τοὺς μῦς τρωθέντας καὶ τὰς ἀρτηρίας καὶ τὰς φλέβας καὶ πᾶν ὁτιοῦν ἄλλο διακόπτειν ὅλον, ἢ μηδὲ τὸ νεῦρον ἢ οὕτως ἂν ὃ φεύγουσι πράττοντες ἁλίσκοιντο – διάφορον ἐκ τῶν διαφερόντων μορίων ἔνδειξιν θεραπείας λαμβάνοντες.

13 Τούτων μὲν οὖν ἀπαλλαγῶμεν ἤδη, τῆς δ' ἐγκαρσίας τρώσεως τῶν νεύρων μνησθῶμεν, ἐφ' ἧς ὁ κίνδυνος τοῦ σπασθῆναι μείζων, τῆς μὲν φλεγμονῆς ἐκ τῶν τετρωμένων ἰνῶν εἰς τὰς ἀτμήτους διαδιδομένης, τοῦ σπασμοῦ δὲ διὰ τὰς ἀτμήτους γινομένου. τὰ μὲν δὴ τῆς θεραπείας τοῦ |
407 ἕλκους καὶ τούτοις ταὐτά· κενοῦν δ' αἵματος ἀφειδέστερον αὐτῶν καὶ λεπτότερον ἢ κατ' ἐκείνους διαιτᾶν, ἐν ἡσυχίᾳ τε πάσῃ καὶ στρωμνῇ μαλακῇ συνέχειν τὸν ἄνθρωπον ἐλαίῳ θερμῷ δαψιλῶς χρώμενον ἐπὶ μασχαλῶν καὶ τραχήλου καὶ τενόντων καὶ συνδέσμων καὶ κεφαλῆς. εἰ δὲ τῶν ἐν σκέλει νεύρων εἴη τὸ τμηθέν, ὥσπερ ἐπὶ χειρὸς μασχάλας οὕτως ἐνθάδε βουβῶνας ἐλαίῳ πολλῷ τέγγειν ἐπαναβαίνειν τε δι' ὅλης τῆς ῥάχεως ἐπὶ τράχηλόν τε καὶ κεφαλήν.

14 Ἡ δὲ θλάσις τῶν νεύρων, ὅταν μὲν ἅμα τῷ δέρματι θλασθέντι καὶ ἑλκωθέντι γίνηται, φαρμάκων δεῖται τὸν μὲν τοῦ ξηραίνειν σκοπὸν ἐχόντων

2 ἐν κριομύξοις ἀνδράσιν] Cerc. fr. 15 Powell **12–22** Τούτων – κεφαλήν *exc.* Orib. Synops. ad Eustath. VII 22: CMG VI 3, p. 227,13–19 Ad Eunap. III 38: CMG VI 3, p. 419,30–36 Aet. Amid. Libri med. XIV 25 (anecdoton) Paul. Aeg. IV 54: CMG IX 1, p. 378,25–27; 379,6–9 **23–126,14** Ἡ – ἕλκεσιν *exc.* Orib. Synops. ad Eustath. VII 22: CMG VI 3, p. 227,19–26 Ad Eunap. III 38: CMG VI 3, p. 419,36–420,3 Aet. Amid. Libri med. XIV 26 (anecdoton) Paul. Aeg. IV 54: CMG IX 1, p. 379,21–30

1 ἐπισφραγίζει F_a **1sq.** ἅμα – σοφισταῖς *non vertit* Lat.$^{Ar.Ger}$ **1** ἑαυτοῦ] ἀφ' ἑαὐτοῦ S F_a: ἀπ' αὐτοῦ R_b: ὑπ' αὐτὸν V_b **2** κριομύξοις *e* κρυομύξοις *corr.* F_a^3: κρυομύξοις R_b F_a φ **3** Κερκίδας *sec.* R_b P_a *edd. scripsi*: Κερκιδᾶς α F_a M: κερκιδὰς S V_b D N **4** τοῦ μορίου *edd.* **5** κεκομισμένων *edd.* **6** εὑρίσκει R_b V_b: ἐξεύρισκε *edd.*: ἐξευρήκει δ **8** προεδίδου A δ *edd.*: προδίδου S: προδίδωσι F_a καὶ^1 *om.* F_a, *supra lin. suppl.* F_a^3 μῦας F_a: μύας *edd.* **9sq.** τὰ νεῦρα A **10** ἁλίσκονται R_b *edd.* **11** θεραπείας ἔνδειξιν R_b V_b P_a **12** ἀπαλλαχθῶμεν δ **12sq.** τῶν νεύρων *post* τρώσεως *trsp.* F_a, *post* lin. 13 μνησθῶμεν R_b **13** ἧς *ex* οἷς *corr.* F_a: οἷς F_a D P_a *edd.* *ante* ὁ *add.* καὶ F_a *edd.* **14** εἰς] ἐπὶ A ἀτμέτας δ **14sq.** διαδιδομένης – ἀτμήτους *om.* δ **15** γινομένου *e* γενομένου *corr.* F_a^3: γενομένου T F_a M: γιγνομένους N: γενομένης P_a **16** ταῦτα F_a δ: τὰ αὐτά R_b *edd.* *post* αἵματος *add.* χρὴ I_a^* **17** πάσῃ *om.* *Bas. Chart. Kühn* **18** *post* μασχαλῶν *add.* καὶ σκελῶν F_a **19** καὶ^1 – κεφαλῆς *non vertit* Lat.$^{Ar.Ger}$ καὶ^1 – συνδέσμων *om.* φ Orib. Aet. Paul. Aeg., *punctis del.* L: *fortasse delenda* συνδέσμου T V_b F_a *post* δὲ *add.* καὶ α (*non habet* Lat.$^{Ar.Ger}$) **20** ὥσπερ – μασχάλας *non vertit* Lat.$^{Ar.Ger}$ χειρῶν I_a^* μασχάλας *in* μασχάλην *mut.* F_a **21** τε^1] δὲ φ **23** *post* θλάσις *add.* ἡ β S *edd.* *ante* καὶ *add.* τε β S R_b *edd.*: *non habent* T Orib. Aet. Paul. Aeg. **24** γένηται A Orib. Aet. Paul. Aeg. τὸν] τῶν δ *edd.* ἐχόντων σκοπὸν V_b

diese macht zwar die wahre Methode ausfindig, aber die Erfahrung bestätigt sie. Thessalos dagegen, der zusammen mit seinen Sophisten auf einem hohen Thron „unter Männern“ sitzt, „die“ – wie Kerkidas sagt – „dumm wie Schafe sind“[1], wird hohes Ansehen genießen, wenn er sein Argument vorbringt, dass die Behandlung jeder frischen Wunde die gleiche ist, da sie keinen Hinweis von der Natur der (betroffenen) Körperteile ableitet. Aber einer von denen, die von seiner Weisheit geprägt[2] worden sind, macht (gerade) eine erstaunliche Behandlung für Patienten ausfindig, die an verletzten Nerven leiden: Sofort hat er sie vollständig plötzlich durchtrennt, ohne dem Verletzten vorher etwas zu sagen. Gleichwohl hat er auch hiermit seine Sekte verraten: Entweder hätte er die verletzten Muskeln, Arterien, Venen und jeden beliebigen anderen Teil vollständig durchtrennen sollen oder auch den Nerven nicht, anderenfalls können (die Anhänger des Thessalos) auf diese Weise auf frischer Tat ertappt werden, indem sie das tun, was sie vermeiden (wollen) – (nämlich) unterschiedliche Hinweise zur Behandlung aus den verschiedenen Körperteilen ableiten.

Von diesen Überlegungen wollen wir uns also sofort verabschieden und 13
stattdessen zur Abhandlung über die schräge Wunde bei den Nerven übergehen, bei der die Gefahr von Krämpfen größer ist, da die Entzündung zwar von den verletzten auf die ungeteilten Fasern übergeht, der Krampf aber diesen ungeteilten Fasern entlang zustande kommt. In der Tat ist die (Art) der Behandlung der Wunde auch bei diesen die gleichen: Von dem Blut dieser Patienten eine reichlichere Menge zu entleeren und eine leichtere Ernährung als bei anderen Patienten einzuführen, den Menschen in völliger Ruhe und auf einem weichen Lager zu halten und warmes Öl in reichlicher Menge in den Achselhöhlen, am Hals, an den Sehnen, an den Bändern und am Kopf anzuwenden[3]. Wenn aber der durch einen Schnitt verletzte Teil die Nerven des Beins betrifft, soll man hier, wie bei den Achseln des Arms, die Leisten auf die gleiche Weise mit viel Öl anfeuchten und entlang der gesamten Wirbelsäule bis zum Hals und Kopf hinaufgehen.

Die Quetschung der Nerven erfordert aber, wenn sie zusammen mit der 14
Quetschung und Verwundung der Haut auftritt, Heilmittel, deren gemeinsames

1 *cf.* „inter muccosos instar arietum viros“ (Lat.$^{\text{Gr.Lin}}$). Es gibt keine Parallele für das Adjektiv κριόμυξος, -ον („like a drivelling ram, sheepish“ LSJ).

2 Eine Randnotiz (κατ' εἰρωνείας) im Kodex A macht an dieser Stelle deutlich, dass es sich um eine ironische Aussage handelt.

3 Der Abschnitt ist problematisch. Denn in der indirekten Überlieferung werden Sehnen und Bänder nicht erwähnt, sondern nur Achselhöhlen, Hals und Kopf; Lat.$^{\text{Ar.Ger}}$ lässt auch die Übersetzung für καὶ κεφαλῆς weg. Die Auslassung seitens des rekonstruierten Zeugen φ könnte daher nicht zufällig sein, und ebenso die Streichung der Wörter καὶ τενόντων καὶ συνδέσμων durch den Kopisten der Handschrift L.

κοινόν, συνάγειν δέ πως καὶ σφίγγειν δυναμένων τὰ διὰ τὴν θλάσιν
ἀλλήλων ἀφεστῶτα μόρια. τὰ δὲ χωρὶς τοῦ θλασθῆναι τὸ δέρμα συνε-
χέστατα καταντλεῖν ἐλαίῳ θερμῷ διαφορητικῷ, τὴν δ' ὅλην τοῦ σώματος
ἐπιμέλειαν ὁμοίαν ποιεῖσθαι – ἅπαξ εἶδον τοῦτο γινόμενον ἰασάμην τε
ταχέως αὐτὸ διὰ τῆς καταντλήσεως· ἅμα μέντοι τῷ δέρματι πάνυ πολλάκις
ἐθεασάμην νεῦρα θλασθέντα καὶ διά γε τὸ συνεχὲς τοῦ συμπτώματος οἱ
408 ἀθληταὶ τῇ πείρᾳ | διδαχθέντες ἔχουσι κατάπλασμα τὸ δι' ὀξυμέλιτος καὶ
τοῦ τῶν κυάμων ἀλεύρου καὶ ἔστιν ὄντως ἀγαθὸν φάρμακον.

15 Εἰ δ' ὀδύνη τις συνείη τῇ θλάσει, πίττης ὑγρᾶς μιγνύειν ἕψοντά τε καλῶς
ἐπιτιθέναι θερμόν· ὅταν δὲ ξηραντικώτερον ἐθέλῃς γενέσθαι, μιγνύειν
ὀρόβων ἀλεύρου, καὶ εἰ μᾶλλον βούλοιο ξηραίνειν, ἴρεως τῆς Ἰλλυρίδος. ἡ
δὲ τοῦ παντὸς σώματος ἐπιμέλεια καὶ τούτοις κοινή. διακοπέντος δ' ὅλου
τοῦ νεύρου, κίνδυνος μὲν οὐκέτ' οὐδείς, ἀνάπηρον δ' ἔσται τὸ μόριον· ἡ δ'
16 ἴασις κοινὴ τοῖς ἄλλοις ἕλκεσιν, ἣν μόνην ἴσασιν οἱ Θεσσάλειοι. περὶ μὲν
δὴ τῶν νεύρων ἱκανὰ καὶ ταῦτα· τὰς δὲ ἐπιγενομένας αὐτοῖς φλεγμονὰς
ὅπως χρὴ θεραπεύειν ἐν τῷ τῶν φλεγμονῶν λόγῳ διαιρήσομεν.

4. Ὁμοιοτάτην δὲ τοῖς τένουσιν ἔχοντες τὴν ἰδέαν οἱ σύνδεσμοι θερα-
πείας ἰσχυροτάτης ἀνέχονται, διά τε τὸ μὴ περαίνειν ἐπὶ τὸν ἐγκέφαλον
ἀναίσθητοί τε εἶναι. τὰ μὲν γὰρ νεῦρα σύμπαντα τὰ μὲν ἄντικρυς ἐξ αὐτοῦ
409 πέφυκε | τοῦ ἐγκεφάλου, τὰ δὲ διὰ τοῦ νωτιαίου. καὶ μέν γε καὶ οἱ τένοντες,
ἐπειδὴ σύνθετον αὐτῶν ἐπεδείκνυμεν εἶναι τὴν οὐσίαν ἐκ νεύρου καὶ συν-
δέσμου, καθ' ὅσον μὲν νεύρου μετέχουσι, κατὰ τοσοῦτον ἐξ ἐγκεφάλου
πεφύκασιν, οὐ μὴν ἧττόν γε τι τῶν νεύρων αὐτῶν ἐπιφέρουσι τοὺς
σπασμούς. οἱ σύνδεσμοι δ' ἐξ ὀστοῦ πεφυκότες, ὅσοι μὲν στρογγύλοι,
νεύροις ἐοίκασι, πολὺ δή τι τῇ σκληρότητι διαφέροντες· ἀλλὰ τῷ λευκοί τ'
εἶναι καὶ ἄναιμοι καὶ ἀκοίλιοι διαλύεσθαί τε εἰς ἶνας, ἡ ὁμοιότης αὐτοῖς ἐστι
πρός τε τὰ νεῦρα καὶ τοὺς τένοντας. ἔνθα μὲν οὖν στρογγύλοι σύνδεσμοι

11–15 ἡ – ταῦτα] Meth. fr. 191: p. 508 Tecusan

1 δ' ὅπως δ *princ.* 2 τὰ] τὸ δ 3 τὴν δ' ὅλην] τὴν ὅλην τε T 4 *post* ἅπαξ *add.* οὖν *Ald. Bas. Chart. Kühn* γενόμενον L γ V_b F_a 5 ταχέως αὐτὸ διὰ] αὐτὸ διαταχέος διὰ *scr., postea* δια- *punctis del.,* ταχέος *in* ταχέως *corr. et ord. verb. rest.* F_a: τοῦτο ταχέως διὰ V_b πάνυ *om. princ. Ald. Bas.* 6 γε *om.* φ *edd.* 7 καταπλάσματι N: καταπλάσματα P_a 8 τοῦ – ἀλεύρου] τῶν κυαμίνων ἀλεύρων Orib. Aet. Paul. Aeg. 9 εἴη T V_b *ante* τῇ *add.* ἅμα F_a *post* μιγνύειν *add.* χρὴ I_a^* ἕψοντάς (-ες D) β R_b *edd.* 10 ἐθέλοις F_a *princ. Ald. Bas.*: ἐθέλ (*ambig.*) V_b γίγνεσθαι *edd.* 11 ὀρόβου ἀλεύρου V_b *Ald. Bas. Chart. Kühn*: ὀρόβου ἄλευρον α *princ.*: ἀλεύρου ὀρόβων S T: ὀρόβῳ ἀλεύρου D *post* εἰ *add.* μὴ δ βούλοιτο I_a^* δ ἴρεως τῆς Ἰλλυρίδος *non vertit* Lat.$^{Ar.Ger}$ *post* Ἰλλυρίδος *add.* ἢ μυρίκης *in textu* R_b *edd., in marg.* V_b^2 F_a 13 δ'^{1} *in textu om., supra lin. suppl.* F_a τὸ μόριον *e* τῷ μορίῳ *corr.* F_a 15 δὲ *in* γὰρ *mut.* F_a: γὰρ R_b V_b φ ἐπιγενομένας *in* ἐπιγινομένας *corr.* F_a: ἐπιγι(γ)νομένας R_b V_b φ *edd.* *ante* αὐτοῖς *add.* ἐν F_a *princ.* 16 λόγῳ] γένει F_a διαιρησόμεθα *edd.* 17 τὴν *om.* φ *edd.* 19 ἐξ *om.* T 20 γε] τοι R_b V_b 21 ἀποδείκνυμεν I_a^*: ἐδείκνυμεν F_a: ἐπιδείκνυμεν δ ἐκ *om.* A 22 νεύρων α S ἐξ *om.* δ 23 πεφύκασιν] φύονται R_b V_b τι *om.* I_a^* φ *edd.* αὐτῶν *om.* R_b F_a P_a: αὐτῶν D 24 ὀστῶν R_b V_b στρογγύλοις T δ 25 δή τι *e* δ' ἔτι *corr.* F_a^3: δέ τι A R_b: τι *om. Ald. Chart. Kühn* 26 ἐς I_a^* δ αὐτῶν S T *edd.* 27–128,1 τένοντες καὶ σύνδεσμοι φ

Ziel zwar das Trocknen ist, die aber in gewisser Weise auch imstande sind, die infolge der Quetschung auseinander liegenden Teile zusammenzuführen und zusammenzuziehen. (Man soll) diese aber, ohne dass die Haut gequetscht wird, sehr häufig mit warmem Öl anfeuchten, das sich zerteilt, und bei der gesamten Körperpflege ähnlich vorgehen – einmal habe ich gesehen, dass dies geschah, und ich habe es schnell durch Anfeuchten geheilt; sehr häufig sah ich jedoch, dass die Nerven zusammen mit der Haut gequetscht wurden, und da dieses Symptom häufig vorkommt, haben die Athleten durch Erfahrung gelernt, einen aus Oxymel und Bohnenmehl hergestellten Breiumschlag anzuwenden, und das ist in der Tat ein gutes Heilmittel.

Wenn aber mit der Quetschung Schmerz verbunden ist, (soll man) flüssiges 15 Pech beimischen und, nachdem man es gut abgekocht hat, (den Umschlag) heiß auftragen; wenn du aber willst, dass der Breiumschlag trockener wird, (mische) Mehl aus Bitterwicke (bei), und wenn du in (noch) stärkerem Maße trocknen willst, Iris aus Illyrien. Die Pflege des ganzen Körpers ist aber auch bei diesen Mitteln dieselbe. Wenn aber der Nerv ganz durchtrennt worden ist, besteht zwar keine Gefahr mehr, der Körperteil wird jedoch gelähmt bleiben; die Behandlung ist aber dieselbe wie im Fall von anderen Wunden, die einzige (nämlich), die die Anhänger des Thessalos kennen. Diese Überlegungen im Hinblick auf die 16 Nerven sind ausreichend; wie man aber die bei ihnen hinzugekommenen Entzündungen behandeln soll, darauf werde ich bei der Darstellung der Entzündungen zu sprechen kommen.

4. Die Bänder, die in Bezug auf ihre Gestalt den Sehnen sehr ähnlich sind, vertragen eine sehr starke Behandlung, weil sie nicht am Gehirn enden und empfindungslos sind. Denn von Natur aus kommen alle Nerven aus dem Gehirn, die einen direkt aus ihm, die anderen vermittels des Rückenmarks. Und in der Tat entstehen auch die Sehnen, da wir gezeigt haben, dass ihre Substanz aus Nerven und Bändern zusammengesetzt ist, in dem Maße aus dem Gehirn, wie sie am Nerven teilhaben, und rufen nicht weniger Krämpfe hervor als die Nerven selbst. Die Bänder aber, die aus Knochen hervorgehen, gleichen, sofern sie rund sind, den Nerven, allerdings unterscheiden sie sich sehr in Bezug auf ihre Härte; aber aufgrund der Tatsache, dass sie weiß, blutleer und ohne Hohlräume sind und in Fasern übergehen, weisen sie sowohl zu den Nerven als auch zu den Sehnen Ähnlichkeit auf. Wo also Bänder und Sehnen rund sind, werden sie von

καὶ τένοντές εἰσι, τοῖς ἀπείροις ἀνατομῆς ὡς νεῦρα φαντάζονται, καὶ μάλισθ'
ὅταν ἀγνοῶσιν ὅτι καὶ σκληρότεροι πολὺ τῶν νεύρων εἰσίν· ἔνθα δὲ
πλατεῖς, ἐνταῦθ' ὅτι μὲν νεύρων διαφέρουσιν ἐπίστανται, καίτοι γ' οὐδὲ
τοῦτο πάντες· οὐ μὴν γινώσκουσί γε διακρίνειν αὐτοὺς ἀπ' ἀλλήλων. ἀλλὰ
σύ γε τὴν φύσιν ἑκάστου τῶν τριῶν μορίων ἐπιστάμενος ἔτι τε διάπλασιν
καὶ θέσιν ἣν ἔχουσιν ἐν ἅπαντι τῷ σώματι καθ' ἕκαστον μέλος, ἐπειδάν
410 ποτε τύχῃ κατ' ἐκεῖνο τραῦμα γενόμενον, ἑτοί|μως γνωρίσεις εἴτε νεῦρόν
ἐστι τὸ τετρωμένον εἴτε σύνδεσμος εἴτε τένων.

2 Περὶ μὲν δὴ τῆς τῶν νεύρων καὶ τενόντων θεραπείας προείρηται. σύν-
δεσμος δὲ τρωθεὶς ὁ μὲν ἐξ ὀστοῦ διήκων εἰς ὀστοῦν ἀκινδυνότατός ἐστι
πάντῃ, καὶ ξηραίνων αὐτὸν ὁποίοις βούλοιο φαρμάκοις οὐδὲν βλάψεις τὸν
ἄνθρωπον. ὁ δ' εἰς μῦν ἐμφυόμενος ὅσον ἀκινδυνότερός ἐστι τένοντος καὶ
νεύρου, τοσοῦτον τῶν ἄλλων συνδέσμων σφαλερώτερος, ἢν μὴ χρηστῶς
3 θεραπεύηται. τούτων οὐδὲν οἷοί τέ εἰσι διαπράξασθαι μεθόδῳ τῶν ἰατρῶν
οὔθ' ὅσοι τὴν ἀπὸ τῶν μορίων ἔνδειξιν εἰς τὰς τῶν ἑλκῶν ἰάσεις χρήσιμον
εἶναι οὐ συγχωροῦσιν, οὔθ' ὅσοι τοῦτο μὲν ὁμολογοῦσιν, ἀγνοοῦσι δὲ τὴν
ἑκάστου φύσιν ἥπερ, ὡς ἐδείκνυμεν, ἐκ τῆς τῶν στοιχείων γίνεται κράσεως.
ἀλλ' οὗτοι μέν, εἰ καὶ μηδὲν ἄλλο, τά γ' ἐκ τῆς ὀργανικῆς κατασκευῆς τῶν
μορίων ἐνδεικτικῶς λαμβανόμενα γινώσκουσιν. οἱ δ' ἀπὸ τοῦ Θεσσαλοῦ
καὶ ταῦτ' ἀγνοοῦσιν, οἷον αὐτίκα διαιρεθέντος ἐπιγαστρίου μέχρι τοσού-
του βάθους ὡς προπεσεῖν ἔντερον, ὅπως τε χρὴ καταστεῖλαι τοῦτο, καὶ ἢν |
411 ἐπίπλους προπέσῃ, πότερον ἀποκόπτειν ἢ οὐκ ἀποκόπτειν αὐτὸν χρή, καὶ
πότερον βρόχῳ διαλαμβάνειν ἢ μή, καὶ εἰ ῥάπτειν ἢ μὴ ῥάπτειν τὸ τραῦμα,
καὶ ῥάπτοντας ὅτῳ χρὴ τρόπῳ ῥάπτειν, οὐδὲν τούτων ἐπίστανται. οὐδὲ
γὰρ οὐδ' ἡμεῖς ἂν ἔγνωμεν, εἰ μὴ δι' ἀνατομῆς ἐμάθομεν ἁπάντων τῶν τῇδε
μορίων τὴν φύσιν, ἣν καὶ διελθεῖν ἀναγκαῖόν ἐστιν οὐ σαφηνείας μόνης ἕνεκα
τῶν λεχθησομένων, ἀλλὰ καὶ πίστεως.

9–27 σύνδεσμος – πίστεως] Meth. fr. 192: p. 508 Tecusan 9–14 σύνδεσμος – θεραπεύηται *exc.* Orib. Synops. ad Eustath. VII 38: CMG VI 3, p. 236,26–29

2 πολὺ *in* πολλοὶ *mut.* M: πολλῷ T F_a 6 ἐν *om.* F_a μέλος] μέρος R_b: μόριον V_b 7 τύχῃ ποτὲ φ γιγνόμενον ζ γνωρίσεις *in* γνωριεῖς *mutatum in* F_a: γνωριεῖς φ *edd.*: γνώσῃ R_b V_b 9 Περὶ – προείρηται *om.* F_a 10sq. ἐστι πάντῃ καὶ] ἐστι, καὶ πάντῃ *interp. edd.* 11 πάντῃ *e* πάντων *corr.* F_a^3 αὐτὸν *in* αὐτῶν *mut.* D *post* ὁποίοις *add.* ἂν ζ βούλοι S: βούλ (*ambig.*) V_b: βούλει T R_b I_a^* F_a δ Orib. 12 ἐκφυόμενος S T ἀκινδυνότερός *ex* -ότατος *corr.* F_a 12sq. νεύρου καὶ τένοντος R_b F_a 13 τοσούτῳ α S ζ N: τοσοῦτο I_a^* σφαλερώτατος α F_a ζ ἢν] εἰ *in textu*, ἢν *supra lin. scr.* F_a 15 οὔθ' ὅσοι] ὅσοι μήτε φ *edd.*: οὔθ' ὅσοι μήτε V_b τὴν *om.* ζ χρησίμην T V_b F_a 16 εἶναι *post* lin. 15 ἰάσεις *trsp.* F_a οὐ *om.* R_b V_b δ *edd.* 17 ἥπερ] ὅπερ S: ἥτις φ *edd.*: ἥτις περ R_b 18 μέν] γοῦν *in textu*, μὲν *supra lin. scr.* F_a 19 τοῦ *om.* ζ 20 *ante* μέχρι *add.* εἰ T 21 *ante* ἔντερον *add.* τὸ F_a 22 ἢ οὐκ ἀποκόπτειν *om.* α S T D, *post* χρὴ *scr.* ἢ οὐ T αὐτὸν *post* ἀποκόπτειν *trsp.* F_a, *post* lin. 23 διαλαμβάνειν *iter.* A αὐτὸ I_a^* φ 23 πότερα α S R_b V_b ζ εἰ *om.* R_b V_b ζ 25 οὐδ' *om.* φ *edd.* *post* εἰ *add.* καὶ F_a ἁπάντων *om.* F_a 26 διεξελθεῖν R_b μόνον R_b V_b

denen, die in der Anatomie unerfahren sind, für Nerven gehalten, und vor allem, wenn sie nicht wissen, dass (Bänder und Sehnen) viel härter sind als Nerven; wo sie aber flach sind, in diesem Fall wissen sie, dass sie sich von Nerven unterscheiden, obwohl nicht einmal dies allen bekannt ist; in der Tat wissen sie (Bänder und Sehnen) nicht voneinander zu unterscheiden. Da du aber die Natur von jedem d(ies)er drei Körperteile kennst und ferner ihre Gestalt und Lage, die sie in jedem Körper in Bezug auf jede Gliedmaße haben, wirst du, wenn einmal eine Verletzung an dieser Gliedmaße aufgetreten ist, sofort erkennen, ob das, was verletzt worden ist, ein Nerv, ein Band oder eine Sehne ist.

Über die Behandlung von Nerven und Sehnen ist zuvor gesprochen worden. 2
Wenn aber ein Band, das von Knochen zu Knochen führt, verletzt wurde, ist es in jeder Hinsicht absolut ungefährlich, und du wirst dem Patienten, auch wenn du das Band mit beliebigen Heilmitteln trocknest, nicht schaden. Aber ein (Band), das in einen Muskel übergeht, ist, wenn es nicht richtig behandelt wird, um so viel ungefährlicher als eine Sehne oder ein Nerv, wie es sicherer ist als die anderen Bänder. Alle diejenigen Ärzte[1], die nicht akzeptieren, dass die Hinweise 3
von den Körperteilen für die Behandlungsarten von Wunden nützlich sind, sind nicht imstande, eines dieser Ziele mit Hilfe einer Methode zu erreichen, sowie alle diejenigen, die dies zwar zugestehen, aber die Natur jedes (Körperteils) nicht zur Kenntnis nehmen, die sich, wie wir gezeigt haben, aus der Mischung der Elemente ergibt. Aber diese[2] kennen, wenn auch nichts anderes, zumindest die Dinge, die aufgrund von Hinweisen aus der organischen Beschaffenheit der Körperteile ersichtlich sind. Die Anhänger des Thessalos wissen jedoch nicht einmal dies, wenn zum Beispiel die Bauchdecke plötzlich bis zu einer gewissen Tiefe durchtrennt worden ist, sodass der Darm vorfällt, auf welche Weise man ihn wieder in seine Lage zurückbringen soll, und wenn das Netz vorfällt, ob man es mit einem Schnitt entfernen soll oder nicht, ob man es mit einer Schlinge abbinden soll oder nicht, ob man die Wunde nähen oder nicht nähen soll, und wenn man (sie) näht, auf welche Weise man (sie) nähen soll, von diesen Dingen wissen sie (also) nichts. Auch wir hätten es nicht gewusst, wenn wir nicht mit Hilfe der Anatomie die Natur aller dort liegenden Körperteile kennengelernt hätten, die man notwendigerweise auch berücksichtigen muss, nicht nur wegen der Klarheit dessen, was gesagt werden soll, sondern auch wegen der Glaubwürdigkeit.

1 i.e. Methodiker und die Dogmatiker.
2 i.e. die Dogmatiker; *cf. supra* S. 11,18 – 13,6 (mit Anm.).

4 Δέρμα μὲν ἔξωθεν ἁπάντων προβέβληται τελευτῶν εἰς ὑμένα. μετὰ
τοῦτο δὲ κατὰ μὲν τὴν μέσην χώραν ἀπονευρώσεις μυῶν τέτανται διτταὶ
δίκην ὑμένων, ἃς οὐδ' ὅτι δύο εἰσὶν οἱ πολλοὶ τῶν ἀνατομικῶν ἐπίστανται
– καὶ γὰρ συμπεφύκασιν ἀλλήλαις, ὡς ἔργον εἶναι χωρίσαι, καὶ λεπτότητος
εἰς ἄκρον ἥκουσιν· ἐφεξῆς δὲ ταῖσδε δύο μύες ὄρθιοι σαρκώδεις ἀπὸ τοῦ
5 στήθους ἐπὶ τὰ καλούμενα τῆς ἥβης ὀστᾶ καθήκουσι. ταῦτα μὲν δὴ
σύμπαντα τὰ εἰρημένα συμφυῆ τ' ἐστὶ καὶ οἱ τὰς καλουμένας γαστρορρα-
φίας ὅπως χρὴ ποιεῖσθαι γράψαντες, ἐπιγάστριον ὀνομάζουσι τὸ συγ-
412 κείμενον | ἐξ αὐτῶν. ὅσον δ' ἐφεξῆς τῷδε, καλεῖται μὲν ὑπ' αὐτῶν περι-
τόναιον, οἰομένων ἓν ἁπλοῦν ἀσύνθετον εἶναι σῶμα. τὸ δ' οὐχ οὕτως ἔχει·
σύγκειται γὰρ ἐκ δυοῖν σωμάτων, ἀναίμων μὲν ἀμφοῖν καὶ νευρωδῶν, ἀλλὰ
τὸ μὲν ἕτερον αὐτῶν ἀπονεύρωσίς ἐστι μυῶν ἐγκαρσίων, τὸ δ' ἕτερον ὑμὴν
ἀκριβῶς λεπτός, οἷόν περ τὸ ἀράχνιον, ὅσπερ δὴ τὸ περιτόναιον ὄντως
6 ἐστί. τοιοῦτον μὲν ἐν τοῖς μέσοις ἑαυτοῦ τὸ ἐπιγάστριον· ὅσον δ' ἀποκεχώ-
ρηκεν ἑκατέρωσε πρὸς τὸ πλάγιον ὡς ἐπὶ τέτταρας δακτύλους, τοῦτ' ἐφεξῆς
τῷ δέρματι τοὺς λοξοὺς ἔχει μῦς, προτέρους μὲν τοὺς ἀπὸ τοῦ θώρακος
καταφερομένους, δευτέρους δὲ τοὺς ἀπὸ τῶν λαγόνων ἀναφερομένους· εἶτ'
ἐπὶ τούτοις τὸν ἐγκάρσιον, ὑφ' ᾧ τὸ περιτόναιον. ἀκινδυνότερόν τε οὖν ἐστι
τοῦτο τὸ χωρίον τοῦ μέσου μηδεμίαν ἔχον ἀπονεύρωσιν, αἵ τε γαστρορρα-
φίαι κατὰ τὸ μέσον εἰσὶ δυσμεταχείριστοι. καὶ γὰρ καὶ προπίπτει τὰ ἔντερα
ταύτῃ μάλιστα καὶ δυσκατάσταλτά ἐστιν ἐν τούτῳ τῷ τόπῳ· τὸ γὰρ
σφίγγον αὐτὰ καὶ προσστέλλον οἱ ὄρθιοι μύες ἦσαν οἱ σαρκώδεις, οὓς ἐκ |
7 413 τοῦ θώρακος ἐπὶ τὰ τῆς ἥβης ὀστᾶ καθήκειν ἔφαμεν. ὅταν οὖν τις τούτων

1–14 Δέρμα – ἐστί] *cf.* Gal. De anat. administr. V 6, VI4: p. 309,29–311,8, 359,16–361,11 Garofalo = II 510,18–511,8, 551,6–552,8 K.; De musc. dissect.: p. 179,18–180,6 Garofalo = XVIIIB 996,11–997,2 K.

1sq. μετὰ τοῦτο δὲ] μετ' αὐτὸ δὲ T R_b F_a: μετ' αὐτοῦ δὲ τὸ δέρμα *scr.* V_b, *in* μεθ' ὃ *mut.* V_b^2: μεθ' ὃ φ *edd.* 3 δύ' δ ἐπίστανται *ante* οἱ πολλοὶ *trsp.* ζ 4 *post* γὰρ *add.* καὶ γ V_b F_a *edd.* ἀλλήλοις F_a χωρῆσαι S T 9 περιτόναιον ὑπ' αὐτῶν T F_a 10 ἓν *om.* F_a *post* ἁπλοῦν *add.* καὶ T *ante* σῶμα *add.* τὸ R_b F_a 11 γὰρ] δὲ *in textu*, γὰρ *supra lin scr.* M: μὲν D 13 περ] δὴ R_b V_b τὸ ἀράχνιον] τὸ *del.*, ἀράχνιον *in* ἀράχνη *mut.* F_a^3 ὅσπερ *in* ὅπερ *mut.* A^2, *in* ὥσπερ T: ὅπερ R_b F_a δ *Bas. Chart. Kühn*: ὥσπερ S ζ *princ. Ald.* 14 *post* μὲν *add.* οὖν F_a 15 τὰ πλάγια ζ τέτταρας *om.* δ 16 μύας V_b 17 φερομένους A ἀνερχομένους I_a^* 18 τὸν] τ' δ ὑφ'] ἐφ' I_a^* *edd.* ᾧ] ὧν S δ *edd.* 20 προσπίπτει δ 21 ταύτῃ] ταυτὶ R_b V_b: κατ' αὐτὸ τοῦτο F_a δυσκατάσταλτά] δύσκρατά τ' S (*spat. 2 fere litt. relicto*) *princ. Ald. Bas.*: δυσκάθεκτά *Chart. Kühn*: δυσκατάσχετά T: difficilia intus redigi Lat.$^{Ar.Ger}$ ἐστιν *om.* R_b 22 προσστέλλον *sec.* R_b I_a^* *scripsi*: προστέλλον *cett. codd. edd.*: contraxerant Lat.$^{Gr.Lin}$ ὄρθιοι *ex* ὄρθριοι *correctum in* T: ὄρθριοι D 23 *ante* τούτων *add.* ἐκ ζ

Alles Äußere bedeckt eine Haut, die in eine Membran ausläuft. Nach dieser 4
(Haut) dehnen sich aber in dem Raum dazwischen einerseits zwei[1] membranartige *aponeurōseis* der Muskeln[2] aus, von denen die Mehrzahl der Anatomen nicht einmal weiß, dass sie zwei sind – denn sie sind auch miteinander verwachsen, sodass es eine Leistung ist, sie auseinanderzuhalten, und sie sind äußerst dünn; anschließend an diese (*aponeurōseis*) erstrecken sich andererseits zwei Muskeln, gerade und fleischig, von der Brust bis zu den sogenannten Schambeinen. In der Tat sind alle diese Teile, die wir beschrieben haben, mit- 5
einander verwachsen, und diejenigen, die darüber geschrieben haben, wie man die sogenannten *gastrorrhaphiai*[3] ausführen soll, bezeichnen das, was sich aus ihnen zusammensetzt, als Bauchdecke[4]. Was sich aber daran anschließt, wird zwar von ihnen Bauchfell genannt, da sie es für einen einfachen, nicht zusammengesetzten Körper halten. So verhält es sich jedoch nicht: Denn es ist aus zwei Körpern zusammengesetzt, die beide blutleer und sehnig sind, aber bei dem einen handelt es sich um eine *aponeurōsis* schräger Muskeln, während der andere ausschließlich aus einer dünnen Membran besteht, wie ein Spinnennetz[5], die nun eben das eigentliche Bauchfell ist. Von der Art ist die Bauchdecke in ihren mittle- 6
ren Teilen; was aber in Richtung auf beide Seiten zu den Flanken hin bis zu einer Breite von etwa vier Fingern entfernt ist, das weist anschließend an die Haut die schrägen (Bauch)muskeln auf, (von denen) die ersten vom Brustkorb nach unten führen, die zweiten aber von den Flanken nach oben ansteigen; ferner (gibt es) zusätzlich dazu den schrägen (Bauchmuskel)[6], und unter ihm das Bauchfell. Und dieser Teil ist daher weniger gefährlich als der mittlere, da er keine *aponeurōsis* aufweist, und die *gastrorrhaphiai* in der Mitte sind schwer zu bewältigen. Denn in der Tat fallen die Darmschlingen hier in besonderem Maße vor und sind an dieser Stelle schwer wiederherzustellen[7]; denn was sie zusammenzieht und -drückt, sind die geraden Bauchmuskeln, die fleischig sind und die, wie wir sagten, vom Brustkorb bis zu den Schambeinen hinunterreichen. Wenn also 7

1 Fraglich ist die Einführung der den Hiatus meidenden Lesart δύ' (*vs* δύο) in den Text, welche aber an dieser Stelle nur durch die Handschriften N und P_a belegt ist.

2 Es handelt sich um das Ende des Muskels, wo er zur Sehne wird; *cf. e.g.* Gal. De anat. administr. I 3: p. 21,18–20 Garofalo = II 233,15–18 K.; De motu musc. I 1: p. 1,20–22 Rosa = IV 368,17–369,1 K. Als „Aponeurose“ wird heute die weiße, flächige Struktur bezeichnet, die die Endpunkte und Ansätze von Muskeln zusammenhält oder sie mit anderen Körperteilen wie Haut oder Knochen verbindet. Siehe dazu Witt, Weichteil- und Viszeralchirurgie, S. 100, Anm. 201.

3 i.e. Bauch(decken)nähte; außerhalb von Meth. med. ist im *Corpus Galenicum* davon die Rede nur in den Schriften De anat. administr. und De musc. dissect. (*cf. app. sim.*). Für eine ausführliche und detaillierte Abhandlung über diesen Sachverhalt siehe Witt, Weichteil- und Viszeralchirurgie, S. 100–105, 217–222 und Anm. 351.

4 Siehe Witt, Weichteil- und Viszeralchirurgie, S. 100, Anm. 202.

5 Die Analogie mit dem Spinnennetz begegnet auch in Gal. De anat. administr. V 6: p. 309,2–8 Garofalo = II 511,2–8 K.

6 Intendiert ist aber das Paar von schrägen Bauchmuskeln; siehe dazu Witt, Weichteil- und Viszeralchirurgie, S. 105.

7 Die in den Text aufgenommene Form δυσκατάσταλτα (Verbaladjektiv aus δυσκαταστέλλω) erweist sich als ein *hapax legomenon*, das in den Lexika nicht abgebildet ist.

τρωθῇ διὰ διττὴν αἰτίαν, ἀναγκαῖόν ἐστι προπίπτειν ἔντερον, ἐκ μὲν τῶν πλαγίων μερῶν ὑπὸ τῶν ταύτῃ μυῶν σφιγγόμενον, ἐκ δὲ τῶν μέσων οὔτε τὸν μῦν ἔτ' ἐρρωμένον ἔχον ἐπιτήδειόν τε χώραν εἰς πρόπτωσιν. εἰ δὲ καὶ μεῖζον εἴη τὸ τραῦμα, πλείω τε προπίπτειν ἀναγκαῖον ἔντερα καὶ χαλεπώτερον καταστέλλεσθαι. καθ' ἕτερον δ' αὖ τρόπον αἱ βραχεῖαι τρώσεις δυσμεταχείριστοι· ἢν γὰρ μὴ παραχρῆμά τις εἰς τὴν ἑαυτοῦ χώραν ἐμβάλλῃ τὸ προπεπτωκός, εἰς ὄγκον αἴρεται πνευματούμενον, ὥστ' οὐκέθ' οἷόν τε δι' ὀπῆς στενῆς ἐμβάλλειν αὐτό. βέλτιον οὖν ἐν ταῖς τοιαύταις τρώσεσι τὸ σύμμετρον τραῦμα. ταυτὶ μὲν δὴ προεπίστασθαι χρηστόν· ὡς δ' ἄν τις ἄριστα μεταχειρίζοιτο τὰς τοιαύτας τρώσεις, ἐφεξῆς σκεπτέον.

8 Ὅτι μὲν γὰρ οὐκ ἀρκεῖ τὸ Θεσσάλειον παράγγελμα – τὸ κολλᾶν τοῖς ἐναίμοις φαρμάκοις αὐτάς – οὕτως ἡγοῦμαι πρόδηλον ὑπάρχειν ὡς μηδένα
414 λαθεῖν τῶν ἐχόντων νοῦν. ἐπεὶ τοίνυν προηγεῖσθαι | μὲν χρεών ἐστιν εἰς τὴν οἰκείαν χώραν ἀποτίθεσθαι τὰ προπεπτωκότα, δεύτερον δ' ἐπὶ τῷδε ῥάψαι τὸ ἕλκος, εἶθ' ἑξῆς τρίτον ἐπιθεῖναί τι φάρμακον, εἶτ' ἐπ' αὐτῷ τέταρτον ὅπως μὴ συμπάθῃ τι τῶν κυριωτέρων προνοήσασθαι· περὶ τοῦ πρώτου ῥηθέντος ἤδη σκοπῶμεν.

9 Οὐσῶν δέ, ὡς εἴρηται, τριῶν ἐν τοῖς τραύμασι κατὰ μέγεθος διαφορῶν, ἀφ' ἑκάστης αὐτῶν πειρᾶσθαι χρὴ λαβεῖν οἰκείαν ἔνδειξιν. ἔστω δὴ πρότερον μικρὸν οὕτως ὡς τὸ προπεσὸν ἔντερον ἐμφυσηθὲν μηκέθ' οἷόν τε εἶναι καταστεῖλαι· ἆρ' οὐκ ἀναγκαῖον ἐνταῦθα δυοῖν θάτερον, ἤτοι τὴν φῦσαν ἐκκενοῦν ἢ τὸ τραῦμα μεῖζον ἐργάζεσθαι; βέλτιον δ' οἶμαι τὸ πρότερον, ἐάν περ οἷόν τε ᾖ τυχεῖν αὐτοῦ. πῶς δ' ἄν τις τύχοι μᾶλλον ἢ εἰ τὴν αἰτίαν ὑφ' ἧς
10 ἐμφυσᾶται τὸ ἔντερον ἐκποδὼν ποιήσαιτο; τίς οὖν ἐστιν αὕτη; ἡ ἐκ τοῦ περιέχοντος ἀέρος ψῦξις· ὥστε καὶ ἡ ἴασις ἐν τῷ θερμῆναι. σπόγγον οὖν

9–13 ταυτὶ – νοῦν] Meth. fr. 193: p. 508–510 Tecusan 9–142,24 *exc.* Paul. Aeg. VI 52: CMG IX 2, p. 91,10–94,12

1 *ante* ἔντερον *add.* τὸ R_b F_a 2 ταύτης S T σφιγγόμενον μυῶν F_a 3 τὸν – ἔχον *in textu om.*, τοὺς μῦς ἔτ' ἐρρωμένους ἔχον *in marg. suppl.* A ἔτ' *om. edd.* ἔχων S F_a δ ἐπιτήδειάν δ 4 προσπίπτειν S δ *post* ἀναγκαῖον *add.* ἐστιν *edd.* 5 αὖ *om.* T F_a, *supra lin. suppl.* F_a 6 ἢν γὰρ μὴ] εἰ μὴ γὰρ V_b ἐμβάλῃ L R_b N: ἐμβάλλοι F_a: ἐμβά^λ (*ambig.*) V_b : ἐμβάλοι T 7 πεπτωκὸς ζ ὥστ'] ὥ I_a^*: ὡς R_b 7sq. διὰ στενῆς ὀπῆς F_a 8 ἐμβαλεῖν α T 8sq. οὖν ... ταυτὶ μὲν δὴ] γοῦν ... ταυτὶ μὲν οὖν R_b V_b 9 προσεπίστασθαι δ χρηστόν] χρὴ T *edd.* 10 μεταχειρίζοιτο ἄριστα V_b 12 αὐτὰ L οὐδένα T φ *edd.* 13 λανθάνειν ζ νοῦν ἐχόντων R_b V_b τοίνυν] οὖν α χρεών ἐστιν εἰς] χρὴ ἐς *edd.* 14 ἀποθέσθαι α *post* προπεπτωκότα *add.* ἔντερα R_b V_b F_a *edd.* τῷδε *e* τῷ *corr.* V_b^2: τόδε A *edd.* 15 εἶθ'] ἔπειτα R_b V_b τρίτον *om.* ζ τι] τὸ α S *edd.* αὐτὸ *edd.* 16 συμπάθοι L N προνοεῖσθαι *princ. Chart. Kühn*: προνοῆσθαι *Ald. Bas.* 17 σκοποῦμεν S *edd.* 19 ἀφ'] ἐφ' α R_b I_a^* ζ λαμβάνειν ζ 20 μικρὸν *om.* δ, *post* οὕτως *trsp.* ζ 21 καταστέλλειν *edd.* 22 δ' *om.* δ *princ. Ald.*: οὖν ζ *Bas. Chart. Kühn* *supra* ἐάν *scr.* εἰ F_a: εἰ R_b 23 ᾖ *om.* ζ, *in* ἦν *mut.* F_a: ἦν R_b τύχῃ α S R_b I_a^* F_a ἢ εἰ *sec.* R_b I_a^* V_b F_a L^2 Paul. Aeg. (*codd.* D F) *scripsi*: εἰ A T φ *edd.*, *in* ἢ *mut.* P_a: ἢ L S ὑφ'] δι' F_a 24 ἐκφυσᾶται δ *edd.* τὸ ἔντερον *om.* I_a^* ποιήσαιτο *sec.* Paul. Aeg. *et* L^2 *scripsi*: ποιησάμενος α , ποιήσετο I_a^*: ποιησόμεθα R_b V_b P_a, *in* ποιήσεται *mut.* V_b^2: ποιήσεται S: ποιήσηται T F_a: ποιησαίμεθα ζ N *edd.*

einer von diesen verletzt worden ist, fällt der Darm notwendigerweise aus zwei Gründen vor, einerseits weil er von den Muskeln von den Seiten zur Mitte hin zusammengedrückt wird und andererseits weil der Muskel im mittleren Bereich noch nicht kräftig ist und es sich um eine Stelle handelt, die zum Vorfallen neigt. Wenn die Verletzung aber (noch) größer ist, fallen die Darmschlingen auch notwendigerweise in größerem Maße vor und es wird schwieriger, sie wiederherzustellen. Auf andere Weise sind wiederum kleine Verletzungen schwer zu behandeln; denn wenn man den vorgefallenen (Darm) nicht sofort wieder in seine ursprüngliche Lage bringt, bläht er sich auf und dehnt sich zu einer Schwellung aus, sodass es nicht mehr möglich ist, ihn durch eine enge Öffnung einzusetzen. Deshalb ist bei derartigen Verletzungen eine mittelgroße Wunde besser. Dies muss man natürlich vorher wissen; wie man aber mit derartigen Verletzungen am besten umgeht, muss anschließend untersucht werden.

Denn dass die Lehre des Thessalos – diese Wunden mit Hilfe von blut- 8
stillenden Heilmitteln zu verschließen[1] – nicht ausreicht, ist in dem Maße, so glaube ich, offensichtlich, dass es keinem von denen verborgen ist, die Verstand haben. Deshalb ist es zunächst notwendig, darüber nachzudenken, die vorgefallenen (Darmschlingen) wieder in ihre ursprüngliche Lage zu bringen, zweitens danach die Wunde zu nähen, drittens dann anschließend ein Heilmittel aufzutragen und viertens danach dafür zu sorgen, dass keines der Hauptorgane dabei mit betroffen wird; wir wollen nun den ersten erwähnten Sachverhalt untersuchen.

Da aber, wie gesagt, in Bezug auf ihre Größe drei verschiedene Arten von 9
Wunden auftreten, muss man versuchen, von jeder von ihnen den ihr eigenen Hinweis abzuleiten. Zunächst soll angenommen werden, dass die Wunde so klein ist, dass es nicht mehr möglich ist, den vorgefallenen Darm, nachdem er sich aufgeblasen hat, in seine ursprüngliche Lage zurückzubringen; ist es in diesem Fall vielleicht nicht notwendig, eine von diesen zwei Maßnahmen zu ergreifen, (nämlich) entweder die Blähung zu entleeren oder die Wunde größer zu machen? Ich halte aber die erste Maßnahme für besser, wenn es irgendwie möglich ist, sie auszuführen. Aber wie kann man dies eher erreichen als durch die
Beseitigung der Ursache, durch die sich der Darm aufbläht[2]? Was ist also die 10
Ursache? Es ist die Abkühlung der umgebenden Luft; daher besteht die Behandlung in der Erwärmung. Es ist deswegen notwendig, einen weichen Schwamm

[1] Für die ἔναιμα φάρμακα *cf. supra*, S. 41,5 und S. 103,1sq.

[2] Die hier in den Text eingeführte Lesart ἐμφυσᾶται (*vs* ἐκφυσᾶται) lässt sich auch in der von Paul. Aeg. exzerpierten Passage finden. Was die Form des Verbs ποιέω betrifft, zeigt die Präsenz von mehreren Varianten, dass diese Textstelle schon in einem sehr frühen Stadium der Überlieferung gestört war.

χρὴ μαλακὸν ὕδατι θερμῷ βρέξαντας, εἶτ' ἐκπιέσαντας ἐκθερμῆναι τούτῳ
415 τὸ ἔντερον. εὐτρεπιζέσθω δ' ἐν τῷ τέως οἶνος αὐστηρὸς θερμός – | καὶ γὰρ
θερμαίνει μᾶλλον ὕδατος καὶ ῥώμην ἐντίθησι τῷ ἐντέρῳ. εἰ δὲ καὶ τούτῳ
χρησαμένων ἔτι διαμένοι τὸ ἔντερον ἐμπεφυσημένον, ἐπιτέμνειν τοῦ περι-
τοναίου τοσοῦτον ὅσου δεῖται τὸ προπεπτωκός. ἐπιτήδεια δ' εἰς τὴν τοιαύ-
την τομήν ἐστι τὰ καλούμενα συριγγοτόμα· τὰ δ' ἀμφήκη τῶν μαχαιρίων ἢ
κατὰ τὸ πέρας ὀξέα παντὶ τρόπῳ φευκτέα.
11 Σχῆμα δ' ἐπιτήδειον τῷ κάμνοντι πρὸς μὲν τοῖς κάτω μέρεσι τῆς τρώ-
σεως γεγενημένης τὸ ἀνάρροπον, πρὸς δὲ τοῖς ἄνω τὸ κατάρροπον. εἷς δ'
ἐπ' ἀμφοῖν ὁ σκοπός, ὡς μὴ βαρύνοιτό τι πρὸς τῶν ἄλλων ἐντέρων τὸ
προπεπτωκός· ὥστ' ἐκ τοῦ σκοποῦ τοῦδε κατὰ μὲν τὰ δεξιὰ μέρη τοῦ
τραύματος γεγονότος ἐπὶ θάτερα ῥέπειν, εἰ δ' ἐκ τῶν ἀριστερῶν εἴη, πρὸς
τὴν δεξιὰν ἐπικλίνεσθαι πλευρὰν ὑψηλότερον ἀεὶ ποιοῦντας τὸ τετρω-
12 μένον. τοῦτο μὲν δὴ καὶ τοῖς μεγάλοις τε καὶ τοῖς μέσοις ἕλκεσι συνοίσει
– κοινὸς γὰρ ἁπάντων ὁ σκοπός· αἱ δ' ἀποθέσεις τῶν ἐντέρων εἰς τὴν
416 οἰκείαν χώραν, ὅταν ἐπὶ τοῖς μεγάλοις γίνωνται τραύμασιν, | ὑπηρέτου
δέονται δεξιοῦ. χρὴ γὰρ αὐτὸν ὅλον ἔξωθεν καταλαβόντα τὸ τραῦμα ταῖς
ἑαυτοῦ χερσὶν εἴσω προσστέλλειν τε καὶ σφίγγειν, ὀλίγον ἑκάστοτε τῷ
ῥάπτοντι παραγυμνοῦντα, καὶ μέντοι καὶ τὸ ῥαφὲν αὐτὸ μετρίως
προσστέλλειν, ἄχρι περ ἂν ὅλον ἀκριβῶς ῥαφῇ.
13 Τίς δ' ἂν εἴη τρόπος ἐπιτήδειος εἰς τὰ τοιαῦτα τῆς καλουμένης γαστρορ-
ραφίας ἐφεξῆς λέγωμεν. ἐπειδὴ συμφῦσαι χρὴ τῷ περιτοναίῳ τὸ ἐπι-
γάστριον, ἀρκτέον μὲν ἀπὸ τοῦ δέρματος ἔξωθεν ἔσω διείροντα βελόνην·

1 μαλακὸν χρὴ R_b V_b P_a Paul. Aeg. ὕδατι] οἴνῳ αὐστηρῷ T βρέξαντας θερμῷ R_b F_a ἐκπιέσαντας *ex* ἐκπιάσαντας *corr.* V_b^2: ἐκπιάσαντας S T V_b F_a Paul. Aeg. 2 *post* τέως *add.* εἰς τὸ ἔντερον D *ante* οἶνος *add.* καὶ F_a *post* θερμός *add.* ὃς R_b *post* γὰρ *add.* καὶ *in textu* φ, *supra lin.* F_a 3 τούτοις Paul. Aeg. 4 χρησάμενος A: χρησαμένοις F_a: χρησαμένῳ T *ante* ἔτι *add.* οὐδὲν ἤνυσε καὶ D διαμένοι *sec.* L S V_b N Paul. Aeg. *scripsi*: διαμένει A T I_a^* R_b F_a ζ P_a *edd.* τέμνειν Paul. Aeg. 5 *post* τοσοῦτον *add.* χρὴ Paul. Aeg. ὅσον T R_b F_a D P_a Paul. Aeg. *edd.* *post* προπεπτωκός *add.* ἔντερον R_b V_b F_a ζ 6 ἐστιν *ante* lin. 5 εἰς *trsp.* ζ *edd.* *post* καλούμενα *add.* ὀρθὰ Paul. Aeg. συριγγοτόμα *sec.* S T V_b *edd. scripsi*: συριγγότομα *cett. codd.* ἀμφιμήκη L I_b S ζ, *in* ἀμφίκη *mutatum in* L, *in* ἀμφιτμήκη *mut.* I_b: ἀμφί κη A (*spat. 2 fere litt. relicto inter* ἀμφί- *et* -κη): ἀμφίκη R_b F_a P_a: ἀμφικῆ N 8 τοῖς … μέρεσι] τῆς … μέρεσι *scr.*, *in* τῆς … τρώσεως *mut.* A 10 ὁ *om.* φ *edd.* βαρύνοιτό *e* βαρύνοιντο *corr.* V_b τι *om.* R_b V_b φ: τε T 11 ἐκ] καὶ *edd.* 12 θάτερον T I_a^* δ *edd.*: θάτερ (*ambig.*) V_b *post* ῥέπειν *add.* χρή I_a^* εἴη] ᾖ *edd.* 13 ἐκκλίνεσθαι V_b, ἐπι- *supra* ἐκ- *scr.* V_b^3 ποιοῦντα R_b V_b M: ποιοῦντος D: ποιοῦντ (*ambig.*) N *post* τετρωμένον *add.* μόριον *edd.* 14 μὲν δὴ] μέντοι *edd.* μέσοις … μεγάλοις R_b V_b τε *om.* T F_a *edd.* Paul. Aeg. τοῖς^{II} *om.* L φ μέσοις] μικροῖς Paul. Aeg. συνήσει T V_b 15 ὁ *om.* F_a 18 προσστέλλειν *sec.* S *scripsi*: προστέλλειν (*e* πρόσω *mut.* L^2) *cett. codd. edd.*: *non vertit* Lat.$^{Ar.Ger}$: (intro) reprimere Lat.$^{Gr.Lin}$ τε *post* εἴσω *trsp.* V_b 19 προγυμνοῦντα *edd.* *post* μέντοι *add.* γε R_b καὶ^{II} *om.* T αὐτῷ S 20 προσστέλλειν *sec.* S *scripsi*: περιστέλλειν R_b: προστέλλειν *cett. codd. edd.*: constringatur Lat.$^{Ar.Ger}$: comprimere Lat.$^{Gr.Lin}$ περ *om.* I_a^* ἂν *om.* L 21 εἰς τὰ τοιάδε T V_b Paul. Aeg.: πρὸς τὰ τοιάδε α S 22 λέγομεν γ F_a M δ: ἐροῦμεν D συμφῦναι Paul. Aeg.: iungere Lat.$^{Ar.Ger}$ 23 εἴσω F_a φ *edd.* διήροντα R_b V_b (*in ras.*): διείργοντα δ: διείραντα Paul. Aeg.: διαπείρειν T: διαπείροντα *edd.* *ante* βελόνην *add.* τὴν *in textu* A T R_b F_a ζ *edd.*, *supra lin.* V_b^2, *punctis del.* F_a: *non habet* Paul. Aeg.

mit warmem Wasser zu benetzen und dann, nachdem man ihn ausgedrückt hat, mit diesem den Darm gründlich zu erwärmen. Inzwischen soll aber ein warmer saurer Wein zubereitet werden – denn dieser erwärmt stärker als Wasser und verleiht dem Darm Kraft. Wenn aber der Darm trotz der Anwendung des Weins immer noch aufgebläht bleibt, soll man so viel vom Bauchfell wegschneiden, wie es der vorgefallene Teil (des Darms) erfordert. Für einen derartigen Schnitt eignen sich die sogenannten *syringotoma*[1]. Messer mit zwei Schneiden oder mit einer scharfen Spitze sind auf jeden Fall zu vermeiden.

Für den Patienten geeignet ist eine nach oben geneigte Lagerung, wenn die 11 Verletzung in den unteren Teilen entstanden ist, dagegen eine nach unten geneigte Lagerung, wenn die Verletzung in den oberen Teilen entstanden ist. Das Ziel ist aber in beiden Fällen ein und dasselbe, (nämlich) dass der vorgefallene (Darm) in keiner Weise durch die anderen Darmschlingen belastet wird[2]; daher wird (der Patient), wenn die Wunde im Bereich der rechten Körperteile aufgetreten ist, entsprechend diesem Ziel in die entgegengesetzte Richtung geneigt, wenn sie aber von den linken Körperteilen ausgeht, soll er auf die rechte Seite geneiget werden, indem man dafür sorgt, dass der verletzte Teil immer höher liegt. Und dies wird sicherlich sowohl bei den großen Wunden als auch bei den 12 mittelgroßen von Vorteil sein – denn das Ziel ist allen gemeinsam; aber die (jeweilige) Verlagerung der Darmschlingen an die ursprüngliche Stelle erfordert, wenn sie bei großen Wunden vorgenommen wird, einen geschickten Helfer. Denn es ist erforderlich, dass er die ganze Wunde von außen mit seinen Händen festhält, (die Darmschlingen) nach innen drückt und zusammenzieht, indem er einen kleinen Teil auf jeder Seite freilässt für denjenigen, der nähen soll, und in der Tat selbst das, was genäht wurde, mäßig drückt, bis die ganze (Wunde) sorgfältig genäht worden ist.

Welche Art der sogenannten *gastrorrhaphiai* für derartige (Wunden)[3] nun 13 geeignet sein könnte, wollen wir anschließend darlegen. Da es erforderlich ist, die Bauchdecke mit dem Bauchfell zum Zusammenwachsen zu bringen, muss man von der Haut ausgehen, indem man eine Nadel von außen nach innen durchsticht; wenn (die Nadel) aber die Haut und den ganzen geraden Bauchmuskel

[1] Es handelt sich um Fistelmesser, eine Art sichelförmige Klinge; siehe Witt, Weichteil- und Viszeralchirurgie, S. 122sq. u. Anm. 242. Das Wort ist ein *hapax legomenon*. Die Handschriften der Epitome des Paul. Aeg. lesen an dieser Stelle συριγγώματα (mit Ausnahme des Kodex O [Marc. gr. Z. 292, XIII. Jhdt.]: συριγγοτόμα).

[2] *cf.* „ne quod exciderit ab aliis quicquam intestinis degravetur" (Lat.$^{Gr.Lin}$).

[3] Das Syntagma εἰς τὰ τοιάδε (T V_b Paul. Aeg.), das sonst nur einmal im ganzen *Corpus Galenicum* auftaucht (De placit. Hipp. et Plat. IX 5: CMG V 4,1,2, p. 568,10), scheint eine in einem frühen Stadium der Überlieferung eingeführte Variante zu sein.

ἐπειδὰν δὲ τὸ δέρμα καὶ τὸν μῦν τὸν ὄρϑιον ὅλον διεξέλϑῃ, τὸ παρακείμενον ὑπερβαίνοντα περιτόναιον ὠϑεῖν αὐτὴν ἔσωϑεν ἔξω διὰ τοῦ λοιποῦ περιτοναίου, κἄπειτ' ἐντεῦϑεν ἔσωϑεν ἔξω διαπείρειν τὸ ἕτερον ἐπιγάστριον. διεξελϑούσης δὲ τελέως, αὖϑις ἔξωϑεν ἔσω τὸ ἐπιγάστριον τοῦτο διείροντας, εἶτα τὸ παρακείμενον αὐτῷ περιτόναιον ὑπερβαίνοντας ἐπί τε τὸ ἀντικείμενον ἐλϑόντας ἔσωϑεν ἔξω τοῦτο διακεντεῖν, ἅμα δ' αὐτῷ καὶ τὸ πλησίον ἐπιγάστριον ἅπαν. εἶτ' αὖϑις ἀπὸ τούτου πάλιν ἀρξαμένους
417 συρράπτειν αὐτὸ τῷ ἀντικειμένῳ | περιτοναίῳ· κἄπειτα διεκβάλλειν διὰ τοῦ πλησίον δέρματος, ἐκεῖϑεν δ' αὖ πάλιν εἴσω διείρειν συρράπτοντας αὐτὸ τῷ ἀντικειμένῳ περιτοναίῳ διεκβάλλοντάς τε διὰ τοῦ πλησίον δέρματος. εἶτ' αὖϑις καὶ αὖϑις ἐργάζεσϑαι ταῦτα, μέχρι περ ἂν ὅλον ὁμοίως ῥάψωμεν τὸ τραῦμα.

14 Διάστημα δὲ τῶν ῥαφῶν ὅσον μὲν ἐπὶ τῷ σφίγγεσϑαι τὰ ὑποκείμενα βραχύτατον εἶναι χρεών· ὅσον δ' ἐπὶ τῷ τὸ μεταξὺ τῶν ῥαφῶν δέρμα διαμένειν ἀσύρρηκτον οὐ χρηστὸν τὸ βραχύ. φεύγων οὖν ἑκατέρου τὴν ὑπερβολὴν ἀμφοῖν αἱρεῖσϑαι τὸ μέτριον. ἤδη δὲ καὶ τοῦτο κοινόν πως ἁπάντων ἑλκῶν, ὥσπερ γε καὶ αὐτοῦ τοῦ ῥάμματος ἡ σύστασις. τὸ μὲν γὰρ σκληρότερον ἢ χρὴ ῥήσσει τὸ δέρμα, τὸ δὲ μαλακώτερον αὐτὸ φϑάνει ῥηγνύμενον. οὕτω δὲ καὶ τὸ μὲν ἐγγυτάτω τῶν ἄκρων χειλῶν διαπείρειν τὴν βελόνην τὸ λοιπὸν τοῦ δέρματος ὀλιγοστὸν ὂν ἀναγκάζεται καὶ βιάζεται ῥήγνυσϑαι· τὸ δ' ἐπὶ πλεῖστον ἀποχωρεῖν τοῦδε πολὺ τοῦ δέρματος ἀκόλλητον ἀπολείπει.

15 418 Ταυτὶ μὲν οὖν εἰ καὶ πάντων | ἑλκῶν ἐστι κοινά, μάλιστ' αὐτὰ φυλακτέον ἐν ταῖς γαστρορραφίαις. αὐτὰς δὲ τὰς γαστρορραφίας ἤτοι γ' ὡς προείρηται ποιητέον, ἐστοχασμένους τοῦ συμφῦναι τῷ περιτοναίῳ τὸ ἐπιγάστριον – ἐπειδὴ μόγις ἑαυτῷ συμφύεται, νευρῶδες ὑπάρχον – ἤ, ὡς ἔνιοι, συνάγοντας ἀλλήλοις τὰ κατὰ φύσιν οἰκεῖα, περιτοναίῳ μὲν περιτόναιον, ἐπι-

1 τὸν^{II} *om.* V_b D   διεξέλϑοι F_a φ *edd.*: διεξέλ^{ϑ} (*ambig.*) V_b **2** *post* λοιποῦ *add.* τοῦ ἀντικειμένου P_a, ἀντικειμένου *Chart. Kühn*   **3** ἔξωϑεν ἔσω ζ: ἔξωϑεν ἔσωϑεν R_b *ante* διαπείρειν *add.* καὶ T   **4–10** διεξελϑούσης – δέρματος *non vertit* Lat.$^{Ar.Ger}$ 4 αὖϑις] αὐτῆς *edd.*   ἔξωϑεν *ex* ἔξω *corr.* F_a εἴσω α β R_b I_a^* *edd.*   **5** διήροντας R_b V_b: διήραντας T: διείραντας Paul. Aeg.: διαιροῦντας F_a φ *edd.*   τὸ *om.* L S, αὐτὸ τὸ *in marg. scr.* L^2 αὐτῷ *ex* αὐτὸ *corr.* L^2: αὐτὸ L S F_a M   **8** αὐτὸ *ex* αυτῷ *corr.* P_a^2: αὐτῷ P_a R_b *Ald. Bas.*   8–10 κἄπειτα – περιτοναίῳ *om.* F_a 8 διεκβάλλειν] διεκβάλλοντάς τε S R_b V_b διὰ *om.* δ   9 διείρειν (διήρειν V_b) ἔσω R_b V_b διαιρεῖν δ   **10** αὐτὸ *ex* αὐτῶ *corr.* D: αὐτῷ R_b δ   τε *om.* R_b: δὲ V_b **14** χρεών *in* χρὴ *mut.* F_a: χρὴ S   **15** τὸ] τι δ   ἑκατέρων L   **18** σκληρότερον ἢ χρὴ ῥήσσει] durius sit quam oportet ... rumpit Lat.$^{Ar.Ger}$: σκληρότερον ἐκρήσσει Paul. Aeg.: σκληρότερον χρὴ ῥήσσειν *edd.*   **20** *ante* λοιπὸν *add.* δὲ δ   ὀλιγοστὸν *in* ὀλίγιστον *mutatum in* A: ὀλίγιστον S R_b V_b F_a *princ. Bas. Kühn*: ὀλιγιστὸν δ *Chart.*: ὀλίγοστον *Ald.*   ὂν *om.* δ   ἀναγκάζει τε V_b Paul. Aeg. (*cod.* O): ἀναγκάζεται *in textu scr.*, τε *supra lin. add.* F_a **21** ῥηγνῦναι I_a^* *ante* πολὺ *add.* τὸ T Paul. Aeg.   **23**–138,11 Ταυτὶ – εἴπωμεν *non vertit* Lat.$^{Ar.Ger}$ 23 ταῦτα Paul. Aeg.   φυλακτέον αὐτὰ T Paul. Aeg.   αὐτὰ] ταῦτα S R_b V_b F_a δ   **24** γ'] δὲ T Paul. Aeg., *in* δὴ *corr.* Heiberg   **25** ἐστοχασμένως S D N: ἐστοχασμένοις *in textu*, -ους *supra lin. scr.* P_a: ἐστοχασμένου *edd.*   συμφυῆναι Paul Aeg.: συμφῦσαι *edd.*   ὑπογάστριον δ   **26** αὑτῷ D: αὐτῷ S T M *edd.*, *in* αὐτὸ *mutatum in* T   συμφύσεται *edd.*   ἐνίοις A   συνάγοντες A γ F_a: συναγαγόντας V_b 1sq. ἐπιγάστριον δ' ἐπιγαστρίῳ *edd.*

durchdrungen hat, ⟨soll sie⟩, indem sie das danebenliegende Bauchfell umgeht, von innen nach außen durch das restliche Bauchfell hindurchgehen und dann ⟨weiter⟩ von dort an von innen nach außen die verbleibende Bauchdecke durchstechen. Wenn die Nadel ⟨ihn⟩ aber vollständig durchdrungen hat, ⟨soll man⟩, indem man sie wiederum von außen nach innen durch diesen Teil der Bauchdecke sticht, das danebenliegende Bauchfell dann umgeht und zum gegenüberliegenden vordringt, dies von innen nach außen durchstechen, aber zusammen mit ihm auch die ganze angrenzende Bauchdecke. Dann ⟨soll man⟩, wiederum von dieser ausgehend, sie mit dem gegenüberliegenden Bauchfell erneut zusammennähen; und anschließend ⟨muss man die Nadel⟩ durch die angrenzende Haut führen, sie aber von dort aus erneut nach innen durchstechen, indem man die Haut mit dem gegenüberliegenden Bauchfell zusammennäht und die Nadel durch die angrenzende Haut führt. Wir sollen dies dann wieder und wieder tun, bis wir die gesamte Wunde auf gleiche Weise genäht haben.

Zum Zusammenziehen der darunter liegenden Teile ist es erforderlich, dass 14
ein möglichst knapper Abstand der Nähte eingehalten wird; damit aber die Haut zwischen den Nähten ungerissen gehalten wird, ist der knappe Abstand nicht günstig. Man soll also das beiderseitige Extrem vermeiden und den mittleren ⟨Abstand⟩ wählen. Aber auch dies ist gewissermaßen allen Wunden gemeinsam, wie auch die Beschaffenheit des Nahtmateriales selbst. Denn das ⟨Nahtmaterial⟩, das härter als nötig ist, reißt die Haut, das weichere dagegen neigt dazu, selbst zu reißen. Ebenso wird, wenn man die Nadel sehr nahe an den Außenrändern durchsticht, der Rest der Haut, der sehr gering ist, zwangsläufig dazu gebracht, zu reißen; wenn man sich aber weit davon entfernt, lässt man einen großen Teil der Haut unverschlossen.

Wenn dies nun auch allen Wunden gemeinsam ist, muss darauf insbesondere 15
bei den *gastrorrhaphiai* geachtet werden. Man soll die *gastrorrhaphiai* selbst entweder auf die zuvor beschriebene Weise vornehmen, indem man danach strebt, die Bauchdecke mit dem Bauchfell zusammenwachsen zu lassen – denn ⟨die Bauchdecke⟩, die sehnig ist, wächst kaum mit sich selbst zusammen – oder, wie ⟨es⟩ einige ⟨tun⟩, indem man die von Natur aus gleichartigen Teile miteinander zusammenführt, nämlich Bauchfell mit Bauchfell und Bauchdecke mit

16 γαστρίῳ δ᾽ ἐπιγάστριον. ἔσται δὲ τοῦτο κατὰ τόνδε τὸν τρόπον· ἀπὸ τοῦ
πλησίον ἡμῶν ἐπιγαστρίου διεκβάλλειν χρὴ τὴν βελόνην ἔξωθεν ἔσω δι᾽
αὐτοῦ μόνου, κἄπειθ᾽ ὑπερβάντας ἄμφω τὰ χείλη τοῦ περιτοναίου πάλιν
ἀντεπιστρέψαι τὴν βελόνην ἔξωθεν ἔσω δι᾽ ἀμφοτέρων τῶν χειλῶν τοῦ
περιτοναίου, κἄπειτ᾽ αὖθις ἀντεπιστρέφοντας ἔσωθεν ἔξω διεκβάλλειν
κατὰ τὸ ἀντικείμενον ἐπιγάστριον. οὗτος ὁ τρόπος τοῦ κοινοῦ καὶ προχεί-
ρου, καθ᾽ ὃν διὰ τῶν τεττάρων χειλῶν ἐπιβολῇ μιᾷ διεκβάλλουσι τὴν
βελόνην, διαφέρει τῷ κατακρύπτειν ἔνδον ἀκριβῶς τοῦ ἐπιγαστρίου τὸ
περιτόναιον.

17 Ἑξῆς δὲ περὶ τῶν φαρμάκων εἴπωμεν. εἴη δ᾽ ἂν δήπου καὶ ταῦτα τῆς
419 αὐτῆς ὕλης τοῖς ἐναίμοις ὀνομαζο|μένοις, ἃ κἀν τοῖς ἄλλοις μέρεσι συμφύειν
τὰ τραύματα διὰ τῶν ἔμπροσθεν ὑπομνημάτων ἐπεδείξαμεν. ἡ δ᾽ ἔξωθεν
18 ἐπίδεσις ἔτι δὴ καὶ μᾶλλον ἐπὶ τούτων ἀναγκαία. τὸ δὲ δὴ τέταρτον ἔτι τῆς
θεραπείας μέρος οὐ σμικρῷ τινι τῶν ἄλλων ἀποκεχώρηκεν· ἐλαίῳ γὰρ χρὴ
θερμῷ συμμέτρως ἔριον ἁπαλὸν δεύοντας ὅλον ἐν κύκλῳ περιλαμβάνειν τὸ
μεταξὺ βουβώνων τε καὶ μασχαλῶν. ἄμεινον δὲ καὶ διὰ κλυστῆρος ἐνιέναι
τοῖς ἐντέροις ἕτερον τοιοῦτον. εἰ δέ τι καὶ αὐτῶν τῶν ἐντέρων τρωθείη, τὰ
μὲν ἔξωθεν, ὡς εἴρηται, πάντα πράττειν ὡσαύτως, τὸ δ᾽ ἐνιέμενον οἶνος
αὐστηρὸς μέλας χλιαρὸς ἔστω καὶ μᾶλλον εἰ διατρωθείη σύμπαν εἰς τὸν
εἴσω πόρον.

19 Εὐίατα μὲν οὖν τὰ παχέα τῶν ἐντέρων, δυσίατα δὲ τὰ λεπτά. παντά-
πασι δ᾽ ἀνίατος ἡ νῆστις διά τε τὸ πλῆθος καὶ τὸ μέγεθος τῶν ἀγγείων καὶ
τὸ λεπτὸν καὶ νευρῶδες τοῦ χιτῶνος· ἀλλὰ καὶ τὴν χολὴν ἀκραιφνῆ πᾶσαν
ἐκδέχεται τὸ ἔντερον τοῦτο, καὶ πάντων ἐστὶν ἐγγυτάτω τοῦ ἥπατος.
420 γαστρὸς δὲ τὰ μὲν κάτω τὰ σαρκώδη | θεραπεύειν τολμᾶν – ἐγχωρεῖ γὰρ
καὶ τυχεῖν, οὐ μόνον ὅτι παχύτερα ταῦτ᾽ ἐστίν, ἀλλὰ καὶ τοῖς ἰωμένοις
φαρμάκοις εὐπετὴς ἡ ἕδρα κατὰ τήνδε τὴν χώραν αὐτῆς – τὰ δ᾽ ἐν τῷ
στόματι καὶ στομάχῳ τῇ παρόδῳ μόνῃ ψαύει τῶν πεπονθότων, τοῖς δ᾽ ἐν
τῷ στόματι καὶ τὸ περιττὸν τῆς αἰσθήσεως ἐναντιοῦται πρὸς τὰς ἰάσεις.

1 ἔστω T R_b F_a ζ Paul. Aeg.: ἔστι P_a *post* δὲ *add.* καὶ F_a τόνδε] τοῦτον α **2** εἴσω F_a δ *edd.* **3** καθυπερβάντας F_a: κἄθ᾽ ὑπερβαίνοντας Paul. Aeg.: ὑπολαβόντας P_a **4** ἀνθυποστρέψαι F_a M N (*deest* D): ἀνθυποστρέφειν R_b P_a: ἀντιστρέψαι T: ἀντιστρέφειν Paul. Aeg. εἴσω R_b δ *edd.* **5** ἀντεπιστρέφοντας *ex* ἀντιστρέφοντας *corr.* F_a: ἀντιστρέφοντας F_a ζ ἔξω *om.* α, *supra lin. suppl.* L^2 **8** τῷ] τὸ S δ *princ.* *post* κατακρύπτειν *add.* ὅλον *edd.* ἀκριβῶς ἔνδον *edd.* **10** *post* δὲ *add.* καὶ D, τὸ N τῶν *om.* F_a εἴπομεν R_b V_b F_a M N **12** τὰ τραύματα *om.* δ ἔμπροσθεν *ex* ἔξωθεν *corr.* A^2 ἐδείξαμεν L: ἀπεδείξαμεν A *edd.* **13** ἔτι^{II} *om.* φ **15** συμμέτρως θερμῷ T Paul. Aeg. δεύσαντας T Paul. Aeg. **16** καὶ^{II} *om.* α δ **17** ἕτερον τοιοῦτον *secl.* Paul. Aeg. ἕτερον *ex* ἤπερ *corr.* L^2 τρωθείη *e corr.* V_b^2 **18sq.** τὰ – ὡσαύτως *secl.* Paul. Aeg. **18** πάντα *om.* I_a^* **19** μάλιστα F_a διατρωθείη *sec.* A R_b δ *edd.* Paul. Aeg. Lat.$^{Ar.Ger}$ (vulneratum fuerit) *scripsi*: διατρηθείη L T I_a^* V_b F_a ζ: διητρηθείη S: perforatum … sit Lat.$^{Gr.Lin}$ **20** ἔσω S R_b V_b **21** δυσίατα *sec.* S R_b Paul. Aeg. *scripsi*: δύσιατα α T V_b: δυσιατώτερα F_a φ *edd.*: crossa (*scil.* intestina) tamen subtilibus facilius sanantur Lat.$^{Ar.Ger}$ **23** πᾶσαν ἀκραιφνῆ T R_b **24** τὸ ἔντερον τοῦτο *secl.* Paul. Aeg. **25** μὲν *om.* T V_b φ Paul Aeg. *ante* τολμᾶν *add.* χρὴ I_a^* **26** ἱεμένοις S T **27** αὐτῆς *om.* T, *post* lin. 28 στόματι *trsp.* Paul. Aeg.: αὐτοῦ R_b **28** *post* καὶ *add.* τῷ R_b *edd.* μόνον Paul. Aeg. δ᾽ *secl.* *Bas.*

Bauchdecke. Dies wird aber auf folgende Weise geschehen[1]: Von dem Teil der 16
Bauchdecke ausgehend, der uns am nächsten liegt, muss man die Nadel von außen nach innen ausschließlich durch die Bauchdecke selbst führen, und dann (muss man) wiederum die Nadel, nachdem man beide Bauchfellränder ausgelassen hat, von außen nach innen durch die beiden Bauchfellränder in die entgegengesetzte Richtung umdrehen, und danach (die Nadel) in die entgegengesetzte Richtung wiederum umdrehen und von innen nach außen durch den gegenüberliegenden (Teil der) Bauchdecke führen. Dieses Vorgehen unterscheidet sich dadurch von dem gebräuchlichen und einfachen, bei dem man die Nadel mit einem einzigen Stich durch die vier Ränder führt, dass man das Bauchfell sorgfältig innerhalb der Bauchdecke verbirgt.

Anschließend wollen wir über die Heilmittel sprechen. Vermutlich würden 17
auch diese aus den gleichen Substanzen bestehen wie die sogenannten blutstillenden Mittel[2], die, wie wir bereits in den vorangehenden Büchern gezeigt haben, auch bei anderen Körperteilen Wunden zusammenwachsen lassen. Der äußere Verband ist aber bei diesen in noch stärkerem Maße erforderlich. Der 18
vierte Teil der Behandlung unterscheidet sich sonst aber nicht unwesentlich von den anderen; denn es ist notwendig, weiche Wolle mit warmem Öl mäßig zu benetzen und sie im Kreis um den ganzen Körperteil zwischen Leisten und Achselhöhlen zu wickeln. Besser (ist es), etwas anderes Derartiges mit einem Klistier in die Därme einzuführen. Wenn aber auch ein Teil der Därme selbst verletzt wurde, (muss man), was die äußeren Teile betrifft, ebenso vorgehen, wie es gesagt worden ist, aber das, was eingeführt wird, soll ein saurer, dunkler und warmer Wein sein, und (zwar) insbesondere, wenn der Teil ganz hindurch bis zum inneren Gang verletzt wurde.

Die dicken Därme sind also leicht zu heilen, die dünnen aber schwer. Ganz 19
unheilbar ist dagegen der Leerdarm wegen der Anzahl und Größe der Gefäße und der dünnen und sehnigen Beschaffenheit seiner Wand; aber auch dieser Darm(abschnitt) nimmt die ganze Galle unvermischt auf, und von allen (Teilen) liegt er der Leber am nächsten. Von dem Magen aber soll man die unteren fleischigen Teile zu behandeln wagen – denn dies zu erreichen ist (in der Tat) auch möglich, nicht nur weil diese (Teile) dicker sind, sondern auch weil die Lage in diesem Bereich des Magens[3] für die heilenden Medikamente optimal ist –, im Mund und in der Speiseröhre kommen hingegen die Heilmittel nur dadurch, dass sie hindurchgehen, mit den erkrankten Teilen in Berührung, und bei den Wunden im Mund verhindert dazu das Übermaß an Empfindlichkeit (ihre) Heilwirkung.

1 Bemerkenswert ist an dieser Stelle die Variante ἔστω δὲ τοῦτο („Es soll aber dies ... geschehen"; *vs* ἔσται δὲ τοῦτο), welche von den Kodizes T R_b F_a ζ und in Paul. Aeg. überliefert wurde.

2 Zu dieser Gattung von Heilmitteln siehe *supra*, S. 41,5, S. 103,1sq. und S. 133,14–16.

3 Zur Interpretation des Pronomens αὐτῆς trägt Lat.$^{Gr.Lin}$ bei: „hoc loco ipsius (*scil.* ventriculi)".

20 Ὅπως δ' ἐπιχειρεῖ γαστέρα τετρωμένην Ἱπποκράτης ἰᾶσθαι, σὺν καὶ τοῖς ἄλλοις ὀλεθρίοις τρώμασι παρ' ἐκείνου μανθάνειν ἔξεστιν. ἐγὼ γὰρ οὐχ ὑπὲρ τοῦ μηδένα τοῖς Ἱπποκράτους ὁμιλεῖν ἐπὶ τήνδε τὴν πραγματείαν ἧκον, ἀλλ' ὅτι μοι δοκεῖ πρῶτος μὲν ἐκεῖνος ὁδῷ χρήσασθαι προσηκούσῃ, μὴ μέντοι γ' ἅπαντα συμπληρῶσαι· καὶ γὰρ ἀδιόριστά τινα τῶν ὑπ' αὐτοῦ γεγραμμένων εὑρεῖν ἐστι καὶ ἐλλιπῆ καὶ ἀσαφῆ. διὰ τοῦτ' οὖν ἐγὼ προὐθυμήθην ἅπαντά τε σαφῶς διελθεῖν ἐξεργάσασθαί τε τὰ χωρὶς διορισμῶν εἰρημένα καὶ προσθεῖναι τὰ λείποντα.

21 Προγυμνασάμενος οὖν τις ἐν τοῖς ἡμετέροις ἐπὶ τὴν τῶν Ἱπποκρατείων γραμμάτων ἀνάγνωσιν ἴτω καὶ τό τε Περὶ τῶν ἑλκῶν βιβλίον
421 ἀναγνώτω τἀνδρὸς | τό τε Περὶ τῶν ὀλεθρίων τρωμάτων. ἕξει δ' εἰς αὐτὰ μεγίστας ἀφορμὰς ἐκ τῶνδε τῶν ὑπομνημάτων, ἔτι τε γνώσεται βεβαίως ὅτι μήτε τις τῶν ἀπὸ τῆς ὀνόματι μὲν σεμνῷ κεκοσμηκυίας ἑαυτὴν αἱρέσεως τῆς Μεθοδικῆς, ἔργῳ δ' ἀμεθοδωτάτης ὀρθῶς ἕλκος ἰᾶσθαι δυνατός ἐστι, μήτε τῶν ἄλλων Λογικῶν, ὅσοι χωρὶς τοῦ γνῶναι τὰ τῶν ὁμοιομερῶν στοιχεῖα μεταχειρίζεσθαι τὴν τέχνην δικαιοῦσιν· ἀπορήσουσι γὰρ καὶ οὗτοι λογικῆς θεραπείας ἐπὶ τῶν ἁπλῶν τοῦ ζώου μορίων ἀπὸ τῶν ὀργανικῶν μόνων ἐνδείξεις λαμβάνοντες. ὀλίγον οὖν ἔτι πρὸς τοὺς Μεθοδικοὺς εἰπόντες ὑπὲρ τῶν κατὰ τὴν γαστέρα τραυμάτων ἐφ' ἕτερόν τι μεταβησόμεθα.

22 Τρωθέντος τοῦ περιτοναίου προπίπτει πολλάκις ἐπίπλους, οὔτ' εἰ κύριον ὑπάρχει μόριον, οὔτ' εἰ μὴ κύριον, οὔτ' ἐξ ὧντινων σύγκειται γινωσκόμενον αὐτοῖς, οὐθ' ἥντιν' ἔχον ἐνέργειαν ἢ χρείαν. ἐὰν οὖν πελιδνὸν ἢ καὶ μέλαν γένηται τὸ προπεσὸν αὐτοῦ μέρος, ὅ τί ποτε πράξουσιν ἐπ' αὐτοῦ καλὸν ἀκοῦσαι· πότερον ἀποτεμοῦσιν ἢ καταθήσουσιν ἔσω τοῦ
422 περιτοναίου; πάντως μὲν γὰρ ἤτοι γ' ἐκ πείρας ἡ γνῶσις ἢ | ἐξ αὐτῆς τοῦ

2–142,25 Ὅπως – τραύματος] Meth. fr. 194: p. 510–512 Tecusan 2sq. Ὅπως – ἔξεστιν] Hipp. De vuln. et telis Test. 3a: p. 78 Witt 10–12 ἐπὶ – τρωμάτων] Hipp. De vuln. et telis Test. 3b: p. 78 Witt

1 ἐπεχείρει A δ *ante* Ἱπποκράτης *add.* ὁ *edd.* καὶ *om.* R_b V_b 2 τραύμασι A R_b V_b μανθάνειν ἔξεστιν *in textu* α S T, γρ μανθάνειν ἄμεινον *in marg. scr.* L^2: μανθάνειν ἔξεστιν *om.* R_b V_b F_a δ *edd.*: ἄμεινον *in textu scr.* R_b V_b *edd.*, *in marg.* F_a: eius libros legat $Lat.^{Ar.Ger}$ 3sq. οὐχ ὑπὲρ] οὐ περὶ I_a^* 3 *post* Ἱπποκράτους *add.* συγγράμμασιν *edd.* 4 ὁδῷ *in textu om*, *supra lin. suppl.* F_a 6 ἐστὶν εὑρεῖν *edd.* τοῦτ' οὖν *in* τοῦτο γοῦν *mut.* F_a: τοῦτο γοῦν *edd.* 7 τε[1] *om.* F_a ἐξεργάζεσθαί I_a^*: ἐξεργάσεσθαί *edd.* 9 οὖν *in* γοῦν *mut.* F_a: γοῦν I_a^*: γὰρ *princ. Ald. Bas.* ἱπποκράτους A R_b *edd.* 10 γραμμάτων *in textu scr.*, συγ- *supra lin. add.* F_a: γραμμάτων *om.* V_b, συγγραμμάτων *in marg. scr.* V_b^2: συγγραμμάτων φ *edd.* καὶ τό τε] καὶ τὸ *scr.* V_b, καὶ *radendo del. et* τὸ *in* τότε *mut.* V_b^2: καὶ *deletum in* F_a: καὶ τότε τὸ *edd.* ἑλκέων L S 11 τοῦ ἀνδρὸς ζ *edd.* τό τε] τότε V_b τραυμάτων S R_b V_b D αὐτὰς S F_a δ, *corr.* P_a^2 13 μὲν *om.* δ ἑαυτὴν *ex* αὐτῶν *corr.* F_a: ἑαυτοῖς *princ.* 14 ἰάσασθαι F_a 16 γὰρ] γ' οὖν S 17 ἀπὸ] ἐκ F_a 18 μόνον A 21 εἰ *om.* F_a 22 ὑπάρχον L S: ὑπάρχων F_a εἰ *om.* I_a^* F_a 23 οὐχ' δ ἔχων I_a^* F_a *edd.*, *in* ἔχει *mut.* I_a^*: ἔσχον δ 24 ἢ *om.* φ *edd.*: ἢ S καὶ *om.* F_a αὐτοῦ] αὑτὸ D 25 αὐτοῦ *ex* αὐτὸ *corr.* F_a, *ex* αὐτῷ P_a: αὑτοῦ D ἀποτεμοῦσιν *ex* ἀποτέμνουσιν *corr.* V_b^2 F_a^3: ἀποτέμνουσιν R_b V_b F_a δ καθήσουσιν α S *princ.* εἴσω F_a ζ 26 γὰρ *om.* R_b V_b γ' *om.* F_a, *suppl.* F_a^3: τ' R_b

20 Wie aber Hippokrates versucht, einen verletzten Magen zu behandeln, kann man, wie auch bei den anderen lebensgefährlichen Verletzungen, von ihm lernen. Ich bin nämlich nicht deshalb zu dieser Abhandlung gekommen, damit sich niemand mit den Schriften des Hippokrates vertraut macht, sondern weil er mir zwar der erste gewesen zu sein scheint, der einen angemessenen Weg eingeschlagen, aber doch nicht alles zur Vollendung gebracht hat; denn in dem, was er geschrieben hat, kann man auch Einiges finden, das nicht abgegrenzt[1] ist, mangelhaft oder unklar. Deswegen war es mir also[2] ein Anliegen, alles auf verständliche Weise durchzugehen, Aussagen aufzuarbeiten, die ohne Definitionen angegeben worden sind, und den Rest zu ergänzen.

21 Wenn sich also jemand mit unseren Schriften vertraut gemacht hat, soll er sich mit der Lektüre der Schriften des Hippokrates befassen, und er soll auch dessen Buch Über die Wunden und jenes Über die lebensgefährlichen Verletzungen lesen. Er wird aber, ausgehend von den vorliegenden Abhandlungen, den günstigsten Ausgangspunkt dazu haben, und ferner wird er sicher wissen, dass weder einer von denen, die aus der Methodischen Schule kommen, welche sich selbst zwar mit einem imposanten Namen geschmückt hat, in der Praxis aber völlig unmethodisch ist, imstande ist, eine Wunde richtig zu heilen, noch (einer) der anderen Logiker, die sich, ohne die Elemente der homoiomeren (Körperteile) zu kennen, für geeignet halten, die (Heil)kunst auszuüben; denn auch diesen Menschen wird eine der Vernunft entsprechende Behandlung im Falle der einfachen Teile des Lebewesens verwehrt bleiben, da sie Hinweise nur von den organischen Teilen ableiten. Nachdem wir also noch kurz etwas gegen die Methodiker über die Verletzungen im Bereich des Magens gesagt haben werden, werden wir zu etwas anderem übergehen.

22 Wenn das Bauchfell verletzt wurde, fällt das Netz oft vor, wobei sie nicht wissen, ob es ein Hauptorgan ist oder kein Hauptorgan, aus welchen Bestandteilen es zusammengesetzt ist, welche Funktion und welchen Nutzen es hat. Wenn also der vorgefallene Teil des Netzes bläulich oder sogar schwarz wird, wäre es gut, zu erfahren, was sie dann mit ihm machen werden: Werden sie ihn wohl entfernen oder werden sie ihn in das Bauchfell zurücksetzen? Denn in jedem Fall werden sie entweder die Kenntnis aufgrund von Erfahrung erwerben oder den

1 In seiner Auseinandersetzung mit der Lehre des Hippokrates verwendet Galen wiederholt das Adjektiv ἀδιόριστος, -α, -ον sowie das Adverb ἀδιορίστως („nicht abgegrenzt, unbestimmt, ohne Definition"); *cf. e.g. infra*, S. 145,26sq. und S. 169,7.

2 Bemerkenswert ist die Tatsache, dass im *Corpus Galenicum* die Variante διὰ τοῦτο γοῦν (*vs* διὰ τοῦτ' οὖν), welche in den historischen Drucken und (infolge einer Korrektur) im Kodex F_a vorhanden ist, sehr gut repräsentiert ist. Es könnte sich also um eine Konjektur seitens des Schreibers handeln, die die Lektüre von anderen galenischen Werken voraussetzt.

μορίου τῆς φύσεως ἡ ἔνδειξις αὐτοῖς ἔσται. καίτοι φεύγουσί γ' ἑκατέρας· τὴν μὲν ἐκ τῆς πείρας γνῶσιν, ἀνατεινόμενοι τὸ σεμνὸν δὴ τοῦτο τῆς αἱρέσεως αὐτῶν ὄνομα, τὴν Μέθοδον, τὴν δ' ἐκ τῆς φύσεως τοῦ μορίου, διότι μήτε τὴν οὐσίαν αὐτοῦ γινώσκουσι μήτε τὴν ἐνέργειαν ἢ τὴν χρείαν, ἀπο-
23 στάντες ὡς ἀχρήστου τῆς ἀνατομῆς. ὥστ' οὐκ ἴσασιν εἴτε τῶν ἀναγκαίων ἐστὶν εἰς τὸ ζῆν εἴτε τῶν οὐκ ἀναγκαίων μέν, οὐ μὴν ἀκύρων γε παντάπασιν. ἀλλ' οὐδ' εἰ συμπάσχειν αὐτῷ τι μέλλει μέρος κύριον ἢ μὴ συμπάσχειν· οὐδ' εἰ τῶν ἀγγείων τῶν κατ' αὐτὸ δύναταί τι δι' αἱμορραγίας ἀποκτεῖναι τὸν ἄνθρωπον, οὐδ' εἰ μετὰ τὴν ἀποτομὴν τοῦ μελανθέντος, εἰ βρόχῳ διαληφθείη τὸ ὑγιὲς ὑπὲρ τοῦ μηδεμίαν αἱμορραγίαν γενέσθαι, τοῦτ' αὐτῷ κίνδυνον οἴσει τινά. καὶ γάρ τοι καὶ νευρώδης φαίνεται κατά γε τὴν πρόχειρον φαντασίαν, ὥστ' εἰ μή τις ἀκριβῶς εἰδείη τὴν φύσιν αὐτοῦ, μή ποτ' ἂν θαρρήσαι βρόχῳ χρήσασθαι φόβῳ σπασμοῦ. τούτων οὐδὲν οἱ
423 θαυμασιώτατοι γινώσκοντες Μεθοδικοὶ τί ποτε | πράξουσιν ἐπίπλου
24 μελανθέντος οὐκ ἔχουσι φάναι. ἀλλ' οὐχ ἡμεῖς γε παραπλησίως ἐκείνοις ἄπρακτοι καθεδούμεθα. γινώσκοντες δὲ τὴν μὲν χρείαν αὐτοῦ μικρόν τι τῷ ζῴῳ συντελοῦσαν, τὴν δ' οὐσίαν ἐξ ὑμένος τε λεπτοῦ καὶ ἀρτηριῶν καὶ φλεβῶν συγκειμένην, εἰδότες δὲ καὶ τούτων τὰς ἀρχὰς ἀπὸ μεγίστων οὔσας ἀρτηριῶν καὶ φλεβῶν, αἱμορραγίαν μὲν εὐλαβησόμεθα, συμπάθειαν δὲ νεύρων οὐ φοβηθησόμεθα. καὶ διὰ τοῦτο βρόχῳ τε διαληψόμεθα τὸ πρὸ τοῦ μελανθέντος ἀποτεμοῦμέν τε τὸ μετὰ τὸν βρόχον ἐν τῷ κάτω πέρατι τῆς προειρημένης γαστρορραφίας, ἐκκρεμεῖς τοῦ βρόχου τὰς ἀρχὰς ποιησάμενοι πρὸς τὸ κομίσασθαι ῥᾳδίως αὐτάς, ὅταν ἀποπτυσθῶσιν ἐκπυήσαντος τοῦ τραύματος.

5. Περὶ μὲν οὖν τῶν ἄλλων μορίων τοῦ σώματος αὐτάρκως εἴρηται, περὶ δὲ τῶν ὀστῶν ὑπόλοιπον ἂν εἴη λέγειν· ἐγγίνεται γὰρ δὴ καὶ τούτοις τὸ προκείμενον ἐν τῷ λόγῳ νόσημα, τὸ καλούμενον ὑφ' ἡμῶν ἑνώσεώς τε καὶ συνεχείας λύσις. ὄνομα δ' ἴδιον αὐτῷ κεῖται κατὰ ταῦτα τὰ μόρια, κάταγμα,
424 σχεδὸν ἅπασιν ἀνθρώποις ὅσοι γε τὴν | Ἑλλάδα γλῶτταν ἐπίστανται σύνηθες. ἄπαγμα δὲ τῶν ἰατρῶν ἴδιον ὄνομά ἐστι τοῖς πολλοῖς ἀνθρώποις

1 γε φεύγουσιν I_a^* D 4 αὐτῶν ζ *princ. Ald. Bas.* *post* ἐνέργειαν *add.* αὐτῶν, *postea punctis del.* F_a τὴν^{III} *om.* F_a 6 τὸ ζῆν] τὸ ζῶον F_a, *in* τὴν ζωὴν *mut.* F_a^3 7 μέλλει *post* κύριον *trsp., postea ord. verb. rest.* F_a μέλος R_b φ *edd.* 8 *post* ἀγγείων *add.* τι R_b τῶν^{II} *om. Ald. Bas. Chart. Kühn* 9 *post* εἰ^{I} *add.* μὴ *supra lin.* V_b^2 εἰ^{II} *om.* V_b 10 γενέσθαι *e* γίνεσθαι *corr.* F_a 11 αὐτὸ S R_b V_b F_a D δ *princ. Bas.* τοι *om.* V_b καὶ^{II} *om. edd.* νευρῶδες α S^* R_b I_a^* V_b φ 12 εἰδοίη F_a 13 θαρρήσῃ *edd.* 14 πράξονται *edd.* 15 οὐκ ἔχουσι *e corr.* F_a^3 16 καθηδούμεθα R_b F_a, *corr.* F_a^3 μὲν *om.* φ *post* αὐτοῦ *add.* οὐ V_b, γρ καὶ χωρὶς τοῦ οὔ *supra lin. scr.* V_b^2 18 συγκειμένων I_a^* N ἰδόντες *edd.* δὲ *ex* οὖν *corr.* F_a^3 τούτων] τῶν ἀγγείων α S R_b V_b F_a: *non vertit* Lat.$^{Ar.Ger}$ 19sq. ἀπὸ μεγίστων ... φλεβῶν] ex magna cordis artaria et ex magna vena que in epate est Lat.$^{Ar.Ger}$ 19 *post* ἀρτηριῶν *add.* τε R_b V_b εὐλαβηθησόμεθα α S F_a 20sq. συμπάθειαν – φοβηθησόμεθα *om.* φ 20 φοβησόμεθα R_b V_b, -θη- *supra lin. suppl.* V_b^2 τε *om.* ζ, *in* μὲν *mut.* F_a: μὲν T R_b V_b τὸ *e* τὰ *corr.* L: τὰ α 26 γὰρ δὴ] μὲν γὰρ α S T δὴ καὶ *e* διὰ *corr.* Nic 28 αὐτῷ ἴδιον α S ζ 30–146,8 σχεδὸν – θεμένους *non vertit* Lat.$^{Ar.Ger}$ 29 πᾶσιν φ *edd.* Ἑλλάδα *in* ἑλληνίδα *mut.* F_a: ἑλληνίδα R_b V_b 30 ἐστι *om.* β Nic τοῖς ἀνθρώποις τοῖς πολλοῖς F_a Nic, *postea* τοῖς^{I} *punctis del. et ord. verb. rest.* F_a

Hinweis (zur Behandlung) von der Natur des Körperteils selbst. Und doch umgehen sie beides: Einerseits die Kenntnis, die aufgrund von Erfahrung erworben wird, obwohl sie dies sogar zum imposanten Namen ihrer Sekte, nämlich der methodischen (Sekte), machen, andererseits die (Kenntnis), die man aus der Natur des Teils erwirbt, weil sie weder seine Substanz noch seine Funktion oder seinen Nutzen kennen, da sie die Anatomie als nutzlos ablehnen. Daher wissen 23
sie nicht, ob (das Netz) zu den (Teilen) zählt, die zum Leben notwendig sind, oder zu denen, die es zwar nicht sind, aber dennoch nicht vollkommen unbedeutend sind. Aber (sie wissen) auch nicht, ob irgendein wichtiger Körperteil mit ihm zusammen eine Erkrankung erleiden oder nicht erleiden wird, ebenso (wissen sie) nicht, ob eines der Gefäße in ihm infolge eines Blutsturzes den Menschen töten kann, und auch nicht, ob dies, nämlich die Tatsache, dass der gesunde Teil nach der Entfernung von dem, was schwarz geworden ist, mit einer Schlinge festgehalten worden ist, um die Entstehung von einem Blutsturz zu vermeiden, dem Patienten irgendeine Gefahr verursachen wird. Und in der Tat hat das Netz eine sehnige Gestalt, zumindest aus Sicht der gewöhnlichen Wahrnehmung, sodass man niemals wagen würde, wenn man seine Natur nicht genau kennt, aus Angst vor einem Krampf eine Schlinge zu verwenden. Da die höchst erstaunlichen Methodiker nichts von diesen Dingen wissen, sind sie nicht imstande zu sagen, was sie dann, wenn das Netz schwarz geworden ist, tun werden. Aber wir werden keineswegs ähnlich wie jene untätig sitzen bleiben. Da 24
wir wissen, dass es zwar von geringem Nutzen für das Lebewesen ist und dass seine Substanz aber sowohl aus einer dünnen Membran als auch aus Arterien und Venen besteht, und da wir auch gesehen haben, dass sie ihren[1] Ursprung aus den größten Arterien und Venen nehmen, werden wir uns zwar vor einem Blutsturz in Acht nehmen, aber wir werden vor einer Miterkrankung der Nerven keine Angst haben. Und aus diesem Grund werden wir das, was vor dem Teil liegt, der schwarz geworden ist, mit einer Schlinge aufnehmen und das entfernen, was sich nach der Schlinge am unteren Rand der vorher erwähnten *gastrorrhaphia* befindet, nachdem wir die Enden der Schlinge gelockert haben, um sie (danach) leicht entfernen zu können, wenn sie, sobald die Verletzung zu eitern begonnen hat, hinausbefördert werden.

5. Über die anderen Teile des Körpers ist also hinreichend gesprochen worden, über die Knochen zu sprechen, dürfte aber noch ausstehen; denn die Krankheit, die zuvor zur Diskussion stand, (nämlich) die von uns genannte Lösung der Einheit oder des Zusammenhangs, betrifft auch diese. In Bezug auf diese Teile gibt es aber dafür eine spezielle Bezeichnung[2], nämlich *katagma*, der nahezu allen Menschen geläufig ist, zumindest denen, die die griechische Sprache kennen. Die bei den Ärzten spezielle Bezeichnung *apagma* ist hingegen bei den meisten Men-

1 Im Fall der von α S R_b V_b F_a tradierten Lesart τῶν ἀγγείων könnte es sich um eine Glosse handeln.

2 Die Lesart ἴδιον αὐτῷ lässt sich der alternativen Wortstellung αὐτῷ ἴδιον aufgrund von Hiatmeidung vorziehen.

ἄηθες· εἰώθασι δ' οὕτω προσαγορεύειν, ὅταν ἀποκαυλισθῇ τι πέρας ὀστοῦ καθ' ὃ διαρθροῦται μάλιστα. καὶ μὲν δὴ καὶ τῶν καταγμάτων ὅσα τελέως διέστησε τὰ μέρη τοῦ καταγέντος ὀστοῦ, καυληδὸν γεγονέναι φασίν. εὔδηλον δ' ὡς ἐγκάρσιος ἡ τοιαύτη διαίρεσις, ὥσπερ ἡ ἑτέρα κατὰ τὸ μῆκος μᾶλλόν ἐστιν, οὐ διακόπτουσα παντάπασιν ἀπ' ἀλλήλων τὰ μόρια τῶν οὕτω παθόντων, ἀλλ' οἷον σχίζουσα κατ' εὐθυωρίαν· ἣν ὀνομάζειν ἔθος αὐτοῖς ἐστι σχιδακηδόν. ἔνιοι δὲ τῶν νεωτέρων ἰατρῶν ἄχρι τοσούτου φιλοτιμοῦνται πάσας τῶν καταγμάτων τὰς διαφορὰς ἰδίοις ὀνόμασιν ἑρμηνεύειν, ὥστε καὶ ῥαφανηδόν τι γίνεσθαι φασὶν οὐκ ἀρκούμενοι λόγῳ δηλῶσαι τὸ πολυειδῶς συντετριμμένον ὀστοῦν.

2 Οὐ μὴν Ἱπποκράτης γε τοιοῦτος, ἀλλ' ὡς ἔνι μάλιστα τοῖς συνηθεστάτοις ὀνόμασι χρώμενος ἑρμηνεύειν οὐκ ὀκνεῖ τῷ λόγῳ καὶ ταύτας τῶν
425 καταγμάτων τὰς διαφοράς, καὶ τούτων οὐδὲν | ἧττον ὅσαι κατὰ τὰ τῆς κεφαλῆς ὀστᾶ γίνονται. καὶ εἴπερ οὕτως αὐτῷ περὶ πάντων τῶν παθῶν ὁ λόγος ἐξείργαστο, σύντομος ἂν ἡμῖν ἡ προκειμένη πραγματεία γεγένητο. νυνὶ δ' ἐπειδὴ τῶν πλείστων ἐπιδείξας τὴν ὁδὸν οἵαν χρὴ ποιεῖσθαι τὰ κατὰ μέρος ἀνεξέργαστα παρέλιπεν, ἀναγκαῖον ἡμῖν ἐν ἐκείνοις χρονίζειν· οὐ μὴν οὐδὲ ταῦθ' ὑπερβῆναι δίκαιον, ἀλλ' ὅσα μὲν εἴρηται τελέως Ἱπποκράτει διὰ κεφαλαίων ἀναμνῆσαι, προσθεῖναι δ' ἐνίοις ἀπόδειξιν ἄνευ πίστεως ὑπ' αὐτοῦ ῥηθεῖσι, καί τι καὶ διορίσασθαι τῶν ἀδιορίστων, καὶ τάξαι τῶν ἀτάκτων, καὶ σαφέστερον ἑρμηνεῦσαί τι τῶν ἀσαφεστέρων ὑπ' ἐκείνου γραφέντων.

3 Ἀλλ' εἰ μὲν ἐφ' ἑκάστου τὰς ῥήσεις αὐτοῦ παραγράφοιμι, μῆκος ὑπομνημάτων ἐξηγητικῶν ὁ λόγος ἕξει. καί τις ἴσως ἡμῖν ἐγκαλέσει μακρολογίαν εὐλόγως τῶν οὐκ εὐλόγως ἤδη μεμψαμένων ἐπὶ τῷ τρίτῳ καὶ τετάρτῳ γράμματι· κατ' ἐκεῖνα μὲν γὰρ ἀναγκαῖον ἐγένετό μοι πολλὰς ἐκ τοῦ Περὶ τῶν ἑλκῶν βιβλίου ῥήσεις Ἱπποκράτους παραθεμένῳ δεικνύναι τοῖς ἄλ-
426 λοις ἰατροῖς | ἅπασιν ὁποῖόν τι τὸ κατὰ μέθοδόν ἐστιν ἑλκῶν ἰάσεις γράφειν.

1 ἄηθες *in* σύνηθες *mut.* F_a **2** καθ' ᾧ R_b μὲν] μὴν R_b **3** κατεαγέντος R_b V_b F_a, *in* κατεαγότος *mut.* F_a: κατεαγότος D *Ald. Bas. Chart. Kühn* **4** ἡ^{II} *om.* Nic δ *edd.* ἑτέρου δ **5** *post* οὐ *add.* μὴν R_b V_b F_a Nic, *postea punctis del.* F_a **7** αὐτοῖς *ante* lin. 6 ἔθος *trsp.* φ *edd.*, *post* ἐστι A **9** τι *om.* R_b V_b F_a Nic, *supra lin. suppl.* F_a, *in marg.* V_b^2 *ante* γίνεσθαι *add.* καὶ ἀλφιτηδὸν *Chart. Kühn* *ante* λόγῳ *add.* τῷ V_b *edd.*: τοῦ λόγου R_b **10** συντετριμμένον *e* συντετρημένων *corr.* F_a: συντετρημμένον R_b **12** τῷ *om.* R_b V_b φ *edd.* **13** ὅσα R_b V_b Nic *edd.* τὰ *om.* S R_b Nic M N: τῶν P_a **14** ὀστᾶ *om.* M: ὀστῶν P_a γί(γ)νεται R_b V_b P_a **15** ἐξηργάσατο *princ. Ald. Bas.* γένητο Nic: ἐγίγνετο V_b: ἐγένετο (*ante* πραγματεία *trsp.*) R_b: ἐγεγένητο δ: γεγένοιτο *princ. Ald. Bas.* **16** ἐπειδὴ] ἐπὶ Nic δείξας F_a Nic οἵαν δ χρὴ] δεῖ Nic ζ *edd.* τὰ *om.* F_a Nic, *supra lin. suppl.* F_a **17** παρέλιπεν *e* παρέλειπεν *corr.* V_b^2: παρέλειπεν S V_b Nic ζ **18** οὐδὲ ταῦθ'] οὐδ' ἐνταῦθα α S ζ **19** ὑπομνῆσαι ζ *Ald. Bas. Chart. Kühn*: ὑπομνῆσθαι *princ.* προθεῖναι I_a^* **20** καὶ^{I} *om.* A S **21** ἀσαφέστερον A R_b V_b M ὑπ' ἐκείνου *post* τι τῶν *trsp.* R_b V_b **22** γεγραμμένων F_a **23** τὰς ῥήσεις αὐτοῦ *post* μὲν *trsp.* δ *edd.* **24** ἐγκαλέσειε R_b V_b μακρολογίαν *post* ἡμῖν *trsp.* ζ **25** ἐπὶ τῷ τρίτῳ] ἐπιτρίτῳ I_a^* Nic ἐπὶ] ἐν R_b V_b **26** γὰρ *om.* Nic 27sq. τοῦ Περὶ τῶν ἑλκῶν βιβλίου *e* τῶν περὶ ἕλκους βιβλίων *corr.* F_a: τῶν περὶ ἕλκους βιβλίων F_a Nic **27** παραθεμένῳ *in textu*, -ου *supra lin. scr.* M: παραθεμένου D **28** ἰατροῖς *non vertit* Lat.$^{Ar.Ger}$ ἑλκῶν ἐστιν δ *edd.*

schen ungebräuchlich; (die Ärzte) sind aber daran gewöhnt, den Begriff immer dann anzuwenden, wenn der Endteil von einem Knochen abgebrochen ist, an dem speziell ein Gelenk vorhanden ist. Und in der Tat sagen sie, dass alle Brüche, bei denen die Teile des gebrochenen Knochens vollständig getrennt sind, „stängelartig“ sind. Es ist aber klar, dass eine derartige Bruchstelle quer verläuft, ebenso wie die andere meistens in Längsrichtung verläuft, welche die Teile der davon betroffenen (Knochen) nicht vollständig auseinanderbricht, sondern gleichsam in Längsrichtung spaltet; die Ärzte pflegen sie „splitterartig“ zu nennen. Einige von den jüngeren Ärzten sind aber so ehrgeizig, dass sie allen Unterscheidungen von Brüchen spezielle Bezeichnungen geben, sodass sie auch sagen, es gäbe einen „strahlenförmigen“ (Bruch), wobei es ihnen nicht gelingt, den in viele Stücke zersplitterten Knochen mit einem (speziellen) Begriff zu bezeichnen.

In der Tat verhielt sich Hippokrates nicht auf diese Weise, vielmehr zögerte 2
er nicht, indem er so weit wie möglich die gebräuchlichsten Bezeichnungen benutzte, diese Unterscheidungen der Brüche mit einem (speziellen) Begriff zu erklären, und nicht weniger als diese alle (unterschiedlichen Brüche), die an den Knochen des Kopfes auftreten. Und wenn die Darstellung aller Erkrankungen wirklich in dieser Weise von ihm ausgearbeitet worden wäre, (so) wäre die von uns dargelegte Abhandlung kurz ausgefallen. Da er aber jetzt aufgezeigt hat, von welcher Art der Weg ist, den man für die meisten Angelegenheiten einschlagen muss, und trotzdem die ins Einzelne gehenden (Fragen) offen gelassen hat, ist es für uns unerlässlich, bei jenen länger zu verweilen; es ist sicherlich nicht richtig, diese zu übergehen, vielmehr (muss man) einerseits alles, was von Hippokrates vollständig dargelegt worden ist, Punkt für Punkt in Erinnerung rufen, andererseits für einige Sachverhalte, die von ihm ohne Beweis dargelegt wurden, einen Beweis hinzufügen, ferner (ist es sicherlich richtig), die Sachverhalte irgendwie zu definieren, die ohne Definition dargelegt wurden, Ordnung in die nicht geordneten Sachverhalte zu bringen und die Sachverhalte deutlicher zu erklären, die nicht besonders deutlich von ihm dargestellt wurden.

Wenn ich aber seine Aussagen in jedem einzelnen Punkt kommentieren 3
würde, dann würde die Erörterung die Länge (meiner) exegetischen Abhandlungen[1] erreichen. Und jemand wird uns vielleicht mit Recht die Länge unserer Ausführungen vorwerfen, (nämlich einer) von denen, die mir dies schon in Bezug auf das dritte und vierte Buch zu Unrecht vorgeworfen haben[2]: Denn in jenen war es für mich ja notwendig, viele Aussagen aus dem Werk des Hippokrates Über die Wunden anzuführen, um allen anderen Ärzten zu zeigen, was es bedeutet, über die Behandlung von Wunden entsprechend einer Methode zu schreiben. Was aber das Werk Über die Knochenbrüche betrifft, wer

1 Es handelt sich wahrscheinlich um eine Anspielung auf das Werk In Hipp. De fract. comm. (XVIIIB 318–628 K.).

2 Über eine rein rhetorische Floskel hinaus könnte es sich hier vielleicht um einen ernstzunehmenden Hinweis darauf handeln, dass Galen zumindest die Bücher III–IV schon vorab in einem (engeren) Kreis zirkulieren ließ.

ἐν δὲ τῷ Περὶ τῶν καταγμάτων τίς οὕτως ἔμπληκτος ὃς οὐκ ἐπαινεῖ τὴν διδασκαλίαν ὡς σαφῆ τε ἅμα καὶ τελεώτατα πᾶσαν ἐξειργασμένην; εἰ δὲ καὶ φαίη τις εἷς ἢ δύο, μὴ θαυμάζειν τὸ γράμμα, πρὸς τοὺς τοιούτους μάλιστα μὲν ἐν καιρῷ τὸ τοῦ ποιητοῦ λεχθείη· «τούσδε δ' ἔα φθινύθειν ἕνα καὶ δύο».

4 Τίς οὖν ἐστιν ἡ τῆς τῶν καταγμάτων ἰάσεως ἀληθής τε καὶ ὄντως μέθοδος, ἐξ αὐτῆς τῶν πραγμάτων τῆς φύσεως ἐνδεικτικῶς λαμβανομένη, λέγειν ἂν εἴη καιρὸς ἀρχὴν τῷ λόγῳ τήνδε θεμένους. ἐπειδὴ λέλυται τῆς συνεχείας τὰ τοῦ κατεαγότος ὀστοῦ μόρια, σκοπὸς μὲν τῆς θεραπείας αὐτοῖς, ὁ γοῦν πρῶτος, ἡ ἕνωσις. εἰ δ' οὗτος ἀδύνατος φαίνοιτο διὰ τὴν τῶν πεπονθότων μορίων ξηρότητα, δεύτερος ἄλλος ὁ τῆς δι' ἑτέρου κολλήσεως ἀπόκειται σκοπός· ὃς εἰ μηδ' αὐτὸς εὑρίσκοιτο δυνατός, ἀνίατον ἐροῦμεν εἶναι τὸ πάθος.

5 Ὅτι μὲν οὖν ἀδύνατόν ἐστι συμφῦναι τὸ οὕτω σκληρὸν ὀστοῦν, οἷον ἐπὶ νεανίσκων τ' ἐστὶ καὶ μειρακίων καὶ ἀνδρῶν καὶ πολὺ δὴ μᾶλλον ἐπὶ γερόν-
427 των, εὔ|δηλον δήπου παντί· μόνον δ' ἐγχωρεῖ μαλακὸν ἱκανῶς ὀστοῦν, οἷον ἐπὶ τῶν παιδίων ἐστί, δέξασθαι σύμφυσιν. ὅτι δὲ καὶ δι' ἑτέρας οὐσίας οἷα κόλλης ἐγχωρεῖ κολληθῆναί τε καὶ δεθῆναι πρὸς ἄλληλα τὰ διεστῶτα μόρια τοῦ κατεαγότος, ἐνθένδε μάλιστ' ἄν τις ἐλπίσειεν· ἕκαστον τῶν τοῦ ζῴου μορίων τὴν ἰδίαν τροφὴν ὁμοίαν ἕλκον ἑαυτῷ δέδεικται. εἴπερ οὖν ἀληθὲς τοῦτο, καὶ ἡ τῶν ὀστῶν οἰκεία τροφὴ παχυτάτη καὶ γεωδεστάτη τῶν ἄλλων ἁπασῶν ἔσται τῶν καθ' ὅλον τὸ ζῷον. οὔκουν ἀδύνατον ἐξ αὐτῆς ταύτης περιττόν τι τοῖς τοῦ κατάγματος ἐπιπηγνύμενον χείλεσι δι' ἑαυτοῦ μέσου κἀκεῖνα κολλῆσαι· καὶ δὴ καὶ φαίνεται γινόμενον οὕτως, καὶ μαρτυρεῖ τῇ λογικῇ τοῦ πράγματος ἐλπίδι καὶ ἡ πεῖρα.

4 τούσδε – δύο] Hom. Il. 2,346 8–150,21 ἐπειδὴ – διαπλάττοντα *exc.* Orib. Coll. med. XLVI 1: CMG VI 2,1, p. 198,4–199,7

1 τῶν *om.* I_a^* V_b D 2 τελε(ι)ότατα F_a Nic πᾶσαν *e* πᾶσιν *correctum in* Nic: πᾶσιν M ἐξειργασμένην *ex* ἐξειργασάμην *corr.* V_b^2: ἐξειργασάμην R_b V_b D: ἐξηργασμένην *princ.* 4 μὲν *om.* β R_b Nic *ante* ἐν *add.* ἂν *in textu* R_b V_b Nic δ, *supra lin.* F_a τούσδε δ'] τούσδ' A: τούς δ' ζ 5 τῶν *om. edd., supra lin. scr.* P_a 6 αὐτῶν L R_b *Ald. Bas. Chart. Kühn* 7 τῶν λόγων *edd.*: τοῦ λόγου δ θέμενος A 8 τὰ *om.* L, *supra lin. suppl.* L^2, *post* λέλυται *iter.* R_b 9 αὐτῆς T V_b: αὐτῶν Orib. γοῦν] γε V_b: οὖν R_b ἡ *om.* R_b Orib. εἰ] ἐπεὶ Orib. οὕτως Nic 10 ὁ διὰ τῆς τοῦ πώρου κολλήσεως Orib.: inviscamus eas (*scil.* partes ossis) cum aliqua re Lat.$^{Ar.Ger}$ 11 ἀπόκειται *om.* T: ὑπόκειται α, ἀ- *supra lin. scr.* L^2 12–148,1 ὃς – πεῖρα *non habet* Orib. 11 ὃς *ex* ὡς *corr.* F_a: καὶ R_b 13 ἐστὶν ἀδύνατον α T 14 τ' *om.* ζ *post* μειρακίων *add.* ἔτι τε καὶ (καὶ *om.* A) παίδων α S *princ.*, καὶ παίδων *in textu* F_a N, *in marg.* V_b^2 Nic, *postea lin. del.* F_a^3 *post* καὶ^{II} *add.* τῶν R_b V_b φ *post* ἀνδρῶν *add.* τῶν κρατερῶν F_a Nic, *punctis del.* F_a, *lin. del.* F_a^3 15 ὀστοῦν ἱκανῶς F_a Nic ζ P_a 16 παιδίων *e* παίδων *corr.* V_b^2: παίδων β R_b Nic *ante* σύμφυσιν *supra lin. add.* τὴν V_b^2 οἷα] οἷον γ I_a^* V_b *edd.*: sicut Lat.$^{Ar.Ger}$ 17 *ante* κόλλης *add.* διὰ *in textu* R_b V_b *edd., supra lin.* F_a *ante* δεθῆναι *supra lin. add.* δια- V_b^2 18 *ante* ἂν *add.* δ' M 19 ἰδίαν] οἰκείαν A ἕλκον *ex* ἔχον *corr.* F_a^3: ἔχον R_b F_a δ: ἔχων Nic: ἔχειν ζ *edd.*: attrahunt Lat.$^{Ar.Ger}$ δέδεικται *supra lin. scr.* F_a 20 *post* παχυτάτη *add.* τε S R_b V_b F_a 21 ὅλον *ex* ὅλου *corr.* P_a: ὅλου R_b δ: ὅλων Nic τοῦ ζώου S 22 *post* ταύτης *add.* τῆς οἰκείας τροφῆς *edd.* *post* ἐπιπηγνύμενον *add.* τραφηναι Nic αὐτοῦ F_a Nic 23 *post* φαίνεται *add.* τὸ R_b γενόμενον δ

ist so töricht, dass er die Lehre nicht als eindeutig und zugleich alles sehr umfassend beschreibend lobt? Wenn aber einer sagen sollte oder (auch) zwei, man solle das Werk nicht bewundern, dann würde man zu solchen Leuten am besten das sagen, was der Dichter einmal vortrefflich (formuliert hat): „Lasst diese einen oder zwei zugrunde gehen".

Es mag nun ein geeigneter Zeitpunkt sein, darüber zu sprechen, was die 4
richtige und angemessene Methode zur Heilung von Knochenbrüchen ist, die von der Natur selbst der Dinge abgeleitet wird, indem man die Diskussion folgendermaßen beginnt. Wenn die Teile des gebrochenen Knochens eine Lösung des Zusammenhangs erlitten haben, ist bei ihnen das Ziel der Behandlung, (oder) zumindest das primäre, die Vereinigung. Wenn dies jedoch aufgrund der Trockenheit der erkrankten Teile unmöglich erscheint, bleibt (der Behandlung) das andere, sekundäre Ziel, (nämlich) das Verschließen auf dem anderen Weg[1], aufgespart; wenn sich aber auch dieses Ziel als nicht möglich erweist, dann werden wir sagen, dass die Erkrankung unheilbar ist.

Dass es also unmöglich ist, dass ein so harter Knochen zusammenwächst, wie 5
es bei jüngeren Menschen, Jugendlichen, Männern und vor allem bei älteren Menschen der Fall ist, ist bestimmt jedem klar; es ist nur möglich, dass Knochen, die hinreichend weich sind, wie zum Beispiel bei Kindern, das Zusammenwachsen zulassen. Dass aber die getrennten Teile des Bruches auch durch eine andere Substanz, wie Leim, verschlossen und miteinander verbunden werden können, würde man insbesondere deshalb erwarten; es hat sich gezeigt[2], dass jeder Teil des Lebewesens als eigenen Nährstoff etwas anzieht, was ihm ähnlich ist. Wenn dies also richtig ist, wird auch der spezifische Nährstoff der Knochen, verglichen mit dem von allen anderen im ganzen Lebewesen vorhandenen Teilen, besonders dick und erdartig sein. Es ist daher nicht unmöglich, dass ein gewisser Überschuss desselben spezifischen Nährstoffs, der in den Rändern der Brüche erstarrt ist, auch diese durch seine eigene Wirkung verschlossen hat; und in der Tat scheint dies auf diese Weise zu geschehen, und die bei dieser Angelegenheit logische Erwartungshaltung[3] wird auch von der Erfahrung bezeugt.

1 Es handelt sich hier um die Vereinigung durch die Bildung von Kallus, wie von Oribasius explizit ausgeführt; *cf. app. crit.* Dass Knochenbrüche sich nicht durch Zusammenwachsen (διὰ συμφύσεως) vereinigen lassen, sondern nur durch Kallusbildung (διὰ πώρου), hatte Galen schon im Buch V dargelegt; *cf. supra*, S. 40,15–20.

2 Eine ähnliche Formulierung (in Bezug auf die Lunge) lässt sich in De usu part. (VI 10: p. 328,18–25 Helmreich = III 450,9–16 K.) finden. Die Lehre wird in der Schrift De fac. nat. I–III (p. 101–257 Helmreich = II 1–214 K.) ausführlich abgehandelt.

3 Für die Bestätigung der λογικὴ ἐλπίς durch die πεῖρα siehe *e.g.* Gal. De plac. Hipp. et Plat. IX 6: CMG V 4,1,2, p. 578,14–18. Die lateinische Übersetzung der arabischen Version spricht an dieser Stelle von *ratio* und *experimentum*. Zur Verwendung des Wortes ἐλπίς seitens der Empiriker siehe Hankinson, Discovery, S. 103sq. mit Anm. 67.

6 Σκεπτέον οὖν ἐφεξῆς, ὅτῳ μάλιστ' ἄν τις τρόπῳ τουτὶ τὸ σῶμα τὸ τοῖς
κατάγμασιν ἐπιτρεφόμενον ὅσον τε καὶ οἷον χρὴ γεννήσειεν. ὅτι μὲν γὰρ
οὐϑ' ὁπόσον ἔτυχεν οὐϑ' ὁποῖον, ἀλλὰ συμμετρίας τινὸς εἰς ἄμφω δεόμενον,
ἄντικρυς δῆλον· ἥτις δ' ἡ συμμετρία κατά τε τὸ ποιὸν αὐτὸ καὶ κατὰ τὸ
428 ποσὸν ἔτυχεν | εὑρόντας, ἐφεξῆς χρὴ ζητῆσαι τὸν τρόπον ᾧ μάλιστ' ἄν τις
ἑκατέρου τυγχάνῃ. ζητῆσαι δ' οὐδὲν ἧττον ἀναγκαῖόν ἐστι καὶ τὸν καιρὸν
ἐν ᾧ ταῦτ' ἐργάζεσϑαι χρή· πότερον εὐϑέως ἅμα τῷ γενέσϑαι τὸ κάταγμα,
καϑάπερ ἐπὶ τῶν τραυμάτων αὐτίκα τὴν σύμφυσιν ἐποιοῦμεν, ἢ μοχϑηρὸς
μὲν ὁ τοιοῦτος καιρός, ἕτερον δέ τινα βελτίω χρὴ ζητεῖν. εὕροιμεν δ' ἂν καὶ
αὐτὸ τοῦτο πρὸς τῆς τοῦ πράγματος φύσεως, ὥσπερ καὶ τἆλλα πάντα,
διδασκόμενοι.
7 Τίς οὖν ἡ τοῦ πράγματος φύσις; ὀστοῦν κατεαγὸς ἅμα τινὶ τῶν εἰρημέ-
νων ὀλίγον ἔμπροσϑεν διαφορῶν. ἴδωμεν οὖν εἴ τι παρ' ἑκάστης τῶν δια-
φορῶν εἰς τὴν ϑεραπείαν αὐτοῦ λαβεῖν ἐστιν ἀπὸ τῆς «καυληδὸν» ὀνομα-
8 ζομένης ἀρξάμενοι. παραλλάττει δ' ἐπὶ ταύτης ἀλλήλων τὰ μέρη τοῦ κατεα-
γότος ὡς μὴ κεῖσϑαι κατ' εὐϑύ. δῆλον οὖν ὅτι κατ' εὐϑὺ χρὴ πρότερον αὐτὰ
ποιήσαντα τῶν ἐφεξῆς τι πράττειν. ἕξει δὲ δήπου τὴν τοιαύτην ϑέσιν, ἐὰν
ἐπὶ τἀναντία παράγηται τὰ ἐξεστῶτα παραδείγματι χρωμένοις τῷ ὑγιεῖ·
παρ' ἐκείνου γὰρ ἀκριβὴς ἡμῖν ἡ ἔνδειξις ἔσται τῆς μεταστάσεως αὐτῶν.
9 429 ἐγχωρεῖ γέ τοι καὶ πρόσω τοῦ | κώλου καὶ ὀπίσω καὶ τῇδε καὶ τῇδε
γενέσϑαι τὴν μετάστασιν. ὅσα μὲν οὖν ὀπίσω μᾶλλον μετέστη, ταῦτ' ὠϑεῖν
χρὴ πρόσω μετὰ τοῦ τὸ ἕτερον μέρος τοῦ κατεαγότος ἀντωϑεῖν μετρίως εἰς
τοὐναντίον. ὅσα δὲ πρόσω, ταῦτ' εἰς τοὐπίσω μὲν αὐτά, τὸ δὲ ὑπόλοιπον
μέρος ἄγειν ἠρέμα πρόσω. κατὰ ταὐτὰ δὲ καὶ τῶν εἰς τὸ δεξιὸν μέρος
ἐξεστώτων ἡ ἴασις ἐπὶ τὸ ἀριστερὸν ἀγομένων, ὥσπερ καὶ τῶν ἐπὶ τὸ
ἀριστερὸν εἰς τὸ δεξιὸν ἀεὶ ϑατέρου μέρους ἀντωϑουμένου μετρίως.
10 Ἀλλ' ἐν τῷ τὴν ἐναντίαν ὁδὸν ἄγειν ἑκάτερον οὐ σμικρὸς κίνδυνός ἐστι
ϑραυσϑῆναί τινας ἐξοχὰς αὐτῶν· οὐ γὰρ δὴ λεῖόν γε τὸ πέρας ἑκατέρου τοῦ

3–16 ὅτι – ἀρξάμενοι *non habet* Orib. **4** αὐτὸ *om.* R_b: αὔτὸ *edd.*: αὕτῷ Nic D: αὐτῷ M N κατὰ *om.* ζ **5** ἔτυχεν *om.* Nic φ εὑρόντες δ ἂν *om.* α **6** τυγχάνοι A V_b F_a P_a: τυγχάνει L N ἐστι *om.* T F_a Nic **7** τῷ *e* τὸ *correctum in* T: τὸ S I_a^* M **8** ποιούμενον Nic **9** *post* μὲν *add.* εἴη R_b V_b (*spat. 2 fere litt. in ras. rel.*) χρὴ *om.* ζ **10** αὐτω Nic τοῦτο *om.* Nic **12** τινὶ *post* εἰρημένων *trsp.* α **13** ἴδωμεν – διαφορῶν[II] *lin.del.* F_a^3 εἴ *om.* V_b **14** λαβεῖν *e* λαμβάνειν *corr.* V_b^2: λαμβάνειν R_b V_b **16** κατ' εὐϑὺ χρὴ *post* πρότερον αὐτὰ *trsp.* A: χρὴ κατ' εὐϑὺ πρότερον αὐτὰ F_a Nic Orib. **17** ποιήσαντας T F_a: ποιήσαντες S τι πράττειν] τι *post* πράττειν *trsp.* R_b V_b φ: τι πράττειν δεῖ *scr.*, *postea in* πράττειν τι δεῖ *ordinavit* F_a, δεῖ *lin. del.* F_a^3 διάϑεσιν S T **18** παράγ[η] (*ambig.*) τίς T: παράγηταί τις S 19–27 παραδείγματι – ἀεὶ *non habet* Orib. **19** ἀκριβῶς Nic ἡμῖν *om.* β R_b Nic *edd.*: nos ... possumus Lat.[Ar.Ger] ἐστι P_a *edd.* μεταϑέσεως *edd.* **20** γέ] δέ F_a τοι καὶ πρόσω *e* τοι τὰ πρόσω *corr.* F_a^3 καὶ τῇδε[I] *om.* α S, *supra lin. suppl.* L^2, *in marg. scr.* F_a καὶ τῇδε[II]] κἀκεῖσε ζ: καὶ τήνδε S **22** *ante* τοῦ[I] *add.* καὶ N, *ante* τὸ ἕτερον R_b P_a **23** αὐτά *om.* A R_b δ **24** ἀγαγεῖν A ταῦτα β S R_b Nic δὲ *post* κατὰ *trsp.* F_a Nic **25** ἐπὶ[I]] εἰς φ *edd.* ἐπὶ[II]] εἰς ζ **26** εἰς *ex* ἐπὶ *corr.* F_a^3: ἐπὶ Nic F_a ζ τοῦ ἑτέρου *edd.* **27** ἄγειν ὁδὸν ζ *ante* κίνδυνός *add.* ὁ Orib. ἐστι *om.* Nic Orib., *ante* κίνδυνος *trsp.* T 1–4 οὐ – ϑραύσματα *non habet* Orib. 28 ἑκατέρου *om.* I_a^* τοῦ *om.* T

Anschließend ist also zu überlegen, auf welche Weise man speziell diesen 6
Körper, der durch die Brüche zustande kommt, in dem Maße und auf die Weise, die nötig sind, herstellen könnte. Denn dass keine beliebige Quantität und Qualität, sondern ein gewisses Maßhalten für beide erforderlich ist, ist unmittelbar einleuchtend; was aber dieses Maßhalten ist, sollten wir in Hinsicht auf die Qualität selbst und auf die Quantität ausfindig machen, anschließend ist es erforderlich, nach der Art und Weise zu suchen, wie jemand insbesondere jede von beiden erreichen kann. Nicht weniger ist es aber erforderlich, auch den passenden Zeitpunkt zu suchen, zu dem dies zu tun ist: Ob er gleich beim Auftreten des Bruches (gegeben ist), so wie wir bei den Wunden das Zusammenwachsen sofort bewirkt haben, oder ob ein solcher Zeitpunkt schlecht ist und ein anderer, besserer zu suchen ist. Aber auch dies würden wir, genau wie in allen anderen Fällen, ausfindig machen, wenn wir uns mit der Natur des Gegenstandes auskennen.

Was ist also die Natur des Gegenstandes? Ein gebrochener Knochen mit einer 7
der Unterscheidungen, von denen zuvor die Rede war. Wir wollen also schauen, ob es möglich ist, von jeder der Unterscheidungen etwas für die Behandlung abzuleiten, indem wir mit dem Bruch beginnen, der „stängelartig“ genannt wird.
Bei diesem liegen die Teile des Bruchs nebeneinander, sodass sie nicht gradlinig 8
ausgerichtet sind. Es ist also klar, dass wir erst, nachdem wir sie zunächst gerade ausgerichtet haben, etwas von dem erledigen, was (auch immer) sich daran anschließt. Der Bruch wird sich sicherlich in einer solchen Lage befinden, wenn die verschobenen Teile nebeneinander gebracht werden, indem man die gesunde Haltung als Vorbild verwendet; denn daraus wird sich für uns der richtige
Hinweis zur Änderung ihrer Lage ergeben. Es ist wohl möglich, dass die Ver- 9
schiebung der Gliedmaße sowohl nach vorne als auch nach hinten als auch hierhin und dorthin aufgetreten ist. Die Teile also, die in stärkerem Maße nach hinten verschoben sind, diese muss man nach vorne schieben und dabei den anderen Teil des Bruchs moderat zu dem gegenüberliegenden hinschieben. Die Teile aber, die nach vorne verlagert sind, diese muss man zwar nach hinten hinschieben, den übrigen Teil aber vorsichtig nach vorne ziehen. Auf die gleiche Weise erfolgt auch die Heilung der nach rechts verschobenen Teile, indem man sie nach links zieht, genauso wie (die Heilung) bei den nach links verschobenen Teilen erfolgt, indem man sie nach rechts zieht, und jeder Teil wird moderat zu dem anderen hingeschoben.

Wenn man aber den jeweiligen Teil in die entgegengesetzte Richtung bewegt, 10
besteht keine geringe[1] Gefahr, dass das, was bei ihnen herausragt, zerbricht; denn in der Tat ist das Ende von jedem der beiden Teile keineswegs glatt, wie es bei

[1] Zur *iunctura* κίνδυνος ... οὐ σμικρός *cf. e.g.* Gal. De usu part. I 15: p. 30,11 Helmreich = III 42,2 K. Zur Form σμικρός, -ά, -όν siehe *supra*, S. 34,25, S. 48,2, S. 50,4, S. 54,1, S. 62,3, S. 76,4, S. 88,12 und *infra*, S. 150,21, S. 178,23.

μέρους ἐστίν, ὥς ἐπὶ τῶν ἀποπριζομένων γίνεται. καὶ μὴν εἴπερ αὗται θραυσθεῖεν, οὐκ ἂν ἀκριβῶς ἔτι συναρμοσθείη πρὸς ἄλληλα τοῦ κατεαγότος ὀστοῦ τὰ πέρατα διὰ διττὴν αἰτίαν. αὐτά τε γάρ, οἶμαι, τὰ θραύσματα μεταξὺ τῶν συναγομένων μερῶν ἱστάμενα διακωλύσει ψαύειν ἀλλήλων τὰ συναρμοττόμενα, καὶ εἴπερ ἄρα δυνηθείη τι πρὸς τοὐκτὸς τῶν ὀστῶν
430 ἐκπεσεῖν, οὐδ' οὕτως ἀκριβὴς | ἡ ἁρμονία γενήσεται τῶν διαπλαττομένων, ὡς τὴν ἀρχαίαν ἕνωσιν μιμήσασθαι· μόνως γὰρ ἂν ἐκείνη γένοιτο τῶν ἐξοχῶν ἁρμοσθεισῶν ἐν ταῖς κοιλότησιν. εἰ δ' ἅπαξ ἀπόλοιντο θραυσθεῖσαι, κενὴν χώραν ἀναγκαῖον ἀπολειφθῆναι μεταξὺ τῶν ἁρμοζομένων ἀλλήλοις ὀστῶν, εἰς ἣν ἰχῶρας ἀθροιζομένους, εἶτ' ἐν τῷ χρόνῳ σηπομένους ὅλον ἅμ' ἑαυτοῖς τὸ κῶλον ἀνάγκη διαφθεῖραι.

11 Διὰ ταῦτα μὲν οὖν χρὴ τὴν παραγωγὴν τῶν ὀστῶν ποιεῖσθαι διεστώτων, αὐτὸ δὲ δὴ τοῦτο πάλιν οὐχ οἷόν τε καλῶς ἐργάσασθαι χωρὶς ἀντιτάσεως. χρὴ τοίνυν ἤτοι διὰ τῶν χειρῶν, εἰ μικρὸν εἴη τὸ κῶλον, ἢ διὰ βρόχων περιβαλλομένων ἢ καὶ σὺν αὐτοῖς ὀργάνων οἵων Ἱπποκράτης ἡμᾶς ἐδίδαξε τὴν ἀντίτασιν ποιεῖσθαι τῶν ὀστῶν. ἐπειδὰν δ' ἱκανῶς διαταθῇ καὶ μηκέτ' ᾖ κίνδυνος ἀλλήλοις ἐνερείδοντα παράγεσθαι, κατ' εὐθὺ θέμενον ἀνεῖναι τοὺς βρόχους ἐπιτρέψαντα τοῖς μυσὶ συνάγειν εἰς ταὐτὸ τὰ διεστῶτα· συνεφάπτεσθαι δ' ἐν τούτῳ ταῖς χερσὶ καὶ αὐτόν, εἴ τί που παραλλάττοι σμικρόν, ἐπανορθούμενόν τε καὶ διαπλάττοντα.

12 431 Μετὰ δὲ ταῦτα δεύτερος ἂν εἴη σκοπὸς ἀτρεμεῖν | ἀκριβῶς τὸ κῶλον, ὡς μηδὲν κινοῖτο τῶν διαπλασθέντων· ἀναγκαῖον γὰρ ἐν τῷδε παραλλάττειν αὖθις. εἰ μὲν οὖν ἐπιτρέψαις αὐτῷ τῷ κάμνοντι προνοεῖσθαι τῆς ἡσυχίας αὐτοῦ, παρὰ μὲν τὸν τῆς ἐγρηγόρσεως χρόνον ἴσως ἂν τοῦτο πράξειεν, ὑπνώττων δ' ἐξ ἀνάγκης κινήσει τὸ κῶλον. ὅπως οὖν ἀεὶ φυλάττοιτο τῶν

1–9 ὅπως – ἐργάζεσθαι *exc.* Orib. Coll. med. XLVI 1: CMG VI 2,1, p. 199,24–27

1 ἀποπριομένων (-πριω- N) δ *edd.* αὗται] οὕτω Nic **2** ἂν *om.* A I_a^* F_a Nic συναρμοσθεῖεν *edd.* 3sq. τοῦ κατεαγότος ὀστοῦ τὰ πέρατα] τὰ κατεαγότα τοῦ ὀστοῦ πέρατα F_a 2 καταγέντος α **3** ὀστέου R_b V_b **6** ἀκριβῶς D N Orib. **7** μιμήσεσθαι *edd.* μόνον I_a^*: μόνη R_b **8** εἰ – θραυσθεῖσαι] θραυσθεισῶν δ' αὐτῶν (*scil.* ἐξοχῶν) ἅπαξ καὶ ἀπολυομένων Orib. ἀπόλλοιντο T F_a δ: ἀπόλοιτο Nic: ἀπό(λ)λυντο A R_b V_b M: ἀπόλλωνται D: *fortasse* ἀπολύοιντο *sec.* Orib. **9** ὑπολειφθῆναι T ἁρμοττομένων L **11** αὐτοῖς ζ διαφθαρῆναι ζ **12** *ante* χρὴ *add.* οὐ Nic **13** δὲ] τε F_a Nic δὴ *om.* T R_b πάλιν τοῦτο S R_b ἐργάζεσθαι R_b δ **14** ἤτοι] εἴτε T: εἰ Nic: ἢ Orib. εἰ] ἢ Nic *post* ἢ (εἰ Nic) *add.* καὶ F_a Nic **15** περιβαλλομένων *e* περιλαμβανομένων *corr.* F_a 16sq. οἵων – ἐδίδαξε *om.* Orib. 15 οἵων *ex* οἷον *corr.* F_a^3: οἷον S F_a N *ante* Ἱπποκράτης *add.* ὁ φ **17** ᾖ *sec.* Orib. *scripsi*: *om.* S δ *edd.*: εἴη α I_a^* V_b ζ: ἢ T R_b F_a, *in* εἴη *mut.* F_a: η Nic ἐνερείδοντα *in* ἐνερείδειν τῷ *mut.* F_a: ἐνερείδειν τῷ *princ. Ald. Bas. Kühn*: ἐνερείδεις τῷ *Chart.* **18** *post* ἀνεῖναι *add.* χρὴ I_a^* ἐπιτρέψαντα] ἐπιτρέψασθαι T: θαρρήσαντα Nic ἐς α T ταὐτὸ] ἑαυτὰ Orib. τὰ *om.* T Nic N, *in marg. suppl. alia manus in* T **19** ταῖς χερσὶ *om.* Nic, *post* καὶ αὐτὸν *trsp.* Orib. **20** παραλλάττοι σμικρόν *sec.* L T F_a^3 *scripsi*: παραλλάττοις (-τγ- Nic) μικρόν S F_a Nic, -τοις *in* τοι, μικρ- *in* σμικρ- *mut.* F_a^3: παραλλάττει σμικρὸν R_b V_b: παραλλάττει μικρόν A φ *edd.*: παραλλάττοι μικρὸν Orib. **21** ἀκριβῶς] ἱκανῶς ζ **23** ἐπιτρέψαιο F_a τῷ κάμνοντι αὐτῷ F_a D **24** παρὰ] περὶ *edd.*

Dingen der Fall ist, die abgesägt werden[1]. Und tatsächlich können die Enden des gebrochenen Knochens, wenn das, was hervorragt, zersplittert ist, aus zwei Gründen nicht mehr genau zueinander passen. Denn ich glaube, dass die Bruchstücke selbst, die zwischen den Teilen liegen, welche zusammengeführt werden (müssen), verhindern werden, dass die Teile, die zusammengefügt werden, miteinander in Berührung kommen, und wenn etwas von den Knochen zufällig nach außen herausfällt, dann wird die harmonische Zusammenfügung der reduzierten Knochen nicht mehr exakt auf die Weise erfolgen, dass die ursprüngliche Verbindung „mimetisch" wiederhergestellt wird[2]; denn dies würde nur dann geschehen, wenn die Auswüchse in den Hohlräumen zusammengefügt würden. Wenn aber (die Bruchstücke) ein für allemal zersplittert sind und zugrunde gehen, bleibt notwendigerweise zwischen den zusammenzufügenden Knochen ein leerer Raum bestehen, in dem sich Wundsekret sammelt, und wenn es im Laufe der Zeit fault, ist es unvermeidlich, dass die ganze Gliedmaße zusammen mit ihm zugrunde geht.

11 Aufgrund dieser Umstände ist es also notwendig, die Zusammenführung der getrennten Knochen zu bewirken, wobei es wiederum unmöglich ist, eben dies ohne Gegenspannung richtig zu bewältigen. Es ist also erforderlich, die Gegenspannung der Knochen entweder mit unseren Händen durchzuführen, wenn die Gliedmaße klein ist, oder mit Schlingen, die (sie) umgeben, oder mithilfe der Instrumente zusammen damit, die uns Hippokrates aufgezeigt hat. Wenn (die Knochen) aber hinreichend voneinander getrennt sind und keine Gefahr mehr besteht, dass sie sich dadurch überlagern, dass man sie nebeneinander legt, (muss man) sie gradlinig halten und die Schlingen beseitigen und die getrennten Teile vermittels der Muskeln an der gleichen Stelle aufeinandertreffen lassen; dabei (muss man) sie aber mit den Händen festhalten, und wenn ein kleiner Teil zur Seite rutscht, (muss man) ihn selber korrigieren und wieder in seine richtige Lage bringen.

12 Anschließend soll das zweite Ziel darin bestehen, dass sich die Gliedmaße vollkommen ruhig verhält, damit sich keiner von den zusammengefügten Teilen bewegt; denn in diesem Fall kommt es notwendigerweise wieder zu Überlappungen. Wenn man es also dem Patienten selbst überlässt, für deren[3] Ruhigstellung zu sorgen, wird er dies vielleicht in der Zeit des Wachseins einhalten, aber während des Schlafs wird er unvermeidlich die Gliedmaße bewegen. Damit die

1 Die in den Text aufgenommene Form ἀποπρίζω (*vs* ἀποπρίω [NP_a *edd.*]) lässt sich aufgrund der Stemmatik bevorzugen. In der Schrift In Hipp. De fract. comm. (III 46: XVIIIB 602,15–604,1 K.) wird aber offensichtlich nur die Form ohne Dentallaut ἀποπρίω verwendet.

2 Interessant ist in dieser Passage die Verwendung des Verbs μιμέομαι („nachmachen, imitieren") und Begriffen aus dem Wortfeld der „Harmonie" (ἁρμόζω, συναρμόζω, ἁρμονία).

3 d.h. der Gliedmaße.

διαπλασθέντων ἡ θέσις οὐ μόνον ὑπνώττοντος, ἀλλὰ καὶ πρὸς ἄφοδον
ἀνισταμένου τἀνθρώπου κἀν ταῖς μεθυποστρώσεσιν, ἀσφαλεῖ δεσμῷ
περιλαβεῖν τὸ κάταγμα σφίγγειν ἀκριβῶς δυναμένῳ πρὸς ἄλληλα τὰ μέρη
13 τοῦ κατεαγότος ὀστοῦ. ἀλλ' ἐπεὶ τῶν δεσμῶν ὁ μὲν χαλαρὸς ἐπιτρέπει
κινεῖσθαι τοῖς ὀστοῖς, ὁ δ' ἰσχυρῶς ἐσφιγμένος ὀδύνην ἐργάζεται, πειρατέον
ἀπολαύοντα τῆς ἑκατέρου χρείας φυλάττεσθαι τὴν βλάβην. γένοιτο δ' ἂν
τοῦτο φευγόντων τὰς ἀμετρίας. μήτ' οὖν εἰς τοσοῦτον σφίγγειν ὡς ἤδη καὶ
θλίβειν, μήθ' οὕτως ἐκλύειν τὴν σφίγξιν ὡς χαλαρὸν ἐργάζεσθαι.
14 Εἰ μὲν οὖν ἰσοπαχὲς ἦν ἕκαστον τῶν μορίων, ὁ πλατύτατος ἂν ἐπίδεσμος
ἄριστος ὑπῆρχεν ὅλον ὁμαλῶς τε καὶ συνεχῶς ἐκ παντὸς μέρους περιλαμβά-
432 νων | τὸ κατεαγός. ἐπεὶ δ' οὐχ οὕτως ἔχει, τῷ μὲν θώρακι περιβάλλειν
ἐγχωρεῖ τὸν πλατύν, οὔτε δ' ἐπὶ τῶν κώλων οὔτ' ἐπὶ κλειδός· ἀλλ' ἐπὶ τῶν
τοιούτων ἀμείνων ὁ στενός, ὡς ἂν μήτε ῥυτιδούμενος ἅπαντί τε μορίῳ
ψαύων τοῦ δέρματος ᾧ περιελήλικται. ἀλλ' οὗτός γ' οὐκ ἀσφαλὴς ὀλίγαις
λαβαῖς συνέχων τὸ κατεαγός. ὅσον οὖν εἰς ἀσφάλειαν αὐτῷ διὰ τὴν στενό-
τητα λείπει, τοῦτ' ἔκ τε τοῦ πλήθους τῶν περιβολῶν καὶ τῆς ἐπὶ τὸ ὑγιὲς
15 νομῆς προστιθέναι. ἀλλ' ἐπεὶ τῶν ἐπιδέσμων ὅσοι πιλοῦσί τε καὶ σφίγ-
γουσιν ἀλύπως τὴν σάρκα φύσιν ἔχουσιν ἐκθλίβειν μὲν ἐξ ἐκείνων τῶν
μορίων οἷς πρώτοις ἐπιβάλλονται τοὺς χυμούς, ἐναποτίθεσθαι δὲ καὶ στηρί-
ζειν εἰς ἅπερ ἐτελεύτησαν, εὔλογον οἶμαι βάλλεσθαι μὲν τὴν ἀρχὴν τῶν
ἐπιδέσμων ἐπ' αὐτὸ τὸ κάταγμα, νέμεσθαι δ' ἐντεῦθεν ἐπὶ τὸ λοιπὸν κῶλον·
ὁ γὰρ ἔμπαλιν ἐπιδῶν ἀπὸ τῶν ὑγιῶν εἰς τὸ πεπονθὸς ἐκθλίβει τὸ αἷμα. καὶ

10–18 Εἰ – προστιθέναι *exc.* Orib. Coll. med. XLVI 1: CMG VI 2,1, p. 200,18–27 18–154,3 ἀλλ' – ὑγιές] *exc.* Orib. Coll. med. XLVI 1: CMG VI 2,1, p. 201,19–24

2sq. οὐ – μεθυποστρώσεσιν *non habet* Orib. 2 ἀφισταμένου *in textu*, -νι- *supra* -φι- *scr.* L ἀσφαλεῖ *ex* ἀσφαλῶς *corr.* L^2: ἀσφαλὲς R_b V_b F_a Nic Orib. 3 *ante* τὸ κάταγμα *add.* χρὴ *in textu* α ζ *edd.*, *supra lin.* V_b^2 *post* σφίγγειν *add.* δ' L^2 S 4–6 ἀκριβῶς – ἐσφιγμένος *non habet* Orib. 3 δυναμένου Nic τὰ μέρη πρὸς ἄλληλα V_b 4 καταγέντος α S δ: κατεαγέντος R_b ἐπεὶ] ἐπειδὴ S T 5 ἰσχυρὸς S R_b V_b N *edd.* ἐπισφιγμένος D: ἐπισφιγγόμενος R_b: σφιγγόμενος δ *edd.* ἀπεργάζεται φ *edd.* 6–8 πειρατέον – ἀμετρίας *non habet* Orib. 6 ἀπολαύοντα *punctis deletum in* V_b ἑκατέρων T: ἀφ' ἑκατέρου V_b δ *edd.*: ὑφ' ἑκατέρου R_b βλάβην] ὑπερβολὴν Nic 7 ὡς ἤδη *in textu om.*, ὡς *supra lin. suppl.* F_a 9 ἦν] εἴη Nic *edd.* ἂν *post* lin. 10 ἄριστος *trsp.* R_b V_b, *postea deletum in* V_b 10 ὅλων F_a δ *edd.* παραλαμβάνων δ 11 τῷ] τὸ Nic περιβαλεῖν R_b V_b 12 τὸν] τὸ δ πλατύτατον β S R_b Nic *edd.* *post* ἐπὶ^{II} *add.* τῆς F_a 13 ὁ στενὸς ἀμείνων *edd.* ἀμείνων *in* ἀμεινον *mutatum in* Nic: ἄμεινον D στε(ρ)ρός ζ ὡς ἂν *om.* Orib. 14sq. ἅπαντί – περιελήλικται] ἅπαντός τε μορίου ψαύων Orib. 14 περιείλικται α F_a ζ, περὶ ἑίλῖκται (*sic*) S^*: περιελίληκται (*in ras.*) V_b: περιελείλικται R_b οὗτός *ex* οὕτω *corr.* V_b^2 *post* ἀσφαλὴς *add.* ὁ λόγος P_a 15 συλλαβαῖς I_a^* αὐτῶν Nic P_a: τούτῳ α: τῶ D: αὐτοῦ S *edd.* 16 τε *om.* φ *edd.* τοῦ *om.* δ *edd.* τὸ ὑγιὲς *e* τοῦ ὑγιέος *corr.* V_b^2: τοῦ ὑγιέος R_b V_b 17 προστίθεται F_a ἐπεὶ] ἐπειδὴ A V_b: ἐπὶ Nic δ δεσμῶν M τε *om.* ζ 18 ἐπιθλίβειν α 19 ἐπανοτίθονται Nic 20 εὐλόγως T *post* εὔλογον *add.* εἶναι F_a Nic οἶμαι *om.* Nic, *post* μὲν *trsp.* F_a μὲν *om.* T Orib. 21 *ante* τὸ^{I} *add. supra lin.* τοῦτο V_b^2: τοῦτο τὸ δ *princ.* δ' *om.*, καὶ *ante* νέμεσθαι *scr.* Orib. 22–154,2 τὸ^{II} – ἐπὶ *non habet* Orib. 22 ὑγιεινῶν φ *edd.* εἰς] ἐπὶ F_a Nic ζ *edd.* ἐκθλίβει] ἐκδίδοι *in textu*, γρ ἐκθλίβει *in marg. scr.* F_a: ἐκθλίβοι *princ. Ald. Bas. Chart.*

Lage der zusammengefügten Teile nicht nur im Schlaf, sondern auch beim
Aufstehen des Patienten zum Urinieren sowie beim Wechseln des Bettzeugs
ständig erhalten bleibt, (ist es daher notwendig,) den Bruch mit einem sicheren
Verband zu umgeben, der imstande ist, die Teile des gebrochenen Knochens
exakt gegeneinander zusammenzuziehen. Aber wenn von den (zwei Arten an) 13
Verbänden einerseits der lockere eine Bewegung der Knochen ermöglicht,
andererseits der fest zusammendrückende Schmerzen verursacht, muss man
versuchen, sich vor dem Schaden zu schützen, indem man den Nutzen aus der
Anwendung von jedem von beiden zieht. Aber dies kann (nur) geschehen, wenn
man die Extreme vermeidet. Deshalb soll man weder so stark zusammenziehen,
dass ein Druck entsteht, noch die Bindung auf die Weise lösen, dass eine Lockerung stattfindet.

Wenn jeder der Teile gleich dick wäre, wäre ein möglichst breiter Verband am 14
besten, der den Bruch in seiner Gesamtheit gleichmäßig und durchgehend auf
jeder Seite umgibt. Wenn dies aber nicht der Fall ist, ist es möglich, im Brustbereich ringsum einen breiten[1] Verband anzulegen, wobei dies an den Gliedmaßen oder am Schlüsselbein nicht möglich ist; vielmehr ist bei derartigen Teilen
ein schmaler Verband besser, da dieser nicht an jeder Stelle, an der er die Haut
berührt, um die er gebunden wird, Falten bildet. Allerdings ist dieser nicht
wirklich sicher, da er den Bruch nur mit wenigen Umdrehungen zusammenhält.
Was ihm also an Sicherheit durch seine Enge fehlt, gleicht er durch die Anzahl der
Windungen und dadurch aus, dass er auf den gesunden Teil verteilt wird. Da aber 15
jene Verbände, die das Fleisch schmerzlos zusammendrücken und -ziehen, so
beschaffen sind, dass sie die (Körper)säfte aus jenen Teilen, an denen sie zuerst
angelegt werden, herausdrücken und sie in jenen Teilen, wo sie enden, speichern
und festsetzen, so ist es, wie ich meine, angemessen, den Ansatz der Verbände
auf den Bruch selbst zu legen und von dort aus (den Verband) auf den Rest der
Gliedmaße zu verteilen; denn jemand, der in umgekehrter Weise verbindet,
(nämlich) von den gesunden Teilen zu dem, was von der Erkrankung betroffen

1 Die von den Handschriften A und L überlieferte Lesart πλατύν (*vs* πλατύτατον) lässt sich durch eine Parallelstelle bei Oribasius bestätigen.

μὴν εἴπερ ἀπὸ μὲν τοῦ πεπονθότος ἄρχεσθαι προσήκει, τελευτᾶν δ' ἐπὶ τὸ ὑγιές, οὐ μόνον ἀβλαβὴς ἡ ἐπίδεσις εἰς ἅπερ εἴπομεν ἡ τοιαύτη γίνοιτ' ἄν,
433 ἀλλὰ καὶ | χρηστόν τι προσεκπορίζουσα· φλεγμονὴν γὰρ οὐδεμίαν ἐάσει συστῆναι περὶ τῷ κάμνοντι. χρὴ δέ, οἶμαι, καὶ τούτου φροντίζειν ἐν τοῖς μάλιστα· κίνδυνος γὰρ ἐπὶ ταῖς ἀντιτάσεσιν ἃς διαπλάττοντες τὸ κῶλον ἐποιούμεθα καὶ πρὸ τούτων, ὅτι τὰ πλεῖστα τῶν ἐργαζομένων αἰτίων τὸ κάταγμα τὴν περιβεβλημένην τοῖς ὀστοῖς σάρκα πρότερον ἀδικεῖ πιλοῦντα
16 καὶ θλῶντα, ὡς μεγάλας ἀκολουθῆσαι φλεγμονάς. οὐ θαυμάσαιμι δ' ἂν οὐδ' εἰ καὶ τοῖς ὀστοῖς αὐτοῖς τοῖς κατεαγεῖσιν ἀνάλογόν τι φλεγμονῇ συμπίπτει· καὶ γὰρ καὶ φαίνεται τά γε μὴ καλῶς ἰαθέντα σαφῶς ὑγρότερα τῶν κατὰ φύσιν, ὅταν ἅμα τραύματι τὸ κάταγμα γενόμενον ὑπὸ τὴν τῆς ὄψεως ἥκῃ
17 διάγνωσιν. οὐ μὴν οὐδ' ὁ σφάκελος ἐξ ἄλλης προφάσεως ὁρμᾶται, φθορὰ καὶ οὗτος ὑπάρχων ὅλης τῆς οὐσίας αὐτῶν. οὔκουν ἀμελεῖν χρὴ τοῦ τὸ περιττὸν ὑγρὸν ἐκθλίβεσθαι πάντων τῶν περὶ τὸ κάταγμα μορίων. ἄρχεσθαί τε οὖν ἀπὸ τοῦ πεπονθότος καὶ δὶς ἢ τρὶς ἐν κύκλῳ περιβάλλοντα νέμεσθαι τοὐντεῦθεν ἐπὶ τὸ ὑγιές· ὁ γὰρ οὕτως ἐπιδῶν ἀπείργει τὴν ἐκ τῶν
434 ὑγιῶν εἰς τὸ πεπονθὸς ἐπιρροὴν τοῦ | αἵματος ἐκθλίβει τε τὸ φθάσαν ἠθροῖσθαι κατ' αὐτό.

18 Διττῶν δ' ὄντων χωρίων τῶν δυναμένων καὶ δέξασθαί τι παρὰ τῶν πεπονθότων καὶ πέμψαι, τὰ μὲν ὑπερκείμενα διά τε τὸ πλῆθος καὶ τὸ μέγεθος ἱκανώτερα πρὸς ἄμφω, τὰ δ' ἄκρα διὰ τἀναντία βραχὺ μέν τι καὶ δέξασθαι καὶ πέμψαι δύναται, πολὺ δ' οὔτε χορηγῆσαί ποτε τοῖς πεπον-

1 μὲν *om.* R_b V_b φ, *supra lin. suppl.* V_b^2 τελευτατω Nic 2 εἰς ἅπερ εἴπομεν *om.* F_a εἰς *om.* F_a Nic γίνοιτ' *in* γένοιτ' *mutatum in* F_a: γένοιτ' ζ *edd.* 3 *post* φλεγμονὴν *add.* μὲν V_b γὰρ] δὲ δ ἐάσει *ex* ἐάσεις *corr.* F_a^3: ἐάσεις F_a Nic 4 περὶ τῷ κάμνοντι] in eo (*scil.* loco infirmo) Lat.$^{Ar.Ger}$: *post* περὶ *add. in marg.* τὸ κάταγμα *alia manus in* A: περὶ τὸ κάταγμα V_b *edd.*: περὶ τῷ κατάγματι S R_b φ δέ] γὰρ F_a Nic καὶ τούτου *om.* F_a Nic, *supra lin. suppl.* F_a^3 τοῖς *in* τούτοις *mut.* D: τούτοις R_b V_b 5 ἐπὶ] ἐν A *ante* ταῖς *add.* τε R_b V_b φ *edd.* ἀντιτάτεσιν I_a^* V_b: ἀντισπάσεσιν S: ἀντιστάσεσιν *princ.* ἃς *ex* αἷς *corr.* F_a^3: αἷς S F_a διαπλάττεσθαι F_a, *in* ἀνταπλάττεσθαι *mut.* F_a^3 6 ὅτι] ἔτι R_b ζ 7 προτέραν α S R_b V_b 8 ὡς *om.* R_b F_a Nic δ 9sq. οὐδ' εἰ *om.* Nic 9 καὶ *om.* F_a Nic, *supra lin. suppl.* F_a^3 κατεαγεῖσιν *e* κατεαγόσιν *corr.* F_a^3: κατεαγόσιν F_a ζ *Ald.*: καταγεῖσιν A S^* δ *princ.* τι] τῇ Nic *princ.* φλεγμονὴ D P_a συμπίπτει *e* συμπίπτη *corr.* F_a^3: συμπίπτοι M 10 τῶν *e* τοῖς *corr.* F_a^3 11 ἥκει φ: ἥκοι Nic 12 ὁ *om.* Nic 13 αὐτὸς φ *edd.*: οὕτως Nic *ante* τῆς *supra lin. add.* σχεδὸν V_b^2 15 *post* ἄρχεσθαί *add.* χρὴ I_a^* περιβαλόντα Nic *edd.* 16 τοὺς ὑγιεις Nic ἀπείργει τὴν] ἀπείργειται τὴν Nic: ἀπείργειταί τε F_a, *in* ἀπείργει τὲ τὴν *mut.* F_a^3: ἀπείργει τὲ τὴν V_b δ *Ald. Bas. Chart. Kühn* 17 ὑγιεινῶν α ζ *ante* ἐπιρροὴν *add.* γινομένην V_b F_a Nic 19 καὶ δέξασθαί] ἐνδέξασθαί D *Ald. Bas. Chart. Kühn* τι *om.* F_a Nic, *supra lin. suppl.* F_a παρὰ] περὶ *princ.*: περα Nic 20 πέψαι *princ. Bas.* (*idem infra*) τὸ^{II} *om.* I_a^* F_a Nic, *supra lin. suppl.* F_a 21 ἱκανὰ F_a Nic τὰ ἐναντία S *edd.* *post* μέν *add.* οἶμαι *in textu* R_b V_b, *supra lin.* F_a τι *in textu om., supra lin. suppl.* F_a: τοι D 22 πέμψαι καὶ δέξασθαι F_a Nic ποτε] πληνNic

ist, presst das Blut heraus. Und wenn es in der Tat angemessen ist, von dem, was von der Erkrankung betroffen ist, zu beginnen, und bei dem, was gesund ist, zu enden, wird ein solcher Verband nicht nur in Bezug auf das, von dem wir gesprochen haben, unschädlich, vielmehr wird er auch noch etwas Nützliches bieten; denn er wird keine Entzündung um den erkrankten Teil herum zulassen. Es ist meiner Meinung nach notwendig, auch dies, besonders bei diesen (Brüchen), zu berücksichtigen; denn es besteht die(se) Gefahr bei den Gegenspannungen, die wir vornehmen, indem wir die Gliedmaße zusammenfügen, und (auch) vor diesen, da die Mehrzahl der verursachenden Faktoren, die den Bruch herbeiführen, zuerst das Fleisch verletzen, das die Knochen umgibt, indem sie Druck
und Quetschung verursachen, sodass heftige Entzündungen folgen. Es würde 16
mich auch nicht wundern, wenn sich auch an den gebrochenen Knochen selbst etwas wie eine Entzündung bildet; denn es ist auch klar, dass das, was nicht richtig geheilt wurde, deutlich feuchter ist als das, was sich in natürlichem Zustand befindet, zumal wenn der Bruch, der zusammen mit einer Wunde
aufgetreten ist, unter die Diagnose des Sichtbaren fällt. Und in der Tat entsteht 17
Gangrän aus keiner anderen Ursache, denn auch dies stellt eine Zerstörung der ganzen Substanz der Knochen dar. Daher darf man nicht versäumen, die überschüssige Feuchtigkeit aus allen Teilen um den Bruch herum herauszudrücken. (Man muss) also von der betroffenen Stelle ausgehen und (den Verband) von hier aus in Richtung auf die gesunde Stelle verteilen, indem man (ihn) zwei- oder dreimal ringsum wickelt; denn wenn man den Verband auf diese Weise anlegt, schränkt man den Blutzufluss von den gesunden Teilen zum betroffenen Teil ein und man presst das (Blut) heraus, das sich dort bereits angesammelt hat.

Aber von den zwei Stellen, die imstande sind, etwas von den betroffenen 18
Teilen aufzunehmen und (weiter)zugeben, sind die darüber liegenden Teile aufgrund ihrer Menge und Größe in beiderlei Hinsicht angemessener, wohingegen die am weitesten entfernten Teile aus den entgegengesetzten Gründen zwar wenig aufnehmen und (weiter)geben können, aber sie sind niemals imstande,

19 ϑόσιν οὔτε παρ᾽ ἐκείνων λαβεῖν. ὥστε διὰ ταῦτα δύο ἐπιδέσματα τὰ πρῶτα ποιησάμενος ὁ Ἱπποκράτης, τῷ μὲν ἑτέρῳ προτέρῳ τό τε περιεχόμενον ἐν τοῖς πεπονϑόσιν ἐκϑλίβει πρὸς τὰ ὑπερκείμενα τό τ᾽ ἐξ ἐκείνων ἐπιρρέον ἀνείργει· τῷ δ᾽ ὑπολοίπῳ κατὰ μὲν τὰς πρώτας ἐπιβολὰς ἃς κατ᾽ αὐτοῦ τε τοῦ κατάγματος ἔτι τε τῆς ἐπὶ τὰ κάτω νομῆς τῶν ὀϑονίων ποιεῖται, τὸ μὲν ἐκϑλίβει πρὸς αὐτά, τὸ δὲ ἀνείργει, κατὰ δὲ τὰς ἑξῆς ἁπάσας – ἡνίκ᾽ ἐκ τῶν κατωτάτω μερῶν ἄνω παλινδρομεῖν ἀξιοῖ τὸν ἐπίδεσμον, ὡς εἰς ταὐτὸ τῷ προτέρῳ τελευτῆσαι – τοῖς ὑπερκειμένοις ἐκϑλίβων
20 τὰς ἐξ αὐτῶν ἐπιρροὰς κωλύει. φρουρεῖ τ᾽ οὖν ἅμα καὶ στηρίζει τὸ κατεαγὸς
435 ἀφλέγμαντόν τε φυλάττει τὰ πρῶτα δύο τῶν ὀϑονίων. οὐ | μὴν ἱκανά γε μόνα τὰ εἰρημένα πρὸς ἀμφοτέρας τὰς χρείας· ὅϑεν εἰς μὲν τὴν φρουρὰν ἐπικουρίαν αὐτοῖς ὁ Ἱπποκράτης ἐξεῦρε τὴν τῶν σπληνῶν ἐπιβολὴν ἅμα τοῖς ἔξωϑεν ὀϑονίοις ἃ τούτους αὐτοὺς στηρίζει. πρὸς δὲ τὸ μὴ φλεγμῆναι φαρμάκῳ τινὶ κελεύει χρῆσϑαι τῶν ἀφλεγμάντων, οἷα πέρ ἐστιν ἡ ὑγρὰ
21 κηρωτή. ταῦτά τε οὖν ἅπαντα τοῖς εἰρημένοις λογισμοῖς εὑρέϑη καὶ πρὸς τούτοις ἔτι τὸ τῆς ἀποϑέσεως σχῆμα διττῷ καὶ τοῦτ᾽ ἐνδείξεως ὑποπῖπτον τρόπῳ· προτέρῳ μὲν ἐκ τῶν κοινῶν ἐννοιῶν ἠρτημένῳ ψιλῶν, ἑτέρῳ δ᾽ ἐκ τῆς τῶν ϑεραπευομένων ὀργάνων κατασκευῆς.

22 Ὁ μὲν οὖν πρότερος ἀνωδυνώτατον αἱρεῖσϑαι συμβουλεύει σχῆμα, πρός τε τὸ μὴ φλεγμῆναι τὰ μόρια καὶ διαμένειν ἀτρέμα ἐπ᾽ αὐτοῦ μόνου δύνασϑαι τὸν κάμνοντα χρόνῳ παμπόλλῳ. ὁ δ᾽ ἕτερος τρόπος ὁ ἐκ τῆς τῶν ϑεραπευομένων φύσεως ὁρμώμενος ἀρτηρίας καὶ φλέβας καὶ νεῦρα καὶ μῦς ὡς εὐϑύτατα κεῖσϑαι κελεύει. καὶ δὴ καὶ ὁμολογοῦσιν ἀλλήλοις οἱ τρόποι·

1–11 ὥστε – χρείας] *cf.* Hipp. De fract. 4: p. 7,3–8,1 Jouanna = III 428,11–432,16 L. 1–9 δύο – κωλύει *exc.* Orib. Coll. med. XLVI 1: CMG VI 2,1, p. 201,24–29 9–15 φρουρεῖ – κηρωτή *exc.* Orib. Coll. med. XLVI 1: CMG VI 2,1, p. 204,35–205,2 11–15 ὅϑεν – κηρωτή *cf.* Hipp. De fract. 4: p. 8,1–3 Jouanna = III 430,11–13 L. 13–15 πρὸς – κηρωτή *exc.* Orib. Coll. med. XLVI 1: CMG VI 2,1, p. 203,25–27 19–158,5 Ὁ – συντελεῖν] *exc.* Orib. Coll. med. XLVI 1: CMG VI 2,1, p. 208,10–14

1 ἐπιδέσματα τὰ *sec.* V_b D (*e corr.*) *scripsi*: ἐπίδεσμα τὰ α I_a^* F_a Nic M δ *Ald.*, *in* ἐπιδέσμους τὰ *mut.* F_a: ἐπιδέσματα S R_b Orib. *princ.*: ἐπιδεύματα *Bas. Chart. Kühn* 2 ὁ Ἱπποκράτης *om.* Orib. ὁ *om.* Nic *post* ἑτέρῳ *add.* τῷ Orib. V_b^2 (*supra lin.*) προτέρῳ *del.* F_a^3 τε *om.* ζ 4 ἀπορρέον A ἀπείργει α S T ζ τῶν δὲ ὑπολοίπων δ 6 τὸ^{I}] τὰ L S T ζ τὸ^{II}] τὰ S T ζ *post* δὲ^{II} *add.* αὖ *in textu* R_b F_a Nic δ, *supra lin.* V_b^2 8 ταὐτὸ *e* τὸ αὐτὸ *corr.* F_a^3: τὸ αὐτὸ F_a Nic: ταὐτὰ D: ταὐτὸν Orib. προτελευτῆσαι Nic ἐκϑλίβοντι R_b V_b F_a Nic (ἐν- Nic) δ, *in* ἐκϑλίβοντα *mut.* F_a^3: ἐκϑλίβων τε S *princ.* 9 φρουρεῖ τ᾽] φρουρεῖται L: φρουρεῖται τ᾽ δ 10 τὰ πρῶτα φυλάττει ζ 11 προειρημένα V_b D 12 ὁ Ἱπποκράτης *om.* Orib. ὁ *om.* F_a Nic D δ ἐξεῦρεν R_b Nic: ἐξεῦρον F_a ἅμα] ἀλλὰ δ 13 *ante* τοῖς *add.* καὶ *edd.* ἃ *om.* F_a Orib. τὸ] τῷ R_b δ *edd.* 14 *ante* τινὶ *add.* καὶ Orib. χρήσασϑαι κελεύει V_b οἷα A R_b ζ 16 ἔτι *om.* T 17 ἠρτυμένῳ V_b: ἠρτημένον D ψιλῶν *in* ψιλῷ *mut.* F_a^3: ψιλῷ T δ *edd.*: δαψιλῶν R_b 18 ὀργανικῶν L 19 σχῆμα συμβουλεύει ζ 19–23 πρός – τρόποι *non habet* Orib. 20 τὸ *in* τῷ *mut.* F_a: τοῦ N φλεγμαίνειν *edd.* 20sq. δύνασϑαι μόνου A 21 ὁ δ᾽ ἕτερος] δεύτερος *princ.*: ὁ δὲ δεύτερος *Ald. Bas. Chart. Kühn* ὁ^{II} *om.* T Nic ζ 22 νεῦρα καὶ φλέβας R_b *princ.* μῦς καὶ νεῦρα F_a Nic 23 *ante* ὁμολογοῦσιν *add.* τούτ᾽ Nic, τοῦϑ᾽ F_a *ante* ἀλλήλοις *add.* συμβαίνειν F_a Nic

viel an die betroffenen Teile abzugeben oder etwas von ihnen zu empfangen. Daher benutzte Hippokrates aus diesen Gründen hauptsächlich zwei Arten 19 von Verbänden, und mit dem einen Verband presste er das (Blut), das in den betroffenen Teilen enthalten war, in Richtung der darüberliegenden Teile heraus und schränkte den Zufluss von diesen nach innen ein; mit dem anderen (Verband) presste er, indem er ihn bei den ersten Wickelungen auf dem Bruch selbst anlegte und die Verteilung der Leinenbinden in Richtung auf die unteren Teile hin noch fortsetzte, (das Blut, das dort enthalten war) in Richtung auf diese unteren Teile selbst heraus, und drängte andererseits (den Zufluss) zurück, aber bei allen übrigen (Wickelungen) – wenn er es für gut hielt, dass der Verband von den Stellen, die am tiefsten liegen, wieder nach oben verläuft, sodass (dieser zweite) Verband an der gleichen Stelle wie der erste endet – presste er (das Blut) auf den darüber liegenden Stellen heraus und (dadurch) verhinderte die daraus kommenden Zuflüsse. Die ersten zwei Leinenverbände schützen also den Bruch 20 und stützen ihn zugleich und halten ihn frei von Entzündungen. Aber sie sind trotzdem allein sicherlich nicht ausreichend für das, was in Bezug auf die beiden Erfordernisse erwähnt wurde; davon ausgehend entdeckte Hippokrates als schützendes Hilfsmittel bei Knochenbrüchen die Anwendung von Wickeln zusammen mit den außen anzulegenden Leinenverbänden, die diese stützen. Damit es nicht zu einer Entzündung kommt, ordnete er die Anwendung von einem der entzündungshemmenden Heilmittel an, wie es zum Beispiel die feuchte Salbe ist. Und alle diese Dinge wurden also aufgrund der zuvor genann- 21 ten Überlegungen ermittelt sowie zusätzlich die Haltung zum Zweck des Bewahrens (des behandelten Teils), welche ebenso einer zweifachen Art von Hinweisen unterliegt, die eine (wird) von den einfachen allgemeinen Kenntnissen (abgeleitet), die andere von der Beschaffenheit der zu behandelnden Organe.

Die eine Art legt also die Wahl einer möglichst schmerzfreien Haltung nahe, 22 sodass sich die Teile nicht entzünden und der Patient, was ihn selbst betrifft, imstande ist, eine sehr lange Zeit ruhig zu bleiben. Die andere Art aber, die ihren Ausgangspunkt in der Natur der zu behandelnden Teile hat, verlangt, dass Arterien, Venen, Nerven und Muskeln in möglichst gerader Lage liegen. Und in der Tat stimmen die (zwei) Arten miteinander überein; denn die beste Haltung

436 τό τε γὰρ εὐθύτατον ἑκάστῳ μορίῳ σχῆμα μάλι|στά ἐστιν ἀνώδυνον, ὅ τι δ' ἂν ἑτέρου μᾶλλον ἀνώδυνον ᾖ κατὰ φύσιν μάλιστά ἐστι τῷ κώλῳ. χειρὶ μὲν τὸ καλούμενον ἐγγώνιον, σκέλει δὲ τὸ μικροῦ δεῖν ἐκτεταμένον. εἰς ἀνωδυνίαν δ' οὐ μόνον τὸ κατὰ φύσιν ἑκάστου σχῆμα τῶν ὀργάνων, ἀλλά τι καὶ τὸ
23 ἔθος ἔοικε συντελεῖν. αὕτη μὲν οὖν σοι καὶ ἡ τοῦ σχήματος εὕρεσις, ἐν ᾧ χρὴ διαφυλάττειν τὸ κῶλον, ἡ δ' αὐτὴ καὶ τοῦ κατὰ τὴν ἀντίτασίν τε καὶ διάπλασιν· ἄμεινον γὰρ ἐν εὐθυτάτῳ καὶ ἀνωδυνωτάτῳ διατείνειν τε καὶ διαπλάττειν τὰ κῶλα. πολὺ δὲ δὴ μᾶλλον ἐν ταὐτῷ σχήματι τὴν ἐπίδεσίν τε καὶ τὴν ἡσυχίαν τοῦ μορίου ποιεῖσθαι προσήκει· τὸ γὰρ ἐν ἄλλῳ μὲν ἐπιδεῖν, ὑπαλλάττειν δ' εἰς ἕτερον, οὐκ ὀδύνην μόνον, ἀλλὰ καὶ διαστροφὴν ἐργάζεται τοῖς ὀστοῖς. εἰ γάρ τι μεμνήμεθα τῶν ἐν τοῖς Περὶ μυῶν κινήσεως ὑπομνήμασιν εἰρημένων, ἀναγκαῖόν ἐστιν ὑπαλλαττόντων τὸ σχῆμα τινὰς μὲν τῶν μυῶν ἐντείνεσθαί τε καὶ οἷον σφαιροῦσθαι συναγομένους, ἐνίους δ' ἐκλύεσθαι καὶ χαλᾶσθαι. ἔνθα μὲν οὖν ἐντείνονται, θλίβεσθαί τε πρὸς τῶν
437 ἐπιδέσμων αὐτοὺς ἀναγκαῖόν ἐστιν ὀδυνᾶσθαί τε διὰ τὴν | θλίψιν· ἔνθα δ' ἡ τάσις ἐκλύεται, χαλαρὰν μὲν ἐν ἐκείνῳ τῷ μέρει τὴν ἐπίδεσιν, ἀστήρικτον δὲ γίνεσθαι τὸ κάταγμα.

24 Διὰ ταῦτ' οὖν ἅπαντα διατείνειν τε καὶ διαπλάττειν ἐπιδεῖν τε καὶ ἀποτίθεσθαι καθ' ἓν σχῆμα τὸ ἀνωδυνώτατον ἕλοιτ' ἄν τις. εἰς μὲν δὴ τὴν πρώτην ἐνέργειαν ἣν ἐνεργοῦμεν ἐπὶ τοῖς κατεαγόσιν, οὐδὲν ἔτι λείπει παράγγελμα. λύειν δὲ κελεύει διὰ τρίτης ὁ Ἱπποκράτης, ὅπως μήτ' ἄση τις ἐγγίνοιτο μήτε κνῆσις ἀήθως σκεπασθέντι τῷ μορίῳ μήτ' ἐπὶ πλέον αἱ διαπνοαὶ κωλύοιντο τοῦ φθάσαντος ἐστηρίχθαι κατὰ τὸ κάταγμα· δι' ἃς οὐ μόνον ἀσωδῶς κνᾶσθαι συμβαίνει τισίν, ἀλλὰ καὶ διαβρωθέντος ὑπὸ τῆς τῶν ἰχώρων δριμύτητος ἐνίοτε τοῦ δέρματος ἕλκωσιν γενέσθαι. καταντλεῖν οὖν ὕδατος εὐκράτου τοσοῦτον, ὅσον ἱκανόν ἐστι διαφορῆσαι τοὺς τοιούτους ἰχῶρας. ἣν δὲ δὴ καὶ αὖθις ὁμοίως πράξῃς, ἑβδόμῃ μὲν ἂν εἴη μετὰ τὴν

11sq. ἐν – ὑπομνήμασιν] *cf.* Gal. De motu musc. I 4: p. 8,23–9,7 Rosa = IV 384,7–385,7 K. **21–160,3** λύειν – πλείονος *exc.* Orib. Coll. med. XLVI 1: CMG VI 2,1, p. 208,21–31 **27–160,27** ἣν – ποιεῖσθαι] *cf.* Gal. In Hipp. De fract. comm. I 41: XVIIIB 394,15–399,5 K.

1 εὐθύτατον] οἰκειότατον α S T, γρ εὐθύτατον *supra lin. scr.* L^2 ἑκάστου μορίου P_a *edd.* δ'] τ' Nic **2** ἐστὶ μάλιστα ζ **3** τὸ^{II}] τῷ S: τοῦ R_b **4** δ'] τ' Nic ἑκάστου *supra lin. scr.* S, *post* ὀργάνων *trsp.* A, *post* μόνον V_b: ἕκαστον (*post* μόνον *trsp.*) Orib. ἀλλά τι] ἀλλ' ἔτι Orib. **5** οὖν *om.* V_b F_a Nic χρὴ *post* lin. 6 κῶλον *trsp.* V_b **6** καὶ τοῦ *om. edd.*, *tantum* καὶ *om.* F_a διάτασίν α τε *om.* V_b Nic **7** *post* εὐθυτάτῳ *add.* τε ζ τε *om.* ζ *edd.* **8** τὸ κῶλον *edd.* δὲ *om.* S T F_a *Ald. Kühn*, *supra lin. suppl.* F_a τῷ αὐτῷ F_a Nic δ *edd.* **9** προσήκει ποιεῖσθαι V_b **11** τι] τοι F_a ζ κινήσεων ζ **13** ἐντείνεσθαί *ex* ἐκτείνεσθαί *corr.* F_a^3: ἐκτείνεσθαί F_a D **14** *ante* καὶ *add.* τε R_b F_a δ *edd.* συγχαλᾶσθαι V_b τε *om.* T δ **19** ἓν] ὃ T **20** ἐπὶ τοῖς κατάγμασιν *in textu* F_a Nic, γρ ἐν τοῖς κατεάγοσιν *in marg. scr.* F_a ἐπὶ] εἰς *in textu scr.*, *punctis del. et* ἐπὶ *supra lin. scr.* P_a: ἐν N *edd.* **21** *supra* ἄση *scr.* ῥύπος F_a^3 **22** γένοιτο D: γίγνοιτο *edd.*: ἐπιγίνοιτο Orib. κίνησις F_a Nic (-εις Nic), <κν>ῆσις *in marg. scr.* F_a^3 ἀληθῶς δ τῷ *in textu. om.* F_a Nic, *supra lin. suppl.* F_a **23** *supra* τοῦ φθάσαντος *scr.* τοῦ ῥύπου F_a^3 ἐνεστηρῖχθαι Orib. οὐ] μὴ Orib. **24** κνῆσθαι V_b: κνησθῆναι F_a Nic: κνήσεσθαι *edd.* **25** γίνεσθαι A Orib. **26** *post* οὖν *add.* δι' F_a Nic ὕδατι εὐκράτω T I_a^* *princ.* **27** πράξας V_b: πράξεις T I_a^* N *ante* ἑβδόμῃ *add.* ἕως I_a^* *post* μὲν *add.* οὖν S R_b I_a^*

eines jeden Teils ist eine möglichst schmerzfreie, und diejenige, die schmerzfreier ist als die andere, ist für die Gliedmaße am natürlichsten. Für den Arm ist es die sogenannte Winkelstellung, für das Bein aber die nahezu ausgestreckte Haltung. Aber im Hinblick auf die Schmerzfreiheit scheint nicht nur die naturgemäße Haltung der einzelnen Organe, sondern auch die Gewohnheit etwas beizutragen. Die Haltung zu finden, in der man die Gliedmaße bewahren muss, ist also dir 23 überlassen, dies gilt aber auch für die Haltung in Bezug auf das Ausstrecken[1] und das Zusammenfügen; denn es ist besser, die Gliedmaßen auf möglichst gerade und schmerzfreie Weise auszustrecken und wieder zusammenzufügen. Sehr viel angemessener ist aber sicherlich, dass das Verbinden und die Ruhigstellung des Teils in der gleichen Haltung erfolgen: Denn in einer anderen Haltung zu verbinden oder zu einer anderen zu wechseln, ruft bei den Knochen nicht nur Schmerzen, sondern auch Verrenkungen hervor. Denn wenn wir uns daran erinnern, was in den Abhandlungen Über die Bewegung der Muskeln gesagt wurde, ist es erforderlich, wenn wir die Lage ändern, dass einige von den Muskeln zur Ausdehnung und quasi zu einer runden Form[2] gebracht werden, andere aber zur Lockerung und zur Entspannung gebracht werden. Sobald sie also gedehnt sind, werden sie zwangsläufig von den Verbänden gedrückt und es kommt durch den Druck zu Schmerzen; wenn aber die Spannung gelöst wird, wird der Verband an dieser Stelle locker und der Bruch instabil.

Aus allen diesen Gründen nun sollte man entsprechend einer bestimmten 24 Haltung ausstrecken und einrenken, verbinden und ruhighalten, die möglichst schmerzfrei ist. Was die erste Verrichtung betrifft, die wir bei Brüchen vornehmen, so fehlt gewiss kein weiterer Hinweis. Hippokrates weist uns an, (den Verband) am dritten Tag zu lösen[3], damit weder Schmerz noch ein ungewohnter Juckreiz in dem bedeckten Teil auftritt und damit die Absonderungen kein Hindernis für das, was sich im Bereich des Bruchs zuvor verfestigt hat, darstellen; durch diese (Absonderungen) kommt es bei manchen (Patienten) nicht nur zu einem unangenehmen Juckreiz, sondern im Fall eines Zerfressens durch die Schärfe des Wundsekrets manchmal auch zu einer Geschwürbildung der Haut. Deshalb muss man gut gemischtes Wasser in einer Menge darüber gießen, die ausreicht, um ein derartiges Wundsekret wegzuspülen. Wenn man aber dasselbe auch erneut tut, dann sollte dies am siebten Tage vom ersten an

1 In Anbetracht der Verwendung des Verbs διατείνειν im hinteren Teil des Satzes ist die in den Kodizes A und L an dieser Stelle überlieferte Variante διάτασιν (*vs* ἀντίτασιν) besonders zu berücksichtigen.

2 Das ist der Fall z.B. bei der Zunge; *cf.* De usu part. XI 10: p. 142,20–143,1 Helmreich = III 883,17–884,6 K.

3 Es handelt sich um eine wiederholte Verordnung, die verschiedene Teile des Körpers betrifft; *cf.* *e.g.* Hipp. De fract. 5: p. 8,21–10,9 Jouanna = III 432,17– 436,10 L.

πρώτην ἀρχὴν ἡμέρᾳ, φαίνοιτο δ᾽ ἂν ἤδη μηδενός γ᾽ ἐμποδὼν γενομένου
πάντ᾽ ἀφλέγμαντα καὶ αὐτοῦ γε τοῦ κατὰ φύσιν ἐνίοτε μᾶλλον ἰσχνά.
25 Τότε οὖν ἐγχωρεῖ νάρθηκάς τε περιτιθέναι καὶ λύειν διὰ πλείονος – |
438 ἔμπροσθεν μὲν γὰρ ὅθ᾽ ὁ τῆς φλεγμονῆς ἐπεκράτει σκοπός, οὐκ ἦν ἀσφαλὲς
θλίβειν τοῖς νάρθηξι · νυνὶ δ᾽ ἐπειδὴ πέπαυται μὲν αὕτη, στηρίζεσθαι δὲ χρὴ
τὸ κάταγμα, καλῶς ἄν τις αὐτοῖς χρῷτο. καὶ μὲν δὴ καὶ διὰ πλείονος ἐγχωρεῖ λύειν, ὡς ἂν μηκέτι χρῃζόντων τῶν μερῶν ἀποκρίνειν ἰχῶρας. ἀλλὰ καὶ ἡ
πώρωσις ἀμείνων ἂν οὕτω γίνοιτο· χρὴ γάρ, ὡς ἔμπροσθεν εἴρηται,
παγῆναί τι τῆς οἰκείας τροφῆς τῶν ὀστῶν, ἵνα γένηται πῶρος. οὔκουν χρὴ
τοῦτ᾽ ἀποκλύζειν τῶν χειλῶν τοῦ κατάγματος ἢ διαφορεῖν ἐκτός, ὅπερ αἱ
συνεχεῖς ἐργάζονται λύσεις. οὐ μὴν οὐδ᾽ οὕτω πολὺ διαλείπειν, ὡς μηδὲ
26 γνῶναι πῶς προχωρεῖ τὸ κάταγμα. πολλάκις γοῦν ἐθεασάμην ἱκανῶς
ξηρανθέντων τῶν ὀστῶν δυσχερῶς γινομένην τὴν πώρωσιν. ἐπαντλεῖν οὖν
χρὴ τοῖσδε μέτριον τῷ πλήθει διὰ τρίτης ἢ τετάρτης ἡμέρας ὕδωρ θερμόν,
ὅρον ἔχοντα τοῦ παύσασθαι τῆς αἰονήσεως τὴν εἰς ὄγκον ἐρυθρὸν ἔπαρσιν
τῆς σαρκός. ἐπὶ μὲν δὴ τούτων πρὶν ἄρχεσθαι καθίστασθαι παύεσθαι χρή,
καθάπερ ἐφ᾽ ὧν διαφορῆσαί τι βουλόμεθα μὴ παύεσθαι πρὸ τοῦ συμ|
439 πεσεῖν τὸν ἐκ τῆς αἰονήσεως ὄγκον. ἐφ᾽ ὧν δ᾽ ὑγρότης ἐστὶ πλείων καὶ διὰ
ταύτην οὐ πωροῦται τὰ κατεαγότα, ξηραίνειν αὐτήν, ὡς ἔμπροσθεν
εἴρηται, πειρᾶσθαι δι᾽ ἐπιδέσεως προσηκούσης καὶ καταντλήσεως, ἤτοι γ᾽
27 ἐλαχίστης παντάπασιν ἢ πλείστης. ἡ μὲν γὰρ ἐλαχίστη, πρὶν ἐπιρρυῆναί τι
παυομένη, τά τε πρόχειρα τῶν ὑγρῶν διαφορεῖ τά τ᾽ ἐν τῷ βάθει διαχεῖ
μετρίως· συμφέρει δ᾽ οὕτω κεχύσθαι τοῖς ὑπὸ τῆς ἐπιδέσεως ἐκθλίβεσθαι
μέλλουσιν. ἡ δὲ πλείστη διαφορεῖ πλέον ἢ ἕλκει. εὔδηλον δὲ δήπου καὶ ὡς
ἐπὶ μὲν τῆς ἐκθλιβούσης ἐπιδέσεως ἧττον χρὴ πιέζειν τὰ τελευταῖα τῶν
ὀθονίων, ἐπὶ δὲ τῆς ἀνατρεφούσης οὐθ᾽ ἧττον ταῦτα καὶ συμπάσας τὰς
περιβολὰς χαλαρωτέρας ποιεῖσθαι.

13–16 ἐπαντλεῖν – σαρκός *exc.* Orib. Coll. med. XLVI 1: CMG VI 2,1, p. 210,1sq. 18–162,8 ἐφ᾽ – πῶρον *exc.* Orib. Coll. med. XLVI 1: CMG VI 2,1, p. 210,7–21

1 γ᾽ *om.* T Orib.: τε Nic γινομένου F_a **2** ἀφλέγμαντα πάντα A γε] τε γ **3** τε *om.* F_a Nic περιτεθῆναι T: ἐπιτιθέναι F_a Nic πλέονος α S *edd.* **4** μὲν *om.* I_a^* V_b δ, *supra lin. suppl.* V_b^2 *post* γὰρ *add.* δὴ D ἐπικρατεῖ δ *ante* οὐκ *add.* ὅτ᾽ S, τότ᾽ *princ.* **5** αὐτὴ V_b δ **6** μὲν δὴ] μὴν V_b *post* καὶ^{II} *add.* οὐ I_a^* πλέονος α S δ *edd.* **7** *ante* ἰχῶρας *add.* τοὺς F_a **8** ἀμείνων *ex* ἄμεινον *corr.* V_b^2: ἄμεινον V_b *edd.* ἂν οὕτω *om.* Nic **10** τῶν χειλῶν *non vertit* Lat.$^{Ar.Ger}$: τῶν χυλῶν D P_a **11** λύσεις ἐργάζονται *edd.* ἐργάσονται S T διαλιπεῖν I_a^* V_b: διαλιπειν Nic: διαλάμπειν M: διαλύπειν D: διαλειπεῖν (*sic*) N: διαλείπεῖν (*sic*) P_a μηδένα γ F_a **12** γνῶναι] διαγνῶναι P_a: δὲ γνῶναι S προσχωρεῖ *edd.* κάταγμα] πράγμα F_a Nic ἀκριβῶς D *Ald. Bas. Chart. Kühn* **13** γοῦν V_b **14** τοῖσδε χρὴ V_b τούσδε γ **15** αἰονήσεως] καταιονήσεως V_b F_a Nic δ *edd.* ἐπανάστασιν S R_b **16** τῆς σαρκός *e* τῶν σαρκῶν *correctum in* F_a: τῶν σαρκῶν *edd.* ἄρξασθαι δ παύσασθαι F_a Nic δ *edd.* **17** παύσεσθαι I_a^* **18** τὸν ὄγκον τὸν ἐκ τῆς αἰονήσεως ζ καταιονήσεως F_a Nic 18sq. δι᾽ αὐτὴν Orib. **20** *post* πειρᾶσθαι *add.* δὲ F_a Nic δ δι᾽] δει Nic ἐπιθέσεως δ **22** τῷ *om.* Orib. 22sq. μετρίως διαχεῖ α ζ **23** δέσεως *in textu* T F_a D, ἐπι- *supra lin. suppl.* T F_a D **24** πλέον] μᾶλλον Orib. **25** ἐπὶ] ὑπὸ R_b **26** οὐθ᾽] οὐχ F_a D *Ald. Bas. Chart. Kühn* ταῦτα *in* ταύτης *mut.* F_a^3

(gezählt) geschehen, und wenn nichts dem entgegengestanden hat, so dürfte jetzt alles entzündungsfrei erscheinen und (das Glied) selbst etwas dünner sein als es sonst in naturgemäßem Zustand der Fall ist.

Zu dieser Zeit ist es also (noch) möglich, Schienen herumzulegen und sie nach 25
längerer Zeit zu lösen – denn zuvor, als das Ziel darin bestand, die Entzündung zu überwinden, war es nicht sicher, (die Gliedmaße) mit Schienen zusammenzudrücken; jetzt aber, nachdem die Entzündung aufgehört hat und es notwendig ist, den Bruch zu richten, kann man sie erfolgreich anwenden. Und in der Tat ist es zulässig, die Verbände nach längerer Zeit zu lösen, da die Teile kein Wundsekret mehr ausscheiden müssen. Aber auch die Kallusbildung würde besser unter diesen Umständen erfolgen; denn es ist, wie zuvor gesagt[1], notwendig, dass ein Teil der eigentlichen Nährstoffe des Knochens verfestigt wird, damit sich Kallus bilden kann. Man darf also dasjenige nicht von den Rändern des Bruchs abwaschen oder äußerlich zerstreuen, was die wiederholten Lockerungen hervorbringen. Und wir dürfen in der Tat keine lange Zeit auf diese Weise verstreichen lassen, bis man nicht (mehr) weiß, wie der Bruch fortschreitet. Ich habe jedenfalls 26
oft beobachtet, dass gerade beim Trocknen der Knochen eine Kallusbildung schwer möglich ist. Man soll daher diese (Brüche) am dritten und vierten Tag mit warmem Wasser in mäßiger Menge übergießen, indem man als Grenzwert für die Unterbrechung der Benetzung das Aufsteigen des Fleisches zu einer roten Schwellung annimmt. In diesen Fällen muss man wohl aufhören, bevor die Anschwellungen einzutreten beginnen, wohingegen man bei den Dingen, die man zerstreuen will, nicht aufhören darf, bevor die Schwellung infolge des Befeuchtens auftritt. In den Fällen aber, bei denen die Feuchtigkeit größer ist und die gebrochenen Teile infolge dieser Feuchtigkeit keinen Kallus bilden, muss man aber versuchen, diese, wie zuvor gesagt[2], durch das Anlegen eines angemessenen Verbandes und eine vollständige Benetzung zu trocknen, sei es durch eine äußerst geringe Benetzung, sei es durch eine sehr starke. Denn die Benetzung 27
in sehr geringem Maße zerstreut, wenn sie aufhört, bevor etwas hineingeflossen ist, die Flüssigkeiten, die auf der Oberfläche vorhanden sind, und löst die im tiefen Teil befindlichen mäßig auf; es ist aber zweckmäßig, dass (die Flüssigkeiten) auf den (Teilen), die durch den Verband herausgepresst werden sollen, auf diese Weise auslaufen. Eine sehr starke Benetzung löst hingegen mehr auf, als sie zieht. Es ist dennoch auch ganz klar, dass man bei dem zusammenpressenden Verband weniger Druck in den Enden der Leinenbinden ausüben muss, bei dem nährenden (Verband) aber (muss man) nicht nur (in den Enden) weniger (Druck ausüben), sondern auch alle Umwicklungen lockerer machen.

[1] *cf. supra*, S. 147,22–28.
[2] *cf. supra*, S. 155,11–25.

28 Ἐπεὶ δ' οὐ μόνον ἐν ᾧ χρὴ καιρῷ συμπράττειν ταῖς πωρώσεσιν, ἀλλὰ καὶ ὅπως ἐξεύρηται, λείποιτ' ἂν ἔτι περὶ τῆς συμπάσης διαίτης εἰπεῖν. ὅτι μὲν οὖν ἐν ἀρχῇ λεπτότατα χρὴ διαιτᾶν ἐν τῇ τῶν φλεγμονῶν οἰκείᾳ θεραπείᾳ λεχθήσεται· δειχθήσεται δὲ καὶ ὡς φλέβα χρὴ τέμνειν ἐνίοτε καὶ
29 440 διὰ γαστρὸς ἐκκε|νοῦν τὰ περιττά. κατὰ δὲ τὸν τῆς πωρώσεως καιρὸν ἀνατρέφειν χρὴ τὸ σῶμα σιτίοις εὐχύμοις καὶ τροφίμοις, ἐξ ὧν εἴωθε γεννᾶσθαι χυμὸς οὐ μόνον χρηστός, ἀλλὰ καὶ γλίσχρος, ἐξ οἵου δεῖ μάλιστα γίνεσθαι τὸν πῶρον. ἐκ μὲν γὰρ τῆς ὀρρώδους καὶ λεπτῆς ὑγρότητος οὐδ' ἂν γεννηθείη τὴν ἀρχήν, ἐκ δὲ τῆς παχείας μέν, ἀλλὰ ψαθυρᾶς καὶ ἀλιποῦς, γεννηθείη μὲν ἂν οὐ βραδέως, ἀλλ' ἐν τῷ χρόνῳ ξηραινόμενος κραυρότερος
30 καὶ διὰ τοῦτ' εὔθραυστος γίνεται. μεγέθει δ' ἔστω τηλικοῦτος, ὡς ἀσφαλῆ τε ἅμα δεσμὸν εἶναι τοῖς ὀστοῖς καὶ μὴ θλίβειν τοὺς μῦς· ὁ μὲν γὰρ μικρότερος ἢ χρὴ σφαλερὸς τοῖς ὀστοῖς, ὁ δὲ μείζων τοῦ προσήκοντος ὀδυνηρὸς τοῖς μυσί. προσέχων οὖν ἀκριβῶς αὐτῷ τὸν νοῦν ἤτοι προτρέπειν ἐνδεῶς γινόμενον ἢ κωλύειν ἀμέτρως αὐξανόμενον.

31 Ἐξ ὧν δ' ἐργάσῃ ταῦτα, τό τε ποσὸν τῆς αἰονήσεώς ἐστι καὶ τὸ ποιὸν καὶ τὸ ποσὸν τῶν ἐδεσμάτων αἵ τ' ἔξωθεν ἐπιτιθέμεναι κατ' αὐτοῦ δυνάμεις φαρμάκων. περὶ μὲν οὖν αἰονήσεως τε καὶ διαίτης προείρηται· τῶν δὲ φαρμάκων ὅσα μὲν ἐμπλαστικὰ ταῖς οὐσίαις ἐστὶ μετρίως θερμαίνοντα |
441 προτρέπει τε καὶ συναύξει τοὺς πώρους· ὅσα δὲ διαφορητικὰ καὶ τοὺς ὄντας ἤδη μεγάλους καθαιρεῖ. μήτε δὲ ἀνατρέφειν ἐθέλων μήτε καθαιρεῖν πῶρον, ἀλλ' ὡς αὐτὸς ὡρμήθη δέχεσθαι, φαρμάκῳ κέχρησο τῶν ἐναίμων ὀνομαζομένων, ἃ δὴ μετρίως ξηραίνοντα καὶ τὴν πῆξιν ἐργάζεται μετρίαν τοῦ πώρου.

32 Περὶ μὲν δὴ τῶν ἐγκαρσίων καταγμάτων ἱκανὰ καὶ ταῦτα· περὶ δὲ τῶν παραμήκων τὰ μὲν ἄλλα σύμπαντα ταὐτά, πιέζειν δὲ χρὴ μᾶλλον ταῦτα

18–21 τῶν – καθαιρεῖ *exc.* Orib. Coll. med. XLVI 1: CMG VI 2,1, p. 210,21–24 **25**–164,9 Περὶ – φαρμάκων *exc.* Orib. Coll. med. XLVI 1: CMG VI 2,1 p. 211,19–27

1sq. Ἐπεὶ – εἰπεῖν *non habet* Orib. **3** λεπτοτάτως Orib. *edd.* **4** λεχθήσεται] δειχθήσεται V_b: ῥηθήσεται Nic δειχθήσεται δὲ *om.* T δειχθήσεται *e* λεχθ- *corr.* Nic N: λεχθήσεται α S R_b I_a^* F_a ζ *edd.*, δει- *supra* λε- *scr.* F_a: videbis Lat.$^{Ar.Ger}$ χρὴ φλέβα ζ χρὴ] δεῖ L γ *post* ἐνίοτε *add.* δὲ Nic δ *princ. Chart. Kühn* **5** ἐκκενοῦν *ex* ἐκκενοῦντα *corr.* F_a: ἐκκενοῦντα S F_a: ἐκκρίνειν T **6** εἴωθεν S I_a^* Nic **7** δεῖ] δὴ ζ: χρὴ γ R_b V_b F_a Nic δ *edd.* μάλιστα *post* οἵου *trsp.* R_b Nic **8** γίνεσθαι] πήγνυσθαι Nic **9** καὶ ἀλιποῦς *om. spat. 6 fere litt. rel., postea* εὔθραυστον καὶ ἀλιποὺς *scr.* F_a **11** μεγέθους R_b F_a **12**sq. καὶ – ὀστοῖς *om.* δ **13** ὀστέοις α R_b ζ **14** προσέχειν *edd.* **16** τῆς αἰονήσεώς] τῆς ἑνώσεως (*post* ποιὸν *transpositum*) V_b **17** τὸ *om.* α S R_b I_a^* δ **18** τε *om. edd.* διαίτης προείρηται] διατί, προείρηται V_b **19** ἐμπλαστὰ *e mut.* V_b **21** μεγάλους *om.* Orib. καθαιρεῖ *sec.* T R_b V_b F_a M δ Orib. Lat.$^{Ar.Ger}$ (minuit) *scripsi*: καθαίρει α S D *edd.* δὲ] οὖν T ἀνατρέψειν F_a καθαιρεῖν *sec.* γ V_b^2 F_a P_a Orib. Lat.$^{Ar.Ger}$ (minuere) *scripsi*: καθαίρειν α I_a^* V_b F_a ζ N *edd.* **22** *ante* πῶρον *add.* τὸν T R_b V_b (*supra lin.*) F_a *edd.* ὁρμηθῇ S F_a Nic δ φαρμάκῳ *in* φαρμάκοις *mut.* F_a, *in* φαρμάκων Nic: φαρμάκων T ζ *princ.* χρῆσθαι V_b: χρησομαι Nic: κέχρητο *Bas. Chart. Kühn* **25** δὴ] οὖν V_b καὶ *om. Ald. Bas. Chart. Kühn* **26** παμμήκων V_b ταῦτα S δ: ταυτα Nic: τὰ αὐτὰ T R_b V_b Orib. *edd.* ταῦτα μᾶλλον L ζ

Und da (wir) nicht nur (darüber gesprochen haben), zu welcher Zeit es 28
notwendig ist, bei der Kallusbildung mitzuwirken, sondern auch (darüber), wie
man sie ausfindig gemacht hat, bleibt nun noch übrig, über die Ernährung in
ihrer Gesamtheit zu sprechen. Davon nun, dass es zu Beginn notwendig ist, (den
Patienten) auf eine ganz leichte Diät zu setzen, wird im besonderen Fall der
Behandlung der Entzündungen die Rede sein[1]; es wird aber auch gezeigt, dass es
bisweilen notwendig ist, eine Vene zu öffnen und die Überschüsse durch den
Magen zu entleeren. Zur Zeit der Kallusbildung ist es aber notwendig, den 29
Körper mit Speisen zu ernähren, die gute Säfte enthalten und nahrhaft sind, aus
denen ein Saft gebildet zu werden pflegt, der nicht nur nützlich, sondern auch
seiner Art nach zähflüssig ist, aus dem vor allem der Kallus entstehen soll. Denn
(der Kallus) dürfte nicht einmal zu Beginn aus einer serösen und dünnen Feuchtigkeit entstehen, sondern zwar aus einer dicken, aber zerbrechlichen und nicht
fettigen, und er würde nicht langsam entstehen, vielmehr wird er, indem er mit
der Zeit austrocknet, fragiler und dadurch leicht brüchig. Aber im Hinblick auf 30
die Größe muss der Kallus von der Art sein, dass er fest ist und zugleich ein Band
für die Knochen darstellt, ohne die Muskeln zu drücken; denn was kleiner ist als
erforderlich, ist unsicher für die Knochen, und was größer ist als angemessen, ist
schmerzhaft für die Muskeln. Indem man also darauf achtet, muss man entweder ihn fördern, wenn er mangelhaft ist, oder ihn hemmen, wenn er zu stark
zunimmt.

Diese Ziele erreicht man durch folgende Gegebenheiten: die Menge der Be- 31
netzung, die Qualität und Quantität der Nahrungsmittel und die Kräfte der
äußerlich angewandten Heilmittel. Über die Benetzung und die Ernährung
wurde also bereits gesprochen; von den Heilmitteln sind diejenigen, die aufgrund
ihrer Substanzen emplastisch wirken und mäßig wärmen, förderlich und tragen
dazu bei, den Kallus zu vergrößern; aber diejenigen Heilmittel, die zerstreuend
wirken, vermindern sogar bereits große vorhandene Kallusse. Willst du den
Kallus weder aufbauen noch abbauen, sondern ihn so nehmen, wie er geformt
wurde, dann sollst du zu den sogenannten blutstillenden Heilmitteln greifen, die
wohl mäßig trocknen und eine Verfestigung des Kallus im richtigen Ausmaß
bewirken.

Hinsichtlich der Brüche, die quer verlaufen, sind diese Überlegungen schon 32
ausreichend; für die Brüche, die länglich verlaufen, gelten bei allem anderen
dieselben (Überlegungen), man muss sie aber an der Bruchstelle selbst stärker

1 Hier wird auf die letzten zwei Bücher des Werks verwiesen (XIII–XIV: X 874–1021 K.).

κατ' αὐτὸ τὸ κάταγμα καὶ προσστέλλειν εἴσω τὸ ἀφεστηκός. ὅσα δ' ἐθραύσθη πολυειδῶς καὶ μάλιστα σὺν ἕλκεσιν – ὅπερ ὡς τὰ πολλὰ φιλεῖ γίνεσθαι –, σπλῆνας σκεπαρνηδὸν ὡς Ἱπποκράτης ἐκέλευσε περιβάλλειν οἴνῳ τέγγοντας αὐστηρῷ τε καὶ μέλανι καὶ μάλιστ' ἐν θέρει· σήπεται γὰρ εἴτ' ἐλαίῳ τις εἴτε κηρωτῇ χρῷτο δεόμενά γε ξηραίνεσθαι μειζόνως ἢ τἆλλα, διότι καὶ μεῖζον τὸ πάθημα. καὶ τοίνυν καὶ τὰ φάρμακα πάντα τῶν ξηραινόντων ἔστω, καθάπερ ἐκεῖνος ἐκέλευσεν ἅμα καὶ τὸ μέτρον ἐπ' αὐτῶν
442 ὁρίσας· ἐκ γὰρ τῶν ἐναίμων ὀνομαζομένων | εἶναι κελεύει τὰ τοιαῦτα τῶν φαρμάκων. εἰ δὲ καὶ κατ' ἀρχὰς εὐθέως αὐτοῖς χρῷτο, τοιοῦτον εἶναι συμβουλεύει τὸ ἔναιμον «ὃ σύντροφόν ἐστιν ἐπιτέγξει».

33 Τὰ μὲν οὖν ἄλλα σύμπαντα ταῖς ἐκείνου ποιητέον ὑποθήκαις, οὐκ ἐν τοῖς εἰρημένοις μόνον, ἀλλὰ κἂν γυμνωθὲν τὸ ὀστοῦν ἀποπρίσεως δέηται· κἂν παρασχίδας τινὰς ἤτοι γ' αὐτὸν ἀφαιρεῖν ἢ τῆς φύσεως ἐξωθούσης συμπράττειν προσήκει. περὶ δὲ τῶν ὑποτιθεμένων σωλήνων τοῖς σκέλεσιν, ὅσα μὲν Ἱπποκράτης ἠπόρησεν, εἴτε χρηστέον εἴτε μὴ χρηστέον, ἅπαντές τε γινώσκουσιν ἐπαινεῖν τε χρὴ τοὺς λογισμούς. ὃ δὲ τοῖς νεωτέροις εὕρηται γλωττοκόμιον, ᾧ χρώμεθα μάλιστα κατὰ τὸν τῆς πωρώσεως καιρόν, ἐπαινῶ μὲν εἴπερ τι καὶ ἄλλο τῶν τοιούτων μηχανημάτων – οὐ μὴν ἔοικέ γε ὁ Ἱπποκράτης γινώσκειν αὐτὸ καίτοι γε οὐκ ἀμελὴς ὑπάρχων εἰς

1–4 ὅσα – θέρει] *cf.* Hipp. De fract. 29: p. 44,12–16 Jouanna = III 514,11–14 L. Gal. In Hipp. De fract. comm. III 21, 24: XVIIIB 563,6–569,6, 571,7–572,2 K. Gal. In Hipp. De off. med. comm. II 2: XVIIIB 728,11–14 K. 6–10 καί^{II} – ἐπιτέγξει] *cf.* Hipp. De fract. 29: p. 44,19–21 Jouanna = III 516,1–3 L. Gal. In Hipp. De fract. comm. III 23: XVIIIB 570,1–571,5 K. **16–166,15** ὃ – τεταγμένων *exc.* Orib. Coll. med. XLVI 1: CMG VI 2,1, p. 207,20–208,2

1 αὐτὸ *om.* α γ I_a^* F_a ζ προστέλλειν β γ Nic *edd.*: interius reducenda: retrudendum (introrsus) est Lat.$^{\mathrm{Gr.Lin}}$ 2 θραυσθῇ V_b: ἐθλάσθη A 3 σπλῆνας *sec.* S Orib. *scripsi*: σπλῆνα *cett. codd. edd.* ὡς Ἱπποκράτης ἐκέλευσε *om.* Orib. ἐκέλευε α S R_b M 4 περιβαλεῖν V_b F_a Orib. αὐστηρῷ – θέρει *om.* Nic αὐστηρῷ – καί^{II} *om.* Orib. 5 *ante* κηρωτῇ *add.* καὶ Orib. 7sq. καθάπερ – ὁρίσας *non habet* Orib. 7 αὐτοῖς *edd.* 8 κελεύει *in textu*, γρ συμβουλεύει *in marg. scr.* F_a 9 *post* εὐθέως *add.* τὶς γ, *ante* εὐθέως *edd.* *post* χρῷτο *add.* καὶ Nic τοιουτο Nic (*idem infra*) 10 συμβούλευε δ: συνεβούλευε *edd.* ἐστιν] ὂν A 12 τὸ *om.* V_b F_a Nic δ ἀποκρίσεως ζ δέοιτο *edd.* 13 αὐτῶν δ ὠθούσης V_b Nic 15 ἠπόρησεν *ex* ηὐπόρησεν *correctum in* V_b: ηὐπόρηκεν F_a 16 τε^{I} *om.* A: ἤδη V_b 17 *post* εὕρηται *add.* τὸ L S ζ γλωττόκομον M: γλωσσοκόμιον *princ.*: γλωσσόκομον *Ald. Bas. Chart. Kühn*: glotofomion Lat.$^{\mathrm{Ar.Ger}}$ 19 ὁ *om.* Nic *edd.* ὑπάρχων *om. Ald. Bas. Kühn*

(zusammen)pressen und das, was sich verschoben hat, wieder hineindrücken[1]. Um diejenigen aber, die in viele Stücke zerbrochen sind, und besonders die mit Wunden einhergehen – wie es bei vielen gewöhnlich der Fall ist –, wickelt man schräg drückende Verbände[2], wie Hippokrates es angeordnet hat, und man benetzt sie mit Wein, der zusammenziehend und dunkel ist, und vor allem im Sommer; denn wer entweder Öl oder eine Salbe verwendet, ruft bei diesen Brüchen, die wohl in stärkerem Maße getrocknet werden müssen als die anderen, Fäulnis hervor, weshalb die Schädigung auch größer ist. Und deshalb sollen auch alle Heilmittel von trocknender Art sein, genauso wie jener es angeordnet hat, als er zugleich auch die Menge für diese festlegte; denn er ordnet an, dass derartige Heilmittel zu denen gehören sollen, die als blutstillende bezeichnet werden. Wenn er sie aber gleich von Anfang an verwendet, empfiehlt er, dass das blutstillende Heilmittel von der Art sein soll, „dass es zur Benetzung beiträgt“[3].

Man soll also alle anderen (Maßnahmen) nach seinen Vorschriften ausführen, 33
nicht nur im Fall von den genannten (Brüchen), sondern auch dann, wenn der Knochen, nachdem er freigelegt wurde, abgesägt werden muss; und wenn einige Bruchstücke (vorhanden sind), ist es angebracht, dass man sie entweder selbst entfernt oder dabei hilft, wenn die Natur (sie) ihrerseits abstößt. Was aber die von hinten an die Beine angelegten Schienen betrifft, ist es allen bekannt, welche Zweifel Hippokrates gehegt hat, ob man sie verwenden oder nicht verwenden soll, und man kann seine Argumentationen nur loben. Das aber von neueren Ärzten erfundene *glōttokomion*[4], das wir besonders während der Zeit der Kallusbildung verwenden, lobe ich, auch wenn es ein anderes Gerät dieser Art gibt – Hippokrates scheint in der Tat nichts davon gewusst zu haben, und doch war

[1] Die von den Handschriften A und L überlieferte Lesart προσστέλλειν (*vs* προστέλλειν) lässt sich auch in der Parallelstelle bei Oribasius finden; zur orthographischen Schwankung und deren Implikationen *cf. supra*, S. 23,1 (mit Anm).

[2] Die vom Kodex S und Oribasius tradierte Form σπλῆνας lässt sich auch dadurch bevorzugen, dass sie an anderen Parallelstellen (Gal. In Hipp. De off. med.) vorkommt; *cf. app. loc. sim.*

[3] Wie im Similienapparat ausgewiesen, handelt es sich in diesem Fall um ein wörtliches Zitat aus dem hippokratischen Traktat De fracturis. Zahlreiche Hinweise zu ἔναιμα φάρμακα sind in den Galenkommentaren zur hippokratischen Chirurgie zu finden; *cf. e.g.* In Hipp. De fract. comm. III 3, III 23: XVIIIB 535,4, 570,3 K.; In Hipp. De artic. II 44, II 55: XVIIIA 480,16, 490,6 K. (hier ist die Definition von ἔναιμα φάρμακα als „Heilmittel, die nach dem Verstopfen mäßig trocknen“ [...φαρμάκοις μετὰ τὸ στομῶσαι μετρίως ξηραίνουσιν]). Besonders ausschlaggebend ist die Passage In Hipp. De artic. IV 25: XVIII A 701,13–704,3 K.; denn in diesem langen Exkurs wird ausdrücklich darauf verwiesen, dass bereits Hippokrates diese Art von φάρμακα in seinen Büchern De artic. und De fract. ἔναιμα genannt hatte. Außerdem wird auf die Verwendung „neuerer“ ἔναιμα φάρμακα verwiesen, die sich auf die medizinische Praxis anderer Ärzte bezieht.

[4] γλωττοκόμιον ist die von den Handschriften von Meth. med. beinahe einstimmig überlieferte Form, welche sich auch bei Oribasius finden lässt. An anderen Stellen des *Corpus Galenicum* (siehe *e.g.* In Hipp. De fract. comm. II 64: XVIIIB 501,10; 502,2sq.; 503,15 K.) tritt die Variante γλωσσόκομον auf. Wie aber von dem Autor erläutert (*cf. ibid.*, 502,6–8: διοίσει δὲ οὔτε εἴτε γλωσσοκόμιον εἴτε γλωσσόκομόν τις ὀνομάζοι αὐτό, καθάπερ οὐδὲ διὰ τῶν δυοῖν -ττ- ἢ διὰ τῶν δυοῖν -σσ-), bezeichnen beide Formen das gleiche Instrument.

34 τὴν τῶν χρησίμων ὀργάνων εὕρεσιν. ἀλλά τό γε τοῖς σκέλεσιν ὑποτι-
θέμενον ὄργανον ὀρθῶς αὐτοῖς ἐξεύρηται δι' ἑνὸς ἄξονος ἐπὶ τελευτῇ τοῦ
443 μηχανήματος ἐν τοῖς κάτω μέρεσι τεταγμένου τὴν ἀντί|τασιν ἐργαζόμενον
ὅλῳ τῷ κώλῳ τάσεσι διτταῖς. ὀνομάζεται δ' αὐτῶν ἡ μὲν κατ' εὐθὺ
τείνουσα τὸ κῶλον εὐθύπορος, ἡ δ' ἄνω μὲν πρότερον, εἶτ' αὖθις κάτω,
35 μεταληπτική· γίνονται δ' ἀμφότεραι διὰ περιθέσεως βρόχων. ἄριστος δ' εἰς
τοῦτο βρόχος ὁ ἐκ δυοῖν διανταίων. οὗτος οὖν ἐν μὲν τοῖς κάτω τοῦ
κατάγματος μέρεσι τῷ κώλῳ περιτεθεὶς τὴν εὐθύπορον ἐργάζεται τάσιν,
τῶν σκελῶν αὐτοῦ περιβληθέντων τῷ ἄξονι· ἐν δὲ τοῖς ἄνω μέρεσι τοῦ
κατάγματος ὁ αὐτὸς οὗτος βρόχος εἰ περιβληθείη, τὴν μεταληπτικὴν
ἀποτελεῖ τάσιν, ἀπαχθέντων αὐτοῦ τῶν σκελῶν ἄνω μὲν πρότερον, εἶτ'
αὖθις κάτω – περιβληθῆναι γὰρ χρὴ καὶ ταῦτα τῷ ἄξονι. τὴν περιαγωγὴν
δὲ καὶ τὴν οἷον καμπὴν τῶν σκελῶν τοῦ βρόχου τὴν ἐκ τῶν ἄνω μερῶν εἰς τὸ
κάτω διὰ τροχιλίων γίνεσθαι χρὴ κατὰ τὰς πλευρὰς τοῦ γλωττοκομίου
36 τεταγμένων. ἔξεστι δὲ καὶ σωλῆνα καλεῖν τὸ τοιοῦτον μηχάνημα καὶ μετὰ
προσθήκης σωλῆνα μηχανικὸν ἢ γλωττοκόμιον μηχανικόν. ἀλλὰ περὶ μὲν
ὀργάνων ἐπὶ πλέον ἐροῦμεν ἐν ταῖς τῶν ἐξαρθρημάτων ἰάσεσιν· ὡσαύτως
444 δὲ καὶ περὶ τῆς τῶν | ἐπιδέσμων ποικιλίας ἐν ἐκείνοις λελέξεται. νυνὶ δ',
ἐπειδήπερ τοῦ μηχανικοῦ σωλῆνος ἐμνημόνευσα πολλὴν χρείαν παρεχο-
μένου τῷ σκέλει καὶ κατὰ τὴν ἄλλην μὲν ἀπόθεσιν, ἔτι δὲ μᾶλλον ἐπειδὰν
ἀλλάττῃ τὴν κοίτην ὁ κάμνων ἢ ἀποτρίβηταί τι τῶν κατὰ γαστέρα, καλῶς
ἂν ἔχοι πρὸς τῷ μηδὲν ἔτ' ἐνδεῖν εἰς τὸν ὑπὲρ αὐτοῦ λόγον ἐπαινέσαι πολὺ
μᾶλλον ἐκεῖνο τὸ γλωττοκόμιον, οὗ καὶ τὴν ἑτέραν τῶν πλευρῶν καὶ τὸ
σανίδιον, ἐφ' οὗ τὸν πόδα στηρίζουσι, κινούμενα κατασκευάζουσιν, ὥσθ'
ἁρμόττειν ἅπαντι μεγέθει κώλου. περὶ μὲν δὴ τῶν ἄλλων καταγμάτων
ἀρκεῖ καὶ ταῦτα μετὰ τῶν ὑφ' Ἱπποκράτους εἰρημένων γινώσκεσθαι.

1–17 ἀλλὰ – ἰάσεσιν *non vertit* Lat.$^{Ar.Ger}$ **2** αὐτοῖς] τοῖς μετ' αὐτὸν α S R_b I_a^* V_b ζ *Gad. Chart. Kühn* **3** ἀντίτασιν *in* ἀντίσπασιν *mut.* L^2 **4** ὅλῳ *om.* Orib. ἐντάσεσι *edd.* **5** τῷ κώλῳ Nic δ εἶτ' αὖθις] εὐθύς δὲ *edd.*: αὖθις *om.* Orib. **6** γιγνοιτο V_b, *in* γίγνοιντο *mut.* V_b^2 διὰ περιθέσεως *in* διὰ πιδήσεως *mutatum in* V_b βρόχων *in* βρόχου *mut.* F_a^3 **7** διανταίων *sec.* Orib. (*e corr.* Daremberg) *scripsi*: διαντέων α β R_b Nic: διαρτέων S I_a^* *Bas. Gad.*: διαρτῶν *princ. Ald. Chart. Kühn* *post* οὗτος *add.* μὲν *in textu* R_b, γὰρ *supra lin.* F_a^3 **8** τοῦ κώλου *edd.* περιθεις Nic: περιτιθεὶς R_b F_a D δ *edd.* **9** περιτεθέντων *edd.* **10** ὁ αὐτὸς οὗτος] αὐτὸς οὗτος ὁ Orib.: οὗτος *om.* D N περιληφθείη F_a: περιτεθείη Orib. **11** ἐπαχθέντων V_b **12** χρὴ] δεῖ α ζ **13** ἐς τὸ V_b: ἐπι τῷ Nic **14** τροχιλέων L ζ: τροχιλλέων S^*: τροχιλιῶν F_a Orib. *edd.* γλωττοκόμου *princ. Ald. Chart. Kühn* **15** τοιοῦτο Nic: τούτων V_b **16** ἢ γλωττοκόμιον μηχανικόν *om.* V_b, *in marg. suppl.* V_b^2 γλωττοτόμιον *princ. Bas.*: γλωττόκομον *Ald. Chart. Kühn* **18** δὲ *om.* α ζ τῶν *om.* A *edd.* **19** ἐπειδήπερ *scripsi*: ἐπειδὴ περὶ V_b F_a Nic *edd.*, ἐπειδὴ α S R_b I_a^* φ **21** ἀλλάττῃ *in* ἐναλλάττῃ *mut.* V_b^2 **21–26** ἢ – γινώσκεσθαι *non vertit* Lat.$^{Ar.Ger}$ **22** τῷ] τὸ α S R_b I_a^* V_b Nic ζ P_a εἰς] πρὸς F_a δ *princ.* *ante* τὸν *add.* δὲ F_a, *ante* πολὺ *supra lin.* V_b: *ante* πολὺ *add.* δὴ D αὐτοῦ] τούτου F_a δ τούτων *princ.* ἐπαινείσθω F_a **23** γλωττόκομον *edd.* **24** οὗ *ex* ὃ *corr.* V_b^2: ὃ S V_b *edd.* στηρίζουσι] *supra* -ζ- *scr.* -ξ- P_a **25** ἁρμόζειν α S R_b ζ *edd.*

er im Hinblick auf die Entdeckung nützlicher Apparate keineswegs zögerlich. Jedenfalls hat sich zumindest der von hinten an die Beine angelegte Apparat als 34
eine wirkungsvolle Erfindung von ihnen dadurch erwiesen, dass er durch eine am Ende des Geräts in dem unteren Teil angebrachte Achse den Widerstand bei der ganzen Gliedmaße durch eine doppelte Spannung hervorruft. Von diesen Spannungen wird die eine, die die Gliedmaße in gerader Richtung ausstreckt, *euthyporos* genannt, die andere dagegen, die sie zuerst nach oben und dann wieder nach unten ausstreckt, *metalēptikē*; beide Verfahren erfolgen durch das Herumlegen von Schlingen. Die beste Schlinge hierfür ist aber diejenige, die über zwei 35
Enden[1] verfügt. Wenn diese also im Bereich des Gliedes auf den Teilen unterhalb des Bruches herumgewickelt wird, bewirkt sie den geraden Zug, da die Beine um die gleiche Achse gelegt worden sind; wenn ein und dieselbe Schlinge aber um die Teile oberhalb des Bruches herumgelegt wird, ruft sie den umgekehrten Zug hervor, da die Beine erst nach oben und dann wieder nach unten geführt worden sind – denn auch diese müssen um die Achse gelegt worden sein. Das Herumlegen und sozusagen die „Kurve“ der Spitzen[2] der Schlinge, welche von den oberen zu den unteren Teilen geht, muss durch (ein System von) Rollen[3] erfolgen, die an den Seiten des *glōttokomion* angebracht sind. Man kann ein so beschaffenes 36
Gerät auch *sōlēn*[4] nennen oder zusammen mit dem Adjektiv mechanische Schiene oder mechanisches *glōttokomion*. Wir werden aber über Apparate ausführlicher im Zusammenhang mit der Behandlung von Verrenkungen sprechen[5]; ebenso wird in diesen Betrachtungen auch (mehr) über die Vielfalt der Verbände gesagt werden. Da[6] ich eben die mechanische Schiene erwähnt habe, die dem Bein im Übrigen große Dienste in Bezug auf seine Umlagerung leistet und besonders dann, wenn der Patient sein Bett wechselt oder wenn er einen Teil des Mageninhalts von sich gibt, mag es jetzt angebracht sein, zusätzlich zur Erörterung über dieses Gerät, bei der nichts weiter fehlt, noch viel mehr jenes *glōttokomion* zu loben, von dem man auch eine der Seiten und das Brettchen, auf dem man den Fuß befestigt, beweglich macht, sodass es sich jeder Größe der Gliedmaße anpasst. Im Hinblick auf die verschiedenen Brüche genügt es, diese Sachverhalte zusammen mit denen, die von Hippokrates genannt worden sind, zu kennen.

1 Für die Lesart διανταίων siehe auch Hipp. De artic. 47: p. 177,18 Kühlewein = IV 204,7 L.

2 Zur Bedeutung von σκέλος im Fall von chirurgischen Verbänden siehe Orib. Coll. med. XLVIII 20: CMG VI 2,1, p. 273,19–27 (= Exzerpt aus Heliodorus).

3 Unsicher bleiben Orthographie und Grundform dieses Wortes: *cf.* LSJ *s.v.* τροχιλεῖον, -ου und τροχίλιον, -ου.

4 i.e. „Schiene“; *cf.* Gal. In Hipp. De fract. comm. II 85–86: XVIIIB 528,8–530,8 K.; In Hipp. De off. med. comm. III 19: 848,5–850,18 K.

5 Hier wird ausdrücklicher auf die in der Schrift In Hipp. De fract. comm. durchgeführten Abhandlungen verwiesen; *cf.* II 64, II 85–86: XVIIIB 499,9–506,19, 528,8–530,8 K.

6 ἐπειδήπερ ist eine Konjektur, die den überlieferten Buchstabenbestand berücksichtigt; *cf.* De anat. administr. IV 11: p. 263,27–28 Garofalo = II 472,1–2 K. (νυνὶ δ', ἐπειδήπερ, ὅπως χρὴ γυμνοῦν τὰ μόρια τοῦ ζώου, πρόκειται διελθεῖν κτλ) sowie De usu part. XVI 4: p. 393,6 Helmreich = IV 287,10 K. (νυνὶ δ', ἐπειδήπερ ἑτέρα μέν ἐστιν οὐδεμία, κτλ).

6. Περὶ δὲ τῶν ἐν τῇ κεφαλῇ γέγραπται μέν που καὶ περὶ τούτων Ἱπποκράτει βιβλίον ὅλον, ἅπαντα διδάσκον ὅσα χρὴ πράττειν ἐπ' αὐτῶν. καὶ ἡμεῖς δ' ὅταν τήνδε τὴν πραγματείαν συντελέσωμεν, ἐπιθησόμεθα ταῖς ἐξηγήσεσι τῶν συγγραμμάτων αὐτοῦ. κατὰ δὲ τὸ παρόν, ἐπειδὴ τά τε προσευρημένα τοῖς ὑπ' ἐκείνου λεχθεῖσιν ἐν τοῖσδε τοῖς ὑπομνήμασι
445 προστίθεμεν ὅσα τ' ἀδιορίστως εἶπε διο|ριζόμεθα, πρῶτον μὲν ἀναγκαῖον ἡμῖν ἐστι μνημονεῦσαι τῶν κοίλων ἐκκοπέων, οὓς καὶ κοιλίσκους ὀνομάζουσιν, εἶθ' ἑξῆς τῶν φακωτῶν καὶ μετ' αὐτοὺς τῶν στενῶν ξυστήρων· εἶτα περὶ τῆς τῶν φαρμάκων χρήσεως εἰπεῖν τι.

2 Τῶν τοίνυν καταγμάτων τοῦ κρανίου τινὰ μὲν ἄχρι τῆς διπλόης ἐξήκει, τινὰ δ' ἄχρι τῆς ἔνδον ἐπιφανείας τῶν ὀστῶν, καὶ τινὰ μὲν ἁπλαῖ ῥωγμαί, τινὰ δὲ θλάσεις, τινὰ δ' ἕδραι τῶν πληξάντων εἰσίν. αἱ μὲν οὖν ἁπλαῖ ῥωγμαὶ μέχρι διπλόης διασχοῦσαι τῶν νῦν εἰρημένων ξυστήρων χρῄζουσι τῶν στενῶν. εἶναι δ' αὐτοὺς χρὴ πολλοὺς μὲν τὸ πλῆθος, ἀνίσους δὲ τὸ μέγεθος, ὡς μηδέποτ' ἀπορεῖν τοῦ χρησιμωτάτου τῷ ἔργῳ· κἄπειτα γυμνωθέντος κατὰ τὰ εἰθισμένα τοῦ πεπονθότος ὀστοῦ, χρήσασθαι πρώτῳ μὲν τῷ πλατυτέρῳ, δευτέρῳ δὲ τῷ μετ' αὐτὸν στενωτέρῳ, κἄπειθ' οὕτως ἑξῆς τοῖς ἄλλοις ἄχρι τοῦ στενωτάτου· τούτῳ δὲ χρηστέον ἐπ' αὐτῆς τῆς διπλόης.

12–170,11 αἵ – καθαρόν *exc.* Orib. Coll. med. XLVI 21: CMG VI 2,1, p. 228,31–229,17

1 τῇ *om.* L R_b I_a^* V_b ζ P_a, *supra lin. suppl.* V_b^2 *post* κεφαλῇ *add.* καταγμάτων δ 2 διδάσκων R_b D N *princ. Ald. Bas.*: διδασκοντ Nic: διδάσκοντι *Chart. Kühn* 3 δ' *om.* Nic P_a ἐπιτελέσωμεν S *edd.* 5 προσευρημένα *in* προευρημένα *mutatum in* F_a ὑπ'] ὑπὲρ I_a^* 6 τ'] δ'A 7 ἡμῖν *om. edd.*, *post* ἐστι *trsp.* φ ἔσται Nic ἐγκοπέων L κυκλίσκους S *edd.*: calafison Lat.$^{Ar.Ger}$ 10 διήκει Nic 12 οὖν *om.* D: γὰρ Nic 13 *ante* διπλόης *add.* τῆς ζ *Ald. Bas. Chart. Kühn* νῦν *om.* T I_a^* εἰρημένων *om.* T: εὑρημένων I_a^* Nic δ 14sq. τὸ^I – μέγεθος] τῶ πλήθει … τῶ μεγέθει A 15 ἀπορρεῖν R_b I_a^* 16 ἐθισμένα *Ald. Bas. Chart. Kühn* χρῆσθαι F_a Nic δ *princ.* Orib. 17 πρώτῳ *post* μὲν *trsp.* T R_b, *post* τῷ D πρῶτον α S Nic τῷ^I *om.* Nic δευτέρῳ *e* δεύτερον *correctum in* T 18 τούτῳ *in* τούτοις *mutatum in* T: τούτοις V_b: τοῦτο N

6. Was aber die (Verletzungen) im Kopf betrifft, ist darüber ein ganzes Buch von Hippokrates verfasst worden, das uns alle (Maßnahmen) lehrt, die wir bei derartigen (Verletzungen) ergreifen müssen. Und nach Beendigung dieser Abhandlung werden wir uns mit der Erläuterung von seinen Schriften beschäftigen[1]. Da wir aber für jetzt in dieser Abhandlung sowohl Dinge hinzufügen, die zusätzlich zu denen, die von ihm erwähnt wurden, ausfindig gemacht worden sind, als auch Sachverhalte definieren, die er nicht abgegrenzt angeführt hat, ist es für uns zunächst notwendig, die gebogenen Messer zu nennen, die man auch als *koiliskoi*[2] bezeichnet, gleich im Anschluss die mit einem linsenförmigen Ende (versehenen Messer)[3] und nach ihnen die schmalen Raspatorien[4]; danach ist es erforderlich, etwas über den Gebrauch von Heilmitteln zu sagen.

Von den Brüchen des Schädels gibt es also diejenigen, die sich bis zur *diploē* 2
erstrecken, und diejenigen, die sich bis zur inneren Oberfläche der Knochen erstrecken, und einige sind einfache Brüche, andere Quetschungen, andere Aufsetzpunkte der zugefügten Schläge[5]. Die einfachen Brüche, die sich bis zur *diploē* erstrecken, benötigen also die soeben erwähnten schmalen Raspatorien. Es ist notwendig, dass diese Raspatorien in beträchtlicher Zahl, aber in verschiedenen Größen vorhanden sind, sodass niemals eines fehlt, das für den Einsatz am geeignetsten ist; und dann muss man, wenn der betroffene Knochen auf die übliche Weise freigelegt worden ist, zuerst das breitere Raspatorium verwenden, danach das schmalere und darauffolgend in gleicher Weise die anderen bis zum schmalsten; letzteres muss man bei der *diploē* selbst anwenden.

1 Hier wird auf die Verfassung der Kommentare zu den chirurgischen Schriften des Hippokrates verwiesen.

2 Hier sowie in allen folgenden Passagen zeigt sich ein gravierender Fehler in dem von den historischen Drucken überlieferten Text. Denn alle Herausgeber übernahmen die Lesart κυκλίσκος, welche die *editio princeps* aus den Handschriften der Deszendenz von Kodex S ererbt hat. Das richtige Wort κοιλίσκος, welches im griechischen Kontext ausschließlich über das Lexikon des Hesychios [κ 3238, unvollständig] bekannt ist, wird im Kritisch-etymologischen medizinischen Lexikon von L. A. Kraus (Göttingen 1844, S. 252) folgendermaßen erklärt: «coeliscus, ὁ κοιλίσκος, culter chirurgicus antrorsum rotundus, scalper lenticularis, das Lenticular-Messer». Bei Paul. Aeg. (*cf.* VI 90: CMG IX 2, p. 139,17) sind weitere falsche Formen der Vokabel überliefert: κυκλισκωτός, κυλισκωτός, κοιλισκωτός, σκυλισκωτός, κυκλισιρωτός.

3 Zur Übersetzung von φακωτός (*scil.* ἐκκοπεύς) siehe die Wiedergabe in den lateinischen Versionen: „de eo qui vocatur lentitium“ (Lat.$^{\text{Ar.Ger}}$); „de iis, quos a lenticulae specie phacotos nominant“ (Lat.$^{\text{Gr.Lin}}$).

4 Bekannt als „Periostschaber“ in der modernen medizinischen Fachsprache, handelt es sich um ein abgerundetes, flach auslaufendes und scharf angeschliffenes Schabinstrument. Wie von Galen selbst unten beschrieben, kann der Chirurg mithilfe des Raspatoriums das Weichgewebe vom Knochen abschieben und die Knochenhaut (i.e. das Periost) abdrängen, um das Operationsfeld freizulegen. Die einzige andere Stelle in den Werken Galens, an der dieses Instrument erwähnt wird, ist In Hipp. De off. med. comm. I 6: XVIIIB 670,16–671,2 K. Zur lateinischen Übersetzung: „de subtilibus (*scil.* instrumentis)“ (Lat.$^{\text{Ar.Ger}}$); „de angustis scalpellis“ (Lat.$^{\text{Gr.Lin}}$).

5 Wörtlich: „Spuren der Dinge, die zerschlagen haben“; *cf.* „vestigia eorum quibus inflicta plaga est“ (Lat.$^{\text{Gr.Lin}}$).

3 Εἶτ’ ἰᾶσθαι ξηροῖς φαρμάκοις αὐτίκα τε καὶ μέχρι τέλους, ἃ δὴ καὶ δι’
446 αὐτὸ τοῦτο προσηγόρευται κεφαλικά. σύγκειται δὲ διὰ τῆς | Ἰλλυρίδος
ἴρεως καὶ τοῦ τῶν ὀρόβων ἀλεύρου καὶ μάννης ἀριστολοχίας τε καὶ πάνακος
ῥίζης φλοιοῦ, καὶ ἁπλῶς εἰπεῖν ἁπάντων ὅσα ῥύπτειν πέφυκεν ἄνευ τοῦ
δάκνειν. αὐτὴ μὲν γὰρ ἡ γεννωμένη σὰρξ ἔργον τῆς φύσεώς ἐστιν, ὥστ’
οὐδὲν εἰς τοῦτο τῆς ἰατρικῆς ὁ κάμνων δεῖται. τὸ δὲ τὴν γεννωμένην συμφύε-
σθαί τε καὶ περιφύεσθαι πᾶσι τοῖς τῶν ὀστῶν μέρεσιν ἐκ τοῦ μήτε ῥύπον
ἐπ’ αὐτοῖς εἶναι μήτ’ ἐλαιώδη τινὰ λιπαρότητα γίνοιτ’ ἂν μάλιστα. τοῦτ’
οὖν ἐστιν ὃ παρὰ τῶν ἰατρῶν οἱ κάμνοντες ἴσχουσιν εἰς τὴν σάρκωσιν, ὡς
ξηρὸν μὲν ἅπαν εἶναι τὸ χωρίον, ἕκαστον δὲ μέρος τῶν πεπονθότων ὀστῶν
4 ἀκριβῶς καθαρόν. ταῦτα μὲν οὖν κοινὰ πάντων καταγμάτων, ὅταν ἄρξηται
σαρκοῦσθαι. τῶν δ’ ἄχρι μήνιγγος διασχόντων, εἰ μὲν εἴη μόνη ῥωγμή, τοῖς
εἰρημένοις ξυστῆρσι χρηστέον· εἰ δὲ μετὰ θλάσεώς τινος, ἐκκόπτειν χρὴ τὸ
τεθλασμένον, ἤτοι διὰ τρυπάνων ἐν κύκλῳ πρότερον κατατιτρῶντα
κἄπειθ’ οὕτω χρώμενον τοῖς ἐκκοπεῦσιν ἢ διὰ τῶν κοιλίσκων εὐθὺς ἐξ
ἀρχῆς.

5 Ἡ μὲν οὖν διὰ τῶν τρυπάνων ἐνέργεια σφαλερὰ διὰ τὸ πολλάκις
447 ἅψασθαί τινας, | ἀθροώτερον αὐτοῦ βαπτισθέντος, τῆς μήνιγγος τῆς
σκληρᾶς τῆς ὑποτεταμένης τοῖς ὀστοῖς. ἡ δὲ διὰ τῶν κοιλίσκων οὐδ’ αὐτὴ
παντάπασιν ἄμεμπτος· σείει γὰρ ἐπὶ πλεῖστον τὴν κεφαλὴν ἡσυχάζειν
δεομένην. ἀρέσκει δέ μοι κἀνταῦθα, μεγάλων μὲν τῶν ῥωγμῶν οὐσῶν καὶ
τῶν ὀστῶν τῶν κατεαγότων ἰσχυρῶς κεκινημένων, τοῖς κοιλίσκοις χρῆσθαι·

12–16 τῶν – ἀρχῆς *exc.* Orib. Coll. med. XLVI 21: CMG VI 2,1, p. 229,18–20

1 ξηροῖς φαρμάκοις ἰᾶσθαι *scr., postea ord. verborum in* ξεροῖς ἰᾶσθαι φαρμάκοις *mut.* F_a *post* ἰᾶσθαι *add.* χρὴ D *Ald. Bas. Chart. Kühn* ἰάσασθαι Orib. ξηροτέροις Nic καὶ^{II} *om.* Orib. 2 *ante* τῆς *add.* τε V_b Nic *edd.* Orib. *post* Ἰλλυρίδος *add.* ἢ S 3 ἴρεως] yreos Lat.$^{Ar.Ger}$: ἴριδος Orib. 3sq. τε – φλοιοῦ *non vertit* Lat.$^{Ar.Ger}$ 4 *post* φλοιοῦ *add.* ἐξίσου α S, καὶ λεπίδος χαλκοῦ ἐξίσου V_b (*postea punctis deletum*) ζ F_a (*in marg.*) *Gad.* ἁπάντων *om.* α Nic ζ: omnem (*scil.* medicinam) Lat.$^{Ar.Ger}$ 5 αὕτη R_b V_b F_a Nic δ *edd.*: ipsa Lat.$^{Gr.Lin}$ μὲν *e corr.* A, *om. edd.* γὰρ *om.* I_a^* M, *supra lin. suppl.* M, *ante* μὲν *trsp.* V_b γεννωμένη *sec.* R_b V_b^2 (*e* γενομένη *corr.*) Nic Lat.$^{Ar.Ger}$ (caro que illic generatur) *edd. scripsi*: γενομένη α β S I_a^* 6 γεννωμένην *sec.* R_b V_b^2 (*e* γενομένην *corr.*) Nic δ Lat.$^{Ar.Ger}$ *edd. scripsi*: γενομένην α S I_a^* V_b F_a ζ 7 μήτε ῥύπον *non vertit* Lat.$^{Ar.Ger}$ 8 ἐπ’] ἐν Nic τινὰ *post* εἶναι *iter.* α R_b ζ, *post* εἶναι *trsp.* S T: *sec.* V_b F_a Nic δ *edd.* Orib. *ordinavi* 9 εἰς τὴν σάρκωσιν *om.* F_a δ 11sq. ταῦτα – σαρκοῦσθαι *secl.* Orib. 11 ταυτὶ V_b *post* πάντων *add.* τῶν S V_b F_a δ *edd.* ἄρχηται V_b F_a δ *edd.* 14 τρυπανίων F_a δ *princ.* κατατιτράντων F_a: κατατιτρᾶν S R_b: κατατιτραν Nic: κατατιτρᾶν ω (*sic*) N: κατατρυπᾶν P_a: διατιτρῶντα A 15 ἐγκοπεῦσιν L S: εὐκοπέσιν D P_a, ἐκ- *supra lin. scr.* P_a κυλίσκων S^* R_b: κυκλίσκων T *edd.*: califisos Lat.$^{Ar.Ger}$ 17 τῶν *om.* V_b F_a *edd.* τρυπανίων F_a δ *princ.* 19 τῆς *om.* V_b F_a Nic δ ὑποτεταγμένης α I_a^* V_b F_a ζ, *in* ὑποτεταγμένοις *mut.* L^2: subtus craneum Lat.$^{Ar.Ger}$: quae ossi substernitur Lat.$^{Gr.Lin}$ τοῖς] τῆς I_a^* δὲ] ἢ *Bas.*: καὶ *Chart.* κυκλίσκων T *edd.*: κυλίσκων S^* R_b 20 σείει] κινεῖ V_b 21 ἀρκέσει I_a^*: ἀρκεῖ *edd.* δέ μοι] μοι δὲ δ δέ] δή α γ I_a^* Nic M οὐσῶν τῶν ῥωγμῶν T R_b *princ.* 22 τῶν^{II} *om.* F_a δ *post* ἰσχυρῶς *add.* καὶ F_a δ κυκλίσκοις T *edd.*: colofosifos Lat.$^{Ar.Ger}$: κυλίσκοις S^* R_b κεχρῆσθαι F_a

Daraufhin ist es notwendig, sofort und bis zum Schluss mit trocknenden 3
Mitteln zu behandeln, die auch eben deswegen *kephalika* genannt werden[1]. Diese werden aus Schwertlilie aus Illyrien, Mehl der Bitteren Wicke, Asche der Manna, Aristolochia und aus der Wurzel von der Rinde des Opopanax zusammengestellt, und kurz gesagt aus allen Dingen, die ihrer Natur nach reinigen, ohne zu stechen. Das Fleisch selbst, das sich bildet, ist ein Werk der Natur, sodass der Patient hierfür keiner ärztlichen Kunst bedarf. An allen Knochenteilen geschieht das Zusammenwachsen und Anhaften des Fleisches, das sich bildet, vor allem dadurch, dass es weder Verunreinigungen noch öliges Fett an ihnen gibt. Das ist es also, was die Patienten von ihren Ärzten im Hinblick auf die Fleischbildung erhalten, nämlich dass die ganze Stelle trocken und jeder Teil der betroffenen Knochen völlig sauber ist. Diese Dinge sind also allen Brüchen gemeinsam, 4
wenn Fleisch zu wachsen beginnt. Aber von jenen Brüchen, die sich bis zu den Hirnhäuten erstrecken, muss man, wenn es sich nur um einen Bruch handelt, die (oben) erwähnten Raspatorien anwenden; wenn der Bruch aber mit einer Quetschung verbunden ist, muss man das Zerquetschte herausschneiden, indem man es entweder zuerst mit den Bohrern rundherum perforiert und danach in gleicher Weise die Messer benutzt, oder man perforiert es mit den *koiliskoi* gleich von Anfang an.

Die Operation mit den Bohrern ist dadurch gefährlich, dass man, wenn (der 5
Bohrer) zu heftig eindringt, oft auf Teile der harten Hirnhaut stößt, die unter den Knochen liegt. Aber auch die Operation mit den *koiliskoi* ist an sich nicht ganz unproblematisch; denn sie bewegt den Kopf zu sehr, obwohl er der Ruhe bedarf. Dennoch halte ich es auch in diesem Fall, (selbst) wenn die Brüche groß sind und die gebrochenen Knochen heftig bewegt wurden, für befriedigend, die *koiliskoi*

[1] *cf. supra*, S. 47,3.

βραχείαις γὰρ ἐπιβολαῖς χώραν παρέξει τοῖς φακωτοῖς ἐκκοπεῦσιν. ἰσχυρῶν δὲ κατὰ τὰ πλεῖστα τῶν ὀστῶν ὑπαρχόντων, κατατιτράναι τοῖς
6 τρυπάνοις αὐτά. τινὲς δ' ὑπὲρ τοῦ μηδέποτε ἁμαρτεῖν ἀβάπτιστα τρύπανα κατεσκευάσαντο. καλοῦσι δ' οὕτως αὐτὰ διὰ τὸ μὴ βαπτίζεσθαι· περιθεῖ γὰρ ἐν κύκλῳ περιφερής τις ἴτυς προὔχουσα μικρὸν ὑπεράνω τοῦ κατὰ τὸ τρύπανον ὀξέος πέρατος. εἶναι δὲ δήπου χρὴ πολλὰ καὶ ταῦτα πρὸς ἅπαν πάχος κρανίου παρεσκευασμένα. τοῖς μὲν γὰρ παχυτέροις τὸ μακρότερον ἁρμόσει τρύπανον – ὀνομάζω δ' οὕτως ᾧ μεῖζόν ἐστι τὸ μεταξὺ τοῦ τ' ἄκρου πέρατος καὶ τῆς κυκλοτεροῦς ἴτυος· τοῖς δὲ λεπτοτέροις τὸ μικρό-
448 τερον – ἔστι δὲ δήπου καὶ τούτῳ τὸ μεταξὺ τοῦ πέρατός τε | καὶ τῆς ἴτυος ἔλαττον.

7 Ἔνιοι δὲ τούτων, εἴτε δειλότεροι – χρὴ λέγειν – εἴτ' ἀσφαλέστεροι, ταῖς καλουμέναις χοινικίσιν ἐχρήσαντο. σὺ δ' εἰ μήτ' ἀφύλακτος εἶναι μέλλοις τῶν ὄντως σφαλερῶν μήτε περαιτέρω τοῦ προσήκοντος φοβερός, ἄριστόν σοι τοῖς κοιλίσκοις χρῆσθαι· κατὰ μὲν τὴν πρώτην ἐπιβολὴν τοῖς πλατυτέροις, ἑξῆς δ' αὐτῶν τοῖς στενοτέροις, ἄχρι περ ἂν ἐπὶ τὴν παχεῖαν μήνιγγα κατέλθῃς. οὐ μὴν οὐδ' ἐν κύκλῳ πᾶν ὅσον ἐκκοπῆναι χρὴ τοῖς κοιλίσκοις γυμνωτέον, ἀλλὰ κατ' ἐκεῖνο μάλιστα τὸ μέρος ἔνθα τὸ κάταγμα βιαιότερον ἑαυτοῦ γέγονε· πρὸς γὰρ αὖ τοῖς ἄλλοις καὶ ἡ μῆνιγξ ἀφίσταται τάχιστα τῶν ἰσχυρῶς παθόντων ὀστῶν, ὥστ' οὐδείς ἐστι κίνδυνος ἅψασθαι τῆς ἀφεστώσης ἤδη. ἣν δ' ἅπαξ ἕν τι γυμνώσῃς μέρος ὑποβαλὼν ἐκκοπέα, τὸ μὲν φακοειδὲς ἐπὶ τῷ πέρατι προὖχον ἀμβλὺ καὶ λεῖον ἔχοντα, τὸ δ' ὀξὺ κατὰ τὸ μῆκος ὄρθιον, ὅταν στηρίξῃς κατὰ τῆς μήνιγγος τὸ πλατὺ τοῦ φακοειδοῦς, ἐπικρούων τῇ μικρᾷ σφύρᾳ διαιρεῖν οὕτω τὸ κρανίον· συμβαίνει γὰρ ἐπὶ ταῖς τοιαύταις ἐνεργείαις πάνθ' ὅσων χρῄζομεν.

8 449 Ἡ μέν γε μῆνιγξ, | οὐδ' ἂν νυστάζων τις ἐνεργῇ, τρωθῆναι δύναται, τῷ

12sq. ταῖς – χοινικίσιν] *cf.* Gal. Voc. Hipp. gloss. ο 19; π 17: CMG V 13,1, p. 242; 246 **14–24** ἄριστόν – κρανίον *exc.* Orib. Coll. med. XLVI 21: CMG VI 2,1, p. 229,24–35 **21–174,5** ἣν – ἐγχωρεῖ *exc.* Paul. Aeg. VI 90: CMG IX 2, p. 140,15–141,2

1 *ante* βραχείαις *add.* ἐν I_a^* παρέξεις V_b δ *princ. Bas. Chart. Kühn* ἐκκοπεῦσιν *in textu, -γ- supra lin. scr.* M: ἐγκοπεῦσιν L S: εὐκοπέσιν D **2** κατατιτρᾶν F_a P_a: κατατιτρᾶν ἀεὶ R_b: κατατιτρῶναι *edd.*: κατατρυπᾶναι I_a^* **3** τινὲς] medici Lat.$^{Ar.Ger}$ μηδὲ(ν) α S ζ **4** τὸ] τὸν F_a **5** ἴτυς] ἥτις F_a δ, ἴτυς *in marg. scr.* F_a^3 προέχουσα V_b ὑπεράνω *ex* ὑπὲρ ἄνω *corr.* F_a^3: ὑπὲρ ἄνω R_b F_a Nic D **6** πολλὰ χρὴ Nic ζ **7–174,20** τοῖς – φακωτόν *non vertit* Lat.$^{Ar.Ger}$ **7** μακρότατον R_b D N **8** ᾧ] ὃ S M *princ.*: ἦν N **9** λεπτομερέσι *edd.* **10** τούτῳ] τοῦτο F_a: τοῦτο ὧ α M (*deest* D): τούτων S R_b τὸ] τοῦ L *ante* μεταξὺ *add.* ἐστὶ I_a^* **12** δειλοτέρους ... ἀσφαλεστέρους *edd.* χρὴ] δεῖ T R_b 12sq. τοῖς καλουμένοις *princ. Bas.* **13** μέλλεις T ζ **14** ὄντως] ὄντων V_b δ *edd.*: οὕτως D πέρα *edd.* **15** κυλίσκοις S R_b M: κυκλίσκοις *edd.* χρήσασθαι F_a Nic δ τὴν *om.* ζ τοῖς^{II} *om.* δ **16** αὐτοῖς δ στενωτέροις P_a D *edd.* **17** ἐκκοπεῖν Nic κυκλίσκοις T *edd.*: κυλίσκοις R_b **19** αὐτοῦ γ V_b F_a *edd.*: αὑτοῦ D γίνεται V_b *post* πρὸς *add.* μὲν *edd.* **20** πεπονθότων α ζ ἔσται T *edd.*: ἔτι V_b ἅψεσθαι N **21** ἣν] εἰ R_b V_b: ἂν F_a γυμνώσεις R_b V_b: γυμνώσει N ἐγκοπέα L S: ἐγγοπέα *in textu*, ἐκ- *supra lin. scr.* M: εὐκοπέα D **22** προύχων V_b δ **24** τῇ] τι Nic σφυρᾷ *edd.* διαιρῶν δ **25** πάντων δ ὅσ' ἂν χρήζωμεν V_b: ὅσα χρῄζομεν *princ.* **26** γε] γὰρ V_b ἐνεργῇ *om.* A

zu gebrauchen; denn man wird mit den linsenförmigen Messern Platz in den kleinen Nähten schaffen. Wenn die Knochen aber besonders stark sind, (sollte man) sie mit den Bohrern durchbohren. Es gibt einige[1], die sich aber mit 6
„nicht-eindringenden“ Bohrern ausrüsten, um niemals etwas falsch zu machen. Man nennt diese Bohrer so, weil sie nicht eindringen; denn es ist ein äußerer Rand vorhanden, der kreisförmig umläuft und sich etwas über die scharfe Kante des Bohrers erhebt. Sicherlich muss es auch viele von diesen Bohrern geben, die mit Rücksicht auf jede Dicke des Schädels vorbereitet werden. Für die Schädel, die dicker sind, wird ein längerer Bohrer geeignet sein – ich nenne (ihn) so, wenn bei ihm der Raum zwischen der scharfen Kante und dem umlaufenden Rand größer ist; bei denjenigen Schädeln, die dünner sind, (reicht) aber der kleinere Bohrer (aus) – und bei diesem ist sicherlich der Raum zwischen der Kante und dem Rand geringer.

Einige von diesen (Ärzten), die entweder – das muss man (schon) sagen! – zu 7
ängstlich sind oder zu vorsichtig, verwenden aber die sogenannten *choinikides*[2]. Aber wenn du weder unbekümmert bezüglich der (Apparate), die sich als wirklich gefährlich erwiesen haben, noch übermäßig ängstlich sein willst, ist es für dich am besten, die *koiliskoi* anzuwenden; bei der ersten Anwendung die breiteren, danach aber die schmaleren[3], bis du zur dicken Hirnhaut gelangst. Und es muss nicht einmal alles, was weggeschnitten wird, mithilfe der *koiliskoi* kreisförmig freigelegt werden, sondern besonders der Teil, wo der Bruch in stärkerem Maße aufgetreten ist; denn in Bezug auf die anderen Teile trennt sich die (dicke) Hirnhaut wiederum sehr schnell von den stark betroffenen[4] Knochen, sodass keine Gefahr besteht, die bereits abgetrennte (Hirnhaut) zu berühren. Wenn du aber einmal einen Teil freilegen willst und darunter ein Messer eingeführt hast, das zwar an der Spitze linsenförmig, stumpf und glatt hervorsteht, seiner geraden Kante entlang aber scharf ist, (dann) schlage, wenn du die Fläche des linsenförmigen Teils auf der Hirnhaut festgesetzt hast, mit einem kleinen Hammer darauf und teile auf diese Weise den Schädel; denn bei derartigen Behandlungen ereignet sich alles, was wir brauchen.

Die Hirnhaut kann jedenfalls verletzt werden, selbst wenn (der Arzt) im 8

1 Zur Interpretation von τινες als „Ärzte“ trägt die Übersetzung von Lat.$^{Ar.Ger}$ bei; *cf. app. crit.*

2 i.e. „Kronenbohrer“.

3 Zur Berechtigung der orthographischen Variante στενοτέροις mit Omikron anstelle von Omega siehe LSJ *s.v.* στενός.

4 Die Lesart παθόντων (*vs* πεπονθότων) lässt sich auch in Orib. finden.

πλατεῖ μέρει μόνῳ τοῦ φακοειδοῦς ὁμιλοῦσα· καὶ ἢν προσέχηται δέ που τῷ
κρανίῳ, καὶ ταύτην τὴν προσάρτησιν ἀλύπως ἀποσπᾷ τὸ περιφερὲς πέρας
τοῦ φακοειδοῦς. ἕπεται δ' ἐξόπισθεν αὐτῷ ποδηγοῦντι διακόπτων τὸ
κρανίον ὁ ἐκκοπεὺς αὐτός, ὥστ' οὔτ' ἀκινδυνότερον οὔτε θᾶττον ἐνερ-
9 γοῦντα τρόπον ἕτερον ἀνατρήσεως εὑρεῖν ἐγχωρεῖ. μάλιστα δ' αὐτὸν
ἐπαινέσεις ἐν τοῖς σφοδροτάτοις κατάγμασιν – ἃ δή τινες τῶν νεωτέρων
ἰατρῶν ἐγγεισώματά τε καὶ καμαρώσεις ὀνομάζουσι, τὰ μὲν ἐγγεισώματα
τῷ μέσῳ σφῶν αὐτῶν ἐρείδοντα κατὰ τῆς μήνιγγος, τὰ δὲ καμαρώματα
τουτὶ μὲν ὑψηλὸν ἔχοντα, καθ' ἃ δὲ πρῶτον ἀπὸ τῶν ὑγειῶν τὸ πεπονθὸς
ἤρξατο χωρίζεσθαι ταῖς τοῦ κατάγματος ῥωγμαῖς, εἴσω τε μᾶλλον ἀπελη-
λυθότα καὶ κατὰ τῆς μήνιγγος ἐστηριγμένα – τάχιστα γὰρ ἐπὶ τῶν τοιού-
των ἐκκόπτεται τὸ πεπονθὸς ἅπαν, ἑτοιμότερον ὑποδυομένου τοῦ φακω-
τοῦ πέρατος ἐν τοῖς ἐπὶ πλεῖστον ἐξεστηκόσι τοῦ κατὰ φύσιν. ἀλλὰ καὶ διὰ
450 τῆς ὀστάγρας ἀνατείναντες ἢ ἀνακλάσαντες ἔνια | τῶν ἰσχυρῶς συντε-
τριμμένων ὀστῶν κατ' ἐκεῖνο μάλιστα τὸ μέρος ὑποδῦναι τῷ φακωτῷ
παρασκευάσομεν. ἕπεται δὲ τούτῳ γενομένῳ πάνθ' ἑξῆς ὧν δεόμεθα σὺν
ἀσφαλείᾳ τε ἅμα καὶ τάχει. καὶ σχεδόν, ὡς ἂν τις εἴποι, κατὰ μὲν τἄλλα
σύμπαντα καλῶς εἴρηται τοῦτο δὴ τὸ πολυθρύλητον, «ἀρχὴ δέ τοι ἥμισυ
παντός», ἐνταυθοῖ δ' οὐχ ἥμισυ τοῦ παντός, ἀλλ' ἤτοι τὸ πᾶν ἢ ὀλίγου δεῖν
ἅπαν ἔχοις ἂν ἐνθεὶς τὸν φακωτόν.

10 Αὕτη μὲν γὰρ ἀρίστη χειρουργία τῶν ἐν τῷ κρανίῳ καταγμάτων·
ὁπόσον δ' ἐκκόπτειν χρὴ τοῦ πεπονθότος, ἐφεξῆς σοι δίειμι. τὸ μὲν ἰσχυρῶς
συντριβὲν ὅλον ἐξαιρεῖν· εἰ δ' ἀπ' αὐτοῦ τινες ἐπὶ πλέον ἐκτείνοιντο ῥωγμαί,
καθάπερ ἐνίοτε φαίνεται συμβαῖνον, οὐ χρὴ ταύταις ἕπεσθαι μέχρι πέρα-

4sq. ὥστ' – ἐγχωρεῖ *exc.* Orib. Coll. med. XLVI 21: CMG VI 2,1, p. 229,35–230,1 **13–16** ἀλλὰ – παρασκευάσομεν *exc.* Orib. Coll. med. XLVI 21: CMG VI 2,1, p. 230,13–15 **18**sq. ἀρχὴ – παντός[1]] *cf. e.g.* Plat. Leg. 753e 6; Arist. EN 1098b 7; Suid. α 4097 **22**–176,2 ὁπόσον – πραχθέντων *exc.* Paul. Aeg. VI 90: CMG IX 2, p. 141,8–12 22sq. τὸ – ἐξαιρεῖν *exc.* Orib. Coll. med. XLVI 21: CMG VI 2,1, p. 230,16 **23**sq. εἰ – πέρατος *exc.* Orib. Coll. med. XLVI 21: CMG VI 2,1, p. 230,30sq.

1 μόνον F_a δ καὶ ἢν] ἢν δὲ T δέ] δή γ Nic ζ: τι Paul. Aeg. που *om.* Paul. Aeg.: πω N: πως P_a **2** ταύτης T V_b *edd.* Paul. Aeg. πέρας *om.* F_a δ **3** ἐξόπισθεν] ἑξῆς ὄπισθεν V_b **4** ὁ ἐκκοπεὺς *om.* P_a ἐγκοπεὺς L S M, ἐκ- *supra* ἐγ- *scr.* M: εὐκοπὲς D (*cf. supra*) αὐτὸ δ οὔτ'] οὐκ R_b F_a οὔτε] οὐδὲ F_a P_a: οὐδὲν R_b **5** αὐτῶν F_a **6** ἐπαινέσειεν S R_b **7** ἐγγισώματά V_b Nic δ: ἐγγεισσώματα F_a (*idem infra*) **8** τῷ] τὰ V_b δὲ *post* καμαρώματα *trsp.* R_b V_b F_a Nic δ *princ.* **9** ὑγιῶν R_b I_a^* V_b Nic M δ: ὑγιεινῶν F_a D **10** τε *om. edd.* ἐπεληλυθότα D P_a **12** φακωτῶ L **14** ἀνατείνοντες *edd.* συντετρημένων I_a^* *edd.* **15** τῶν φακωτῶν δ: τὸν φακωτὸν *edd.* **16** τούτου γενομένου *edd.* γινομένῳ F_a **18** δέ τοι] δέ τι V_b: δὲ τὸ δ *edd.*: δέ τοι τὸ ζ **19** τοῦ *om.* V_b τὸ *om.* Nic *edd.* **20** ἂν *del.* F_a^3 τὸν] τὸ L ζ **21** γὰρ *om.* T R_b V_b F_a Nic D δ: οὖν *edd.*: enim Lat.$^{\text{Ar.Ger}}$ τῷ κρανίῳ] τῇ κεφαλῇ Nic **22** ὁπόσα Nic Paul. Aeg. κόπτειν V_b, ἐκ- *supra lin. suppl.* V_b^2 ἐφεξῆς] ἤδη T δίειμί σοι F_a διέξειμι Paul. Aeg. **23** συντριφθὲν Nic ἐξαίρειν β γ Nic *edd.*: auferatur Lat.$^{\text{Ar.Ger}}$ *post* ἐξαιρεῖν *add.* χρὴ Orib., δεῖ Paul. Aeg. **24** συμβαῖνον φαίνεται V_b ταύταις] ταῦτ' N: ταῦθ' P_a *ante* πέρατος *add.* τοῦ Paul. Aeg.

Halbschlaf tätig wäre, da sie nur mit dem flachen Teil des linsenförmigen Messers in Berührung kommt; aber auch, wenn sie sich irgendwie dem Schädel nähert, zieht der abgerundete Rand des linsenförmigen Messers in harmloser Weise auch diesen Ansatz ab. Diesem führenden Teil folgt aber von hinten das echte Messer, das durch den Schädel so (leicht) schneidet, dass es unmöglich ist, eine andere Art des Bohrens ausfindig zu machen, die weniger gefährlich oder schneller ist.
Du wirst es besonders bei den sehr schweren Brüchen loben – einige von den 9
jüngeren Ärzten bezeichnen sie als „niedergedrückte“ und „hochgezogene“ Brüche; die niedergedrückten (Brüche) stützen sich in ihrem Mittelteil auf die Hirnhaut, die hochgezogenen haben im Gegensatz dazu diesen (Mittelteil) nach oben gezogen, aber bei den Teilen, bei denen das, was betroffen ist, zuerst begonnen hat, sich bei den Rissen des Bruchs von den gesunden Teilen (des Knochens) zu trennen, werden sie mehr nach innen verschoben und setzen sich auf der Hirnhaut ab – denn bei derartigen (Brüchen) wird sehr schnell alles weggeschnitten, was betroffen ist, da die Schneide des linsenförmigen Messers ziemlich leicht in die (Knochenteile) eindringt, die weit von ihrem naturgemäßen Zustand entfernt sind. Aber auch dadurch, dass wir einige von den stark fragmentierten Knochen mit der Knochenzange anheben und zurückdrehen, werden wir gerade in diesem Teil die Vorbereitung treffen, um das linsenförmige Messer darunter zu schieben. Nachdem dies geschehen ist, folgen alle anderen Maßnahmen, die wir darauf mit Sicherheit und gleichzeitig schnell durchführen müssen. Und fast bei allen anderen Gegebenheiten wird, wie man sagen könnte, dieser vielzitierte (Ausdruck) zutreffend formuliert: „Der Anfang ist die Hälfte des Ganzen“[1], in diesem Fall hättest du aber, indem du das linsenförmige Messer einsetzt, nicht die Hälfte des Ganzen, sondern entweder das Ganze oder nur etwas weniger als das Ganze.

Dies ist nämlich die beste chirurgische Behandlung der Brüche im Schä- 10
del(bereich); aber wie viel du von dem, was betroffen ist, wegschneiden musst, werde ich dir anschließend beschreiben. Das, was stark zertrümmert ist, muss man alles wegnehmen[2]; wenn sich aber, wie es offenbar bisweilen der Fall ist, einige Risse noch weiter davon ausstrecken, so ist es nicht notwendig, diese bis

1 Dieses Sprichwort (CPG, I, S. 213) wird interessanterweise an zwei anderen Stellen des *Corpus Galenicum* zitiert: De anat. administr. V 7: p. 315,20–28 Garofalo = II 515,2–11 K. und De plac. Hipp. et Plat. IX 1: CMG V 4,1,2, p. 540,28–542,4.

2 Die von den Handschriften A und L tradierte Lesart ἐξαιρεῖν (*vs* ἐξαίρειν) lässt sich auch dadurch vorziehen, dass sie in Orib. und Paul. Aeg. vorkommt.

τος, εὖ εἰδότας ὡς οὐδὲν βλάβος ἀκολουθήσει διὰ τοῦτο, τῶν ἄλλων ἁπάν-
11 των ὀρθῶς πραχθέντων. ἡμεῖς γοῦν οὐχ ἅπαξ οὐδὲ δίς, ἀλλὰ πάνυ πολλά-
κις οὕτω ποιήσαντες ἐτύχομεν τοῦ τέλους. ἡ δ' ἔνδειξις ἡμῖν κἀνταῦθα
εἰκότως τῶν ποιητέων ἐκ τῆς φύσεως τῶν πεπονθότων μορίων εὐπορήθη·
451 ἣν γὰρ ἐπὶ τῶν ἄλλων καταγμάτων ἐπίδεσιν | ὡς ἀφλεγμαντοτάτην
ἐξεῦρεν ὁ λόγος ἐπὶ κεφαλῆς οὐχ οἷόν τ' ἐστὶ ποιήσασθαι, ὥστ' οὔτε
ἀποστρέψαι τὸ ἐπιρρέον οὔτε τὸ περιεχόμενον ἐν τοῖς πεπονθόσιν ἐκθλῖ-
ψαι δυνατόν. ὧν χωρὶς οὐδὲ τῶν ἄλλων ὀστῶν οὐδὲν ὑγιὲς φυλαχθῆναι
δύναται.

12 Ὑποκείσθω γοῦν βραχίων ἄχρι τοῦ μυελοῦ ῥωγμὴν ἐσχηκώς, εἶτα
μηδεὶς αὐτὸν ἐπιδείτω νόμῳ καταγματικῷ, πᾶσα δήπουθεν ἀνάγκη τοὺς
ἰχῶρας οὐκ ἔξω μόνον ὑπό τε τὸ δέρμα καὶ τοὺς μῦς ἀθροιζομένους, ἀλλὰ
καὶ τῷ μυελῷ περιεχομένους, ἐκεῖνόν τε πρῶτον καὶ μάλιστα σῆψαι καὶ σὺν
αὐτῷ τὸ σύμπαν ὀστοῦν. ὅπου γε καὶ νῦν ἁπάντων προσηκόντως γιγνο-
μένων, ἔστιν ὅτε τοιαῦτα συμπίπτει.

13 Πῶς οὖν οὐχὶ καὶ μᾶλλον ἂν ἐπὶ κεφαλῆς ταῦτα συμβαίνοι, μήτε κα-
ταγματικὴν ἐπίδεσιν ἐγχωρούσης δέξασθαι τῶν τε ἰχώρων ἐπὶ τὸ κάταν-
τες φερομένων ὡς ἀθροίζεσθαι πάντας ἐπὶ τῆς μήνιγγος; ἐπὶ μὲν οὖν τῶν
ἄλλων καταγμάτων ἡ ἐπίδεσις ὅταν ὀρθῶς γένηται, τοσούτου δεῖ περιττὴν
ὑγρότητα συγχωρεῖν ὑποτρέφεσθαι κατὰ τὸ πεπονθὸς ὀστοῦν, ὥστε καὶ
452 τοῦ κατὰ φύσιν ἰσχνότερον ἀποφαίνει τὸ χωρίον. ἐπὶ δὲ | τῆς κεφαλῆς ὁ μὲν
διὰ τῆς ἐπιδέσεως τρόπος οὐχ οἷός τ' ἐστὶ ξηραίνειν οὕτω τό τε κατεαγὸς
ὀστοῦν αὐτὸ καὶ τὰ πέριξ, ὡς μήτε φλεγμῆναι μήθ' ὅλως ἐργάσασθαί τινας
ἰχῶρας· φάρμακόν τ' οὐδὲν οὐδ' ἐπὶ τῶν ἄλλων μερῶν ἄνευ τῆς ἐπιδέσεως
ἱκανὸν εἰς ὅσον εἴρηται ξηρὸν καὶ ἀπέριττον ἐργάσασθαι τὸ κατεαγός.
14 ἀναγκαῖον οὖν ἡμῖν γίγνεται γυμνῶσαί τι τοῦ κατάγματος, ἵν' ἔχωμεν

1sq. εὖ – πραχθέντων] *exc.* Orib. Coll. med. XLVI 21: CMG VI 2,1, p. 230,16–18 **18–178,1** ἐπὶ^{II} – ἰχῶρας *exc.* Orib. Coll. med. XLVI 21: CMG VI 2,1, p. 230,18–28

1 ἐπακολουθήσει V_b Paul. Aeg. δι' αὐτὸ Paul. Aeg. **2** γοῦν] δὲ νῦν Nic: μὲν R_b **3** οὕτω] τοῦτο *edd.* **4** εἰκότως *om.* F_a Nic δ: taliter Lat.$^{Ar.Ger}$ ηὐπορήθη A V_b F_a ζ: εὑρέθη T R_b **6** ὥστ' οὔτε] ὥστ' οὐδ(ὲ) L γ D: ὡς τοῦδ' M **7** ἀποτρέψαι γ F_a δ ἐκθλίβεσθαι D **8sq.** φυλαχθῆναι δύναται] φυλαχθήσεται T R_b **10** τοῦ *om.* F_a **11** αὐτὴν Nic **12** οὐκ ἔξω μόνον] οὐ μόνον ἔξω (ἔξωθεν A) α ζ τε *om.* V_b Nic **12sq.** ἀλλὰ – περιεχομένους *om.* δ **13** καὶ^{I}] καν Nic περιγενομένους α ζ **14** προσηκόντως] δεόντως Nic γιγνομένων *e* γινομένων *mut.* F_a^3: γινομένων R_b V_b F_a: γενομένων A **15** *ante* τοιαῦτα *add.* τὰ T **16** οὖν *om.* T R_b V_b καὶ *om.* T R_b ἂν *om.* P_a, *post* ταῦτα *trsp.* V_b συμβαίνῃ A T (*e corr.*) F_a D *princ. Ald. Bas.*: συμβαίνει S M N, -οι *supra lin. scr.* M: συμβαίῃ R_b **17** συγχωρούσης F_a δ **19** τοσούτου *in* τοσοῦτον *mutatum in* A: τοσοῦτον T **20** ὑποφέρεσθαι D: ἐπιτρέφεσθαι *edd.* πεπονθὸς] πεπηγὸς T ὀστοῦν *om.* Nic ὥστε] ὅς τε *Ald. Bas.* **21** ἀποφαίνειν S R_b V_b Nic (*ex* ἀποφαίνῃν *mutatum*) D *Ald. Bas. Chart. Kühn*: ἀπεφήνατο *princ.* **22** τε *om.* V_b **23** καὶ] κατὰ L **23sq.** ὡς – ἰχῶρας *non vertit* Lat.$^{Ar.Ger}$ **23** ὡς] ὥστε A *post* ἐργάσασθαί *add.* παντάπασιν V_b F_a δ, *post* τινας R_b **23sq.** τινα ἰχῶρα Nic δ *edd.* Orib.: ἰχῶρα τινὰ F_a **24** τ' *om.* L, δ' *suppl.* L^2: δ' A S T οὐδ' *om.* Nic: οὔτ' α γ I_a^* ζ **25** ἀπεργάσασθαι Nic **26** γίγνεται *in* ἐγγίνεται *mut.* F_a: γίνεται α V_b γυμνῶσαί τι] γυμνώσασί(ν) τι (τι *om.* δ) β R_b, γυμνώσαντος S^*: γυμνώσας τι L: γυμνώσαντας τι I_a^*: γυμνοῦν τι Orib.

zum Äußersten zu folgen, da man ja wohl weiß, dass dadurch kein Schaden
entstehen wird, wenn alles andere richtig gemacht wurde. Jedenfalls haben wir, 11
indem wir so verfahren haben, nicht nur einmal oder zweimal, sondern sehr oft
das Ziel erreicht. Unser Hinweis auf das, was auch in diesem Fall vernünftiger-
weise zu tun ist, wird durch die Natur der betroffenen Teile zufriedenstellend
belegt; denn der Verband, den die Theorie bei den übrigen Brüchen als den
entzündungsfreiesten erkannt hat, lässt sich doch am Kopf nicht ansetzen, sodass
weder der Zufluss abgeleitet noch das, was in den betroffenen Teilen enthalten
ist, herausgepresst werden kann. Ohne diese Maßnahme kann aber nicht einmal
ein Teil der übrigen Knochen gesund bewahrt werden.

Sei zum Beispiel angenommen, dass ein bis ins Rückenmark reichender Arm- 12
bruch vorliegt, ferner, dass niemand auf die für einen Bruch übliche Weise einen
Verband anlegt, dann ist es absolut unvermeidlich, dass sich das Wundsekret
nicht nur äußerlich und unter der Haut und den Muskeln ansammelt, sondern
auch im Rückenmark enthalten ist und dass es zuerst und vor allem in ihm und
damit im ganzen Knochen Fäulnis verursacht. Und selbst wenn alles nun so
geschieht, wie es geschehen soll, kommen solche Gegebenheiten bisweilen vor.

Wie sollten also diese Umstände nicht erst recht am Kopf auftreten, wenn 13
dieser nicht den üblichen Verband für Brüche erhalten kann und außerdem das
Wundsekret nach unten verlagert wird, sodass es sich ganz auf der Hirnhaut
ansammelt? Wenn der Verband also bei den anderen (üblichen) Brüchen richtig
angelegt wird, muss sich in dem Maße überschüssige Feuchtigkeit im Bereich des
betroffenen Knochens ansammeln, dass auch die Stelle dünner als normal
erscheint. Im Falle des Kopfes aber kann die Art des Verbandes nicht den ge-
brochenen Knochen selbst und das, was ihn umgibt, so trocknen, dass es weder
zu einer Entzündung noch im Allgemeinen zu einer Bildung von Wundsekret
kommt; und auch bei den anderen Teilen gibt es keine Heilmittel, die ausreichen,
um den Bruch ohne Verband in dem genannten Maße zu trocken und von
Überflüssigem frei zu machen. Es ist also erforderlich, dass wir einen Teil des 14

ἀπομάττειν καὶ ἀποπλύνειν ἀπὸ τῆς μήνιγγος τοὺς ἰχῶρας, ἐπειδὰν ὅ τε τῆς φλεγμονῆς παύσηται καιρὸς ἀκριβῶς τ' ᾖ ξηρὰ πάντα, σαρκῶσαι τε καὶ συνουλῶσαι τὸ χωρίον. οὐκ ἔστι λόγος τοῦτο ψιλός, οἷον οἱ μηδὲν ἐπ' αὐτῶν τῶν ἔργων ἰδόντες σοφισταὶ ζητοῦσι, διὰ τί τὰ τῆς κεφαλῆς οὐ πωροῦται κατάγματα. πωροῦται μὲν γάρ, ὦ βέλτιστοι, καὶ ὑμεῖς οὕτως ἐστὲ ληρώδεις ὥστε τῶν οὐκ ὄντων ὡς ὄντων λέγειν αἰτίας.

15 Οἶδα γοῦν ποτε τὸ μὲν τοῦ βρέγματος ὀστοῦν συντριβέν, τὸ δ' ἐφεξῆς αὐτῷ – τὸ τοῦ κροτάφου καλούμενον, ἐν ᾧ τὰς λεπιδοειδεῖς ἐπιβολὰς εἶναι
453 συμβέβηκεν – ἄχρι πλείστου μεγίστην σχὸν ῥωγμήν· ἧς ἡμεῖς | ὅλως μὴ προσαψάμενοι, μόνον δ' ἐκκόψαντες τὸ τοῦ βρέγματος ἐθεραπεύσαμεν τὸν ἄνθρωπον, ὡς καὶ νῦν ἔτι ζῆν ἐξ ἐτῶν πολλῶν. εἰ δὲ καὶ τὸ τοῦ βρέγματος εἰάσαμεν, οὕτως ἐσάπη θᾶττον ἂν ἡ κατὰ τοῦθ' ὑποκειμένη μῆνιγξ ἢ ἐπωρώθη τὸ κάταγμα. ὡς εἴ γε μηδεὶς ἐκ τῶν πεπονθότων ἰχὼρ ἐντὸς ἔρρει, περιττὸν ἦν ἐκκόπτειν ὀστοῦν.

16 Ἐκεῖνοι μὲν οὖν ὡς σύνηθες αὐτοῖς ἐστι φλυαρείτωσαν. ἐγὼ δ' ἐφ' ἑτέρου κατάγματος ὁμοίως γεγονότος ἐνενόησα τὸ μὲν ὑψηλὸν ὀστοῦν ἐᾶσαι, τὸ δ' ἐν τοῖς πλαγίοις ἐκκόψαι πρὸς ὑπόρρυσιν τῶν ἰχώρων. εἶτ' ἐννοήσας τό τε πάχος αὐτοῦ καὶ τὴν σκληρότητα βέλτιον ᾠήθην εἶναι τὸ μετέωρον ὀστοῦν ἐξελεῖν μᾶλλον ἢ τῆς ὑπορρύσεως φροντίζων σεῖσαι σφοδρῶς τὸν ἐγκέφαλον. ἐνενόησα δὲ καὶ ὡς εἰς τὰ πλάγια γεννηθείσης ὀπῆς μεγάλης τοῖς ὀστοῖς ἐξίσχειν ταύτῃ συμβήσεται τὸν ἐγκέφαλον. ἔστι δὲ δήπου πολλαχόθι κατὰ τὰ πλάγια καὶ νεύρων τις ἔκφυσις ἐπικαίρων· ἐν δὲ τοῖς ὑψηλοῖς τῆς κεφαλῆς οὐδὲ σμικρότατον οὐδαμόθι νεῦρον ἐκφύεται. διὰ ταῦτα μὲν δὴ
454 ἀπέστην ἐκκόπτειν τὸ πλάγιον ὀστοῦν τῆς κε|φαλῆς. ἐπωρώθη δ' ἀεὶ
17 θεραπευόντων ὡς χρή. καὶ σχεδὸν ἔτι τοῦθ' ἡμῖν ὑπολείπεται διασκέψα-

13sq. ὡς – ὀστοῦν *exc.* Orib. Coll. med. XLVI 21: CMG VI 2,1, p. 230,28sq.

1 *post* ἐπειδὰν *add.* δ' A T Nic τε *om.* T **2** τ' *om.* T ᾖ *om.* S T V_b: ἢ F_a ξηρὰ πάντα] ξηράναντα S T V_b τε *om. edd.* **3** οὐλῶσαι ζ *post* ἔστι *add.* ὁ δ *edd.* τοῦτο *ante* λόγος *trsp.* F_a D: οὗτος *in textu*, τούτου, *ut vid.*, *supra lin. scr.* P_a: οὗτος *edd.* ψιλός *om.* Nic P_a *post* οἷον *add.* λόγον V_b οἱ *om.* Nic **4** ἰδόντες *in* εἰδότες *mut.* F_a: εἰδότες γ V_b *edd.* τὰ τῆς κεφαλῆς *post* οὐ πωροῦται *trsp.*, *postea ord. verb. supra lin. rest.* F_a **5** μὲν *om.* T V_b F_a Nic δ ἡμεῖς L M **6** οὐκ *ante* ὄντων *trsp.* Nic ὡς ὄντων *om.* D *Bas.* αἰτίαν Nic P_a **7** τὸ μὲν *om.* F_a δ *Bas.*, *tantum* μὲν *om. Chart. Kühn* τοῦ *om. Bas. Chart. Kühn* **8** ᾧ] τῷ δ **9** *post* ἄχρι *add.* τοῦ α S T Nic ἔχον A V_b F_a δ *edd.*: ἔχων R_b *princ.* **10** τὸ *om.* δ: τὰ S T τοῦ *om.* N, *bis scr.* P_a ἐθεραπεύσαμεν] ἰασάμην *princ.*: ἰάσαμεν R_b *Ald. Bas. Chart. Kühn* *ante* 10sq. τὸν ἄνθρωπον *add.* προθύμως S V_b, οὕτως R_b **11** ἐξ *om.* F_a δ πολλῶν ἐτῶν F_a P_a **12** ἐάσαμεν Nic: ἰάσαμεν R_b δ ἂν *om.* S *princ. Ald.*, *ante* θᾶττον *trsp.* P_a *Chart. Kühn* τοῦθ'] ταῦθ' α ζ: αὐτοῦ F_a (*hic desinit*): τούᵀ (*ambig.*) δ ὑποκειμένη μῆνιγξ] ὑποκειμένη σὰρξ τῆς μήνιγγος ἢ αὐτὴ ἡ μῆνιγξ D **13** ὡς] ὥστ' I_a^* οὐδεὶς V_b **15** ὡς] ὦ N: ὃ P_a φλυαρούντων Nic δ *princ.* **17** *ante* ἐκκόψαι *add.* ὀστοῦν Nic **20** γεννηθείσης *sec.* T V_b F_a D *edd. scripsi*: γενηθείσης α S R_b I_a^* Nic M δ μεγάλοις δ: μεγάλ (*ambig.*) L **21** ἐξέχειν V_b ταύτης T **22** καὶ] τῶν I_a^* *post* ὑψηλοῖς *add.* ἐν τοῖς πέρασι S (*glossa*) **23** τῆς κεφαλῆς *e* τῶν κεφαλῶν *correctum in* A οὐδαμόθ (*ambig.*) R_b V_b: οὐδαμόθεν P_a *Chart. Kühn* δὴ *om.* V_b Nic *princ.* **25** ἡμῖν τοῦτο A

Bruches freilegen, damit wir in der Lage sind, das Wundsekret von der Hirnhaut zu wischen und abzuwaschen, und wenn die (kritische) Zeit der Entzündung vorüber ist und alles völlig trocken ist, die Stelle mit Fleisch zu füllen und zu vernarben. Das ist keine unbeweisbare Argumentation, wie sie etwa die Sophisten, die von der Sache selbst nichts wissen, darüber führen, warum sich die Brüche des Kopfes nicht durch Kallusbildung vereinigen. Denn sie vereinigen sich, ihr Besten, durch Kallusbildung, und ihr seid solche Schwachköpfe, dass ihr von Dingen, die keine Ursachen sind, sprecht, als ob sie Ursachen wären.

Zum Beispiel ist mir ein Fall bekannt, bei dem das Stirnbein zwar zer- 15
trümmert wurde, der Knochen aber neben ihm – den man Schläfenbein nennt (und) bei dem es zu schuppenartigen Überlagerungen kommt – einen sehr großen Bruch hatte, der sich sehr weit ausdehnte; indem wir diesen Bruch überhaupt nicht berührt haben und ausschließlich das Stirnbein weggeschnitten haben, haben wir den Menschen geheilt, sodass er jetzt nach vielen Jahren immer noch lebt. Wenn wir aber auch das Stirnbein hätten stehen lassen, dann wäre die darunterliegende Hirnhaut schneller verwest, als der Bruch zur Kallusbildung gebracht worden wäre. Denn wenn kein Wundsekret aus den betroffenen Teilen hineingeflossen wäre, wäre es überflüssig, den Knochen wegzuschneiden.

Sollen also diese Menschen Unsinn reden, wie es ihre Gewohnheit ist. Ich 16
habe mir jedoch bei einem anderen Bruch, der in ähnlicher Weise aufgetreten war, überlegt, den hochgezogenen Knochen (in dieser Stellung) zu belassen, den (Knochen) an den Seiten aber für die Ableitung des Wundsekrets wegzuschneiden. Nachdem ich die Dicke und Härte des Knochens bestimmt hatte, hielt ich es für besser, den nach oben verlagerten Knochen zu entfernen, als das Gehirn mit Rücksicht auf die Ableitung (des Wundsekrets) heftig zu schütteln. Ich dachte auch, dass es, wenn eine große Öffnung an den Seiten in den Knochen entstanden wäre, dazu käme, dass das Gehirn an dieser Stelle herauskommen würde. Sicherlich befinden sich an vielen Stellen an den Seiten auch Ursprünge wichtiger Nerven; aber im oberen Teil des Kopfes ist an keiner Stelle der Ursprung eines Nerven, nicht einmal des kleinsten, zu finden. Aus diesen Gründen habe ich darauf verzichtet, den Knochen an der Seite des Kopfes wegzuschneiden. Aber wenn die Behandlung auf die Weise erfolgt, wie sie zu erfolgen hat, kommt es
immer zur Kallusbildung. Und es bleibt für uns nur noch zu überlegen, was die 17

σθαι, τίς ἡ τῶν φαρμάκων τε καὶ ὅλης τῆς μετὰ τὴν ἀνάτρησιν ἐπιμελείας ἀγωγὴ βελτίστη πασῶν ἐστιν· ἆρά γε ἡ πρᾳοτάτη καὶ παρηγορικωτάτη, καθάπερ νῦν ὑπὸ τῶν πλείστων γίνεται, ἢ ταύτης ἡ ἐναντιωτάτη διὰ τῶν ἰσχυρότατα ξηραινόντων φαρμάκων, οἷαν καὶ Μέγης ὁ Σιδώνιος
18 ἐπαινεῖ. καί τις ἡμέτερος πολίτης ἐχρῆτο διὰ παντός, ὡς καὶ τὴν Ἶσιν ὀνομαζομένην εὐθέως ἐπιτιθέναι γυμνωθείσῃ τῇ μήνιγγι καὶ κατ' αὐτῆς ἔξωθεν ὀξύμελι. πρεσβύτης δ' ἦν οὗτος ἱκανῶς τρίβων τὰ τοιαῦτα τῆς τέχνης ἔργα· οὐ μὴν οὔτ' ἄλλον τινὰ χρώμενον εἶδον, οὔτ' αὐτὸς ἐτόλμησα χρήσασθαι. τοσοῦτον μέντοι μόνον ἔχω μαρτυρεῖν τῷ Εὐδήμῳ – τοῦτο γὰρ ὁ πρεσβύτης ἐκαλεῖτο – ὡς ἐσῴζοντο μᾶλλον οἱ ὑπ' ἐκείνου θεραπευόμενοι τῶν παρηγορικῶς ἀγομένων.

19 Ἐπεχείρησα δ' ἂν ποτε καὶ αὐτὸς δι' ἐμαυτοῦ πειραθῆναι τῆς τοιαύτης ἀγωγῆς, εἰ διὰ παντὸς ἐν Ἀσίᾳ κατέμεινα· διατρίψας δ' ἐν Ῥώμῃ τὰ
455 πλεῖστα τῷ τῆς πό|λεως ἔθει συνηκολούθησα, παραχωρήσας τοῖς χειρουργοῖς καλουμένοις τὰ πλεῖστα τῶν τοιούτων ἔργων. τὴν μέντοι φύσιν τοῦ πράγματος ἐπισκοπούμενος ἐννοῶ τινα τοιοῦτον διορισμόν, ὑπὸ μακρᾶς πείρας ἡμετέρας μαρτυρούμενον· ὁ καλούμενος ἀκουστικὸς πόρος, οὐ μόνον ἄχρι τῆς σκληρᾶς ἐξικνεῖται μήνιγγος, ἀλλὰ καὶ αὐτοῦ τοῦ νεύρου ψαύει τοῦ καθήκοντος εἰς αὐτὸν ἐξ ἐγκεφάλου. κείμενος δ' οὕτως ἐγγύς, ὅμως ἰσχυροτάτων ἀνέχεται φαρμάκων, ὡς καὶ πρόσθεν εἴρηται. θαυμαστὸν οὖν οὐδέν, εἰ καὶ μετὰ τὰς ἀνατρήσεις ἡ μῆνιγξ ἡ παχεῖα, πρὶν ἀξιολόγως φλεγμῆναι, τοῖς ἰσχυροτάτοις χαίρει φαρμάκοις, ὡς ἂν φύσει ξηρὰ τὴν οὐσίαν ὑπάρχουσα.

1–3 ἡ – γίνεται *exc.* Orib. Coll. med. XLVI 21: CMG VI 2,1, p. 231,12–14 **3**–7 ἢ – ὀξύμελι *exc.* Orib. Coll. med. XLVI 21: CMG VI 2,1, p. 231,19–22 **20**–23 θαυμαστὸν – ὑπάρχουσα *exc.* Orib. Coll. med. XLVI 21: CMG VI 2,1, p. 231,22–24

2 γε *om.* V_b Nic **3** νῦν *sec.* V_b^2 (*ex* οὖν *corr.*) F_a Nic δ *edd.* Lat.$^{Ar.Ger}$ (hoc tempore) *scripsi*: οὖν α S R_b V_b ζ ὑπὸ] ἐπὶ R_b ἡ ταύτης ἐναντιωτάτη δ ἡ] *om.* R_b V_b, *ante* ταύτης *trsp.* δ *edd.* **4** ἰσχυρότερον Orib. οἷαν A S: οἷον δ *edd.*: ἣν Nic Μέγης] methos Lat.$^{Ar.Ger}$ ποσειδώνιος ζ **5** ἶσιν L V_b M: ἴσην R_b I_a^* D δ: ethisios Lat.$^{Ar.Ger}$ **6** ἐπονομαζομένην R_b *edd.* ἐπιθεῖναι D δ *edd.* *post* μήνιγγι *add.* ἔμπλαστρον T *edd.*, *post* ὀνομαζομένην V_b κατὰ ταύτης V_b δ *edd.* **7** οὕτως R_b Nic **8** ἔργα *om.* V_b Nic δ *edd.* οὔτ'^{I}] οὐδ' V_b **9** τοσοῦτο P_a *edd.* μέντοι *om.* V_b D δ *edd.*, δὲ *supra lin. suppl.* V_b^2 τῷ *om.* Nic τούτῳ T V_b Nic **10** ἐσώζετο δ, -ον- *supra* -ε- *scr.* P_a ὑπ'] ὑπὲρ I_a^* *post* θεραπευόμενοι *add.* διὰ S R_b V_b **12** τοιαύτης *om.* V_b δ **14** ἤθει Nic **16** τοιοῦτόν τινα R_b *edd.* μακροτέρας Nic δ **18** σκληροτέρας V_b Nic **19** ἐξ ἐγκεφάλου *ante* εἰς αὐτὸν *trsp.* R_b *edd.* ἐξ *om.* α οὗτος S V_b D P_a **21** ἡ^{II} *om.* V_b Nic, *supra lin. suppl.* V_b^2 ἀξιολογωτάτως V_b **22** φλεγμήνῃ R_b χαίροι *princ. Ald. Bas.*

beste Vorgehensweise bei (der Zubereitung von) Heilmitteln und der gesamten Pflege nach dem Bohren ist; das heißt, ob es die mildeste und am meisten schmerzstillende ist, wie sie jetzt von den meisten praktiziert wird, oder das absolute Gegenteil davon, (nämlich die Behandlung) mit Hilfe von Heilmitteln, die sehr stark trocknen, welche auch Meges aus Sidon empfiehlt. Auch ein 18 Landsmann von uns benutzte immer (solche Heilmittel), indem er sofort das, was auch „Isis“ genannt wird, auf die nackte Hirnhaut auftrug, und darüber äußerlich Oxymel. Das war ein Mann, der alt genug war, um in solchen Tätigkeiten der (Heil)kunst geübt zu sein. Ich habe sonst weder einen anderen gesehen, der dies anwendet, noch war ich selbst mutig genug, dies anzuwenden. Nur so viel kann ich in Bezug auf Eudemos[1] bezeugen – denn so hieß der alte Mann –, dass die von ihm behandelten Patienten in größerer Zahl gerettet wurden als diejenigen, die mit den schmerzstillenden Heilmitteln behandelt wurden.

Bemüht hätte ich mich auch meinerseits, eine solche Behandlung einmal zu 19 erproben, wenn ich für immer in Asien geblieben wäre; da ich mich aber die meiste Zeit in Rom aufgehalten habe, bin ich der Gepflogenheit der Stadt gefolgt und habe zumeist derartige Tätigkeiten den sogenannten „Chirurgen“ überlassen. Dennoch ziehe ich bei der Untersuchung der Natur dieses Sachverhaltes eine derartige Definition in Betracht, die von unserer langjährigen Erfahrung bestätigt wird: Der sogenannte „Gehörgang“ reicht nicht nur bis zur dicken Hirnhaut, sondern berührt auch den Nerven selbst, der sich zu ihm vom Gehirn hinabzieht. Obwohl er so nahe liegt, verträgt er doch die stärksten Heilmittel, wie es auch zuvor gesagt worden ist. Es ist also nicht verwunderlich, dass auch nach dem Bohren die dicke Hirnhaut, bevor sie sich erheblich entzündet, sich auf die stärksten Heilmittel freut, als ob sie, was ihre Substanz betrifft, von Natur aus trocken wäre.

1 Zur Identifikation des Eudemos siehe von Staden, Herophilus, S. 62.

INDICES

→ = vide

A. Index nominum

B. Index verborum

C. Namen- und Sachregister zur Übersetzung

D. Index locorum[1]

[1] Im Index locorum finden sich alle Stellen antiker Autoren, auf die in irgendeiner Weise Bezug genommen wird. Sortiert sind die Autoren nach ihrer lateinischen Namensform, genannt wird immer auch die Referenzedition. Bei Galen- und Hippokratesschriften erfolgt der besseren Übersichtlichkeit wegen eine Reduzierung auf die Kühn- und Littréangabe (und somit auch auf die Kapitelzählung) außer bei CMG-Bänden.